Gerald Handl

Angewandte Hygiene, Infektionslehre und Mikrobiologie
Ein Lehrbuch für Gesundheits- und Krankenpflege,
Pflegeassistenzberufe und Medizinische Assistenzberufe

5., aktualisierte Auflage

Gratis Übungsheft zum Download!

Unter dem folgenden QR-Code finden Sie Übungen, um Ihr Wissen zu testen und sich ideal auf die Prüfungen vorzubereiten.

Die dazugehörigen Lösungen sind auf S. 357–359 in diesem Buch gedruckt.

Hier einfach und kostenlos downloaden!

Gerald Handl

Angewandte Hygiene, Infektionslehre und Mikrobiologie

Ein Lehrbuch für Gesundheits- und Krankenpflege, Pflegeassistenzberufe und Medizinische Assistenzberufe

5., aktualisierte Auflage

facultas

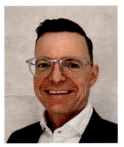

Gerald Handl, MSc

Diplomierter Gesundheits- und Krankenpfleger mit praktischer Berufserfahrung in der Intensiv-, Langzeit- und mobilen Pflege; Pflegepädagoge am Campus Leopoldstadt, Lektor an Fachhochschulen und Lehrbeauftragter in verschiedenen Pflegeorganisationen.

© Foto: Gerald Handl

Eine geschlechtergerechte Schreibweise wird in diesem Buch vorwiegend durch die Verwendung der Schreibung mit Stern * realisiert. Ist eine korrekte, alle Endungen berücksichtigende Schreibung auf diese Weise nicht möglich oder erfordert sie Ergänzungen, die den Lesefluss hemmen, so wird – stellvertretend für alle Geschlechter – die weibliche Form gewählt.

Bibliografische Information der Deutschen Nationalbibliothek
Die Deutsche Nationalbibliothek verzeichnet diese Publikation in der Deutschen Nationalbibliografie; detaillierte bibliografische Daten sind im Internet über http://dnb.d-nb.de abrufbar.

Alle Rechte, insbesondere das Recht der Vervielfältigung und der Verbreitung sowie der Übersetzung, sind vorbehalten.

Alle Angaben in diesem Fachbuch erfolgen trotz sorgfältiger Bearbeitung ohne Gewähr, eine Haftung des Autors oder des Verlages ist ausgeschlossen.

5. Auflage 2024
Copyright © 2012 Facultas Verlags- und Buchhandels AG facultas Verlag, 1050 Wien, Österreich
Umschlagbild: „Falco" © Erich Schopf, www.bacteriographie.com
Lektorat: Laura Hödl, Wien
Satz, Abbildungen und Symbole: Florian Spielauer, Wien
Druck: finidr
Printed in the E U
ISBN 978-3-7089-2445-8
E-ISBN 978-3-99111-848-0

Inhalt

„Gebrauchsanleitung" 11
Hinweise zum Gebrauch des Buches 14

Prolog 15

1 Unsere „verhängnisvollen Affären" mit Mikroben
Kuhstall meets Lifestyle!? 16
   1.1   Krieg oder Frieden? 17
   1.2   Von der persönlichen zur öffentlichen Hygiene.................. 19
   1.3   Kuhstall trifft auf Lifestyle 20
   1.4   Zurück in die Zukunft 20

2 Hygiene im Wandel der Zeit
Von der Pest zur Allergie? 22
   2.1   Antike bis Aseptik... 22
   2.2   Zurück in die Gegenwart 27

3 Seuchen auf dem Vormarsch
Panik auf der Titanic? 28
   3.1   Seuchenentstehung 29
   3.2   Nationale Seuchenbekämpfung 30
   3.3   Internationale Seuchenbekämpfung 31

I Grundzüge der Mikrobiologie 35

4 Der Mensch und seine Mitbewohner
Freund oder Feind? 36
   4.1   Mikrobenflora des Menschen 37

5 Systematische Einteilungen der Mikroben
Ein Rendezvous? 41

6 Bakterien
Fit, intelligent, flexibel und krisenfest? 44
   6.1   Aufbau 44
   6.2   Pathogenitätsfaktoren 45
   6.3   Vermehrung 45
   6.4   Lebensbedingungen 46
   6.5   Einteilung 46
   6.6   Humanmedizinisch relevante Bakterien 47
   6.7   Exkurs: Sexually Transmitted Infections (STIs) 58

7 Viren
Souvenirs oder Airbnb-Gäste? 62
   7.1   Aufbau 62
   7.2   Vermehrung 62
   7.3   Lebensbedingungen 63
   7.4   Einteilung 63

7.5 Humanmedizinisch relevante Viren 64
7.6 Exkurs: Mikroben für Krieg und Frieden 77

8 Pilze
Ziemlich beste Freunde? 83
8.1 Dermatophyten 83
8.2 Sprosspilze (Candidose) 84
8.3 Schimmelpilze (Aspergillose) 84

9 Parasiten
Nur in Kliniken unter Palmen? 86
9.1 Arthropoden 87
9.2 Würmer (Helminthen) 91
9.3 Protozoen 92
9.4 Exkurs: Parasitäre Biotherapeuten 94
9.5 Exkurs: Krebs als Infektionskrankheit? 95

II Mikrobiologische Diagnostik 99

10 Abnahme von Untersuchungsmaterialien
Den Tätern auf der Spur!? 100
10.1 Blut 101
10.2 Abstriche 102
10.3 Punktate 102
10.4 Harn 102
10.5 Respiratorische Sekrete 104
10.6 Stuhl 104
10.7 Gefäßkatheterspitzen (oder andere Fremdkörper) 105
10.8 Lagerung und Transport 105

11 Probenbearbeitung im mikrobiologischen Labor 106

12 Vom mikrobiologischen Befund bis zur Therapie 109
12.1 Therapie von Infektionskrankheiten 110
12.2 Therapie bakterieller Infektionen 110
12.3 Therapie viraler Infektionen 111

III Grundlagen der Infektionslehre 113

13 Infektiologie
Inokulum × Exposition : Virulenz = Infektion.
Alles Mathematik? 114
13.1 Infektionskette 115
13.2 Exkurs: Pflegediagnose 70011: Infektion, Risiko 118
13.3 Infektionsverläufe 119
13.4 Abwehrmechanismen gegen Infektionen 120
13.5 Immunisierung 123
13.6 Infektionsschutz durch Impfungen 125
13.7 Exkurs: Masern-Impfpflicht? 129
13.8 Exkurs: HPV-Impfung 130

IV Standardmaßnahmen zur Infektionsprävention **135**

14 HAI
Angesteckt im Krankenhaus!? **136**
   14.1 Epidemiologie 136
   14.2 Basis- oder Standardhygienemaßnahmen 139

15 Personalhygiene als berufliche Visitenkarte **142**
   15.1 Ausdruck und Erscheinungsbild 142
   15.2 Hände 143
   15.3 Schmuck 144
   15.4 Haare 144
   15.5 Berufskleidung 145
   15.6 Arbeitsschuhe 146

16 Reinigung, Desinfektion, Sterilisation
Schneller, höher, stärker!? **148**
   16.1 Unterscheidung von Reinigung, Desinfektion und Sterilisation 149
   16.2 Reinigungs- und Desinfektionsverfahren 150
   16.3 Praktische Anwendung der Reinigung und Desinfektion 154
   16.4 Sterilisationsverfahren 162
   16.5 Praktische Anwendung von Sterilisationsverfahren und Sterilgütern 165

17 Händehygiene
Denn sie tun nicht, was sie wissen!? **171**
   17.1 Händepflege 172
   17.2 Händewaschung 173
   17.3 Händedesinfektion 174
   17.4 Verwendung von Handschuhen 182

18 Schutzkleidung und Isolierung
Keimbarriere oder Ritual? **193**
   18.1 Bereichskleidung als Dienstkleidung? 193
   18.2 Schutzkleidung 193
   18.3 Isoliermaßnahmen 199

19 Infektionsprävention für Mitarbeiter*innen
Zu viel gefürchtet ist auch gestorben? **204**
   19.1 Arbeitnehmerschutz 204
   19.2 Impfungen für das Personal in Gesundheitseinrichtungen 205
   19.3 (Infektions-)Gefahr bei HIV, Hepatitis B und Hepatitis C ... 208
   19.4 (Infektions-)Gefahr bei Stich- und Schnittverletzungen 211
   19.5 (Infektions-)Gefahr medizinischer Abfälle 217
   19.6 (Infektions-)Gefahr bei Durchfallkrankungen 217
   19.7 (Infektions-)Gefahr bei Bissverletzungen 219

20 Lebensmittelhygiene in Gesundheitseinrichtungen
Eat-it-or-wear-it-Challenge? **223**
  20.1 Küchen- und Buffetbetrieb auf Pflegestationen 224
  20.2 Speiseversorgungssysteme 225
  20.3 Hygienemaßnahmen bei der Essensverteilung 226

21 Infektionspotenziale in Langzeitpflegeeinrichtungen
Bewohnst du noch oder lebst du hier? **229**
  21.1 Infektionsproblematik – differenzierte Betrachtung 229
  21.2 Spezielle Problemsituationen
         in Langzeitpflegeeinrichtungen 230

22 Infektionspotenziale in Privathaushalten
My Home is my Mikrobenzoo!? **234**
  22.1 Das kranke Kind zu Hause – ein Kinderspiel? 235
  22.2 Mobile (ambulante) Pflege und Betreuung 236
  22.3 Haushaltshygiene 237
  22.4 Infektionsprävention in der Arztpraxis 239

23 Infektionspotenziale in Krankenhaus-Risikozonen
Stirbst du oder schläfst du hier? **243**
  23.1 OP-Trakt 243
  23.2 Intensivbehandlungsstation 244
  23.3 Neonatologische Abteilung 245
  23.4 Dialysestation 245
  23.5 Endoskopische Abteilung 245
  23.6 ZSVA/AEMP 246

V Hygienemanagement 249

24 Strategie und Organisation der Krankenhaushygiene
Yes, we can?! **250**
  24.1 Zehn Schlüsselfaktoren zur Infektionsprävention 250
  24.2 Hygieneteam 251
  24.3 Hygieneplan 253

25 Patientensicherheit
Alles, was Recht ist!? **255**
  25.1 Hygiene und Patientensicherheit 255
  25.2 Alles, was Recht ist!? 257

VI Vertiefende Maßnahmen zur Infektionsprävention 261

26 Prävention von Harnwegsinfektionen (CAUTI) **263**
  26.1 Empfehlungen für präventive Hygienemaßnahmen/
         Pflegetechniken (Auszug) 263

27 Prävention von Krankenhauspneumonien (HAP) **266**
  27.1 Empfehlungen zu präventiven Hygienemaßnahmen/
         Pflegetechniken (Auszug) 266

28	**Prävention von postoperativen Wundinfektionen (SSI)**	**269**
	28.1 Empfehlungen zu präventiven Hygienemaßnahmen/ Pflegetechniken (Auszug)	270
29	**Anforderungen an die Hygiene bei chronischen und sekundär heilenden Wunden**	**273**
	29.1 Empfehlungen zu präventiven Hygienemaßnahmen/ Pflegetechniken (Auszug)	274
	29.2 Leitungswasser zur Wundbehandlung – *Smoke on the Water?*	275
	29.3 Honig zur Wundbehandlung – *Sweet Dreams (Are Made of This)?*	276
	29.4 Maden als Wund(er)heiler – *Heal the World?*	276
30	**Prävention von gefäßkatheterassoziierten Infektionen (CABSI)**	**278**
	30.1 Empfehlungen zu präventiven Hygienemaßnahmen/ Pflegetechniken bei Zentralvenenkatheter (ZVK) (Auszug)	278
	30.2 Empfehlungen zu präventiven Hygienemaßnahmen/ Pflegetechniken bei peripherer Venenverweilkanüle (PVK) (Auszug)	280
	30.3 Empfehlungen zu präventiven Hygienemaßnahmen/ Pflegetechniken bei Portkatheter	280
31	**Infektionsprävention bei Punktionen, Injektionen und Infusionen (PUKII)**	**283**
	31.1 Empfehlungen zu präventiven Hygienemaßnahmen/ Pflegetechniken (Auszug)	284
32	**Prävention von gastrointestinalen Infektionen**	**287**
	32.1 Norovirus-Infektionen	287
	32.2 Clostridioides-difficile-Infektion (CDI)	288
33	**Prävention bei multiresistenten Erregern (MRE)**	**291**
	33.1 Resistenzproblematik – *No Drugs for Bad Bugs!*	291
	33.2 MRSA (methicillinresistenter Staphylococcus aureus)	294
	33.3 VRE (vancomycinresistente Enterokokken)	298
	33.4 MRGN (multiresistente gramnegative Bakterien)	299
	33.5 Tuberkulose	301

VII Fallbeispiele — 305

34	**Ereignisfallstudien**	**306**
	34.1 Fallbeispiel *„Hände weg!"*	306
	34.2 Fallbeispiel *„Bitte belassen!"*	308
	34.3 Fallbeispiel *„Schlechte Luft!"*	309
	34.4 Fallbeispiel *„Schikurs war leider geil!"*	310
	34.5 Fallbeispiel *„Visite, bitte!"*	311
	34.6 Fallbeispiel *„Fahndung eröffnet!"*	313

VIII Umwelthygiene — 315

35 Umwelthygiene in Gesundheitseinrichtungen ... 316
    35.1 Luft – *Love is in the Air?* ... 317
    35.2 Wasser – *Smoke on the Water?* ... 325
    35.3 Lärm – *The Sound of Silence?* ... 328

Epilog
The times they are a-changin'!? — 335

Abkürzungsverzeichnis ... 337

Stichwortverzeichnis ... 339

Abbildungsverzeichnis ... 345

Tabellenverzeichnis ... 348

Literaturverzeichnis ... 349

Lösungen zu den Übungsfragen ... 357

„Gebrauchsanleitung"

> *Man muss die Dinge so einfach wie möglich machen.*
> *Aber nicht einfacher.*
> Albert Einstein

Es war mein Bemühen, dieses Lehrbuch den Anforderungen der Lernenden und der praxisorientiert Unterrichtenden anzupassen. Die Auswahl und Schwerpunktsetzung erfolgt unter besonderer Berücksichtigung der Ausbildungen:

- Gesundheits- und Krankenpflege (3-jährig)
- Pflegefachassistenz (2-jährig)
- Pflegeassistenz (1-jährig)
- Medizinische Assistenzberufe

Die Curricula aller angeführten Ausbildungen liegen diesem Buch zugrunde: Grundlagen für Akut- und Langzeitpflege, medizinische Grundlagen, settingorientierte und zielgruppenorientierte Maßnahmen zur Infektionsprävention. Je nach Zielgruppe stehen Basic- und Vertiefungsmodule zur Verfügung:

- **Modul Basics:** Prolog, Kapitel 1–23, 35 und Epilog
- **Modul Management:** Kapitel 24–25
- **Modul Advanced:** Kapitel 26–39

Jedem Kapitel ist die **„differenzierende Lesezeit"** vorangestellt. Dies dient der Orientierung bei der zeitlichen Planung für ein **Selbststudium** oder für Phasen **selbstorganisierten Lernens**. Es handelt sich dabei um die Zeit der bewussten und gewissenhaften Informationsaufnahme (exkl. Beantwortung von Unklarheiten und kapitelabschließenden Fragen). Aufgrund persönlicher Erfahrungen wurde die Lesezeit dem jeweiligen Thema angepasst und von rund 70 Wörtern pro Minute ausgegangen (ungeübte erwachsene Leser*innen schaffen empirisch belegt 90 bis 160, geübte Leser*innen rund 250 Wörter pro Minute).

Praxisbeispiele, Gerichtsurteile und Fallbeispiele belegen vorrangig die Ausrichtung nach den Prinzipien der berufspraktischen Relevanz, Exemplarität, Interdisziplinarität und Aktualität.

Berufspraktische Relevanz
Chuck Reid (nicht Chuck Norris) meint: *„Theoretisch gibt es keinen Unterschied zwischen Theorie und Praxis. Praktisch schon."* Es war mein Bemühen, dieses Praxisbuch den Anforderungen des Berufsalltages von Pflegenden anzupassen. Die Auswahl basiert auf meinen 30 Jahren persönlicher Berufserfahrung im Gesundheitswesen und 20 Jahren Erfahrung als Lehrbeauftragter für dieses Fachgebiet. Als inhaltliche Grundlage dienen

qualitätsvolle, evidenzbasierte Literaturquellen vertrauenswürdiger Herkunft und wissenschaftlicher Fachgesellschaften. Die Auswahl der Themen folgt der **gegenwärtigen klinischen Relevanz** für Patient*innen und Mitarbeiter*innen, gemessen anhand von **epidemiologischen Daten aus Deutschland und Österreich** und unter Berücksichtigung der Empfehlungen von Expertengremien. Der Philosoph Konrad Paul Liessmann meint: „[...] *je invarianter das damit erzeugte Grundwissen ist, je unabhängiger vom Zeitgeist es nutzbar gemacht werden kann, desto brauchbarer ist es*". Dieser Auffassung möchte ich mich voll und ganz anschließen.

Aktualität
„Es ist schlimm genug, rief Eduard, daß man jetzt nichts mehr für sein ganzes Leben lernen kann. Unsere Vorfahren hielten sich an den Unterricht, den sie in ihrer Jugend empfingen; wir aber müssen jetzt alle fünf Jahre umlernen, wenn wir nicht aus der Mode kommen wollen." (J. W. v. Goethe, Die Wahlverwandschaften, Bd. 1, S. 76, Tübingen 1809)

Das Spannungsfeld zwischen stetiger Verminderung der Halbwertszeit unseres Wissens und dem grundsätzlichen Verständnis für zentrale Problemfelder wirkt ständig auf uns ein. Die Halbwertszeit unseres Wissens variiert zwischen Monaten und Jahren. In der Literatur unterscheidet man dabei zwischen „Textbook Science" (Erkenntnisse werden nach jahrelanger Diskussion in Lehrbüchern abgedruckt) und „Frontier Science" (Ergebnisse aktueller Studien, das Risiko der Momentaufnahme ist groß). „Hygiene" bietet aber auch starke Affekte, viel Fantasie und wenig Rationalität, wird gelegentlich ignoriert oder als zentrales Dogma dramatisiert. Diesen Spannungsbogen gilt es zu berücksichtigen. Umso schwieriger ist es, sinnvolle Kenntnisse für Pflegende praxisgerecht, überschaubar und aktuell aufzubereiten.

Emotion – Motivation – Aufmerksamkeit
In diesem Buch habe ich den Versuch unternommen, Lernprozesse auch nach interdisziplinären Erkenntnissen wie der Hirnforschung oder der experimentellen pädagogischen Forschung zu gestalten. Eine endlose Auflistung von Infektionskrankheiten habe ich daher vermieden.

ZDF und ARD
Zahlen, Daten, Fakten sind nicht alles – daher lockern Anekdoten das Lehrbuch auf, indem sie interessante Details aus dem „Kosmos Mensch und Mikrobe" erzählen. Ich möchte neben der Erlangung von Faktenwissen mit diesem Buch auch Freude am Lerngewinn und die Neugier fördern. Dazu braucht es neben Youtube einen Kompass – Sie halten ihn bereits in Ihren (sauberen?) Händen.

Wissen, das Verhalten nicht verändert, ist nutzlos, aber Wissen, das Verhalten verändert, verliert an Relevanz. Im Sinne dieses Paradoxons: Lesen Sie das Buch, setzen Sie es im Berufsalltag um und werfen Sie anschließend das Buch besten Gewissens weg. Sie haben meine Erlaubnis dazu!

In der 5. Auflage wurde neu eingearbeitet:

- eine generelle Aktualisierung nach dem aktuellen Stand der Literatur (insbesondere die KRINKO-Empfehlungen) und auch der epidemiologischen Daten;
- Klimawandel und Gesundheit.

Wien, im Frühjahr 2024   Gerald Handl, MSc

Hinweise zum Gebrauch des Buches

Wichtige Worte im Text sind **fett** gedruckt.

Fremdworte und Fachbegriffe
werden in der Randspalte erklärt.

Im Text verwendete Fremdworte und eventuell unbekannte Fachbegriffe sind blau gesetzt und in der Randspalte erklärt.

Kernaussagen und **Beispiele** sind orange hinterlegt.

Am Ende jedes Abschnitts finden Sie eine Kapitelzusammenfassung.

Fragen zum jeweiligen Kapitel ermöglichen eine selbstständige Wissensüberprüfung.

Literaturempfehlungen und Internetseiten mit weiterführenden Informationen finden Sie am Ende jedes Kapitels.

Audioelemente einfach mit QR-Code scannen und anhören

Prolog

> **Fast Facts – das erwartet Sie in den Kapiteln 1–3:**
> ▶ Zusammenhang von Hygieneverhalten und Tabuthemen
> ▶ Mikroben und radikalisierte Sprache
> ▶ Hygienehypothese, Kuhstalleffekt, Mikrobiom und Allergien
> ▶ Historische Entwicklung der Hygiene
> ▶ VIPs der modernen Hygiene
> ▶ Aseptik vs. Antiseptik
> ▶ Historische und aktuelle Seuchen
> ▶ Seuchen auf dem Vormarsch
> ▶ Epidemiologische Überwachung
> ▶ Top 10 der meldepflichtigen Infektionskrankheiten in Österreich
>
> **Differenzierende Lesezeit für Kapitel 1–3: 60 Minuten**

1 Unsere „verhängnisvollen Affären" mit Mikroben
Kuhstall meets Lifestyle!?

„Sagt der Anglophile ‚Fuck off', flucht der Deutsche ‚Verpiss dich!', so grantelt der Österreicher ‚Geh scheiß'n!'."
(Pieper, 1987, S. 228)

Keine Affäre beginnt mit einer Beschimpfung, bestenfalls endet sie damit. Wenn dieses Buch aber doch mit einer Beschimpfung starten soll, kann ich doch gleich mit Donald Trump weitermachen, der meinte: *„Eine der Heimsuchungen der amerikanischen Gesellschaft ist die einfache Handlung des Händeschüttelns, und je erfolgreicher man wird, desto schlimmer scheint diese schreckliche Gewohnheit zu werden."*

Das mit dem **Ekel** war nicht immer so! Napoleon ließ seiner Josephine vor seiner Heimkehr aus dem Feldlager ausrichten: *„Bitte nicht waschen, komme nach Hause."*

Mit dem Roman und dem Film „Feuchtgebiete" hat Charlotte Roche vor einigen Jahren überraschend einen Bestseller gelandet. Tabuthemen wie Sexualität, Ekel und Intimhygiene werden darin thematisiert. Der mediale Hype, der darum entstand, und die sensationellen Verkaufszahlen (aber niemand hat das Buch gelesen oder den Film gesehen!) zeigen zwiespältig, wie widersprüchlich auch heute mit persönlichem Hygieneverhalten in unserer Gesellschaft umgegangen wird.

Wenn Menschen von Hygiene sprechen, meinen sie landläufig Sauberkeit. Auch der Begriff „persönliche Hygiene" wird vorwiegend über Sauberkeit definiert als die „Balance zwischen zu viel und zu wenig Sauberkeit". Hygiene auf Sauberkeit zu reduzieren, wäre jedoch zu kurz gegriffen. Die

Weltgesundheitsorganisation (WHO) versteht unter Hygiene alle Maßnahmen, die der Gesundheit des Menschen dienen.

Das Hygieneempfinden der Menschen in unserer Gesellschaft ist mit einer großen Bandbreite versehen: Sanitäre Übelstände in Wohnungen (Maden, Schaben, Ratten…), welche das Eingreifen der Gesundheitsbehörde notwendig machen, stehen auf der Tagesordnung von „Desinfektoren". Auf der anderen Seite gibt es pathologische Wasch- und Reinigungszwänge, welche nach dem Kontrollzwang bereits zu den häufigsten Zwangsstörungen zählen. Stellt man den Versuch an, in einer möglichst keimfreien Umgebung zu leben, riskiert man eine Unterbeschäftigung des Immunsystems mit der Folge, das Risiko für Autoimmunerkrankungen zu erhöhen und aus harmlosen Mikroben Killer werden zu lassen. Bestärkt von Werbeslogans, die den Wunsch nach Hygiene suggerieren und Keimfreiheit versprechen, fällt die Wahl bei Körperpflege und Haushaltsreinigern meist auf entsprechend aggressive, Bakterien tötende Produkte, die wiederum der Umwelt und in weiterer Folge unserer Gesundheit schaden, also unhygienisch sind. (Wollen wir vielleicht antimikrobiell beschichtete Socken für Duschmuffel umwelthygienisch noch akzeptieren?)

Hygiene schützt vor Angst, erzeugt sie aber auch!

1.1 Krieg oder Frieden?

In den Zeilen oberhalb war von Tötung und Aggression zu lesen. Das Naheverhältnis von Mikroben zur **radikalisierten Sprache** des Menschen ist offensichtlich – es reicht von Begriffen wie „Invasion", „Killer", „Feinde" bis zu Sabotage-Programmen für Computersysteme („Viren"). Seit über 100 Jahren existiert ein Kriegsschauplatz mit dem Ziel der Ausrottung des Gegners ohne pazifistische Gegenstimmen – Krieg in unserem Körper gegen Mikroben. Gewinnen die Guten (Antikörper, Antibiotika, Chirurgie, Desinfektionsmittel), ist der Mensch gerettet. Gewinnen die Bösen (Killerbakterien, Viren, Schmarotzer, Blutsauger), ist der Mensch verloren. Eine weltumspannende Übereinstimmung hat sich breitgemacht: Niemand will Mitleid fühlen, wenn die Pockenerreger als ausgerottet gelten, und niemand will über die HIV-Verursacher etwas Gutes sagen. Die Übertragung des allgemeinen Sauberkeitswahns auf die Reinheit eines „Volkskörpers" schuf **Sprachbilder** wie „Rassenhygiene" (Berger, 2009). Nahezu 100 Jahre später wird dieses Sprachbild noch immer benutzt: *„Es ist wichtig, für Hygiene im eigenen Haus zu sorgen"* – dieser Aussage wird kaum jemand widersprechen, es ist nur so, dass damit die Aufarbeitung der nationalsozialistischen Vergangenheit der Freiheitlichen Partei Österreichs gemeint ist (Mölzer, 2018).

Sauberkeit macht frei. Dieses Sprachbild bietet zunächst dem Unbewussten und später dem Bewusstsein die Rechtfertigung für das gleiche Vorgehen gegen „Killerviren", die dann unsere Mitmenschen sind. Kriegsspielzeug für Kinder gilt als gesellschaftliches Tabu. Tötungsmetaphorische Sprache jedoch wird selbst von Qualitätsmedien unreflektiert eingesetzt.

Ebenso Schimpfworte. Der zum „lustigsten Österreicher" gewählte Kabarettist Michael Niavarani bezeichnete das Coronavirus ganz unlustig als „Oaschlochvirus" (Panzenböck, 2020). Der österreichische Bundeskanzler und die deutsche Bundeskanzlerin sprachen im Rahmen des Coronavirus von der größten Herausforderung seit dem Zweiten Weltkrieg. Die Herde muss geschützt, das Virus ausgelöscht werden. Der französische Präsident Macron ging noch weiter: „… *der Feind ist da – und er rückt vor*" (Krug, 2020). Der philippinische Präsident Duterte hielt nichts von Rhetorik und schritt zur Tat: „Erschießt sie" – und meinte nicht Viren, sondern Menschen, die sich nicht an Ausgangsbeschränkungen halten. Krieg kann aber auch Politiker*innen immunisieren. Wer den Krieg heraufbeschwört, braucht sich nicht mehr die Frage gefallen zu lassen, ob das eigene Handeln korrekt war. Da wäre noch der Begriff „Shutdown" – er klingt doch eher nach einer Schussattacke als nach kontrolliertem Stillstand unseres Gesellschaftslebens. Angela Merkels wirkmächtigster Satz in der Pandemie klang da sehr zurückhaltend, aber dennoch bedrohlich: „Das Virus ist eine demokratische Zumutung."

Es existiert derzeit ein weiteres Virus in Gestalt einer **„Infodemie"**. Selbst Seifen, die bisher nur der Händewaschung dienten, werden vom Krisenstab als „glitschige Waffe" gegen Viren eingestuft. Trotz seiner Winzigkeit scheint das Virus ein höchst manipulatives Monster zu sein, veranlasst es doch Menschen, global die bisherigen Regeln des Zusammenlebens außer Kraft zu setzen. „*Intensivvirologen, Infektionskriminologen und Epidemialgastroskopen*" (Fleischhacker, 2020) haben dem nichts entgegenzusetzen. Erfolge bei der Abwehr in U-Bahn, Bus oder Bim wären mit dialektischem Zungenschlag möglich, etwa: „*Woansd ma no amoi ins Gnack huast, drah i di duach a Hoiteschlaufn!*" *(Wenn du mir noch einmal ins Genick hustest, drehe ich dich durch eine Halteschlaufe!)* (Dusl, 2020).

Neueste Forschungserkenntnisse, wonach 95 % (!) unserer Gene von unseren Mitbewohnern, den Mikroben, stammen, zeigen die Kurzsichtigkeit einer kriegskontaminierten Sprache. Auch aus diesen Gründen wird in diesem Buch, soweit möglich und korrekt, der aus der englischen in die deutsche Sprache übertragene Begriff **„Mikrobe"** und nicht **„Erreger"**, **„Keim"** etc. verwendet.

Um Bakterien, Viren und anderen Mitbewohnern Gutes abzugewinnen, braucht es ein hohes Maß an Objektivität. Die überwältigende Mehrheit unserer Mitbewohner ist ziemlich harmlos und sogar nützlich. Der Begriff „Gesundheitserreger" wäre eigentlich angebrachter als „Krankheitserreger". Dennoch lassen sich antimikrobielle Produkte blendend verkaufen (z. B. selbstdesinfizierende Einkaufswägen, Sportwäsche oder Tastaturen mit bakterizidem Silber, antibakterielle Reinigungsmittel und beschichtete Müllsäcke oder Kinderstühle). Aber auf Platz 1 der beliebtesten Urlaubsorte unserer Mitbewohner hält sich seit Jahrzehnten beständig das Geschirrtuch in unseren Küchen.

1.2 Von der persönlichen zur öffentlichen Hygiene

Wo liegt die Schnittstelle zwischen dem **persönlichen Hygieneverhalten** und einer öffentlichen Relevanz? Fällt der Begriff „**öffentliche Hygiene**", denkt man meist an Umweltgifte, Feinstaub, die Kanalisation, Müllentsorgung oder saubere Straßen. Letzteres ist für die in industrialisierten Ländern lebenden Menschen selbstverständlich. Erst das Fehlen dieser Errungenschaften, wie es in früherer Zeit und heute noch in Entwicklungsländern der Fall ist, zeigt, welche gesundheitspräventive Bedeutung ihnen zukommt. Die Motorisierung als Folge der Industrialisierung und generell die Globalisierung unseres Lebens schaffen einen **Energiehunger**, der als das vorrangigste Problem der öffentlichen Hygiene der Gegenwart bezeichnet werden muss. Gesundheit hängt auch sehr vom **sozialen Status** eines Menschen ab. Ärmere Menschen sind nicht nur öfter krank als wohlhabende, sie sterben auch früher. Auch innerhalb hochentwickelter Länder wie Österreich und Deutschland gibt es soziale Unterschiede: Menschen mit geringerem Einkommen leben meist auch in Gegenden mit schlechterer Luftqualität und unter schlechteren Wohnverhältnissen.

Mikroben sind in der Lage, Energie und grünen Wasserstoff zu produzieren. Die Stoffwechselprodukte von Mikroben erledigen diese Aufgabe. Ein „Mikrobenreaktor" in der Größe einer Badewanne kann derzeit den Energiebedarf einer 100 m² Wohnung decken.

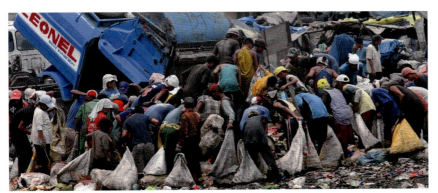

Abb. 1: **Müllsammler in Manila: Energiehunger und Armut treffen aufeinander**

Die Sterblichkeitsrate von Kindern im ersten Lebensjahr ist in ärmeren sozialen Schichten doppelt so hoch wie in wohlhabenden Schichten. Neben Impfprogrammen stellt die Aufklärungsarbeit, die auf Verhaltensänderungen zur Vermeidung von Krankheiten abzielt, eine weitere zentrale Säule in der öffentlichen Hygiene dar. Lebensmittelhygiene, sauberes Wasser, WCs zur sachgemäßen Entsorgung von Fäkalien und nicht zuletzt der Kühlschrank haben dazu beigetragen, dass wir heute nur mehr mit einigen wenigen lebensmittelbedingten Erkrankungen konfrontiert sind.

Von den 35 Lebensjahren, die in den letzten 100 Jahren hinzugewonnen wurden, werden nur ca. fünf Lebensjahre auf die Erfolge der heilenden Medizin, aber 30 Lebensjahre auf die Erfolge von Hygiene und öffentlicher Gesundheit zurückgeführt. So gesehen sind unsere Bemühungen hinsichtlich der Reduktion von Krankenhausinfektionen (HAI) eigentlich ein Nebenschauplatz. Dazu aber später mehr, jetzt noch ein Blick in eine (nicht evidenzbasierte) Zukunft.

Das Investment in Prävention anstatt Kuration ist unbestrittenerweise kostengünstiger und bleibt zentrales Ziel einer modernen Hygiene.

1.3 Kuhstall trifft auf Lifestyle

Unter der sogenannten „Hygienehypothese" oder „Sauberkeit macht krank" werden die Ursachen von Zivilisationskrankheiten wie beispielsweise Allergien diskutiert. Dieser Ansatz gilt zunehmend als plausibelste Erklärung für die Allergieentstehung, ebenso wie der „Kuhstalleffekt" mit seiner mittlerweile guten Datenlage. Demnach liegt der Ursprung im zu sauberen Umfeld und dem fehlenden Kontakt des Immunsystems mit Schmutz. Der letztgültige Nachweis dafür ist noch nicht gelungen. Tatsache ist – die Biodiversität eines Bauernhofes ist nahezu unerschöpflich. Das Immunsystem ist hier immer gefordert. Je früher Kinder mit der großen Diversität von Bakterien in Berührung kommen, desto besser für eine langfristige Allergieprävention. Wissenschafter*innen arbeiten daher derzeit an der Entwicklung einer „Kuhstallpille", also an einem prophylaktisch einzunehmenden, immunmodulierenden Wirkstoff. Schließlich wird sich ja nicht jeder das Landleben gönnen wollen oder können. Evolutionsbiolog*innen gehen noch weiter und fordern, auch bei Tieren die Hygiene nicht zu übertreiben. In Zoos und Zuchtprogrammen sollen auch **Parasiten geschützt** werden, um ihrer Wirte, der Tiere, willen.

Aber auch an sogenannten „Schmutzimpfungen" wird geforscht, also einer kontrollierten Belastung des Immunsystems mit Schmutz bzw. mit Endotoxinen von Mikroben, welche durch den zivilisatorischen Fortschritt verloren gegangen sind. Unter dieser Perspektive erscheint es möglich, auf der Basis von aus Helminthen (ja, die Würmer fehlen uns!) hergestellten Antigenen Schutzimpfungen gegen Hauterkrankungen zu entwickeln.

Im Zuge dessen sind wir wieder auf unsere „old friends" gestoßen, also unsere Mikroben, die unser Immunsystem (mit-)steuern. Die Wissenschaft fasst dies unter dem Begriff „Mikrobiom" zusammen. Das gastrointestinale Mikrobiom wird durch Lebensstilfaktoren wie Ernährung, Bewegung und geistige Agilität beeinflusst. Die Diversität des Mikrobioms der Darmflora reduziert sich im Laufe des Lebens. Bei einem gesunden Lebensstil bleibt das Mikrobiom aber „jugendlich". Zur Dysbalance des Mikrobioms kommt es bei der Einnahme von Medikamenten und bei Vorliegen von chronisch-entzündlichen Darmerkrankungen. Weiters gibt es nachgewiesenermaßen einen Zusammenhang zwischen dem Mikrobiom und Erkrankungen wie Diabetes mellitus Typ 2 und Adipositas. Fastenkuren beeinflussen das Mikrobiom ebenso wie Darmspülungen – von diesen ist abzuraten, denn der Darm ist kein Abflussrohr!

1.4 Zurück in die Zukunft

Vor wenigen Jahren noch Spekulation, heute wissenschaftliches Forschungsgebiet, könnten doch in einigen Jahrzehnten Erkrankungen wie Alzheimer, Herzinfarkt, Rheuma, Autoimmunerkrankungen, Depression oder Schizophrenie durchaus mit mikrobiologischen Ursachen in Verbindung gebracht und behandelt werden.

Hygienehypothese
Unter „Hygienehypothese" oder „Sauberkeit macht krank" diskutieren Wissenschafter*innen die Ursachen von Zivilisationskrankheiten wie beispielsweise Allergien. Demnach liegt deren Ursprung im zu sauberen Umfeld und dem fehlenden Kontakt des Immunsystems mit Schmutz.

„Kuhstalleffekt"
Kinder mit ständigem Kontakt zu Kühen im Stall haben ein deutlich geringeres Asthmarisiko.

Mikrobiom
= die Summe der uns innen und außen bewohnenden Bakterien. Knapp 40 Billionen Mikroben (1000 verschiedene Arten), die unser Immunsystem trainieren, Vitamine herstellen, den Alterungsprozess beeinflussen und vieles mehr.

Sehr futuristisch, aber bereits Gegenstand von Forschungsarbeiten: Mikroben wie z. B. Deinococcus radiodurans als Datenspeicher, zur Herstellung von „selbstreparierendem Bio-Beton" oder als Biokatalysatoren in Waschmitteln zu verwenden. Auch bereits bekannte, aber ungelöste Probleme wie das der Antibiotikaresistenzen, Impfungen für die immer älter werdende Bevölkerung und Auswirkungen von globalen Migrationsbewegungen warten auf zukünftige Lösungen. Vorher werfen wir noch einen Blick zurück auf die Geschichte der Hygiene, um die Gegenwart besser verstehen zu können.

Mikroben als Datenspeicher? Mikroben als Bauarbeiter? Mikroben als Waschmittel?

2 Hygiene im Wandel der Zeit
Von der Pest zur Allergie?

Es war ein abwechslungsreicher und abenteuerlicher Weg. Dieses Kapitel beleuchtet Bedeutung, Erkenntnisse und Errungenschaften der Hygiene in verschiedenen Epochen der letzten 3 000 Jahre. Kurzporträts von „VIPs der modernen Hygiene" leihen der Hygienehistorie ihr Gesicht.

Der Begriff Hygiene stammt aus dem Altgriechischen. In der griechischen Mythologie waren Götter vorwiegend für die Gesundheit zuständig. Die Hygiene oder Gesundheitslehre leitet ihren Namen von der griechischen **Göttin Hygieia** ab. Diese wird in der Literatur entweder als Gattin oder als Tochter des Asklepios bezeichnet.

Die steinzeitlichen Wildbeuter litten noch nicht unter Infektionskrankheiten. Die meisten Infektionskrankheiten, mit denen sich landwirtschaftliche und industrialisierte Gesellschaften herumschlagen müssen (z. B. Pocken, Masern, Tuberkulose), stammen ursprünglich von **Haustieren** und wurden erst nach der landwirtschaftlichen Revolution auf den Menschen übertragen. Die Jäger und Sammler, die sich höchstens ein paar Hunde hielten, blieben von diesen Geißeln verschont. Erst in der Agrar- und Industriegesellschaft lebten die Menschen in beengten, schmutzigen Verhältnissen. Wildbeuter streiften in kleinen Gruppen umher, in denen sich keine Epidemien ausbreiten konnten.

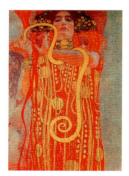

Abb. 2: **Hygieia von Gustav Klimt (1907)**

Die historische Entwicklung der Bedeutung von Hygiene für den Menschen ist geprägt von kulturellen und religiösen Einflüssen und später von der Wissenschaft und deren namhaften Persönlichkeiten.

2.1 Antike bis Aseptik

Altertum – von der Strafe Gottes zum gesundheitlichen Idealzustand

Hygienische Bestrebungen finden wir zu allen Zeiten und bei allen Völkern, die Form dieser Bestrebungen ändert sich mit der Kulturstufe. Die ältesten Vorschriften sind **kultisch-religiösen Ursprungs**. In vielen früheren Kulturen wurden Krankheiten als Strafe Gottes gewertet. In der altindischen Kultur um 1500 v. Chr. herrschte ein hochstehender Hygienestandard, welcher von der Priesterschaft gehütet wurde. Schon 1500 v. Chr. wurden in Ägypten Diagnosen und Rezepte zur Gesundheitserhaltung festgehalten. Aus Papyrusforschungen kennt man z. B. genaue Berichte über Lepra aus dieser Zeit. Die Einbalsamierung der Leichen förderte die medizinischen Kenntnisse der Ägypter. In der Heiligen Schrift der **Perser**, der Aresta (ca. 1000 bis 300 v. Chr.), liest man, dass Unreinheit des Menschen kulthafte Hygiene erfordert. Im Altertum waren Priester die „oberste Hygienebehörde", mit religiösen Vorschriften zu Körperpflege, Ernährung oder Geschlechtsverkehr. Diese Kulte verbreiteten sich rasch über griechisches und römisches Gebiet. Gesundheit galt als erstrebenswerter

Idealzustand. Die **Griechen** sahen in der Körperpflege die beste Waffe gegen Krankheiten. Hippokrates empfahl bereits im 4. Jh. v. Chr. Gymnastik und Diät zur Gesunderhaltung. Die körperliche Ertüchtigung war für die Griechen der Inbegriff ihres Lebens (siehe Olympische Spiele). Eine besonders hohe Stufe erreichte die Gesundheitspflege im **Römischen Reich**. Die Römer erbauten 614 v. Chr. eine 10 km lange Wasserleitung und später die „cloaca maxima" – das erste Kanalsystem, welches die Abwässer von Rom in den Tiber leitete. Außerdem wurden zahlreiche öffentliche Bäder angelegt, mit einem Fassungsvermögen von bis zu 5000 Badegästen. So ist auch das relativ niedrige Vorkommen von Infektionskrankheiten nicht verwunderlich. 1220 v. Chr. bis 70 n. Chr. wird im Talmud die altjüdische Medizin als Volksmedizin dargestellt. Der Einfluss der Antike ist deutlich erkennbar, Hygiene wird als Kult betrieben. Mit der Zerstörung des Weströmischen Reiches gingen die hygienischen Errungenschaften verloren.

Mittelalter – die Zeit der großen Seuchen

Diese Epoche wurde geprägt durch die großen **Seuchenzüge** (Lepra, Pest, Pocken, Syphilis). Miasmen wurden mit Essenzen und Riechstoffen wie Zwiebel, Essig oder Kampfer bis in das 19. Jh. behandelt. Mangelnde hygienische Zustände begünstigten die Weiterverbreitung von Infektionskrankheiten: Entleeren von Unrat (Urin) auf die Straße, Haustierhaltung in den Wohnungen, Trinkwasserverunreinigung (tote Tiere in Flüssen) und der Besuch von Badehäusern (Übertragung von Geschlechtskrankheiten). Im 13. Jh. wurden erstmalig **Isolierhäuser** errichtet, ein **Lehrstuhl für Medizin** wurde in Neapel begründet. Abwasser und Fäkalien durften nur unterhalb der Siedlungen eingeleitet und Trinkwasser nur oberhalb geschöpft werden. Wasser war als Krankheitsursache bekannt, deswegen trank man vorrangig Wein. Auf den Kreuzzügen lernten Europäer die hygienische Überlegenheit der **Araber und Byzantiner** kennen – Reinlichkeit, Baden und Waschen waren religiöse Pflichten und keine Strafe Gottes. Die Lepra fand dennoch den Weg nach Europa und nahm derartig überhand, dass eigene „**Aussatzhäuser**" zur Isolierung der Leprakranken eröffnet wurden. Im 15. Jh. existierten bereits 1500 Leprosenhäuser in Frankreich, die Vorläufer unserer Krankenhäuser. Diese wurden von Angehörigen des Lazarusordens verwaltet, daher die spätere Bezeichnung „Lazarette". Erst im 17. Jh. gelang es, die Lepra einzudämmen. Weit gefährlicher als Lepra war jedoch die **Pest**. Sie wurde aus Ägypten ins Römische Reich eingeschleppt. In Mitteleuropa wütete der Schwarze Tod besonders stark. Im 14. Jh. starben ca. 25 Mio. Menschen an der Pest (ca. 25 % der damaligen Bevölkerung Europas). Durch Quarantänemaßnahmen, Rattenbekämpfung und andere Hygienemaßnahmen gelang es ab 1841, die Pest aus Europa zu verbannen.

England 1533: König Heinrich VIII. lässt seine Ehe annullieren, da sie wegen mehrerer totgeborener oder verstorbener Kinder ohne Thronfolger bleibt. Der Grund liegt aber womöglich nicht bei der Frau, sondern in einer Syphiliserkrankung Heinrichs. Die Scheidung führt zur Abspaltung der englischen Kirche von Rom. Mikroben beeinflussen also den Lauf der Menschheitsgeschichte.

16.–18. Jahrhundert – Schmutzschicht als Schutzschicht

Ab dem 15. Jh. gewannen auch neue Entdeckungen, die das alte Wissen in Frage stellten, an Bedeutung, trotz Ablehnung und Vorbehalten der Kirche. Die Badekultur verlor an Bedeutung, die Hygiene machte Pause, der Körper wurde zum **Tabuthema**. Während der Renaissance wurde eine Schmutzschicht auf der Haut als Schutzschicht betrachtet. Kleiderhygiene wurde damals anders als heute interpretiert: Der Schmutz an der Kleidung zog den Schmutz der Haut an, sich zu waschen war nicht mehr notwendig. Nachttöpfe wurden weiterhin auf die Straße gekippt, neue Infektionskrankheiten wie **Syphilis** tauchten auf.

19. Jahrhundert – der große Aufbruch

Auch zu Beginn des 19. Jh. fand das Leben in Europa und den USA oftmals unter sehr widrigen hygienischen Bedingungen statt, Industrialisierung und Urbanisierung trugen das Ihre dazu bei. Menschliche und tierische Abfälle sowie Kadaver lagen auf den Straßen und Höfen, offene Abwassersysteme führten durch die Straßen. Infektionskrankheiten wie Pocken, Scharlach, Masern und Diphterie gehörten zum täglichen Leben. Cholera- und Malariaepidemien waren häufig und Typhus und Tuberkulose wucherten in allen Bevölkerungsschichten. Die Menschen wussten nur wenig über Hygiene und maßen dieser keine Bedeutung bei. Die Folgen waren eine hohe **Kindersterblichkeit** und eine geringere **Lebenserwartung** in allen Altersgruppen.

Gleichzeitig war das 19. Jh. das **Zeitalter des Aufbruchs**. Im Zuge der Industrialisierung und zunehmenden Säkularisierung wurden viele neue wissenschaftliche Entdeckungen gemacht und daraus praktische Konsequenzen gezogen. Nach 1830 fand in Wien keine Choleraepidemie mehr statt, die Errichtung der Hochquellwasserleitung und des Kanalsystems verhinderte dies. Zeitgleich etablierte sich die Müllabfuhr. Zunächst holte der „Mistbauer" auf Glockenruf die Mistberge ab. Auf den gepflasterten Straßen sammelten sich Staub und Abfall vor allem der Pferdekutschen. Die spätere Aufstellung von Abfalleimern, in Wien Coloniakübel genannt, ermöglichte eine Staubreduktion, die auch die Übertragung der Tuberkulose bremste. Die Stadtarchitektur leistete ebenso Beiträge – durch den Abriss der Stadtmauern durchlüfteten sich die Straßen besser. Einige herausragende Persönlichkeiten prägten diese Epoche.

> **Industrialisierung**
> Diese brachte neue hygienische Probleme mit sich: Rauch und Ruß aus den neu entstandenen Fabriken. Die Schlote wurden immer höher gebaut – als Versuch, die Rauchbelastung in den Griff zu bekommen.

VIPs der modernen Hygiene

Ignaz Philipp Semmelweis (1818–1865)
Wird als „Retter der Mütter" bezeichnet, da er die Ursache des tödlichen Kindbettfiebers entdeckte. Um 1848 erkannte er den Mechanismus der Kontaktinfektion – Ärzte arbeiteten sowohl im Kreißsaal als auch im Seziersaal, ohne

jegliche zwischenzeitliche Händereinigung. Die Infektionskette unterbrach er mit der Vorschrift, alle Ärzte hätten sich vor dem Betreten des Kreißsaales die Hände mit Chlorkalkwasser zu waschen. Durch diese einfache Maßnahme konnte die Müttersterblichkeit von 12 % auf 2 % gesenkt werden. Sein Pech – er fand bei Kollegen keinen Glauben, wurde diskreditiert und endete mit einer Psychose in einem Wiener „Irrenhaus", wo er an einer Sepsis verstarb.

Max von Pettenkofer (1818–1901)
Der deutsche Chemiker und Hygieniker gilt als Wegbereiter der Hygiene als eigenständiger Bereich in der Medizin und als Pionier der Umweltmedizin. In seinen Untersuchungen zu Kleidung, Heizung, Lüftung, Kanalisation und Wasserversorgung verband er erstmals medizinische und technische Aspekte.

Louis Pasteur (1822–1895)
Um 1878 entdeckte er den bakteriellen Ursprung vieler Infektionskrankheiten. Auch das nach ihm benannte Verfahren zur Abtötung von Mikroorganismen durch Erhitzen geht auf Pasteur zurück, weiters entwickelte er verschiedene Impfstoffe, vor allem gegen Tollwut und Milzbrand.

Sir Joseph Lister (1827–1912)
Auf den englischen Chirurgen wird die antiseptische Verhütung von Wundinfektionen zurückgeführt. Durch die Verwendung von Karbolspray (auch während Operationen wurden die Instrumente besprüht) heilten erstmals Wunden primär unmittelbar nach der Operation ohne Eiterung aus.

Robert Koch (1843–1910)
Koch beeinflusste nachhaltig die neuzeitliche Medizin und wurde zum Begründer der modernen Bakteriologie. Er entdeckte um 1880 den Erreger des Milzbrandes, der Tuberkulose und der Cholera; außerdem entwickelte er bakteriologische Arbeitsmethoden und Desinfektionsmaßnahmen weiter. 1905 erhielt er den Nobelpreis für Medizin.

Sir Alexander Fleming (1881–1955)
1929 entdeckte der britische Bakteriologe (zufällig) die Wirkung von Penicillin in Schimmelpilzkulturen. Er erlitt das typische Forscherschicksal – seine Erkenntnisse wurden zunächst nicht ernst genommen und für eine Weiterentwicklung fehlten ihm die finanziellen Möglichkeiten. Penicillin wurde von anderen Forschergruppen weiterentwickelt, 1941 erstmals bei einem Menschen eingesetzt, später beim britischen und amerikanischen Militär. Fleming wurde 1944 von der britischen Queen geadelt und erhielt 1945 den Nobelpreis für Medizin.

20. Jahrhundert – von der Antiseptik zur Aseptik

Zu Beginn des 20. Jh. wurden hygienische Erkenntnisse zunehmend institutionalisiert, erste Gesundheitsämter bildeten sich. 1907 wurde das Internationale Büro für öffentliche Hygiene gegründet, die Vorläuferorganisation der WHO. Zeitgleich eröffnete in Wien jenes Haus, in dem noch heute das Klinische Institut für Hygiene und Medizinische Mikrobiologie der Universität Wien beheimatet ist. Die Etablierung von **Sanitätsbehörden** zur Gesundheitsaufsicht, Präventivmaßnahmen in Kindergärten und Schulen, Umwelthygiene und **Schutzimpfungen** sind seither ein unverzichtbarer Teil unseres Gesundheitssystems. Der Staat kontrollierte die Abwasserbeseitigung, baute **Wasserleitungen**, **öffentliche Bäder** und **Wäschereien**, die **Wohnverhältnisse** wurden verbessert und eine Überfüllung von Wohnräumen wurde vermieden. Aufklärung fand durch Gesundheitsbehörden, Zeitschriften, Schulunterricht und in Arbeiterbildungsvereinen statt. Gleichzeitig trug ein grundsätzliches **Umdenken in der persönlichen Hygiene** und der Sauberkeit im Haushalt zur Verminderung von Krankheiten bei.

Zur Mitte des 20. Jh. wurden Infektionskrankheiten als Haupttodesursache in westlichen Industrieländern abgelöst. Neue Entdeckungen auf dem Gebiet der Mikrobiologie wurden seltener (siehe Tab. 1).

Tab. 1: **Zuletzt entdeckte klinisch relevante Mikroorganismen**

Jahr	Mikrobe	Krankheit
1976	Legionella Pneumophila	Legionellose (Legionärskrankheit)
1977	Ebola-Virus	Ebola, hämorrhagisches Fieber
1983	HIV	AIDS
1983	Helicobacter pylori	Gastritis, Magenulcus, Magen-Ca
1989	Hepatitis-C-Virus	Hepatitis C
2003	SARS-Coronavirus	SARS
2012	MERS-Coronavirus	MERS-CoV
2019	SARS-Coronavirus 2	SARS-CoV2

Krankenhausinfektionen haben die Entwicklung von Krankenhäusern von der Antike bis heute begleitet. Nach den Erkenntnissen von Semmelweis, Lister und Koch war der Weg von der Antiseptik zur Aseptik vorgezeichnet – Mikroben werden nicht mehr vorrangig abgetötet, sondern deren Anwesenheit wird verhindert (siehe Abb. 3). Durch Maßnahmen an Händen, Textilien und Instrumenten konnten die Mikroben nun vorab, präventiv, entfernt werden. Curt Schimmelbusch initiierte Sterilisatoren und entwickelte Trommeln zur sterilen Verbandstoffaufbewahrung, William S. Halsted forcierte die Einführung von Gummihandschuhen – das System Asepsis war geboren. Die zunehmende Resistenzentwicklung unterstreicht die Wichtigkeit der Asepsis und zeigt gleichzeitig ihre Grenzen auf.

Den Menschen in der Dritten Welt hat diese große Revolution der Medizin bis heute wenig geholfen. Tuberkulose gehört hier immer noch zum Alltag. Wie zu Kochs Zeiten bleiben die asiatischen Slums die Brutstätten der Mikroben. Hier gibt es außer dem Hauptproblem Tuberkulose ganzjährig Dengue-Fieber, Darminfektionen, Hepatitis, Typhus, Kinderlähmung, Meningitis und auch immer wieder Cholera.

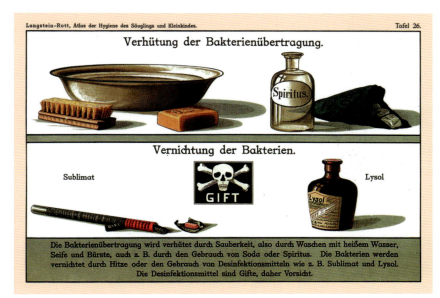

Antiseptik
Maßnahmen zur Keimverminderung/Keimfreiheit durch Desinfektion oder Sterilisation

Aseptik
Prinzip der Keimfreiheit zur Vermeidung einer Infektion oder Kontamination

Das Prinzip der Asepsis dominiert heute weltweit als strenges Ritual.

Abb. 3: **Aseptik versus Antiseptik**

Dominierte in den letzten 100 Jahren der Glaube an AAA (Antiseptik, Aseptik, Antibiotika), werden die Überwachung (nicht die der NSA!) von Infektionen und die Renaissance von präventiven Hygienemaßahmen in Zukunft an Bedeutung gewinnen.

2.2 Zurück in die Gegenwart

Hygienethemen haben in den letzten Jahren großes Interesse in den Medien erfahren – Vogelgrippe, Schweinegrippe, Ehec, Listeriose-Skandal, Ebola, Zikavirus... Auch das Fachpersonal interessiert sich zunehmend dafür, unter Beobachtung der Zugriffszahlen auf Fachjournale sehen wir seit 2013 ein erhöhtes Interesse. Nicht zuletzt durch Medienkampagnen kam es auch zu einer Sensibilisierung für „sperrige" Themen wie Noroviren oder nosokomiale Infektionen. Öffentlicher Druck hat so manchen „Hygienesumpf" in Krankenhäusern im Lichte von Patientenrechten und **Patientenmündigkeit** trockengelegt. Gut so.

3 Seuchen auf dem Vormarsch
Panik auf der Titanic?

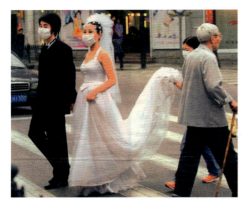

Abb. 4a: **SARS-Pandemie 2003 – „Der große Tag im Schatten der Seuche"**

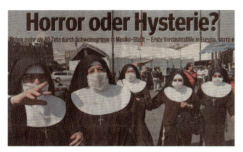

Abb. 4b: **H1N1-Pandemie 2009**

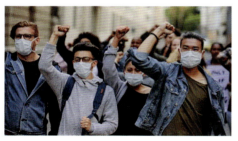

Abb. 4c: **„Covid-19-Pandemie 2020: Sind Versammlungsfreiheit und Infektionsschutz vereinbar?"**

Zoonosen
Infektionskrankheiten, die zwischen Tier und Mensch durch direkten Kontakt oder tierische Lebensmittel übertragen werden

Kaum ein Tag vergeht, an dem in den Medien nicht von „Seuchen" berichtet wird, nicht erst seit der Covid-19-Pandemie (siehe Abb. 4a,b,c). Nicht verwunderlich, selbst leicht zu behandelnde Infektionskrankheiten wie die Cholera sind keineswegs besiegt. 2009 entwickelte sich nach dem Erdbeben auf Haiti eine **Choleraepidemie**. Mehr als 5 000 Tote lautet die tragische (Zwischen-)Bilanz. Im Lauf der Geschichte haben Seuchen immer wieder ganze Landstriche entvölkert. Im 14. Jh. starben 25 Mio. Menschen in Europa an der **Pest**, das entsprach etwa 25 % der damaligen Bevölkerung! 1918 wurde die Welt von der sogenannten „Spanischen Grippe" überrollt. Dieser Pandemie fielen 50 Mio. Menschen zum Opfer. Gleichzeitig haben übertragbare Krankheiten immer wieder Migrationsbewegungen ausgelöst, sogar Kriege entschieden und die ökonomische Entwicklung ganzer Kontinente über Jahrzehnte blockiert. Mittlerweile besitzt die Menschheit wirksame Impfstoffe und Antibiotika – hingegen gelten laut WHO nur die **Pocken** seit 1979 als ausgerottet (siehe Kap. 7).

Derzeit sterben jährlich etwa 15 Mio. Menschen an Infektionskrankheiten, vor allem in den Entwicklungsländern. Allerdings muss sich auch die industrialisierte Welt, ausgestattet mit funktionierenden Gesundheitssystemen – wie viele bis zum Ausbruch der Corona-Pandemie glaubten – immer wieder mit derartigen Erkrankungen auseinandersetzen.

Seit einigen Jahren treten auch neue Mikroben auf, häufig handelt es sich dabei um **Zoonosen**. So haben Ausbrüche wie **SARS**, ausgehend von Asien (vermutliche Quelle: Fledermäuse) (siehe Abb. 4a), oder das West-Nile-Virus (Stechmücken) in den USA in den letzten Jahren für neuartige, von Tier auf Mensch übertragene Infektionen gesorgt. Es folgten weitere mit Seuchenpotenzial ausgestattete Infektionskrankheiten wie die **„Vogelgrippe"**, die **„Schweinegrippe"** (siehe Abb. 4b) oder zuletzt **„Covid-19"** (siehe Abb. 4c). Andere Themen der Infektiologie und Krankenhaushygiene traten 2020 in den Hintergrund. Zu Covid-19 wurde scheinbar alles gesagt, dennoch wird weiterhin nahezu täglich Neues veröffentlicht. Daher gibt es mittlerweile für nahezu alle Bereiche des öffentlichen Lebens detaillierte Regelwerke.

In den folgenden Kapiteln (z. B. 7, 11, 18) wird das Coronavirus immer wieder beispielhaft erwähnt und in die Mikrobiologie und in die Krankenhaushygiene entsprechend eingeordnet.

Die nächste Seuche kommt bestimmt – Virolog*innen, Epidemiolog*innen und andere Wissenschafter*innen warnen seit mehr als 20 Jahren vor folgendem Szenario: „**Virus – Zoonose – Asien – Pandemie**". Der Film „Contagion" von Steven Soderbergh aus 2011 skizziert minutiös unsere derzeitige Corona-Pandemie, von der Entstehung über die Versäumnisse der Behörden bis hin zu Fake News. Soll keiner sagen, das kam überraschend!

Alle Viren sind mutationsfreudig, so auch SARS-COV-2. Viele Tiere, auch Schweine, Hunde oder Katzen tragen selbst ihre eigenen Coronaviren in sich. Es kann passieren, dass sich Coronaviren im Tier rekombinieren und dann wieder auf den Menschen überspringen. (Wollen wir aber den Teufel nicht an die Wand malen.)

Auch schon länger bekannte Mikroben können neue pathogene Eigenschaften erwerben und für Ausbrüche sorgen – siehe **EHEC** (enterohämorrhagisches Escherichia coli) in Deutschland 2011.

> Nach der Pandemie ist vor der Pandemie

3.1 Seuchenentstehung

Die Seuchenentstehung fußt meist auf den Faktoren Armut, klimatische Veränderungen, Lebensraum Urwald, Massentierzucht und globale Mobilität. Am Beispiel eines Flüchtlingslagers zeigt sich deutlich, wie Armut, d. h. schlechte Wohn- und Ernährungsverhältnisse, im Rahmen einer Naturkatastrophe oder eines Konflikts den Weg zur Tuberkulose bereitet. Ebenso können **klimatische Veränderungen** die Ausbreitung von Infektionskrankheiten beeinflussen – Beispiel Malaria: Aufgrund der derzeitigen Klimaerwärmung wird mit einer Ausbreitung nach Norden und heftigeren Verläufen in den bestehenden Endemiegebieten gerechnet. Auch **Gefahrenquellen aus dem Urwald** sind bekannt: Bewässerungskanäle auf gerodeten Urwaldflächen dienen Mikroben als ideale Brutstätten, Abholzungen führen zu einem engeren Kontakt zwischen Mensch und Tier – hochbrisant, denn sowohl bei HIV als auch Ebola dienten Affen den Viren als Zwischenwirte. **Massentierzucht** birgt enorme Gefahren, weil sie eine der potenziellen Hauptbrutstätten für neue Mikroben ist. Dies lässt sich am Beispiel H5N1 („Vogelgrippe") gut darstellen. Auch der unsachgemäße Einsatz von Antibiotika, u. a. zur Wachstumsförderung, führt zu einer allgemeinen Gefahr der Resistenzbildung.

Globale Mobilität: Auch Mikroben reisen schnell und weit! SARS (schweres akutes Atemwegssyndrom) im Jahr 2003 und die Mexiko-Grippe 2009 zeigten auf, wie schnell aus einer Epidemie eine Pandemie erwachsen kann. Die Existenz pathogener Mikroben macht noch keine Seuche. Manchmal sind es veränderte Eigenschaften von altbekannten Mikroben, manchmal sind es Mikroben, die bis dato nicht nachgewiesen werden konnten (seit 1973 wurden rund 50 neue Infektionskrankheiten dokumen-

> **Todkrank durch ein verseuchtes Buch?**
> In der „großen Bücherangst" des 19. Jahrhunderts glaubte man, dass geliehene Bücher ansteckende Krankheiten verbreiten. Ausgehend von einem tuberkulosekranken Bibliothekar in den USA breitete sich die Buchseuche bis nach England aus, wo es noch 1907 für Menschen mit ansteckenden Krankheiten verboten war, Bücher auszuleihen. Der deutsche Buchhandel warnte vor Tod und Verderben. Es kam zum Kampf gegen Büchereien. Die Wissenschaft entgegnete letztlich erfolgreich mit Experimenten – diphterieverseuchte Bücher wurden Affen gegeben – keiner der Affen starb. (Simon, 2019)

tiert). Nur unter bestimmten Voraussetzungen kann sich aus einer lokal begrenzten Infektionskrankheit eine globale Seuche entwickeln.

Seuchenentstehung wird begünstigt durch Armut, klimatische Veränderungen, den Lebensraum Urwald, Massentierzucht und globale Mobilität.

Unter **Epidemie** versteht man ...
... die unübliche Häufung einer Krankheit innerhalb einer Population, welche zeitlich und örtlich begrenzt auftritt. Beispiele: Grippe, Pest oder Salmonellen. In der Regel handelt es sich um Infektionskrankheiten, gelegentlich wird der Begriff aber auch für nichtinfektiöse Krankheiten wie z. B. Übergewicht verwendet.

Unter **Pandemie** versteht man ...
... den länderübergreifenden oder sogar weltweiten Ausbruch einer Krankheit, welche zeitlich begrenzt und örtlich nicht begrenzt auftritt. Beispiele: Pest in früheren Zeiten, zuletzt: Covid-19 (2020), Schweinegrippe (2009), SARS (2003) oder AIDS (seit 1980).

Unter **Endemie** versteht man ...
... etwas, das (nur) für seine Umgebung typisch ist. Endemische Krankheiten sind Krankheiten, die regelmäßig in einer Population auftreten, wobei die Krankheitsursache ständig präsent ist (zeitlich unbegrenzt, örtlich begrenzt). Es kommt jedoch nicht zu einer Epidemie oder Pandemie. Beispiele: Malaria, Gelbfieber.

Aufgabe des öffentlichen Gesundheitswesens ist es, auf nationaler und globaler Ebene Infektionskrankheiten zu überwachen und vorbeugende Strategien zu entwickeln.

3.2 Nationale Seuchenbekämpfung

Das öffentliche Gesundheitswesen, zu dessen Aufgaben auch das Hygiene- und Impfwesen zählt, stützt sich auf verbindliche Gesetze zur Infektionsbekämpfung. Auf nationaler Ebene ist zunächst die gesetzliche **Meldepflicht** bestimmter Infektions- bzw. übertragbarer Erkrankungen geregelt. Sie ermöglicht den Behörden die rasche Erkennung der Bedrohung sowie die Anordnung bzw. die Durchführung rascher und effizienter Maßnahmen gegen eine eventuelle Weiterverbreitung.

In Deutschland wird dies nach dem **Infektionsschutzgesetz** geregelt (Ärztin meldet Verdacht oder Erkrankung, das Labor meldet den Erregernachweis, namentlich oder nicht namentlich).

In Österreich gelten diesbezüglich das **Epidemiegesetz** (Meldung innerhalb von 24 Stunden bei Verdacht, Erkrankung und Todesfall) für definierte Infektionskrankheiten, das Tuberkulosegesetz (Meldung innerhalb von drei Tagen auch für Kontaktpersonen), das Geschlechtskrankheitengesetz und das AIDS-Gesetz (Meldung innerhalb einer Woche, das Gesetz gilt allerdings nicht bei einer positiv getesteten HIV-Infektion). Die behandelnde Ärztin muss die Meldung schriftlich an das jeweilige Gesundheitsamt übermitteln (siehe Tab. 2). Das bis vor wenigen Monaten gültige Epidemiegesetz aus 1913 (!) (mit geringfügigen Novellierungen 1950 und 1974) wurde im Zuge von Covid-19 überarbeitet und mit noch weiter reichenden Kompetenzen ausgestattet.

Die erfolgreiche Seuchenbekämpfung im Fall von Covid-19 beruhte auf mehreren Säulen: Auf der Entwicklung der Impfung, dem Einsatz von neuen antiviralen Medikamenten, der Individualdiagnostik und auf dem flächendeckenden Monitoring in Form von Abwasseranalysen und Sentinel-Proben (wie seit Jahrzehnten bei der Influenza im Einsatz).

Abwasseranalysen
Aufgrund des zeitlichen Vorsprungs ist das Abwassermonitoring gut als Früherkennungssystem einsetzbar. Die Kosten sind sehr gering, rund 50 % der Bevölkerung werden erfasst und durch die Regionalität hat es auch eine örtlich präzise Aussagekraft.

Top 10	Die häufigsten meldepflichtigen Infektionskrankheiten in Österreich 2023 (exklusive Covid-19)	Anzahl der registrierten Fälle	Nähere Infos auf Seite
1.	Campylobacteriose	6276	55
2.	Pertussis	2780	51
3.	Noroviren	2134	76
4.	Salmonellose	1273	55
5.	Hepatitis B	969	65, 208
6.	Rotaviren	960	76
7.	Hepatitis C	907	65, 208
8.	Pneumokokken/IPE	760	47
9.	Clostridium difficile-Infektion (CDI)	511	288
10.	Tuberkulose	425	301

Tab. 2: „Top 10" der meldepflichtigen Infektionskrankheiten in Österreich 2023

3.3 Internationale Seuchenbekämpfung

Infektionskrankheiten machen nicht vor einer Landesgrenze Halt. Deswegen wurde in den letzten Jahren ein europäisches Netzwerk für die epidemiologische Überwachung von Infektionskrankheiten implementiert. Nationale Expert*innen (z. B. Referenzzentrale für Campylobacteriose) bringen so ihre Daten auf internationaler Ebene zusammen, um Forschungsergebnisse und epidemiologische Trends im größeren Kontext zu überwachen und weiterzuentwickeln. Zur Verhinderung von Infektionskrankheiten mit Pandemie-Potenzial sind zunächst politische Maßnahmen auf globaler, weltweiter Ebene gefordert. Vorrangig sind dabei die **Armutsbekämpfung**, die Lösung des Interessenkonflikts zwischen Gesundheitsversorgung und den Unternehmenszielen von Pharmakonzernen, die

AGES (österreichische Agentur für Gesundheit und Ernährungssicherheit):
eine dem Gesundheitsministerium unterstellte Agentur zum Schutz der Gesundheit von Menschen

RKI (Robert-Koch-Institut): zentrale Einrichtung der deutschen Bundesregierung auf dem Gebiet der Krankheitsüberwachung und -prävention

ECDC (European Centre for Disease Prevention and Control): Europäisches Zentrum für Seuchenkontrolle, Stockholm

CDC (Centers for Disease Control and Prevention): eine dem US-Gesundheitsministerium unterstellte zentrale Gesundheitsbehörde; ihr Zweck ist der Schutz der öffentlichen Gesundheit

WHO (World Health Organization): Koordinationsbehörde der Vereinten Nationen für das internationale Gesundheitswesen

Schaffung von **Forschungsanreizen** und die Änderung der Preispolitik bei Medikamenten zu nennen. Aber auch bei präventiven Maßnahmen wie sauberem Trinkwasser, verantwortungsvollem Umgang mit der Natur oder der Verteilung von Kondomen müsste mehr unternommen werden. Die internationale Koordination der Früherkennung und Bekämpfung globaler Seuchen gilt als zentrale Aufgabe der WHO. Für Infektionskrankheiten mit pandemischer Ausbreitungsgefahr wurde von der WHO das **Instrument eines Pandemieplanes** entwickelt. Darin werden acht Phasen der Ausbreitung definiert, beginnend vom Überspringen von Tier auf Mensch über die anhaltende Mensch-zu-Mensch-Übertragung bis zur räumlichen und zeitlichen Häufung und schließlich der Rückbildung. Pandemiepläne existieren auf nationaler und internationaler Ebene. Zuletzt musste der Covid-19-Pandemieplan 2020 aktiviert werden. Die Aktivierung im Rahmen der Covid-19-Situation muss als nicht zufriedenstellend und mangelhaft betrachtet werden. Nach der Änderung des Epidemiegesetzes wird wohl auch eine evidenzbasiertere Ausgestaltung des Pandemieplanes auf nationaler und internationaler Ebene dringend erforderlich werden.

An welchen Infektionskrankheiten werden die Menschen 2030 versterben? Diese Frage wird im Jahr 2031 beantwortbar. Laut Prognosen wird die Todesursache AIDS um mehr als 100 % zunehmen, Malaria, Tuberkulose und Lungeninfektionen werden hingegen als Todesursachen deutlich abnehmen. Eine Ausrottung weiterer Infektionen scheint derzeit eher unwahrscheinlich.

Zum Kapitelabschluss

One Minute Wonder

▶ Das Investment in Prävention anstatt Kuration ist zentrales Ziel einer modernen Hygiene.

▶ In den letzten 100 Jahren dominierte der Glaube an Antiseptik, Aseptik und Antibiotika. Die Zukunft gehört der Überwachung von Infektionen und der Renaissance von präventiven Hygienemaßnahmen.

▶ Seuchenentstehung wird begünstigt durch Armut, klimatische Veränderungen, den Lebensraum Urwald, Massentierzucht und globale Mobilität.

Fragen zur selbstständigen Wissensüberprüfung

1. Welche Aufgabengebiete umfasst das Spektrum der öffentlichen Hygiene?
2. Worin unterscheiden sich Hygieneverständnisse in Altertum und Mittelalter?
3. Welche Gemeinsamkeiten können Sie bei wichtigen Persönlichkeiten der modernen Hygiene erkennen?

4. Worin liegen Grundlagen der Asepsis und wie unterscheiden sich Asepsis und Antisepsis?
5. Was besagt die derzeit diskutierte „Hygienehypothese"?
6. Was versteht man unter dem Begriff „Kuhstalleffekt"?
7. Was versteht man unter dem Begriff „Mikrobiom"?
8. Durchsuchen Sie Online-Medien nach dem Naheverhältnis von Mikroben zur radikalisierten Sprache des Menschen – welche Kriegsbegriffe können Sie finden?
9. Suchen Sie weitere Beispiele für Epidemien, Pandemien und Endemien.

Bankl, H. (2022): Der Pathologe weiß alles … aber zu spät. Heitere und ernsthafte Geschichten aus der Medizin. Wien: Kremayr & Scheriau.

Bartens, W. (2016): „Flüchtlinge sind nicht gefährlich, sondern gefährdet". http://www.süddeutsche.de/gesundheit/medizin-gefaehrdet-1.2800980 (07.01.2016).

Berger, S. (2009): Bakterien in Krieg und Frieden. Eine Geschichte der medizinischen Bakteriologie in Deutschland 1890–1933. Göttingen: Wallstein.

Blech, J. (2010): Leben auf dem Menschen. Die Geschichte unserer Besiedler. Reinbek bei Hamburg: Rowohlt.

Dusl, A. M. (2020): Corona-Etikette für U-Bahn, Bim und Bus. Falter 12, S. 54.

Fleischhacker, M. (2020): Home Office Newsletter, 20.4. https://kmamail.net/mails/fles-homeoffice-newsletter-1 (14.10.2020).

Grüntzig, J. W. & Mehlhorn, H. (2010): Robert Koch. Seuchenjäger und Nobelpreisträger. Heidelberg: Spektrum Akademischer Verlag.

Home Hygiene & Health (2014): The Leading Source of Scientific, Professional & Consumer Information. http://www.ifh-homehygiene.org (25.03.2020).

Kramer, A. (2011): Konsequenzen aus der irreführend als Hygienehypothese bezeichneten Infektionshypothese für die Lebensweise. HygMed 36 (1/2), S. 19–24.

Krug, D. (2020): Der Krieg, den niemand sieht. DerStandard, 2.5., A7.

Lloyd-Price, J. et al. (2017): Strains, functions and dynamics in the expanded Human Microbiome Project. Nature 550 7674, S. 61–66.

Mölzer, A. (2018): Nationales Gewissen Sozialer Fortschritt. Wiener Zeitung, 30.01.2018, S. 1.

Panzenböck, S. (2020): „Wir sind Gaukler." Falter, 31.3., S. 29.

Pieper, W. (1987): Das Scheiß-Buch: Entstehung, Nutzung, Entsorgung menschlicher Fäkalien. Löhrbach: Werner Pieper & The Grüne Kraft.

Schmid, D. (2020): Statistik meldepflichtiger Infektionskrankheiten, vorläufiger Jahresbericht 2019, Stand 30. 1. Hygiene Monitor 1–3, S. 2–4.

Zittlau, J. (2009): Matt und elend lag er da. Berühmte Kranke und ihre schlechten Ärzte. Berlin: Ullstein.

I
Grundzüge der Mikrobiologie

4 Der Mensch und seine Mitbewohner
Freund oder Feind?

> **Fast Facts – das erwartet Sie in diesem Kapitel:**
> ▶ Verhältnis Mensch–Mikrobe
> ▶ Residente Hautflora
> ▶ Transiente Hautflora
> ▶ Konkurrenzprinzip
> ▶ Symbiose, Kommensalismus und parasitäres Zusammenleben
>
> **Differenzierende Lesezeit: 30 Minuten**

Ein Außerirdischer in ferner Zukunft: „Wir haben eine irdische Lebensform entdeckt. Sie besteht aus 1 Menschen, 74 Amöben, 497 Madenwürmern, 988 Spinnentieren und 100 000 000 003 009 Bakterien." (Blech, 2010, S. 10)

Keime, Staub, Schmutz – der Mensch ist eine Dreckschleuder. Bei jeder Bewegung verlieren wir Haare, Hautschuppen, Schweiß, Speicheltröpfchen und verteilen Mikroben in unserer Umgebung. Auf jede unserer Körperzellen kommen 10 Mikroben. Darf sich der Mensch damit überhaupt noch als eigenständiger Organismus bezeichnen? Oder sind wir nicht vielmehr gigantische Ökosysteme? Die Mikroben, die den Menschen bewohnen, machen ihn überhaupt erst lebensfähig. Etwa 100 Billionen Mikroben (oder sind es Trillionen?) – eine jedenfalls unvorstellbare Anzahl – siedeln im oder am menschlichen Körper und beteiligen sich mit ca. 1 kg an unserem Körpergewicht. Sie machen es uns zum einen leichter – 99 % unserer Besiedler leben im Verdauungstrakt und helfen bei der Verdauung mit, produzieren auch Vitamine und Aminosäuren, unterstützen das Immunsystem. Durch eine Art „Verdrängungswettbewerb" verhindern sie, dass sich pathogene Mikroben festsetzen (siehe Tab. 3). Es wird Zeit, sich mit unseren Mitbewohnern anzufreunden.

Das Ungeborene entwickelt sich mikrobenfrei, aber bereits während der **Geburt** gelangen Mikroben von der Mutter auf die Haut des Kindes und kurz darauf mit der Muttermilch in den Darm. So erwirbt es rasch nach der Geburt eine normale mikrobielle Population. Andererseits wurde erst vor wenigen Jahren ein Bakterium entdeckt, welches die Fehlgeburthäufigkeit ansteigen lässt.

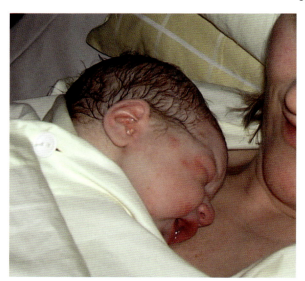

Abb. 5: **Das erste Geschenk im Leben? Die Bakterien der Mutter! Unbezahlbar. Unkäuflich.**

Mikrobenflora des Menschen

In Wien gab es in den letzten 20 Jahren bei den Kaiserschnitten eine Steigerung von rund 25 %. Nur 50 % aller Kaiserschnitte sind Noteingriffe. Immer mehr Expert*innen bezeichnen den freiwilligen Verzicht auf einen physiologischen Geburtsweg als einen freiwilligen Verzicht auf einen kostenlosen, lebenslangen mikrobiellen Gesundheitsschutz.

Unzählige Mikroben kommen mit uns durch die Luft, die wir einatmen, durch die Nahrung, die wir einnehmen, durch Mitmenschen, die wir berühren, in Kontakt. Wir sind besiedelt, kein Mensch ist und war jemals allein. Je näher uns Tiere (Mikroben) stehen, desto befremdlicher erscheinen sie. Zwangsstörungen bis bizarre Psychosen sind keine Seltenheit.

So erzählt eine Fallgeschichte von einer Krankenschwester in Kanada, die ihre Wohnung analog zu ihrem Arbeitsplatz, einer Intensivstation, hygienisch sehr aufwändig betreibt: Beispielsweise muss beim Betreten der Wohnung die Kleidung abgelegt, geduscht und der Einkauf wischdesinfiziert werden.

„Viele Weiber, viele Flöhe", seufzte Heinrich Heine, der mit beiden schlechte Erfahrungen machte. Noch zu Zeiten, in denen J. W. v. Goethe lebte, verstieß es nicht gegen die guten Sitten, sich auch in vornehmster Gesellschaft gegenseitig nach Ungeziefer abzusuchen. Die Jagd nach diesen lästigen Mitbewohnern verhalf Paaren einst auch zu amourösen Spielen (Blech, 2010).

4.1 Mikrobenflora des Menschen

Weltweit erster Zoo für Mikroben eröffnet

In Amsterdam wurde „Micropia", der erste Zoo für Mikroben eröffnet. Micropia ist eine Erfahrung, ein Museum, ein Labor. Interaktiv werden die Zusammenhänge der Natur gezeigt. Besucher*innen können selbst einen Body-Scan durchführen oder beim „Kiss-O-Meter" messen, wie viele Mikroben beim Küssen ausgetauscht werden. Gefährliche Mikroben sieht man aus Sicherheitsgründen nur im Modell oder in Form von Skulpturen ausgestellt. Ein Zoo mit Gänsehauteffekt (www.zeit.de).

Das **humane Mikrobiom** bezeichnet die Gesamtheit aller mikrobiellen Gene jener Mikroorganismen, die mit dem Menschen assoziiert sind und diesen besiedeln. Jeder Mensch hinterlässt damit einen einzigartigen „mikrobiellen Fingerabdruck".

Tab. 3: **Mikrobenflora des Menschen**

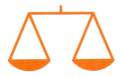

Residente Hautflora „Gesundheitserreger" = körpereigene oder Standortflora	Transiente Hautflora „Krankheitserreger" = Kontakt- oder Anflugsflora
Permanent auf und im Organismus vorhandene Mikroben. Haut, Mundhöhle, Verdauungs- und Urogenitaltrakt und alle Areale unmittelbar nach Körperöffnungen sind kontaminiert.	wechselnde Keimbesiedelung aus der Umgebung
Mikroben wirken apathogen. Als Ausnahmen gelten abwehrgeschwächte Menschen (z. B. Mundsoor) oder wenn Mikroben ihren Stammplatz verlassen und in normalerweise nicht keimbesiedelte Organe (z. B. Harnblase) eindringen.	Mikroben mit pathogenem Potenzial große Variabilität: Pseudomonas, Proteus, Enterobakterien, Clostridien, Viren, Pilze u. a.
Schutzfunktion auf der Haut	
Verdauungshilfe im Darm	
durch Waschen kaum zu entfernen	durch Waschen entfernbar
Desinfektion reduziert die Flora	Desinfektion tötet die Flora
Störungen der residenten Flora können bei der Einnahme von Antibiotika (AB) oder bei Stoffwechselerkrankungen (z. B. Diabetes mellitus) auftreten.	

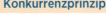

Konkurrenzprinzip

Konkurrenzprinzip
Wir sind nicht allein! Die Mikrobenflora funktioniert nach dem Prinzip des Gleichgewichtes, hervorgerufen durch Platz- und Nährstoffkonkurrenz, welche das Immunsystem stimuliert.

Die gelungenen Versuche von Wissenschaftsjournalist*innen, Mikroben nach menschlichen Verhaltensmustern zu kategorisieren („die Mächtigen", „die Listigen", „die Gefährlichen", „die Nützlichen" oder „die Kunstfertigen"), zeigen auch, wie nah und ähnlich sie uns Menschen sein können. Mikrobiolog*innen unterteilen Mikroben nach streng naturwissenschaftlichen Kriterien. In der Differenzierung ihrer Eigenschaften ergeben sich logische Wohnorte am menschlichen Körper (siehe Abb. 6).

In der Mundhöhle leben rund 700–900 Bakterienarten, wovon nur ca. 10–50 für die Entwicklung einer Erkrankung pathogenetisch bedeutsam sind. Diese überziehen als Biofilm auch die Zähne. Die höchste Konzentration befindet sich auf der Zunge.

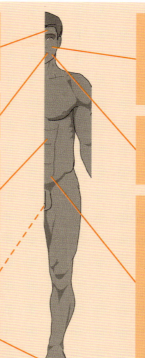

Corynebakterien lieben talgreiche Orte wie die Stirn, wo sie Hauttalg zu Fettsäuren spalten und damit zum Säureschutzmantel der Haut beitragen.

Streptococcus mutans lebt im Zahnbelag und verwandelt Zucker in Säure – die Hauptursache für Karies.

Helicobacter pylori bewohnt die Magenschleimhaut bei nahezu jedem zweiten Menschen. In seiner Evolution hat er sich an das extrem saure Magenmilieu angepasst und gilt als Auslöser des Magengeschwürs.

Laktobazillen siedeln sehr dicht in der Vagina. Die Milchsäurebildner sorgen für das besonders saure und somit schützende Vaginamilieu.

Trichophyton, ein Fußpilzerreger, lebt gerne zwischen den Zehen und auf den Fußsohlen und wird über pilzhältige Hautschuppen übertragen.

Herpesviren überleben tief verborgen in den Strängen der Gesichtsnerven. Werden Virusgene aktiviert, wandern Viruspartikel entlang der Nervenbahnen an die Hautoberfläche, um dort Herpes labialis (Fieberbläschen) auszulösen.

Propionibacterium acnes findet sich in fettreichen Hautregionen wie Nasenflügeln und spielt, wie sein Name vermuten lässt, bei der Entwicklung von Akne eine wesentliche Rolle.

Methanobrevibacter wohnt vorwiegend im Dickdarm, aber auch in der Vagina und auf den Zähnen. Die Mikrobe bildet aus Wasserstoff und Kohlendioxid Methan. Der Dickdarm gilt als der Ort mit der höchsten Einwohnerdichte mit einer Keimzahl von 10^{12} und einer Multikultur: **Bifidobacterium, Clostridium, Coliforme, Klebsiella, Pseudomonas, Proteus, Protozoen** u. v. m. Vegetarier haben mehr Lactobazillen, wer viel Fleisch isst, benötigt mehr **Bacteroides-Arten**.

Abb. 6: **Wer wohnt wo? Auszug aus dem Mikrobenatlas des Menschen**

Neben dem Konkurrenzprinzip bestehen verschiedene Formen des Zusammenlebens zwischen Mensch und Mikrobe:

▶ **Symbiose**: das partnerschaftliche Zusammenleben – beide Partner ziehen einen Vorteil daraus

▶ **Kommensalismus**: die Mikroben benutzen den Menschen, ohne ihn zu schädigen

▶ **parasitäres Zusammenleben**: die Mikroben benutzen den Menschen und schädigen ihn dabei

Mikrobenfreie Areale im gesunden menschlichen Körper finden sich z. B. in den Alveolen, den Gelenken, den Knochen, der Muskulatur, den inneren Organen wie Gehirn, Herz, Leber, Niere und Harnblase sowie im Blut. Durch Verschleppung von kontaminierter Flora können diese jedoch jederzeit besiedelt werden – z. B. durch eine Verschleppung der residenten Flora aus den oberen Atemwegen in tiefer liegende (in der Regel mikrobenfreie) Bronchiolen und Alveolen.

Mikroben zur Feststellung des Todeszeitpunkts

Gerichtsmediziner kombinieren eine Vielzahl an Methoden, um herauszufinden, wann ein Mensch gestorben ist. Liegt der Todeszeitpunkt schon Tage bis Wochen zurück, gibt es kaum noch verlässliche Methoden. Hier weisen Forensiker nun Mikrobenfunde nach – welche Maden finden sich, wie weit sind sie entwickelt und ist das Skelett betroffen? Forschungsansätze beschäftigen sich derzeit intensiv mit dem Mikrobiom, um noch präzisere Daten zu bekommen.

Zum Kapitelabschluss

One Minute Wonder
- Bis 1674 blieben der Menschheit 99,99999999 % aller Lebewesen auf dem Planeten verborgen.
- Jeder von uns trägt Abermilliarden von diesen Mikroben mit sich herum.
- Der Mensch beginnt das Verhältnis von Mensch und Mikrobe langsam zu verstehen.
- Unter Mikrobiom versteht man die Gesamtheit aller den Menschen besiedelnden Mikroben.

Fragen zur selbstständigen Wissensüberprüfung
1. In welchem Verhältnis stehen Mikroben und Menschen zueinander?
2. Worin unterscheiden sich residente und transiente Hautflora?
3. Welche Körperareale gelten als mikrobenfrei?
4. Finden Sie je ein Beispiel für eine Symbiose, den Kommensalismus und das parasitäre Zusammenleben.

Adam, D., Doerr, H. W., Link, H. & Lode H. (2004): Die Infektiologie. Berlin, Heidelberg: Springer.

Blech, J. (2010): Leben auf dem Menschen. Die Geschichte unserer Besiedler. Reinbek bei Hamburg: Rowohlt.

Cieplik, F. (2020): Die Rolle der Zahnpasta bei der häuslichen Mundhygiene. Prophy 1, S. 12–13.

Dixon, B. (2009): Der Pilz, der John F. Kennedy zum Präsidenten machte und andere Geschichten aus der Welt der Mikroorganismen. Heidelberg: Spektrum Akademischer Verlag.

5 Systematische Einteilungen der Mikroben
Ein Rendezvous?

> **Fast Facts – das erwartet Sie in diesem Kapitel:**
> - Einteilung in der Biologie
> - Enteilung in der Mikrobiologie
> - Einteilung nach Stoffwechselaktivität
> - Einteilung nach klinischer Relevanz
>
> **Differenzierende Lesezeit: 30 Minuten**

Mikroben aus der Umgebung des Menschen stammen von Tieren und Pflanzen, aus der Erde, dem Wasser, der Nahrung und der Atmosphäre. 1 ml Wasser enthält ca. 1 Mio. Bakterien und 10 Mio. Viren, in 1 g Erde sind mehr als 100 Mio. Bakterien enthalten und 1 ml Luft in unserer Atmosphäre beinhaltet die verhältnismäßig geringe Zahl von 1500 Bakterien. Vermutlich existieren etwa 500 000 Bakterienarten (erst einige Tausend davon sind identifiziert) und 5 000 Virusarten. Als Auslöser von Infektionskrankheiten kommen vermutlich etwa 1 500 Mikroben in Frage. In diesem Feld existieren viele Vermutungen und offene Fragen: Die Fachrichtung Mikrobiologie lebt, wie die Mikroben selbst, ständig in Wechselbeziehung zu ihrer Umwelt – Stillstand ist nicht möglich. Dennoch hat sich in den letzten Jahrzehnten ein kaum verändertes Fundament etabliert, welches im folgenden Kapitel als Überblick dargestellt wird.

Planet der Bakterien
Die ersten Lebewesen auf der Erde sind Bakterien, sie bewohnen die Erde schon 3 Milliarden Jahre länger als der Mensch. Heute besteht 50 % der lebendigen Masse der Erde aus bakterienähnlichen einzelligen Lebewesen. Unser Körper enthält 15-mal mehr Bakterienzellen als menschliche Zellen. 99 % der Bakterien sind uns noch unbekannt (Pressemitteilung der Evolution).

a) **Eine allgemeine, in der Biologie übliche Einteilung von Mikroorganismen erfolgt in**
- subzelluläre biologische Objekte: Prionen, Viroide, Viren
- einzellige Mikroorganismen: Prokaryonten (Bakterien), Eukaryonten (Pilze und Protozoen)
- mehrzellige Lebewesen: Würmer, Gliederfüßler

b) **Die gebräuchlichste in der Mikrobiologie übliche Einteilung von Mikroorganismen erfolgt in**
- Bakterien
- Viren
- Pilze
- Parasiten

c) Die Einteilung der Mikroorganismen nach deren Stoffwechselabhängigkeit (siehe Tab. 4):

Tab. 4: **Einteilung von Mikroben nach deren Stoffwechselabhängigkeit**

Mikroben mit eigenem Stoffwechsel	Mikroben ohne eigenen Stoffwechsel
vermehren sich selbstständig und unabhängig in unbelebtem Milieu	vermehren sich nur in lebendem, fremdem Stoffwechsel von Wirten
mit zellulärer Struktur: Protozoen, Bakterien und Pilze	mit zellulärer Struktur: Rickettsien, Chlamydien
ohne zelluläre Struktur: Mykoplasmen	ohne zelluläre Struktur: Viren

Einige Mikroorganismen unterscheiden sich fundamental voneinander, andere zeigen große Ähnlichkeiten: **Mykoplasmen** sind bakterienähnlich, jedoch ohne Zellstruktur. **Rickettsien** und Chlamydien nehmen eine Mittelstellung zwischen Bakterien und Viren ein, besitzen eine Zellstruktur, aber keinen eigenen Stoffwechsel. **Prionen** haben virusähnliche Eigenschaften – sie bestehen aus Proteinen ohne RNA und DNA, welche durch den Verzehr von Rückenmark/Gehirn vorwiegend von Rindern, durch Instrumente bei neurochirurgischen Operationen und genetische Mutationen ohne Infektion übertragen werden. Sie gelten als Verursacher der Creutzfeldt-Jakob-Krankheit oder BSE (siehe Kap. 6, Lebensmittelbedingte bakterielle Infektionskrankheiten). **Pilze** und **Parasiten** können den Mikroorganismen (einzellig) oder aber auch den Makroorganismen (vielzellig) zugeordnet werden. Die Eigenschaften aller Typen von Mikroorganismen werden in den nächsten Kapiteln näher beschrieben.

d) Die Einteilung nach deren klinischer Relevanz/Häufigkeit (siehe Tab. 5):

Tab. 5: **Klinisch relevante und häufig vorkommende Mikroben und ihre Infektionskrankheiten**

Praxisrelevante Mikroben	Infektionskrankheiten
Streptococcus pyogenes	Scharlach, Erysipel, Tonsillitis, Otitis media, Sinusitis, Pneumonie, Wundinfektion u. v. m.
Staphylococcus aureus	Abszess, Furunkulose, Pneumonie
Hämophilus influenzae	Bronchitis, Sinusitis, Otitis media, Meningitis
Influenzaviren	Influenza, Tracheobronchitis, Pneumonie
Adenoviren	Infektionen der oberen Luftwege
Candida albicans	Mundsoor, genitale Candidose
Mycoplasma pneumoniae	Pharyngitis, Pneumonie

In der klinischen Praxis ist die Mehrzahl der bei uns auftretenden Infektionskrankheiten auf ein relativ enges Spektrum an Mikroben zurückzuführen. Aufgrund ihrer relativ einfachen Diagnostizierbarkeit und Therapierbarkeit ist die Notwendigkeit eines stationären Aufenthaltes meist nicht gegeben. Die Behandlung erfolgt meist durch Hausärzt*innen oder Hausmittel.

Zum Kapitelabschluss

One Minute Wonder

▶ Die Verwandtschaftsverhältnisse bieten einen Überblick und die Gegenüberstellung von „Schlüsselqualifikationen" der Hauptvertreter aus der Mikrobiologie vertiefen das Verständnis für wesentliche menschliche Infektionskrankheiten und deren Prävention, Diagnose und Therapie.

Fragen zur selbstständigen Wissensüberprüfung

1. Worin unterscheiden sich Bakterien und Viren?
2. Warum können Chlamydien nicht den Bakterien zugeordnet werden?
3. Welche Infektionskrankheiten werden durch Prionen ausgelöst?
4. Sie hospitieren eine Woche in einer Hausarztpraxis – welche Infektionskrankheiten werden Ihnen häufig begegnen?

Fuchs, G. (2022): Allgemeine Mikrobiologie. 11. Auflage. Stuttgart, New York: Thieme.

Gladwin, M., Trattler, W. & Mahan, S. (2021): Clinical microbiology made ridiculously simple. Edition 8. Miami: MedMaster.

6 Bakterien
Fit, intelligent, flexibel und krisenfest?

> **Fast Facts – das erwartet Sie in diesem Kapitel:**
> - Aufbau
> - Pathogenitätsfaktoren
> - Vermehrung
> - Lebensbedingungen
> - Einteilungen nach physiologisch-biochemischen Merkmalen
> - Humanmedizinisch relevante Bakterien
> - Lebensmittelbedingte bakterielle Infektionskrankheiten
> - Exkurs: Sexually Transmitted Infections
>
> **Differenzierende Lesezeit: 80 Minuten**

6.1 Aufbau

Bakterien sind einzellige, **eigenständige Lebewesen,** bis zu 5 Mikrometer groß und daher im Lichtmikroskop sichtbar. Sie besitzen keinen umhüllten Zellkern („Prokaryonten"), die genetischen Erbinformationen werden, wie bei anderen höheren Lebewesen, in Form einer **DNA** im Zytoplasma gespeichert. Im **Zytoplasma** befinden sich auch Wasser, Proteine, Enzyme und Ribosomen. Die Zellwand dient dem Schutz vor äußeren Einflüssen und wirkt als Antigen. **Geißeln** dienen der Fortbewegung und arbeiten wie Schiffsschrauben mit bis zu mehreren Tausend Umdrehungen pro Minute. Damit können die schnellsten Bakterien das bis zu 20-fache ihrer Körperlänge pro Sekunde zurücklegen (siehe Abb. 7)!

Abb. 7: **Aufbau Bakterium**

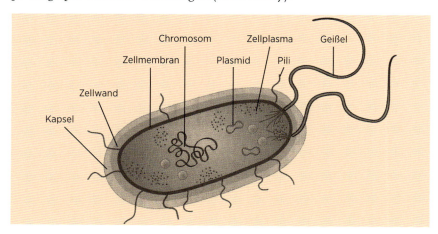

6.2 Pathogenitätsfaktoren

Je nach vorhandenen, genetisch bestimmten Eigenschaften sind Bakterien in der Lage, Infektionskrankheiten auszulösen (Virulenz):

- **Kapsel:** außerhalb der Zellwand gelegen, dient sie dem zusätzlichen Schutz.
- **Pili:** dienen der Anhaftung an die menschliche Zelle („Saugnapf").
- **Toxine:** werden in der Zellwand gespeichert und von lebenden Bakterien („Exotoxine") oder von zerfallenden, sterbenden Bakterien („Endotoxine") abgegeben.
- **Enzyme:** Bakterien produzieren Eiweißstoffe, welche wie beim Menschen der Aufspaltung der Nahrungsbestandteile und der Abwehr dienen (z. B. Proteasen, Koagulasen, Hämolysine u. a.).
- **Sporen:** gegen Umwelteinflüsse hochresistente, langlebige Dauerformen („bakterielle Konserve"), welche ohne Stoffwechselaktivität im Extremfall über Jahrtausende überleben können.
- **Biofilm:** Viele Bakterien leben gemeinsam in einer Art „WG" oder „Schleimschicht", welche sie vor Umwelteinflüssen, auch vor Antibiotika, schützt.

6.3 Vermehrung

Bakterien vermehren sich asexuell durch **Querteilung** (siehe Abb. 8). Durch die hohe Teilungsgeschwindigkeit können „fehlerhafte Kopierprozesse" rasch ausgeglichen und an neue Umwelterfordernisse angepasst werden. Die Generationszeit der Bakterien liegt zwischen 20 Minuten und 20 Tagen. Für den genetischen Materialaustausch während der Teilung stehen zwei Möglichkeiten zur Verfügung:

- **Bakteriophagen** („bakterienbefallende Viren"): Wie auch andere Viren bestehen Bakteriophagen aus Erbgut, welches sie beim Übertritt von einem zum nächsten Bakterium übertragen. Auch Resistenzen können übertragen werden.
- **Plasmide (DNS-Ringe):** Manche Bakterien besitzen zusätzlich zum eigenen Erbgut auch noch separate DNS-Ringe. Plasmide sind in der Lage, verschiedene Bakterien untereinander auszutauschen. Dieser innerhalb einer Bakteriengeneration stattfindende Austausch hat für Infektionskrankheiten eine besondere Bedeutung: Bakterien können auf diese Weise pathogene Eigenschaften oder Resistenzen gegen Antibiotika aufeinander übertragen.

> **Brave Bakterienfresser als Security-Personal?**
>
> Antibiotika wirken nicht mehr. Bakteriophagen könnten sie ersetzen – ihre Entdeckung datiert zwar schon auf 1917, durch den Siegesrausch der Antibiotika sind sie aber wieder in Vergessenheit geraten. Dabei besitzen sie riesige Vorteile – sie haben keine Nebenwirkungen und greifen nur bestimmte Bakte-

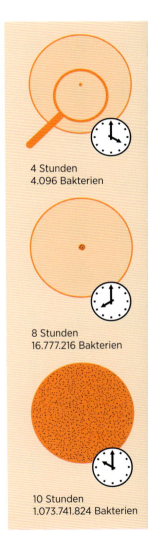

4 Stunden
4.096 Bakterien

8 Stunden
16.777.216 Bakterien

10 Stunden
1.073.741.824 Bakterien

Abb. 8: **Vermehrungsgeschwindigkeit: theoretische Vermehrung einer einzigen Bakterie unter günstigen Bedingungen**

Hochpräzisionsjäger anstatt Antibiotika? In Zeiten der zunehmenden Antibiotia-Resistenzen stellen Phagozyten eine erfolgsversprechende Therapiealternative für die Zukunft dar.

rien an, d. h. nützliche Bakterien bleiben verschont. An einigen europäischen Universitäten wird daher intensiv geforscht, z. B. für den Einsatz in der Lebensmittelindustrie: So wird Räucherlachs mit Phagen besprüht, um ihn nicht mit Antibiotika behandeln zu müssen. Die Phagentherapie ist aber noch nicht reif für eine Zulassung und hat in Europa noch bürokratische Hürden zu überwinden – nicht einmal vor Bakteriophagen macht die Bürokratie halt …

6.4 Lebensbedingungen

Die meisten Bakterien lieben Dunkelheit, Wärme und Feuchtigkeit. UV-Strahlen des Sonnenlichts gelten als natürlicher Feind von Bakterien. Die menschliche Körpertemperatur gilt als die optimale Temperatur. Im Bereich zwischen 25–40 °C herrschen gute Bedingungen. Unempfindlichere Bakterien überleben auch bei Kühlschrank- bzw. Herdtemperaturen (siehe Kap. 20). Viele Bakterien sind säure- und laugenstabil, pH-Werte von 4–9 werden meist gut vertragen.

6.5 Einteilung

Bakterien werden nach physiologisch-biochemischen Merkmalen unterschieden:

▶ **Form**: Als die häufigsten Grundformen gelten die Kugelform (Kokken), Stäbchenform und Schraubenform. Die Form ist für die kulturell-mikroskopische Diagnostik im bakteriologischen Labor von Bedeutung. Einige Bakterienarten bilden Haufen, Ketten oder Kolonien (siehe Tab. 6).

▶ **Gram-Färbung**: Aufgrund unterschiedlicher Zellwandstrukturen (Aminosäuren und Zuckermoleküle in bis zu 40 Schichten) lassen sich Bakterien im Labor blau (grampositiv = viele Mureinschichten) oder rot (gramnegativ = nur eine Mureinschicht) einfärben. Dies ist für die kulturell-mikroskopische Diagnostik im bakteriologischen Labor bedeutsam (siehe Tab. 6).

Umgekehrter Treibhauseffekt Während der Eiszeit vor Millionen von Jahren war die Erde nur durch Bakterien belebt. Sie wandelten CO_2 in Sauerstoff um (= Photosynthese), der Sauerstoff gelangte in die Atmosphäre und verlängerte die Eiszeit.

▶ **Sauerstofftoleranz**: Aerobier wachsen in Gegenwart von Luft an Oberflächen, weil sie Sauerstoff für Wachstum und Stoffwechsel benötigen. Fakultative Aerobier können sich auch bei Sauerstoffmangel vermehren, die meisten menschlichen Besiedler gehören dieser Gruppe an. Anaerobier sind generell nicht sauerstoffabhängig. Dies ist für die Probengewinnung von Bedeutung (siehe Kap. 10).

Bakterien als Künstler (siehe Coverbild des Lehrbuches)

Die „Bacteriographie" ist eine Kunstrichtung mit höchstem Wissenschaftsanspruch. Erich Schopf sieht in seiner Bacteriographie eine Symbiose aus Kunst und Wissenschaft. „[…] Die Kunst kann uns helfen, die sehr komplexen Anordnungen der Natur anschaulich zu machen, unsichtbare Dinge sichtbar zu machen, und ein besseres Verstehen so mancher Zusammenhänge zu erleichtern. […] Das Gemälde wird regelrecht inszeniert und [unter Berücksichtigung hierarchischer Prinzipien] mit den richtigen Darstellern besetzt. […] Die Bakterien vermehren sich nun Stunde für Stunde. Das Bild nimmt schrittweise Gestalt und Farbe an. Die Entwicklung ist im Regelfall nach zwei bis vier Tagen abgeschlossen. Anschließend wird das Bild konserviert. Dabei stirbt das Ensemble, die Farben bleiben in ihrer vollen Pracht erhalten." (http://www.bacteriographie.com)

6.6 Humanmedizinisch relevante Bakterien

Ausgehend von der medizinischen Einteilung (siehe Kap. 5) werden im folgenden Abschnitt jene Bakterien thematisiert, welche in Deutschland und Österreich in engem Zusammenhang mit der klinischen Relevanz und häufig vorkommenden Bakterien und ihren Infektionskrankheiten stehen (vgl. Tab. 2). Hierbei kann es sich nie um eine vollständige Aufzählung handeln. Nicht einmal umfangreiche Telefonbücher sind vollständig. Als Ausgangsbasis dient Tabelle 6.

Kokken		Stäbchen		Schrauben
grampositiv	gramnegativ	grampositiv	gramnegativ	Gramfärbung schwierig
Abb. 9a: **Streptococcus pneumoniae**	Abb. 9b: **Neisseria gonorrhoeae**	Abb. 9c: **Listeria moncytogenes**	Abb. 9d: **E. coli**	Abb. 9e: **Treponema pallidum**
Staphylokokken Streptokokken Enterokokken Pneumokokken	Neisserien (Gonokokken, Meningokokken)	Bazillen Clostridien Mykobakterien Listerien	Campylobacter Helicobacter Legionellen Salmonellen E. coli Klebsiellen Acinetobacter Pseudomonas Bordetella pertussis Hämophilus	Spirochäten (Borrelien, Treponemen, Leptospiren)

Tab. 6: **Einteilung der Bakterien nach Form und Gramfärbung, unter dem Mikroskop betrachtet**

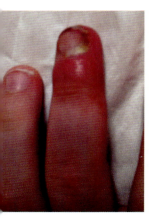

Abb. 10: **Panaritium (Nagelbettentzündung) – Verursacher ist meist Staphylococcus aureus (oder A-Streptokokken)**

Staphylokokken

Staphylokokken gehören zur körpereigenen Flora wie die Butter auf das Brot. Die Übertragung erfolgt über Kontakt oder aerogen. Eine geschädigte Haut (z. B. Wunde oder Entzündung) fungiert als notwendige Eintrittspforte, im Körperinneren entfaltet sich deren Pathogenität. Als ein wesentlicher Virulenzfaktor gilt die Plasmakoagulase. Neben dem Clumpingfaktor wird durch diesen enzymatischen Prozess ein Fibringerinnsel gebildet, wodurch sich in der Folge Staphylokokken lokal ungehindert vermehren können. Dementsprechend werden Staphylokokken auch nach dieser enzymatischen Tätigkeit unterteilt (**koagulasepositiv** oder **koagulasenegativ**). Als Hauptvertreter gelten St. epidermidis, St. aureus und St. saprophyticus:

1. **Staphyloccocus epidermidis** (koagulasepositiv) zeigt sich im KH als bedeutsamer Verursacher von Infektionen durch Gefäßkatheter, Blasenkatheter oder Implantate (siehe weiterführend Kap. 14).

2. **Staphyolccocus aureus** (koagulasenegativ) bewohnt die Haut jedes Menschen und den Nasen-Rachen-Raum jedes dritten Menschen und gilt gleichzeitig als Hauptvertreter nosokomialer Infektionen. Virulenz und Pathogenität beruhen auf seiner vielseitigen enzymatischen und toxischen Aktivität. Typische Infektionen wie Abszesse, Furunkel, Wundinfektion, Pneumonie, Sepsis oder Lebensmittelvergiftung weisen ihn als „Eitererreger" aus. Der AB-resistente Stamm wird als MRSA bezeichnet und stellt Krankenhäuser vor große Probleme (siehe Kap. 33.1).

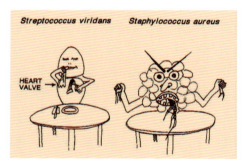

Abb. 11: **Verwandt, aber andere Gewohnheiten: Vom Vielfraß zum Feinschmecker**

3. **Staphyloccus saprophyticus** (koagulasenegativ) zählt ebenso zur physiologischen Hautflora, zeigt sich bei eher harmlosen Harnwegsinfekten und kommt häufig v. a. bei sexuell aktiven Frauen vor („Honeymoon-Zystitis").

Streptokokken

Nach den Fast-Food-Fressern nun zu den Feinschmeckern (siehe Abb. 11). Streptokokken zählen zu den wichtigsten Infektionserregern beim Menschen. Sie gehören meist der körpereigenen Flora an, besitzen jedoch pathogenes Potenzial, um schwere Infektionen auszulösen. Diese Fähigkeit liegt in der Produktion von **Toxinen** (z. B. Hämolysin – löst Hämoglobin und Erythrozyten auf) und Enzymen (z. B. Streptokinase – löst Fibrin auf). Zu dieser Gattung werden etwa 60 Arten gezählt, die klinisch relevantesten sollen hervorgehoben werden:

1. **Str. pyogenes (A-Streptokokken)** gelten als Verursacher u. a. von Scharlach, Erysipel, Tonsillitis, Otitis media, Sinusitis, Pneumonie und Wundinfektionen. Gefürchtete Folgeerkrankungen: rheumatisches Fieber, Endokarditis und Glomerulonephritis.

2. **Str. agalactiae (B-Streptokokken)** gelten sowohl für Neugeborene als auch für immungeschwächte Erwachsene als problematisch. Bei Neuge-

borenen führen sie häufig zu schweren Verläufen mit Meningitis oder Pneumonie.

3. Str. viridans (Viridansgruppe) aus der Mundhöhle hat das pathogene Potenzial – bei Erkrankungen der Zähne über die Blutbahn eingeschwemmt –, eine Endokarditis vorgeschädigter Herzklappen zu verursachen.

4. E. faecalis u. a. (Enterokokken) neigen zur AB-Resistenz und sind im KH als HAI vorwiegend für Harnwegsinfektionen verantwortlich.

5. Str. pneumoniae (Pneumokokken) verursacht Infektionen der oberen und unteren Atemwege, vorwiegend Pneumonien. Als besonders gefährdet gelten Kinder und ältere Menschen. Gefürchtete Folgeerkrankung: Meningitis. Für Säuglinge ab dem 2. Lebensmonat, für Erwachsene ab dem 50. Lebensjahr, aber auch für jüngere Menschen mit chronischen Erkrankungen oder Immundefekten existieren Impfempfehlungen.

Krankenhauspersonal mit klinisch manifester Angina gilt aufgrund der aerogenen Übertragbarkeit als bedeutsame Infektionsquelle vor allem im Zusammenhang mit Wundinfektionen. Nicht nur der infizierte, auch der kolonisierte Mensch gilt als Infektionsquelle. Bei Verdacht sollte man entweder den Patient*innen fernbleiben oder eine Schutzmaske tragen. Streptokokken können auf Flächen mehrere Tage überleben, sind jedoch gegenüber Desinfektions- und Sterilisationsmaßnahmen glücklicherweise sehr empfindlich.

Fleischfressende Bakterien – gibt's so etwas?

Ein Mann stürzt in das Becken eines Yachthafens; eine Frau fügt sich eine Schnittverletzung während einer Bootstour zu. Beide sterben. Todesursache: nekrotisierende Fasziitis. Wie das? Hochvirulente Stämme des Str. pyogenes und St. aureus produzieren Exotoxine oder sind mit speziellen Oberflächenantigenen oder auch Vibrio vulnificus ausgestattet. Die Weichteilnekrotisierung breitet sich rasch aus (bis zu 3 cm pro Stunde!), wenn die Nekrosen nicht umgehend entfernt werden. Sie verursachen einen toxischen Schock, Multiorganversagen und führen zum Tod (auch bei jungen Menschen). Hierzulande sehr selten, aber seit 2015 doch etwas häufiger auftretend. Es gibt sie also wirklich ... aber keine Panik: nur nicht mit offenen Wunden in Naturgewässern baden (Zoidl, 2019).

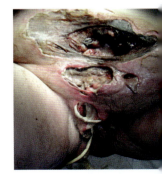

Abb. 12: **Nekrotisierende Fasziitis (ausgehend vom Abdomen)**

Neisserien

Unter dem Mikroskop werden sie als kaffeebohnenförmige Diplokokken erkennbar. Klinisch treten sie in zwei Arten auf – als **Gonokokken** (Verursacher der Gonorrhoe, siehe Exkurs zu STIs) und als **Meningokokken**.

Meningokokken kommen weltweit vor und treten v. a. in den Serogruppen A, B, C und Y auf. Rund 10 % der Menschen sind asymptomatische Träger*innen. In Österreich erkranken jährlich rund 100 Menschen, vorwiegend durch Typ B und C. Am häufigsten sind Säuglinge (unreifes Immunsystem) und Jugendliche („enge Sozialkontakte") betroffen. Die restlichen Typen sind als Reisekrankheit zu betrachten. Als Hochrisikogebiete gelten Afrika und der Nahe Osten, insbesondere zu Zeiten der Pilgerfahrten. Impfstoffe stehen zur Verfügung (siehe Kap. 19.2).

Sporenbildner

Sporenbildende Bakterien sind besonders widerstandsfähig gegenüber Umwelteinflüssen („bakterielle Konserve"), da sie ohne Stoffwechselaktivität im Extremfall über Jahrtausende überleben können. Auch bei Sterilisationsverfahren bedürfen sie einer speziellen Beachtung. Bazillen und Clostridien gelten als sporenbildende Bakterienarten.

▶ Bei den **Bazillen** sei das heutzutage sehr seltene Auftreten von Bacillus anthracis als Verursacher des **Milzbrandes** erwähnt. Es handelt sich dabei um eine Zoonose. Die Übertragung fand früher von pflanzenfressenden Tieren (v. a. Rindern) auf den Menschen statt. Aktuell ist Milzbrand im Zusammenhang mit „Biowaffen" im Gespräch (siehe Kap. 7, Exkurs zu Mikroben für Krieg und Frieden).

▶ Bei den **Clostridien** handelt es sich um normale Darmbewohner. Die humanmedizinisch relevantesten Formen sind Clostridium perfringens (Gasbrand), C. tetani (Tetanus), C. botulinum (**Botulismus**) und C. difficile (Colitis). Gasbrand und Tetanus treten glücklicherweise in Europa kaum noch auf. Botulismus wird im Zusammenhang mit lebensmittelbedingten Infektionen in Tabelle 8 und in Kapitel 7 vertieft. Die unterschiedliche neurotoxische Wirkung des Tetanustoxins und des Botulismustoxins wird in Abb. 13 ersichtlich. Bei Tetanus kommt es zu einer Muskeltonuserhöhung („Wundstarrkrampf") und bei Botulismus zu einer Muskeltonussenkung („Lähmung"). In den letzten Jahren hat sich die durch C. difficile ausgelöste Colitis zu einer typischen und häufigen Krankenhausinfektion (HAI) entwickelt (siehe Kap. 32).

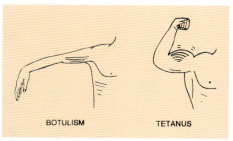

Abb. 13: **Neurotoxische Wirkungen von Clostridium botulinum und Clostridium tetani**

Mykobakterien

Hierbei handelt es sich um sehr widerstandsfähige, langsam wachsende Bakterien. Beim Menschen treten sie als Verursacher von **Lepra** und **Tuberkulose** auf.

▶ Das **Mycobacterium leprae** kommt heutzutage v. a. in Afrika und Indien vor. Die Kontagiosität ist gering und wird nur bei mangelhafter Hygiene und engem Kontakt mit Erkrankten übertragen.

▶ Der **Mycobacterium-tuberculosis-Komplex** und dessen Subtypen kommen weltweit vor, etwa jede*r dritte (!) Bewohner*in unseres Planeten ist damit infiziert, jährlich sterben rund 1,7 Mio. Menschen daran, und das

136 Jahre nach der Entdeckung des Bakteriums durch Robert Koch. Eine inhaltliche Vertiefung findet in Kapitel 33.5 statt.

Listerien

Listeria monocytogenes ist der wichtigste Verursacher von **Listerose**. Diese Infektionskrankheit tritt meist im Zusammenhang mit lebensmittelbedingten Übertragungen auf. Eine weitere Gefahr stellen Listerien während der Schwangerschaft für Ungeborene dar, weil sie plazentagängig sind. Ebenso kann es v. a. bei Abwehrgeschwächten als Komplikation zu einer Sepsis, Meningitis oder Encephalitis kommen.

Pertussis

Bordetella pertussis ist das verursachende Bakterium der Infektionskrankheit **Keuchhusten**. Es handelt sich dabei um eine akute, hochinfektiöse, stadienhaft ablaufende Atemwegserkrankung, die v. a. das Flimmerepithel betrifft. Weitere Infektionsverläufe werden in Kap. 13.3 vertieft. Charakteristisch dabei sind krampfartige Hustenanfälle mit Zyanose bei zähem Schleim. Eine ausgerottet geglaubte Infektionskrankheit, hat es Pertussis nicht zuletzt wegen der zunehmenden „Impfmüdigkeit" der Bevölkerung wieder auf's Stockerl geschafft und liegt auf Platz 2 der häufigsten meldepflichtigen Erkrankungen in Österreich (siehe Tab. 2).

Hämophilus

Hämophile Bakterien „lieben Blut" – sie benötigen das Enzym Hämolysin für ihre Freisetzung. Klinisch bedeutsam ist vor allem **Hämophilus influenzae B** (HiB). Der Name stammt noch aus einer Zeit, als man diesen den Viren zuordnete. Dementgegen tritt dieses Bakterium häufig nach einer Virusinfektion als **Sekundärinfektion** vor allem bei Kindern auf. Ausgehend von der physiologischen Besiedlung des Rachens führt HiB zu Pharyngitis, Sinusitis, Otitis media, Bronchitis und Pneumonie bis zur Meningitis. Ein wirksamer Impfstoff ist verfügbar.

Legionellen

Die Legionellose oder „Legionärskrankheit" brach erstmals 1976 in Philadelphia aus, als Kriegsveteranen in einem Luxushotel in den USA ihre Unabhängigkeit feierten. Damals erkrankten viele der älteren Männer mit geschwächtem Immunsystem an dieser besonderen Form der Lungenentzündung und 27 von 180 „Legionären" starben. Ähnliche Fälle traten später auch in Krankenhäusern auf (Dixon, 2009).

2016 wurden in Deutschland 707 Erkrankungen registriert, Schätzungen gehen von 20 000 Fällen von Pneumonien aus. 2017 registrierte man in Österreich 218 **Legionellosen**. Mehr als die Hälfte davon wird zu Hause erworben, gefolgt von Hotels und letztlich auch von Krankenhäusern.

Das Bakterium **Legionella pneumophila** vermehrt sich im (Leitungs-)Wasser bei 25–50° C. Gefahren bestehen dort, wo „stagnierendes" Wasser längere Zeit solche Temperaturen aufweist oder Aerosole aus Verdunstungskühlanlagen ins Freie geblasen werden; sie bleiben über eine Entfernung von bis zu 1,5 km infektiös. Wird das Bakterium in höheren Konzentrationen eingeatmet (durch Mikroaspiration, z. B. unter der Dusche oder durch Kontakt mit Leitungswasser aus älteren Wasserleitungen oder über eine mangelhafte Klimaanlage, Inhalatoren oder Luftbefeuchter im häuslichen Bereich), kann dies zu einer schweren Pneumonie führen. Trinken von legionellenhältigem Wasser stellt jedoch kein Risiko dar.

Helicobacter

Bis zur Entdeckung von Helicobacter pylori (1984) ging man davon aus, dass kein Bakterium im lebensfeindlichen Magenmilieu (pH-Wert schwankend zwischen 2 und 7) überleben kann. Als Verursacher des Krankheitsbildes Gastritis und Magenulkus galten Stress oder scharfes Essen. Warren und Marshall, zwei australische Mikrobiologen, untersuchten Magenbiopsate nach Bakterien, fanden aber nichts. Eine dieser Proben wurde während der Osterferien im Brutschrank vergessen und somit über fünf Tage kultiviert. Unter dem Mikroskop entdeckten sie darin ein spiralig gekrümmtes Bakterium. Doch davon konnten die beiden ihre Kolleg*innen nicht überzeugen. Im Selbstversuch – 1984 trank er diese hochkonzentrierten Spiralbakterien – erzeugte Marshall letztlich eine akute Gastritis, die er anschließend mit Antibiotika erfolgreich heilte. 2005 bekamen beide den Nobelpreis für Physiologie und Medizin (FAZ, 2005).

Helicobacter wird nicht nur fäkal-oral, sondern auch oral-oral übertragen. Die Infektion verläuft symptomlos. Dem eigentlich stäbchenförmigen Bakterium gelingt es durch seine Geißeln und über Lipasen und Proteasen, sich in die Magenmukosa einzunisten, indem es sich spiralig verdreht. Helicobacter pylori ist in der Lage, das Mikrobiom im Magen vollständig zu überwuchern. Die Diagnostik erfolgt über einen Atemtest bzw. eine Biopsie, die Therapie vorwiegend mittels Säureblockern und Antibiotika.

Escherichia coli

E. coli ist einer unserer ständigen Darmbewohner und wird mit Stuhl ständig ausgeschieden. Deswegen wird die Anzahl von E. coli als Parameter für die **Wasserqualität** herangezogen. Von nicht ausgeschiedenen E. coli geht ebenso eine Gefahr aus: Beispielsweise besteht nach einer Darmoperation die Gefahr, dass E. coli über die Wunde/Anastomose die Darmwand durchdringt und im Bauchraum lebensbedrohliche Infektionen wie Peritonitis oder Sepsis auslöst.

Endotoxin bildende E. coli (Ehec) bewohnen auch den Darm von Wiederkäuern wie Rindern oder Schafen – deswegen zählt der Kontakt zu Tieren (z. B. Streichelzoo oder Urlaub am Bauernhof) bei Kindern zu den üblichen Übertragungswegen. Erwachsene infizieren sich eher über Lebensmittel.

> **Dr. Jekyll und Mr. Hyde – Die vielen Gesichter der coliformen Bakterien**
>
> Colibakterien sind als Teil der normalen Verdauung aktiv, andere wiederum lösen schwere Infektionskrankheiten aus. So verursachen enterohämorrhagische Escherichia coli akutes Nierenversagen, manche E.-coli-Stämme führen bei Neugeborenen zu Hirnhautentzündungen, enterotoxische Colibakterien verursachen Durchfälle, uropathogene Formen ziehen eine Blasenentzündung nach sich. Wie ist das möglich? Das Bakteriengenom unterliegt einem ständigen Umbau und kann pathogene Eigenschaften entwickeln. Diesen Umbau macht man sich mittlerweile auch therapeutisch zunutze: Durch gentechnisches Ausschleusen der pathogenen Eigenschaften (im Labor) werden bestimmte Coli-Stämme zur Therapie chronischer Darmentzündungen verwendbar, zur Insulinproduktion herangezogen, als Probiotikum und Antiallergikum verabreicht und zur Produktion von Biotreibstoffen eingesetzt – vom Guten zum Bösen und wieder zurück.

Lebensmittelbedingte bakterielle Infektionskrankheiten

Nicht jeder belebte Schadstoff, d. h. nicht jede Mikrobe, führt unweigerlich zu Infektionen oder Intoxikationen. In vielen Fällen macht sich der Mensch die Wirkung von Mikroben bei der Lebensmittelreifung zunutze („**Nützlinge**"). Andere stellen hingegen ein wesentliches Gesundheitsrisiko dar (siehe Tab. 7). Lebensmittelinfektionen und Intoxikationen sind sich in Verlauf und Symptomatik meist sehr ähnlich – die Inkubationszeit liegt meist zwischen 2 und 72 Stunden, die Symptomatik ist meist einhergehend mit Übelkeit, **Erbrechen** und **Durchfall**. In Tabelle 8 werden exemplarisch ausgewählte lebensmittelbedingte Erkrankungen dargestellt.

„Mikrobiologische Appetitverderber"

Die BSE-Krise

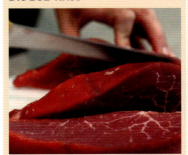

Abb. 14a: **Rindfleisch**

Mitte der 1980er-Jahre trat die Rinderseuche **BSE (Bovine Spongiforme Enzephalopathie)** erstmals in Großbritannien auf. Die Rinder wurden jahrelang mit gemahlenen Kadavern kranker Schafe gefüttert. **Prionen** (virusähnliche Partikel) werden als Verursacher isoliert. Erst 1996 gab die britische Regierung zu, dass BSE die **Creutzfeldt-Jakob-Krankheit** bei Menschen auslösen kann. Jahrelanges Exportverbot für britische Rindfleischprodukte und die Notschlachtung von Millionen von Rindern waren die Folge. 98 % der rund 190 000 weltweiten BSE-Fälle bei Rindern traten in Großbritannien auf. Rund 200 Menschen starben an CJK, bei der sich das Gehirn langsam „auflöst". Heute gilt die Seuche nach der Einführung verpflichtender Schnelltests als weitgehend unter Kontrolle.

Der Listerien-Skandal

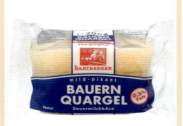

Abb. 14b: **Quargel**

In den Jahren 2009–2010 starben in Österreich und Deutschland acht Menschen und hunderte erkrankten schwer. Im Durchschnitt waren die Betroffenen 70 Jahre alt. Sie aßen mit **Listerien** verunreinigten steirischen Quargel (Weichkäse). In der näheren molekularbiologischen Betrachtung der Listerien wurden zwei unterschiedliche Stämme gefunden, beide extrem virulent, wobei der eine den anderen Stamm ablöste. Bei beiden Stämmen gab es Todesfälle. Derartige Fälle kommen regelmäßig, glücklicherweise aber nicht in diesem Ausmaß vor. Die Vorkehrungsmaßnahmen durch die Lebensmittelaufsichtsbehörde AGES wurden verbessert.

Die Ehec-Epidemie

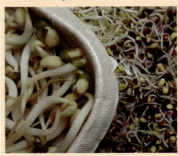

Abb. 14c: **Sprossen**

2011 erlebten auch Vegetarier ihren ersten Lebensmittelskandal. In Deutschland häuften sich die Fälle, in denen das Bakterium **Ehec (enterohämorrhagisches Escherichia Coli)** lebensbedrohliche Darmentzündungen und **Nierenversagen** ausgelöst hatte. 53 Menschen starben an der Infektion. Die Gesundheitsbehörden präsentierten rasch die Gurke als Übeltäter, später nur die spanische Gurke. Tonnenweise wurden Gurken aus dem Verkehr gezogen, zu Unrecht, wie sich bald herausstellte. Tatsächlicher Auslöser waren ägyptische Bockshornsprossen. Seither werden Sprossen strenger kontrolliert.

Tab. 7: **Lebensmittelskandale der letzten Jahre**

„Nützlinge"	Infektionen	Intoxikationen	Toxinfektionen
Nützliche Mikroben verhelfen Lebensmitteln zu Reifung, Konsistenz und besonderem Geschmack.	Lebensmittel fungieren als Überträger von Mikroben, welche sich im Magen-Darm-Trakt vermehren.	Stoffwechselprodukte von (ev. toten) Mikroben gelten als Verursacher.	Toxine lebender Mikroben lösen diese Erkrankungen aus.
Laktobazillen in Joghurt oder Sauerkraut (z. B. Lactobacillus bulgaricus)	**Campylobacteriose** Häufigste meldepflichtige Erkrankung in Österreich! Das Bakterium ist ein natürlicher Darmbewohner bei Tieren – Fleisch, v. a. Geflügel, sollte immer gründlich durchgegart werden. Weitere Quellen: Rohmilch und Eier. Einfrieren tötet nicht ab – das schaffen erst Erhitzen auf über 70° C und saure pH-Werte. Küchenhygiene!	**Staphylokokken-Enterotoxikosen** Meist durch das kontaminierte Personal oder Gegenstände (z. B. Geschirrtuch), über Kontakt oder aerogen übertragen.	**E. coli** Betrifft v. a. Kinder und tritt vorwiegend als „eingeschleppte" Reisediarrhoe auf. Faschiertes Fleisch, Weichkäse, Gemüse und Wasser gelten als Nährmedium.
Streptokokken in Topfen/Quark oder Joghurt (z. B. Streptococcus thermophilus)		**Bacillus cereus** („Chinarestaurant-Syndrom") Das Enterotoxin des Sporenbildners entwickelt sich besonders gut in gekochten und wieder aufgewärmten Reis- und Nudelgerichten.	**Salmonellose** Mögliche Infektionsketten: Futtermittel–Tier–Mensch oder Eiprodukte–Nahrungsmittel–Mensch. Übertragen v. a. durch nicht oder ungenügend erhitztes Faschiertes und Geflügel, Feinkostsalate und rohe Eier; Wachstumstemperaturen: 6–45° C, Einfrieren tötet nicht ab – das schafft erst Erhitzen auf über 70° C.
Hefen in Bier, Wein oder Gebäck (z. B. Saccharomyces cerevisiae)	**Listeriose** Weichkäse gilt als häufigster Überträger von Listerien, diese können sich auch im Kühlschrank vermehren.		
Schimmelpilze in Käse (z. B. Penicillium roqueforti). Alle verschimmelten Lebensmittel sind für den Verzehr ungeeignet! Ausnahme: Edelschimmelkäse	**Bakterielle Ruhr** Shigellen-Infektionen werden von kontaminierten Lebensmitteln, aber auch stark von der Umgebung, der Küchenhygiene, beeinflusst.	**Botulismus** kann sich in fehlerhaft erhitzten Gemüse-, Wurst- und Fleischkonserven entwickeln. Vorsicht bei aufgeblähten Konservendosen! 2023 ein Fall in Österreich.	**Cholera** Ausgelöst durch Vibrionen, enthalten in verunreinigtem Wasser oder Nahrungsmitteln, kommt es zu einer akuten toxischen Infektion des Dünndarms. 2023 in Österreich kein einziger Fall.

Tab. 8: **Lebensmittelbedingte Erkrankungen**

Acinetobacter – Klebsiella – Pseudomonas

Acinetobacter sind gramnegative, anspruchslose Stäbchenbakterien, welche sich in 100 % aller Boden- und Wasserproben befinden. Beim gesunden Menschen kommen sie selten vor, beim hospitalisierten Menschen dagegen wesentlich häufiger, v. a. auf der Haut. Die größte humanmedizinische Bedeutung hat dabei der **Typ A. baumanii** – er tritt als nosokomialer Erreger v. a. von Pneumonien und katheterassoziierten Bakteriämien bei **beatmeten Patient*innen** auf. Das Problem der zunehmenden Resistenzbildung wird in Kapitel 33 vertieft. Als weitere nosokomial bedeutsame Bakterienspezies gelten die Darmbewohner **Klebsiella** und **Pseudomonas**. Sie zeichnen für **Pneumonien**, **Wundinfektionen** und **Harnwegsinfektionen** verantwortlich. Pseudomonas kommt in Gesundheitseinrichtungen auch in wässriger Umgebung vor (Wasserauslässe, Siphons ...).

Spirochäten

Zu den Spirochäten zählen Treponemen, Borrelien und Leptospiren. Unter dem Mikroskop lassen sie sich nur ungern einfärben, man erkennt sie aber an ihrer Form („gelocktes Haar").

Leptospiren haben ihr Erregerreservoir in warmblütigen Tieren, meist in Ratten. Über direkten oder indirekten Kontakt kann sich die Infektionskrankheit **Leptospirose** entwickeln. Die milde Form zeigt sich grippeähnlich, die schwere Form mit Nieren- und Leberbeteiligung.

Borrelien

Das Bakterium **Borrelia burgdorferi** ist in der nördlichen Hemisphäre verbreitet, entstammt Mäusen und Wildtieren und wird über **Zecken** auf den Menschen übertragen. **Borreliose** (Lyme disease) ist die häufigste durch Zecken vermittelte bakterielle Infektionskrankheit in der nördlichen Hemisphäre.

> Ende der 1970er-Jahre traten im Städtchen Lyme (Connecticut) bei Kindern viele Gelenksentzündungen nach Zeckenstich auf. 1982 entdeckte der Bakteriologe Burgdorfer das verursachende Bakterium.

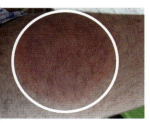

Abb. 15: **Erythema migrans („Wanderröte") bei Borreliose an der Einstichstelle, typischerweise lokalisiert an der Innenseite des Oberschenkels**

Das Bakterium Borrelia burgdorferi befällt in einem phasenhaften Ablauf zunächst die Haut (Erythema migrans – siehe Abb. 15), später kommt es durch Streuung zu reversiblen neurologischen Symptomen wie Lähmungen und auch zu Gelenksentzündungen. Durch Fortbestehen kann es zu irreversiblen chronischen Beschwerden kommen (Neuroborreliose).

Im Gegensatz zur FSME (siehe Kap. 7) sind bei Borreliose Antibiotika wirksam und es ist derzeit kein Impfstoff in Europa verfügbar. Mit einem Impfstoff ist in den nächsten Jahren zu rechnen, derzeit lautet die einzige Präventionsmaßnahme: Nach einem Ausflug in der Natur einander gegenseitig nach Zecken absuchen!

Treponemen

Die Lustseuche (**Lues**) oder **Syphilis** gilt als die klassische Geschlechtskrankheit. Der phasenhafte Ablauf beginnt mit einer lokalen Entzündung (nässendes Ulkus) und endet nach Jahren im letzten Stadium der Neurolues (Gangstörungen, kognitive Einschränkungen). Seit der Verfügbarkeit von Antibiotika kommen Spätmanifestationen kaum noch vor. Die Frühstadien treten weiterhin auf – wie oft, ist trotz Meldepflicht schwer zu ermitteln. Auch eine diaplazentare Übertragung von Mutter auf Kind ist möglich und führt häufig auch zum Abortus. Eine weitere Vertiefung erfolgt im folgenden Exkurs zu STIs.

Krankheit des Genies

Künstler, Philosophen, Dichter und Politiker in den (vermeintlichen) Fängen einer Geschlechtskrankheit – Die Liste prominenter Syphilis-Erkrankter füllt ganze Bücher: Ludwig van Beethoven, Frédéric Chopin, Franz Schubert, Friedrich Schiller, Joseph Haydn, Vincent van Gogh, Georg Friedrich Händel, Immanuel Kant, Modest Mussorgsky, Robert Schumann, Heinrich Heine, Friedrich Nietzsche, Arthur Schopenhauer, Oscar Wilde, Katharina II. Kaiserin von Russland, Woodrow Wilson, Wladimir I. Lenin, Benito Mussolini und Adolf Hitler – manchmal würde man sich doch über einen fulminanteren Krankheitsverlauf freuen. Anderseits, die Liste aller Krankheiten, die Hitler zugeschrieben werden, füllt auch ganze Bücher. Grundsätzlich stellt sich die Frage, ob das Hirn von Kreativen anfälliger für neurologische Krankheiten ist und ob besonders kreative Menschen also fast notwendigerweise auch krank sind. Syphilis allein macht niemanden zum Künstler. Aber die emotionale Instabilität, die diese Krankheit bewirkt, könnte für schöpferische Menschen tatsächlich eine Art Auslöser oder Befreier ihrer Kreativität darstellen (Bogousslavsky & Boller, 2005).

Chlamydien

Chlamydien gelten nicht als Bakterien, sie sind auch keine Blumen, sie nehmen eine Mittelstellung zwischen Bakterien und Viren ein, besitzen eine Zellstruktur, aber keinen eigenen Stoffwechsel. Humanmedizinisch relevant treten die Typen Chl. pneumoniae (**atypische Pneumonie**), Chl. trachomatis (**Augentrachom** und **Genitalinfektion**) und Chl. psittaci (**Papageienkrankheit**) auf. Eine weitere Vertiefung als Geschlechtskrankheit erfolgt im folgenden Exkurs zu STIs.

6.7 Exkurs: Sexually Transmitted Infections (STIs)

Nicht nur im Berufsleben, auch im Privatleben bleibt das persönliche Hygieneverhalten keine reine Privatangelegenheit. Spätestens bei der notwendigen Partnerbehandlung einer sexuell übertragbaren Infektionskrankheit wird dies offensichtlich.

Dazu zählen jene Infektionen, die ausschließlich, vorwiegend oder zu einem wesentlichen Anteil durch Sexualkontakte übertragen werden, d. h. die früher so bezeichneten venerischen Erkrankungen (Venera) und STIs (siehe Abb. 16).

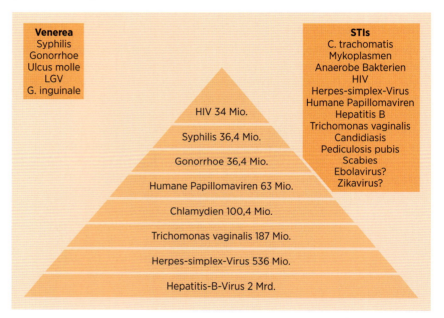

Abb. 16: **Sexually Transmitted Infections, weltweite Inzidenz**

Die WHO vermeldet für STIs ein Rekordhoch in Europa. In Deutschland und Österreich gibt es auffallend viele neue Fälle von Gonorrhoe und Chlamydien.

Am Höhepunkt der HIV-Epidemie in Europa Mitte der 1990er-Jahre waren die klassischen Geschlechtskrankheiten (Venera) hinsichtlich ihrer Inzidenz am Tiefpunkt. Seither dreht sich die Situation wieder. Beispielsweise verfünffachte sich seit 1993 die Zahl der **Syphilisinfektionen (Lues)** in Österreich. Eine eklatante Zunahme wurde europaweit, aber insbesondere in der Gruppe von MSM (men having sex with men) beobachtet, da durch die bessere Kontrolle der HIV-Infektion mittels medikamentöser Therapie („cART", combined antiretroviral therapy) die Angst vor einer tödlich verlaufenden Erkrankung abgenommen und promiskuitives Verhalten wieder zugenommen hat. Ähnlich verhält es sich bei **Gonorrhoe (Tripper)**. Eine bereits verschwunden geglaubte Infektionskrankheit wird ebenfalls wieder häufiger diagnostiziert: die Chlamydieninfektion Lymphogranuloma venereum (LGV). Eine weitere **Chlamydieninfektion**, ausgelöst durch das Bakterium Chlamydia trachomatis, ist in Europa die häufigste bakterielle STI. Rund zwei Drittel der davon Betroffenen sind junge Menschen. Dabei sind Frauen deutlich häufiger betroffen als Männer. Das größte Problem besteht darin, dass die Infektion symptomfrei verläuft und so die Dunkelziffer bzw. die Gefahr der Weiterverbreitung durch ungeschützten Sex sehr groß ist.

Bei **viralen STIs** dominieren **HIV**, HSV (**Herpes-simplex-Virus**), HBV (**Hepatitis-B-Virus**), HPV (**Humanes Papilloma-Virus**) und zuletzt **Mpox** („**Affenpoken**").

> **Mpox („Affenpoken")**
> Im Ausbruchsgeschehen 2022 traten Affenpocken mehrheitlich in der GBMSM-Community auf. Grundsätzlich kann sich jedoch jede*r damit infizieren. Virustatika und der (alte) Pockenimpfstoff stehen wirksam zur Verfügung.

> **Oralsex: Gefahr der HPV-Infektion**
> Der Schauspieler Michael Douglas gibt es offen zu: *„Ohne zu speziell werden zu wollen, dieser bestimmte Krebs wird von HPV verursacht, die tatsächlich beim Cunnilingus übertragen werden."* In Fachkreisen ist diese Tatsache schon länger bekannt. US-Studien bringen die steigende Zahl an Tumoren im Kopf- und Halsbereich mit Oralsex in kausalen Zusammenhang. Das Zusammentreffen von HPV mit anderen Organismen in der Mundhöhle dürfte HPV besonders aggressiv machen. Dies betrifft Männer häufiger als Frauen. Die Empfehlung der Expert*innen: Wer öfter als sechsmal im Jahr Oralverkehr mit wechselnden Partner*innen hat, keine Kondome verwendet und über Wochen über Halsschmerzen klagt, sollte zur Abklärung.

Die Symptome von STIs zeigen sich lokal häufig in Form von brennenden Schmerzen (auch beim Urinieren), Ausfluss (eitrig, auch rektal) und Juckreiz, leider erfolgt der Verlauf auch oftmals ohne jegliche Symptome.

Die Diagnostik erfolgt mittels vaginaler, rektaler und urethraler Abstriche von Blut- und Harnproben, damit sind STIs gut diagnostizierbar (siehe Teil II).

Die Therapie ist bei rechtzeitiger Diagnose in der Regel auch rasch erfolgreich. Antibiotikaresistenzen machen die Behandlungen aber zunehmend schwieriger. Während der Behandlung muss auf sexuelle Aktivitäten verzichtet werden. Eine Untersuchung der Partnerin ist absolut erforderlich, ebenso die Partnerbehandlung. Laut Geschlechtskrankheitengesetz besteht in Österreich eine beschränkte Meldepflicht für Geschlechtskrankheiten (Syphilis, Gonorrhoe, Ulcus molle und Lymphogranuloma venereum). Das heißt, Personen, die den Anordnungen der behandelnden Ärztin nicht Folge leisten, werden dem Gesundheitsamt gemeldet. Bei Nichtbehandlung kann es auch zu schwerwiegenden Spätfolgen kommen (z. B. Unfruchtbarkeit der Frau bei Chlamydien oder Tripper, immer wiederkehrende Ausbrüche bei Herpes genitalis, Organschäden bei Syphilis). Die Möglichkeit einer anonymen Behandlung besteht beispielsweise in STD-Ambulatorien von Gesundheitsämtern.

Zur Prophylaxe empfehlen sich Kondome, diese schützen vor STDs (z. B. HIV, Hepatitis) oder reduzieren das Infektionsrisiko (z. B. Herpes, Gonorrhoe). Mittlerweile steht ein Antibiotikum, das einmalig wie die „Pille danach" genommen wird, gegen Syphillis, Gonorrhoe und Chlamydien zur Verfügung. Eine Schutzimpfung existiert gegen Hepatitis B und HPV. PS: Körperpflege nach dem Sex gehört auch dazu!

Zum Kapitelabschluss

One Minute Wonder
- **Im Berufsalltag von Pflegenden** zeigt sich die Bedeutung der Mikrobiologie zunächst in der mikrobiologischen Diagnostik und danach in der Umsetzung krankenhaushygienisch relevanter, infektionspräventiver Maßnahmen.
- **Bakterien** sind eigenständige Lebewesen, genetische Erbinformationen werden, wie bei anderen höheren Lebewesen, in Form einer DNA im Zytoplasma gespeichert.
- **Bakterien** vermehren sich asexuell durch Querteilung.
- **Bakterien** sind in der Lage, Infektionen auszulösen, weil Pathogenitätsfaktoren wie Kapsel, Pili, Toxine, Enzyme, Sporen und Biofilm wirksam werden.
- **Bakterien** werden eingeteilt nach deren Form, der Färbemethode nach Gram und nach deren Sauerstofftoleranz.
- **Staphylokokken** verursachen eitrige Infektionen, meist bei Abwehrgeschwächten, und gelten als Hauptvertreter nosokomialer Infektionen (HAI).
- **Streptokokken** gelten als Verursacher sehr häufiger Infektionskrankheiten, gekennzeichnet durch oftmals eitrige, sich flächenhaft ausbreitende Entzündungen.
- **Meningokokken-Infektionen** treffen häufiger Säuglinge und Jugendliche.
- **Sporenbildende Bakterien** wie Clostridien und Bazillen sind besonders widerstandsfähig.
- **Mykobakterien** verursachen die klassische Infektionskrankheit Tuberkulose.
- **Listerien** stellen für Schwangere eine Gefahr dar und werden über Lebensmittel übertragen.
- **Pertussis** – Die „Impfmüdigkeit" der Bevölkerung hat dem Keuchhusten wieder „auf's Stockerl" der häufigsten meldepflichtigen Erkrankungen in Österreich verholfen.
- **Hämophilus influenzae B** ist trotz des irreführenden Namens ein Bakterium.
- **Legionellen** im Wasser verursachen eine Lungenentzündung durch Einatmen und nicht durch Trinken.
- **Helicobacter pylori** ist die häufigste Ursache von Gastritis und Magengeschwür.
- **E. coli** ist einer unserer ständigen Darmbewohner; über kontaminierte Lebensmittel wieder aufgenommen, führt er zu Magen-Darm-Infektionen.
- **Campylobacter, Salmonella und Shigella** sind Hauptvertreter lebensmittelbedingter Infektionskrankheiten, welche ab 70°C abgetötet werden.
- **Borrelien** werden durch Zecken übertragen, ein Impfstoff ist nicht verfügbar, aber wirksame Antibiotika.
- **Treponemen** sind die Verursacher der klassischen Geschlechtskrankheit Lues oder Syphilis.
- **Gonokokken** sehen aus wie Kaffeebohnen – es tröpfelt aber nicht der Kaffee, sondern der eitrige Bonjour-Tropfen aus den Genitalien.
- **HIV, HSV und HBV** sind sexuell übertragbare Viren.

Fragen zur selbstständigen Wissensüberprüfung

1. Sie wollten schon immer zu den „Legionären" gehören? Skizzieren Sie sichere Wege zur Legionellose!
2. Welche bakterielle Infektion mit welchen Folgeerkrankungen droht, wenn „problematische Zähne" nicht umgehend saniert werden?
3. Warum war es bis vor wenigen Jahren nicht vorstellbar, dass Bakterien im Magensaft leben können?
4. Welche Aufgabe hat der Biofilm zu erfüllen?
5. Nach einem Zeckenstich bekommen Sie eine kreisrunde Rötung an der Bißstelle – welche Mikrobe war der Täter?
6. Welche Fähigkeiten von Mikroben macht sich der Mensch in der Lebensmittelherstellung zunutze?
7. Welche mikrobiellen Fähigkeiten lösen schwere lebensmittelbedingte Infektionskrankheiten aus?
8. Handelt es sich bei sexuell übertragbaren Erkrankungen um virale oder bakterielle Infektionskrankheiten?

Bogousslavsky, J. & Boller, F. (Hrsg.) (2005): Neurological disorders in famous artists. Frontiers of Neurology and Neuroscience, Vol. 19, Basel: Karger.

Deutsche Aidshilfe: Für die HIV-Prävention wichtige sexuelle übertragbare Infektionen (STIs). https://www.aidshilfe.de/shop/archiv/fur-hiv-pravention-wichtige-sexuelle-ubertragbare-infektionen-stis-0 (27.03.2018).

Fuchs, G. (2022): Allgemeine Mikrobiologie. 11. Auflage. Stuttgart, New York: Thieme.

Geusau, A. (2019): Sexuell übertragbare Infektionen. Dermatologie Spektrum 2, S. 26–29.

Gladwin, M., Trattler, W. & Mahan, S. (2021): Clinical microbiology made ridiculously simple. Edition 8. Miami: MedMaster.

Holtmann, H. & Bobkowski, M. (2008): Medizinische Mikrobiologie, Virologie und Hygiene. München: Urban & Fischer.

Kramer, A., Assadian, O., Exner, N., Hübner, N.-O. & Simon, A. (Hrsg.) (2022): Krankenhaus- und Praxishygiene. Hygienemanagement und Infektionsprävention in medizinischen und sozialen Einrichtungen. 4. Auflage. München: Urban & Fischer.

Robert-Koch-Institut (2016): Infektionsepidemiologisches Jahrbuch 2016. https://www.rki.de/DE/Content/Infekt/Jahrbuch/Jahrbuecher/2016.html?nn=2374622 (18.02.2018).

Steininger, C. & Klymiuk, I. (2018): Das Magenmikrobiom und Helicobacter pylori. Universum Innere Medizin 02, S. 43–45.

7 Viren
Souvenirs oder Airbnb-Gäste?

> **Fast Facts – das erwartet Sie in diesem Kapitel:**
> ▸ Aufbau
> ▸ Vermehrung
> ▸ Lebensbedingungen
> ▸ Einteilungen nach physiologisch-biochemischen Merkmalen
> ▸ Humanmedizinisch wichtigste Viren
> ▸ Exkurs: Mikroben für Krieg und Frieden
>
> **Differenzierende Lesezeit: 80 Minuten**

Viren als Gebärmutter

Die Evolution sorgte in Form von Virengenomen für gewaltige Weichenstellungen – unter anderem wurden diese Virengenome über Darm und Schleimhäute aufgenommen. Sie ließen vor 220 Millionen Jahren echte Gebärmütter entstehen – und damit die Säugetiere, zu denen bekanntlich auch wir Menschen gehören. Seltsam, dass es Viren brauchte, um die „Krone der Schöpfung" hervorzubringen (Kotrschal, 2020).

7.1 Aufbau

Ein Virus ist ein Partikel, das sich zumindest aus Proteinen und Nucleinsäure zusammensetzt und in der Lage ist, in eine Wirtszelle einzudringen. Viren sind keine selbstständigen Organismen, besitzen keinen eigenen Stoffwechsel und sind ca. zehnmal kleiner als Bakterien. Die Eiweißhülle umgibt die Nukleinsäure, welche ihre Erbinformation in RNA oder DNA trägt. Unter dem Elektronenmikroskop erscheinen Viren kugel-, quader- oder kristallförmig (siehe Abb. 18).

7.2 Vermehrung

Im Gegensatz zu Bakterien können sich Viren nicht selbstständig vermehren, sie sind auf lebende Zellen, auf einen Wirt, angewiesen. Die Einschleusung in die Wirtszelle funktioniert, weil die genetische Information des Virus und die der befallenen Wirtszelle in der gleichen „Sprache" geschrieben sind. Die Zelle liest die „Anweisungen" des Virus ab, viele neue Viren zu produzieren (Adsorption – Penetration – Uncoating – Replikation). Bei die-

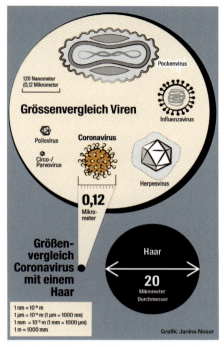

Abb. 17: **Größenvergleich menschliches Haar mit Viren**

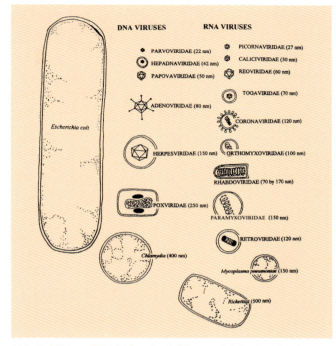

Abb. 18: **DNA- und RNA-Viren im Größenvergleich mit Bakterien, Chlamydien und Rickettsien**

sen „Kopierprozessen" passieren viele kleine Fehler, welche zu Mutationen führen. Nur ein kleiner Teil ist bei der Vermehrung erfolgreich, was jedoch genügt, damit sich auch Viren immer wieder perfekt an veränderte Umweltbedingungen anpassen und neue Wirtszellen befallen können.

7.3 Lebensbedingungen

Viren gelten als strahlungsempfindlich, laugenstabil, pH-Werte unter 5 werden unterschiedlich gut vertragen. Die Hitzeempfindlichkeit ist vom Virusstamm abhängig. Bei Temperaturen nahe dem Gefrierpunkt bleiben viele Viren über Wochen infektiös, bei unter −60° C sogar viele Jahre. Einige Viren sind auch durch Waschen oder Desinfizieren der Haut nicht zu entfernen. Übliche Sterilisationsverfahren inaktivieren alle klassischen Viren. Nur Prionen bereiten bei Desinfektion und Sterilisation Probleme.

7.4 Einteilung

Eine systematische, übersichtliche Einteilung von Viren ist aufgrund ihrer unterschiedlichsten Strukturen kaum möglich. Wissenschaftlich durchgesetzt haben sich die Unterteilungen in **DNA**- und **RNA**-Viren (siehe Abb. 18) oder nach deren **Umhüllung**.

DNA-Viren		RNA-Viren	
umhüllt	nackt	umhüllt	nackt
Hepatitis-B-Virus	Adenovirus	Hepatitis-C-Virus	Norovirus
Herpes-simplex-Viren	Humane Papillomaviren	FSME-Virus	Coxsackie-Virus
Varizella-Zoster-Viren	Parvovirus	Gelbfiebervirus	Echovirus
Epstein-Barr-Virus		HIV	Enterovirus
Zytomegalie-Virus		Rötelvirus	Poliovirus
Variolavirus		Hantavirus	Hepatitis-A-Virus
Mpox-Virus		Coronavirus	Rhinovirus
		Ebolavirus	Rotavirus
		Marburgvirus	
		Influenzavirus	
		Masernvirus	
		Mumpsvirus	
		RSV	
		Tollwutvirus	
		Lassavirus	

Tab. 9: **Systematik der Viren**

Umhüllte Viren sind komplex aufgebaut und von einer empfindlichen lipidhältigen Hülle umgeben. **Nackte Viren** werden von einem Proteinmantel (Kapsid) umhüllt, welcher eine höhere Resistenz gegenüber chemischen und physikalischen Einflüssen aufweist. Die nackten Viren erfordern beispielsweise besonders leistungsstarke Desinfektionsmittel (siehe Tab. 9).

7.5 Humanmedizinisch relevante Viren

Ausgehend von dieser Einteilung werden im folgenden Abschnitt jene Viren thematisiert, welche klinisch relevant sind und häufig vorkommen (vgl. Tab. 2). Hierbei kann es sich nie um eine vollständige Aufzählung handeln. Nicht einmal umfangreiche Telefonbücher sind vollständig. Als Ausgangsbasis dient Tabelle 9.

Hepatitisviren

Verschiedene Hepatitisviren verursachen das Krankheitsbild **Virushepatitis**. 90% aller Hepatitiden sind viral bedingt, andere Hepatitis-Verursacher wie Alkohol oder Medikamente kommen wesentlich seltener vor. Verantwortlich zeichnen dafür verschiedene Viren, benannt mit den Buchstaben A–E (siehe Tab. 10). Kli-

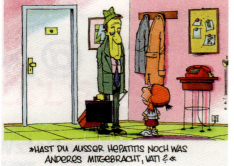

Abb. 19: **Hepatitis**

nisch lassen sich diese verschiedenen Virushepatitiden nicht unterscheiden. Der phasenhafte Verlauf (präikterisches Stadium – ikterisches Stadium – postikterisches Stadium), die Inkubationszeit (Wochen bis Monate) und die Symptomatik sind ähnlich. Klarheit hinsichtlich Differenzierung schafft nur eine **serologische Antikörperbestimmung** (siehe Teil II).

Hepatitisvirus	Übertragung	Chronifizierung	Impfung
A	fäkal-oral	0 %	aktiv + passiv
B	parenteral	10 %	aktiv + passiv
C	parenteral	70 %	–
D	parenteral	10–90 %	B-Impfung wirksam
E	fäkal-oral	0 %	–

Tab. 10: **Formen der Virushepatitis**

1. Hepatitis A (HAV)

Eine Infektion mit dem Hepatitis-A-Virus gilt als „**Reisekrankheit**", weil das Virus meistens über verunreinigte Lebensmittel oder kontaminiertes Wasser in den Körper gelangt. Aber auch eine Schmierinfektion durch direkten Kontakt zwischen Menschen ist möglich. Die Therapie besteht aus symptomatischen Maßnahmen.

2. Hepatitis B (HBV)

Das Hepatitis-B-Virus ist **hochgradig ansteckend**. Es ist 100-mal infektiöser als HIV und kann bis zu sieben Tage außerhalb des Körpers überleben. Nur jeder Vierte weiß von seiner Erkrankung. HBV ist keine Infektion von sozialen Randgruppen – jede Altersgruppe und soziale Schicht ist betroffen. Eine inhaltliche Vertiefung erfolgt in Kapitel 19.3.

3. Hepatitis C (HCV)

Der weitaus größte Teil der Infizierten verspürt bei HCV während der akuten Infektionsphase **keine Symptome**. Deshalb nehmen die meisten Infizierten ihre Infektion nicht wahr. Früher war diese bekannt unter „Post-Transfusionshepatitis". Eine inhaltliche Vertiefung erfolgt in Kapitel 19.3.

4. Hepatitis D (HDV)

Eine HDV-Infektion kommt **nur zusammen mit einer HBV-Infektion** vor, da das Hepatitis-D-Virus das Hüllprotein des Hepatitis-B-Virus für seine Vermehrung braucht. Hepatitis D wird über Blut und Blutprodukte, seltener durch Geschlechtsverkehr übertragen. Die chronische Hepatitis D ist die **schwerwiegendste aller Virushepatitiden**. Die Entwicklung zur **Leberzirrhose** verläuft schnell. Einen aktiven Schutz bietet die Impfung gegen Hepatitis B. Die Vertiefung zu weiteren Infektionsverläufen erfolgt in Kapitel 19.3.

5. Hepatitis E (HEV)

Die Übertragung erfolgt über kontaminierte Nahrungsmittel und verseuchtes Wasser. Während der **Regenzeit** kann sich Hepatitis E in den betroffenen Ländern deshalb zu einer Epidemie entwickeln. In Deutschland und Österreich kommt Hepatitis E nur vereinzelt vor, meist als Folge einer importierten Erkrankung. Eine Infektion mit dem Hepatitis-E-Virus ist klinisch nicht von einer Infektion mit dem Hepatitis-A-Virus zu unterscheiden. Sie verläuft häufig jedoch schwerer. Eine große Gefahr stellt das Hepatitis-E-Virus für Schwangere dar. Hepatitis E wird in der Regel nicht chronisch.

Herpesviren

Zu dieser Familie gehören
- Herpes simplex Typ 1 und 2
- Varizella-Zoster-Virus
- Epstein-Barr-Virus
- Zytomegalie-Virus
- Humanes Herpesvirus

Herpes-simplex-Virus (HHV-1)

Die Erstmanifestation von **HHV-1 (Herpes labialis)** erfolgt oft asymptomatisch. Typische Stelle für die **Bläschenbildung** ist der Übergang von Haut auf Schleimhaut (Lippen, Nase). Die Bläschen sind zunächst wasserklar, es folgen die Stadien Eintrübung – Pustelbildung – Verkrustung. Nach Abheilung der akuten Erkrankung ziehen sich die Herpesviren entlang der Nervenstränge zurück zu den Ganglienzellen („Tiefgarage"), wo sie sich „einparken" – es beginnt die **Latenzzeit**. Wenn das Immunsystem durch rezidivauslösende Faktoren aus dem Gleichgewicht gebracht wird, verwenden die HHV die Nervenbahnen wiederum als „Garagenausfahrt". Diese Faktoren sind meist Stress, übermäßiger „UV-Konsum durch Sonnenbäder", fieberhafte Infekte, Abwehrschwäche (z. B. HIV), Krebs oder hormonelle Veränderungen. Neben der Manifestation im Gesichtsbereich sind auch schwere Verlaufsformen mit Befall der Hornhaut, der Gehirnhaut, des Gehirns selbst oder einer Sepsis möglich. Die Therapie erfolgt mittels Virustatika (siehe Kap. 12).

Bei **HHV-2 (Herpes genitalis)** gilt hinsichtlich Krankheitsbild im Wesentlichen dasselbe. HSV-2 wird **sexuell** und **perinatal** übertragen (siehe dazu Exkurs: STI).

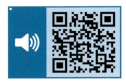

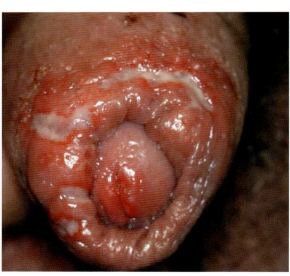

Abb. 20: **Herpes genitalis**

Varizella-Zoster-Virus (VZV, HHV-3)

Dazu zählen Varizellen (**Windpocken, Feuchtblattern**) und die Zoster (**Gürtelrose**). Feuchtblattern sind Ausdruck einer Erstinfektion, Zoster ein Ausdruck von Reaktivierung bei Immunsuppression. Insofern erklärt sich die häufige Tatsache, dass Feuchtblattern v. a. bei Kindern und die Gürtelrose v. a. bei Erwachsenen auftreten. Für beide Virustypen stehen Impfstoffe zur Verfügung.

Feuchtblattern sind eine typische, meist harmlos verlaufende **Kinderkrankheit**, die nach durchgemachter Krankheit fast immer zu lebenslanger Immunität führt. Die Übertragung erfolgt über Tröpfcheninfektion, Schmierinfektion und diaplazentar. Sichtbar wird diese durch das typische Exanthem, dem eine Bläschenbildung in unterschiedlichen Phasen (siehe HSV) in schubweisem Verlauf folgt. Nach rund zehn Tagen ist es meist ohne Narbenbildung vorbei. Feuchtblattern beim Erwachsenen sind oft mit starkem Krankheitsgefühl verbunden. Die Ansteckungsfähigkeit besteht einige Tage vor Auftreten des Exanthems bis einige danach. Die Behandlung erfolgt lokal mittels juckreizstillendem, auftrocknendem Puder.

Die **Gürtelrose** wird begünstigt durch Faktoren wie **chronische Erkrankungen** (z. B. Diabetes oder Krebs). Der Befall der Ganglienzellen verursacht häufig starke einseitige Schmerzen. Prädilektionsstellen sind der Brustkorb, Hüfte, Oberschenkel, Augen und Ohren. Zur Therapie stehen Virustatika und präventiv eine Impfung zur Verfügung.

> Die Durchseuchungsrate liegt bei über 95 %. Nach einer Primärinfektion bleiben alle Herpesviren lebenslang im Körper des Menschen.

> **Alzheimer durch Herpesviren?**
> Vieles deutet auf ein Zusammenwirken hin: Herpesviren regen die Produktion der Vorläufer des Proteins ß-Amyloid an und kommen in Alzheimer-Gehirnen viel häufiger vor.

Epstein-Barr-Virus (EBV, HHV-4)

EBV löst das **Pfeiffer'sche Drüsenfieber bzw. Mononukleose oder „Kissing Disease"** aus. Dies führt zu Vergrößerungen von Lymphknoten, der Leber und Milz. Bei Kindern stellt sich der Verlauf meist harmlos dar, bei Erwachsenen ist er durch Fieberschübe charakterisiert. Die Diagnose erfolgt serologisch, die Therapie symptomatisch.

> Aktuelle Studien liefern Hinweise, nach denen EBV die neurologische Erkrankung „Multiple Sklerose" auslösen kann.

> **Schmusen mit Folgen:** Beim Schmusen mischen sich Körperflüssigkeiten, dabei werden auch zahlreiche Viren ausgetauscht. Im Vordergrund steht dabei die Gruppe der Herpesviren: das Epstein-Barr-Virus („Kissing Disease"), Herpes simplex Typ 1 („Fieberblase") und das Zytomegalie-Virus. Als Schmuseregel ließe sich aufstellen: „Je älter, desto risikoärmer". Durch Flüssigkeitsübertragungen beim Küssen wird das Immunsystem leicht stimuliert, Antikörper zu bilden!

Zytomegalie-Virus (CMV, HHV-5)

Die Infektion verläuft ähnlich wie bei anderen Herpesviren. Schwere Verläufe betreffen **Embryos** und immunsupprimierte Menschen wie bei **HIV** oder bei **Organtransplantationen**.

Humanes Herpesvirus (HHV-6)

Unter Kinderärzt*innen und Eltern bekannt als „**Dreitagefieber**". Typisch für HHV-6 ist ein plötzlicher Temperaturanstieg bis 40°C und nach einigen Tagen ein ebenso rascher Temperaturrückgang mit nachfolgendem Exanthem. Die Diagnose erfolgt meist nach vier Tagen.

Adenoviren

Über 50 Typen dieses vielseitigen Virus sind mittlerweile bekannt und verantwortlich für Infektionen der Atemwege und Gastroenteritis v. a. bei Kindern und Säuglingen, Konjunktivitis bei Kindern und Jugendlichen und für die hochinfektiöse Conjunctivitis epidemica. Sie gilt auch als HAI.

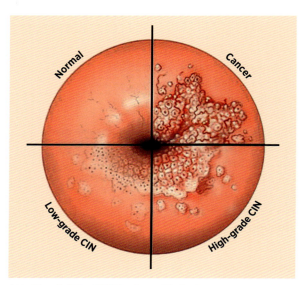

Abb. 21: **mögliche HPV-bedingte Veränderungen am Anus**

Humane Papillomaviren (HPV)

HPV ist weltweit verbreitet, es bestehen rund 150 verschiedene Virustypen, etwa 70 % aller Menschen werden im Laufe ihres Lebens mit genitalen HPV infiziert. Ein Drittel dieses Virustyps besiedelt die Genital- und Mundschleimhaut und wird vorwiegend **sexuell übertragen**. In den meisten Fällen heilt die Infektion spontan ab. Als Krankheitsbilder entwickeln sich daraus die gewöhnliche Warze, die Feigwarze, **Gebärmutterhalskrebs**, Penis- und Analkrebs, aber auch andere Tumore, vorwiegend im Rachen- und Kehlkopfbereich (männerdominiert). Seit einigen Jahren stehen präventiv Impfstoffe, Kondome und Lokaltherapeutika zur Verfügung.

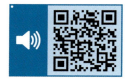

Der HPV-Impfung ist ein eigenes Kapitel gewidmet – siehe Kapitel 13.8.

Frühsommer-Meningoenzephalitis (FSME)

Das durch **Zecken** (gemeiner Holzbock) übertragene Flavivirus kommt in Deutschland deutlich seltener als in Österreich vor. Das Reservoir für FSME sind Nagetiere und Rotwild. Die Zecken leben im Gras und in Büschen. Circa 5 % der Zecken tragen das Virus und in ca. 10–30 % aller Fälle kommt es nach erfolgtem Stich mit virustragenden Zecken zu einer Erkrankung mit zweiphasigem Verlauf – zunächst grippeähnliche Symptomatik, später ZNS-Symptomatik mit **Enzephalitis** oder **Meningitis**. 90 % der Erkrankungen heilen aus, beim Rest bleiben meist Lähmungen zurück. Die Diagnostik erfolgt per Antikörpernachweis in Blut und Liquor, die Therapie symptomatisch.

Parvovirus

Bekannt unter „**Ringelröteln**", handelt es sich um eine harmlose Kinderkrankheit. Gefährlich sind Parvoviren jedoch während der Schwangerschaft. Diaplazentar übertragen, führen sie im Gegensatz zu Röteln zwar zu keinen Missbildungen, aber die Gefahr eines Abortes besteht.

Rötelvirus

Röteln (**Rubella**) ist eine meist harmlos verlaufende typische Kinderkrankheit, gekennzeichnet durch Fieber, Lymphknotenschwellung und ein feinfleckiges Exanthem. Im Erwachsenenalter kann es zu schweren Verläufen und Komplikationen wie Otitis media, Myokarditis oder Enzephalitis kommen. Die Übertragung erfolgt über Tröpfchen von Mensch zu Mensch. Das wirklich Gefährliche an dieser Kinderkrankheit ist die **Röteln-Embryopathie**. Die intrauterinen Schädigungen führen zu Blindheit, Taubheit und Herzmissbildungen. Je früher während der Schwangerschaft die Infektion auftritt, desto stärker ist das Ausmaß der Schädigungen. Es steht ein Kombinationsimpfstoff zur Verfügung (MMR).

Jeder Frau mit Kinderwunsch ist eine Antikörperbestimmung anzuraten. Spätestens nach Feststellung einer Schwangerschaft wird jede Gynäkologin der werdenden Mutter zunächst gratulieren und im nächsten Atemzug fragen: „Sind Sie gegen Röteln geimpft?"

Mumpsvirus

Mumps **(Parotitis epidemica)** ist eine hochkontagiöse Erkrankung mit Entzündung und anfangs einseitiger Schwellung der Ohrspeicheldrüse. Die Übertragung erfolgt per Tröpfcheninfektion. Neben grippeähnlichen Symptomen stehen Schmerzen beim Kauen im Vordergrund. Als Komplikation können auftreten: Mastitis bei Frauen, Orchitis bei Männern und Mumpsmeningitis. Es steht ein Kombinationsimpfstoff zur Verfügung (MMR).

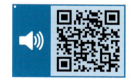

Masernvirus

Masern (**Morbilli**) sind eine hochinfektiöse (**Kontagiositätsindex 100 %**), fieberhafte Erkrankung, gekennzeichnet durch einen zweiphasigen Verlauf (zweite, höhere Fieberzacke) mit respiratorischen Symptomen, Konjunktivitis und einem sich verändernden Exanthem (typisch: grobfleckig, mit einer Abschuppung am Ende). Die Übertragung erfolgt per Aerosole von Mensch zu Mensch. Die Diagnostik erfolgt klinisch bzw. per Viruskultur mittels PCR aus dem Rachenabstrich. Die durchgemachte Erkrankung hinterlässt eine lebenslange Immunität.

Das wirklich Gefährliche an dieser Kinderkrankheit sind Komplikationen in Form von bakteriellen Superinfektionen wie Diarrhoe, Otitis media, Pneumonie, Myokarditis oder **Masernenzephalitis** mit einer Letalität

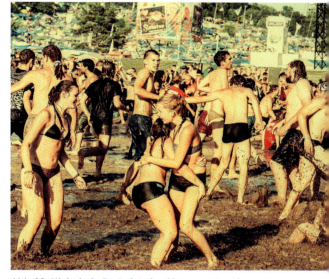

Abb. 22: **Nicht jede Party ist eine Masernparty, aber ...**

Die Impfpflicht wird diskutiert – siehe Kapitel 13.7

von 30 %. Eine gefürchtete Spätkomplikation (nach 6–8 Jahren) besteht in der SSPE (subakute sklerosierende Panenzephalitis), deren Prognose infaust ist. Es steht ein Kombinationsimpfstoff zur Verfügung (MMR).

Respiratorisches Synzytial-Virus (RSV)

RSV verursacht Atemwegsinfektionen v. a. bei Kleinkindern. Säuglinge sind anfangs von Husten und Schnupfen und später oft in Form einer Bronchitis oder einer Pneumonie betroffen. Bei älteren Kindern und Erwachsenen treten nur leichte Verläufe auf. Die Übertragung findet per Tröpfchen oder indirekt durch Gegenstände statt. Seit 2023 steht ein Impfstoff zur Verfügung, der für Risikogruppen auch empfohlen wird. Die Therapie erfolgt symptomatisch, in schweren Fällen ist eine Sauerstoffgabe indiziert. Auf Kinderabteilungen gilt RSV als HAI – dabei kommen Desinfektions- und Isolierungsmaßnahmen eine wesentliche Rolle zu. RSV tritt saisonal – fast zeitgleich mit der Influenza und mit identen Symptomen – gehäuft auf.

Coronaviren

Heute sind 7 humanmedizinisch bedeutsame Coronaviren bekannt. Diese befallen die oberen Atemwege und sind im harmlosen Fall für eine **„Erkältungskrankheit"** mit Schnupfen verantwortlich. 4 davon verursachen milde Symptome, weitere 3 Stämme verursachen schwere Infektionskrankheiten (SARS CoV-1, MERS-CoV, SARS-CoV-2). Im schlechtesten Fall entwickelt sich ein Schweres Akutes Respiratorisches Syndrom (SARS), eine atypische Pneumonie. 2002–2003 fand ein solcher **SARS-Ausbruch** statt, der von China ausging. Verantwortlich dafür war eine Coronavirusart, die von Schleichkatzen auf den Menschen übergegangen ist. Bei dieser Epidemie war auffällig, dass bei knapp 800 Todesfällen weltweit keine Kinder starben.

MERS (Middle East Respiratory Syndrome) bezeichnet eine Infektion der Atemwege, die durch das MERS-Coronavirus verursacht wird. Hauptwirt ist das Dromedar. In Europa gilt es als Reisekrankheit, eingeschleppt von der Arabischen Halbinsel.

SARS-CoV-2 ist ein genetisch hoch variables Virus. Es stimmt genetisch zu rund 80 % mit dem SARS-Virus überein. Die daraus resultierende Infektionserkrankung wird Covid-19 genannt. Nach derzeitigem Wissensstand wurde es durch intensiven Kontakt zu Tieren/Tierprodukten oder durch den Verzehr von Tieren/Tierprodukten aufgrund einer Virusmutation auf den Menschen übertragen.

Als empirisch gut abgesichert gilt mittlerweile die Übertragung des Virus von Hufeisennasen (Fledertiere), die über einen Zwischenwirt (Marderhunde) das Virus zweimal auf den Menschen übertragen haben. Zwei verschiedene Virusgenome sprechen gegen die These eines Laborursprungs. Das Virus wird über Tröpfchen und Aerosole übertragen (siehe Kap. 13.1) sowie über Kontakt mit Händen und Flächen. Die IkZ beträgt meist 5–6

Basisreproduktionszahl = R_0-Wert beträgt median 2,8–3,8, d. h. 1 infizierte Person steckt 3–4 Personen an. Der R_0-Wert schwankte im Verlauf der Pandemie. Vergleich zu Influenza: R_0-Wert 0,9–2,1

Tage. Die Infektiosität besteht 48 Stunden vor und bis zu 10 Tage nach Symptombeginn. Ein Problem stellt der häufig symptomlose Verlauf dar. Weiters ist auch ein symptompersistenter Verlauf möglich („Long-Covid"). Der Rest ist lebendige Zeitgeschichte.

Immundefizienzvirus (HIV)

Das HI-Virus gehört zu den **Retroviren**, welche bei einer Vielzahl an Säugetieren vorkommen. Bei HIV besteht eine enge Verwandschaft zu den Retroviren der Affen (SIV). Es besteht die Vermutung der allermeisten Expert*innen, wonach HIV von der Affenpopulation in Afrika auf den Menschen übertragen wurde. Bisher wurden **zwei Hauptgruppen** und unzählige **Subgruppen** beim HI-Virus gefunden, welche zwischenzeitlich alle weltweit verbreitet sind. In Österreich kommt es täglich zu ein bis zwei Neuinfektionen. Als Quelle fungieren die Körperflüssigkeiten Blut, Sperma, Vaginalsekret, Muttermilch und Liquor. Die Übertragung erfolgt daher sexuell, durch „Needle Sharing", Mutter-Kind-Übertragung und durch berufsgruppenspezifische Risiken.

> **Unterscheidung von „HIV-positiv" und „AIDS":**
>
> **HIV-positiv** bedeutet: Man trägt das HI-Virus in sich (= lebenslanger infektiöser Keimträger).
>
> **AIDS** meint die Erkrankung mit supportiven Infektionen aufgrund der Immunschwäche.

Die Krankheitsentstehung basiert auf einem dreiphasigen Verlauf: Primärinfektion – Latenzphase – AIDS (siehe Abb. 23).

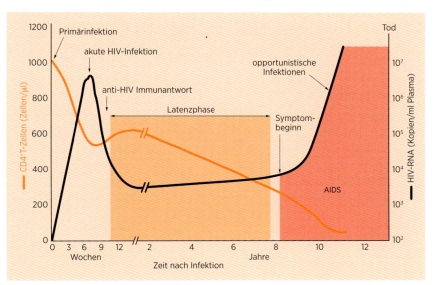

Abb. 23: **Infektionsverlauf HIV**

Achtung: diagnostisches Fenster! Die Antikörperbildung dauert mindestens sechs Wochen – der AK-Test sollte daher nicht vorher durchgeführt werden. AK-Test = „HIV-Test" – es gibt keinen „AIDS-Test"!

Einige Wochen nach der Ansteckung entwickelt sich für einige Tage ein grippeähnliches Geschehen (**akute HIV-Infektion**) aufgrund des Virenwachstums. Aufgrund der Gegenregulation unseres Immunsystems klingt dieses nach kurzer Zeit wieder ab. Es kommt zur **Latenzphase**, die Monate bis Jahre dauern kann, je nach Anzahl der verfügbaren (CD4) T-Zellen. Irgendwann jedoch ist das Immunsystem ausgepowert und die (CD4) T-Zellen verbraucht – jetzt kommt es zum Krankheitsbild **AIDS**. Es ist gekennzeichnet durch zunehmend schwere supportive Infektionen wie typischerweise CMV, Mykobakteriose, Lymphom, Kaposi-Sarkom, Toxoplasmose, TBC oder PcP. Man stirbt also nicht an AIDS, sondern an einer dieser Infektionen. Aufgrund der Mutationsfreudigkeit des HI-Virus ist es bisher nicht gelungen, einen Impfstoff zu entwickeln.

Da es sich um eine sehr relevante Infektion für Gesundheitsberufe handelt, wird HIV im Zusammenhang mit blutübertragbaren Erkrankungen und **Stich- und Schnittverletzungen** in Tabelle 32 und in Kapitel 19.3 hinsichtlich Diagnose, Therapie und Prävention vertiefend thematisiert.

4 Patienten gelten als geheilt

Zum vierten Mal weltweit ist ein HIV-Patient nach einer Stammzellen-Transplantation virenfrei. 2003 wurde bei dem Patienten aus London erstmals HIV diagnostiziert, 2012 erkrankte er an einem Hodgkin-Lymphom. Dem Mann wurden schließlich Stammzellen eines Knochenmark-Spenders mit einer seltenen genetischen Veränderung transplantiert. Es handelt sich dabei um eine zweifache Mutation des Rezeptorproteins CCR5. Das HI-Virus benötigt CCR5, um in die T-Helfer-Zellen einzudringen und diese infizieren zu können. Seither ist diese Transplantation viermal gelungen. Etwa ein Prozent der Europäer*innen weist diese zweifache Mutation auf – sie sind gegen AIDS immun, da das HI-Virus nicht genügend Zellen infizieren kann. Neben HIV sind diese Menschen auch gegen Pockenviren immun. Eine Stammzellentransplantation ist keine geeignete Therapie für alle HIV-Positiven, für die zukünftige Therapieforschungen aber wegweisend.

Risiko Blutkonserve?

Die Übertragung von HIV per Blutkonserve ist aufgrund der Testverfahren sehr sehr unwahrscheinlich, aber in Anbetracht des diagnostischen Fensters von rund sechs Wochen möglich, weil mit Antikörpertests der Nachweis erst frühestens nach sechs Wochen gelingt. Seit einigen Jahren wird zusätzlich mittels PCR-Verfahren jede Blutkonserve direkt auf das HI-Virus untersucht. Damit kann das diagnostische Fenster auf neun Tage reduziert werden.

Influenzaviren

Jeden Winter kommt die **saisonale Grippe** wie der Schnee. In Deutschland gehen jährlich ca. 8 000–11 000 Todesfälle auf das Konto der winterlichen Seuche. Im Winter halten wir uns häufiger in geschlossenen Räumen auf, die Schleimhaut der Atemwege trocknet rascher aus, das Virus ist bei niedrigeren Temperaturen stabiler. Rund um den Äquator vermutet man ständige Grippeepidemien, dabei entstehen mutierte Viren, welche sich in regelmäßigen Zyklen über die Nord- und Südhalbkugel ausbreiten und unser Immunsystem angreifen. Influenzaviren des **Typus A, B und C** sind weltweit verbreitet, der Typ A ist für den Menschen am bedeutsamsten.

Influenzaviren werden durch Antigene an der Virusoberfläche (H = Hämagglutinin, N = Neuraminidase) charakterisiert und in Subtypen unterteilt (1933 wurde das erste Virus isoliert und H1N1 benannt).

Die Influenza muss von banalen „grippalen Infekten" unterschieden werden (siehe Tab. 11).

saisonale Grippe = bekanntes, weiterentwickeltes Virus

pandemische (aviäre) Grippe = neues Virus (von Tier auf Mensch)

	„Echte Grippe" Influenza	„Grippaler Infekt" Erkältung
Virustyp	Influenzaviren A, B, C	Adeno- und Rhinoviren
Auftreten	saisonal, Höhepunkt Jänner–Februar; Dauer: 1–3 Wochen	jederzeit möglich; Dauer: einige Tage
Krankheitsbeginn	plötzlich, rasch, innerhalb weniger Minuten bis Stunden	langsam, allmählich, innerhalb von Stunden bis Tagen
Fieber	rasch > 38 °C	langsam, subfebril
Symptome	Schüttelfrost, Schweißausbruch, Glieder- und Kopfschmerzen, trockener Husten, Durchfall, Erbrechen	verstopfte oder rinnende Nase, Hustenreiz, Müdigkeit
Komplikationen	z. B. Pneumonie, Otitis media, Sinusitis, Meningitis	selten

Tab. 11: **Unterscheidungsmerkmale zwischen Influenza und Erkältung**

- Die Übertragung erfolgt primär **aerogen (Tröpfchen), aber auch durch Kontakt (über die Hände)**.
- Die Inkubationszeit beträgt 1–3 Tage.
- Die Infektiosität besteht bis 7 Tage nach Symptombeginn bzw. bis 3 Tage nach Beginn einer antiviralen Therapie.
- Zur Therapie (nur in den ersten zwei Tagen der Erkrankung wirkungsvoll) stehen seit einigen Jahren **Virustatika** und **Neuraminidasehemmer** zur Verfügung. Damit sollen der Schweregrad und die Dauer der Influenza vermindert werden.

- Bei Auftreten von Influenza in Gesundheitseinrichtungen ist **die Isolierung/Kohortierung** der Erkrankten wünschenswert (siehe Kap. 18.3). Bei der saisonalen Influenza besteht keine Meldepflicht.
- Zur Prophylaxe steht ein jährlich neu erstellter **Impfstoff** zur Verfügung.
- Regelmäßige **Händehygiene**, Raumlüftung und Unterlassung von direktem Anhusten/Anniesen gelten als sehr wirkungsvoll (siehe Abb. 24).

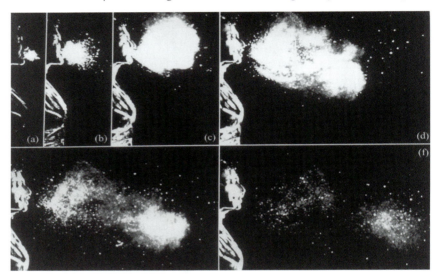

Abb. 24: **Die Physik des Niesens:** Mit der Geschwindigkeit eines Orkans von bis zu 45 Metern pro Sekunde können sich tausende winzige Tröpfchen auf einen Umkreis von acht Metern verteilen.

Warum sind Influenza-Impfstoffe nicht so treffsicher wie andere?
Der jährlich neu entwickelte Totimpfstoff muss jedes Jahr neu geimpft werden. Er besteht aus drei (trivalent) oder vier (tetravalent) Komponenten: zwei A-Virustypen und ein oder zwei B-Virustypen. Die Treffsicherheit dieser Mischung schwankt von Jahr zu Jahr, liegt aber meist bei rund 75 %. Die Impfstoffe werden jährlich auf Basis der Grippewellen in Neuseeland und Australien produziert. Die Impfstoffproduktion benötigt eine Vorlaufzeit von einigen Monaten. So kommt es, dass aufgrund viraler Mutationen auf der Virusreise nach Europa die Impfstoffe im Laufe der Saison ihre ursprüngliche 100-prozentige Wirkung verlieren. Außerdem hängt es von der richtigen Entscheidung der lokalen Gesundheitsbehörde ab, ob der tri- oder der tetravalente Impfstoff gekauft und verwendet werden soll.

Aviäre Influenzaviren

Zusätzlich zur saisonalen Influenza verbreiteten sich in den letzten Jahren diverse Influenzavirustypen pandemisch (H5N1 **„Vogelgrippe"** 2005, H1N1 **„Schweinegrippe"** 2009). Dabei handelt es sich meist um gänzlich neue Viren. Die Befürchtung liegt in der Gefahrenpotenzierung durch genetische Vermischung von tierischen und menschlichen Virustypen. **Schwei-**

ne spielen dabei als „Mischgefäße" eine besondere Rolle, weil sie sich sowohl mit Schweineinfluenzaviren als auch mit solchen von Vögeln und Menschen anstecken können.

Männerschnupfen?

Viele Männer leiden heftig, wenn sie erkältet sind. Eine Ursache könnte im Immunsystem liegen, das bei Männern und Frauen unterschiedlich funktioniert. Ergebnisse der Universität Innsbruck und des Leibnitz-Instituts für experimentelle Virologie in Hamburg geben jenen Männern Hoffnung, die sich bei Schnupfen und Fieber nicht ernst genommen fühlen. Das weibliche Hormon Östrogen stimuliert spezifische Immunzellen, während das männliche Hormon Testosteron diese unterdrückt. Je höher der Testosteronspiegel, desto stärker wirken sich Schnupfen & Co aus. Das Immunsystem der Frau reagiert rascher und aggressiver gegen Mikroben. Über die Ursachen kann aber weiter nur spekuliert werden. Die Tatsache, dass sich Männer noch immer ungesünder ernähren, risikoreicher leben und sich weniger oft impfen lassen, dürfte doch auch einen erheblichen Einfluss haben. Weiters werden Frauen vielfach weniger gründlich untersucht und dadurch auch später diagnostiziert als Männer. Die genderspezifische Forschung steht noch in den Anfängen – insofern bleibt den Männern nur, ihr Schicksal selbst in die Hand zu nehmen und bei einer Rhino(-nase) ein Corona(-bier) zu trinken.

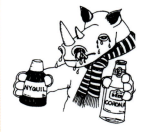

Abb. 25: **Das Rhinoceros trinkt Coronabier – Rhinoviren und Coronaviren sind für die „Erkältung" verantwortlich.**

Rhinoviren

Hier ist der echte Männerschnupfen zu Hause. Eine harmlose Infektion, der aber aufgrund der Tatsache, dass jeder Erwachsene mehrmals jährlich darunter leidet, eine sozioökonomische Bedeutung zukommt (siehe Rhinoviren im Vergleich zu Influenza in Tab. 11).

Polioviren

Das gefürchtete Krankheitsbild der **Kinderlähmung** ist aus unseren Köpfen verschwunden, nur noch unsere Großelterngeneration kann sich daran erinnern. Seit 2013 ist **Poliomyelitis** aber wieder ein Thema. Laut WHO gibt es Polio-Ausbrüche in Syrien, Pakistan und im Irak. Dabei sollte die Welt laut WHO-Plan seit dem Jahr 2000 poliofrei sein. Die Übertragung der drei Virustypen erfolgt **fäkal-oral** und per **Tröpfcheninfektion**. Die meisten Infektionen verlaufen asymptomatisch, 5 % zeigen einen manifesten Verlauf mit der Entzündung des Rückenmarks sowie Kopfschmerzen, Muskelschmerzen und Übelkeit, welcher aber abklingt. Nach einer mehrtägigen Latenzphase kommt es selten, aber heftig zur zweiten Phase der klassischen Kinderlähmung – plötzliche **Lähmungserscheinungen** der quergestreiften Muskulatur. Diese Lähmungen können sich zurückbilden oder lebenslange Restschäden zurücklassen. Impfstoffe stehen zur Verfügung.

Die dänische Polio-Epidemie 1952 war der Anlass für den Laborchemiker Poul B. Astrup, eine Methode zu entwickeln, um die Beatmung der vielen jungen Patient*innen besser steuern zu können. Er entwickelte eine Messung des Säure-Basen-Status und der Oxigenierung. Weltweit wird heute von seiner Blutuntersuchungsmethode „Astrup-Analyse " gesprochen.

Enteroviren

Dazu zählt das **Coxsackie-Virus**. Dieses zeichnet u. a. verantwortlich für die „**Sommergrippe**" sowie die Bläschenbildung in der Mundschleimhaut im Rahmen der vorwiegend bei Kindern auftretenden „**Hand-Fuß-Mund-Krankheit**", aber auch für gefürchtete Herzmuskelentzündungen bei Säuglingen als Folge einer perinatalen Infektion. Ähnliche Infektionskrankheiten werden durch **Echo-Viren** ausgelöst.

Rotaviren

> Insbesondere bei Säuglingen besteht rasch die Gefahrensituation einer Exsikkose!

Das klassische Durchfallvirus, v. a. bei **Säuglingen** und Kindern bis zum 4. Lebensjahr, aber auch bei älteren Menschen. Im KH auf Kinderabteilungen treten Rotaviren häufig epidemisch auf. Fäkal-oral übertragen, kommt es zu plötzlich einsetzenden wässrig-schleimigen Durchfällen mit Erbrechen. Der Nachweis erfolgt über eine Stuhlprobe. **Händehygiene** ist besonders bedeutungsvoll und zur Prophylaxe steht seit einigen Jahren ein Lebendimpfstoff zur Verfügung.

Noroviren

Noroviren sind „Global Player" – weltweit verbreitet in vielen verschiedenen Genotypen, verursachen sie rund 30–50 % der akuten Gastroenteritiden je nach Altersstufe, auch schwer beherrschbare Ausbrüche. Diese Ausbrüche kommen v. a. in Langzeitpflegeeinrichtungen vor, gefolgt von Kinderbetreuungseinrichtungen, Krankenhäusern und Restaurants (oder auf Kreuzfahrtschiffen).

> In der Concert Hall in Cardiff musste ein Konzertbesucher das abendliche Konzert viermal verlassen – er erbrach sich an unterschiedlichen Orten, ausgelöst durch das Norovirus. Von den Besuchern des Mittagskonzertes erkrankten am folgenden Tag 257 Personen, vermutlich durch Kontamination der unbelebten Umgebung.

> **hohe Kontagiosität**
> hohes Ansteckungspotenzial: Weniger als 100 Noroviren sind in der Lage, einen Ausbruch auszulösen!

Die Virusausscheidung findet Stunden vor dem Krankheitsausbruch und bis zu zwei Wochen nach dem Abklingen der Symptome statt. Typisch sind plötzlich auftretende, heftige, selbstlimitierende **Brechdurchfälle** mit einer saisonalen Häufung im Herbst und Winter, verursacht durch sich verändernde Virusstämme. Die hohe Viruskonzentration im Stuhl und im Erbrochenen führt neben der **fäkal-oralen** Übertragung zusätzlich über **Aerosolbildung** zu einer **hohen Kontagiosität**. Der Virusnachweis erfolgt mittels Stuhlprobe, die Therapie symptomatisch. Aufgrund der hohen Relevanz für Gesundheitsberufe werden Noroviren im Kapitel 32 vertiefend thematisiert.

7.6 Exkurs: Mikroben für Krieg und Frieden

Krieg oder Frieden? Das Naheverhältnis von Mikroben zur radikalisierten Sprache des Menschen ist offensichtlich – von Begriffen wie „Invasion", „Killer", „Feinde" bis zu Sabotage-Programmen für Computersysteme („Viren"). Im einleitenden Prolog wurde die Kriegsrhetorik unserer Sprache erörtert und es wurden Eigenschaften von Mikroben, die für Kriegszwecke, aber auch zur Heilung geeignet sind, gegenübergestellt. Diese positiven und negativen mikrobiellen Charaktereigenschaften fließen im folgenden Kapitel in einen mikrobiologischen Gesamtüberblick ein.

> **Der Kampf um Troja**
>
> „… kam Apollon gerade recht … er stand in diesem Krieg auf Seiten der Trojaner … Er schoss Pest bringende Pfeile zwischen die Zelte. Die Pfeilspitzen waren fiebergetränkt …" (Evslin, 1969, S. 36)

Biologische Kampfstoffe

Die Strategie, biologische Kampfstoffe zur Kriegsführung einzusetzen, ist keine Errungenschaft des 21. Jahrhunderts. Im Altertum vergiftete man aus kriegstaktischen Gründen die Trinkbrunnen. Im Mittelalter schleuderte man Pestleichen über die Festungsmauern. Im 18. Jh. schenkten Engländer kanadischen Indigenen mit Pocken verseuchte Decken, um sie aus den Siedlungsgebieten zu vertreiben. Im Ersten Weltkrieg waren biologische Waffen noch verpönt, danach startete die Rüstungsindustrie in vielen Ländern. Im Japanisch-Chinesischen Krieg der 1930er-Jahre wurden Pesterreger eingesetzt. Die Nationalsozialisten gründeten 1943 die „Arbeitsgemeinschaft Blitzableiter", in der über einen möglichen Angriff auf britische Rinder spekuliert wurde. Hitler lehnte jedoch Biowaffen ab – warum, gibt Historiker*innen noch immer Rätsel auf. Ein Motiv mag in der Bakterienphobie Hitlers liegen. Keinerlei Skrupel zeigten die Nazis bei Impfstoffexperimenten mit Bakterien und Viren bei KZ-Häftlingen. Anfang 1945 planten britische Agenten, Hitler mit Anthrax-infiziertem Tee zu vergiften, da er den Tee immer mit Milch trank und man es so nicht merken würde. Dieser Plan kam jedoch nie zur Anwendung. Die USA stiegen als letzte Großmacht in die Biowaffenentwicklung ein. 1975 trat die Internationale Biowaffenkonvention in Kraft. Diese bindet Staaten, jedoch keine nichtstaatlichen Akteure wie Terrorgruppen. Ein Problem besteht jedoch auch darin, dass die Arbeit mit Mikroben erlaubt ist, solange sie dem Zwecke des Schutzes und dem Frieden (!) dient.

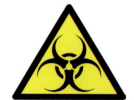

Abb. 26: „**Biohazard**": internationales Symbol für biologische Gefährdung

1997 entwichen geringe Mengen von Anthraxsporen aus einem Labor in Jekaterinburg und töteten 60 Menschen. 2001 wurden per Post „Anthrax-Briefe" in den USA versendet.

Ethnische Waffen von Biohackern

Es besteht die realistische Bedrohung durch Biohacker, welche sich in Genom-Datenbanken einhacken, Genome auslesen, daraus Mikroben auf bestimmte Populationen als Zielgruppe genetisch programmieren und ein synthetisches Killervirus entwickeln ...

Zukünftig besteht die biologische Gefahr in der synthetischen Produktion. Attentäter*innen der Zukunft können Mikroben auf bestimmte Populationen als Zielgruppe genetisch programmieren (**„ethnische Waffen"**). Anhand der Seuche SARS konnte 2003 die ethnische Bedeutung für die Ausbreitung nachgewiesen werden. Das auslösende Coronavirus wählt seine Opfer nach dem HLA-System (humanes Leukozyten-Antigen) aus. Ein einziges genetisches Merkmal reichte aus, um sich an der ethnischen Zugehörigkeit der Festlandchinesen zu orientieren.

Das pandemieauslösende SARS-CoV-2 (ab 2019) ist kein im Labor erschaffenes Virus, zeigt aber erneut das Gefahrenpotenzial auf.

Biowaffenangriff – Erstmaßnahmen

Ein von Expert*innen prognostiziertes Szenario: Am wahrscheinlichsten würden Mikroben als Aerosole ausgebracht, auch eine Verseuchung von Lebensmitteln und Trinkwasser ist möglich. Am Beispiel „Milzbrand-Angriff" lassen sich die notwendigen Maßnahmen wie folgt skizzieren: Zunächst ist an den Selbstschutz, bestehend aus Maske, Handschuhen und Schutzanzug, zu denken. Die Betroffenen werden von der ABC-Spezialeinheit so rasch wie möglich aus dem kontaminierten Bereich in die Dekontaminationszone gebracht. Die kontaminierte Oberbekleidung wird sichergestellt und die kontaminierte Haut mit Seifenlösung gewaschen, vorsichtig abgebürstet und mit Wasser längere Zeit abgespült. Geschulte Einsatzkräfte (sofern verfügbar) sind auch für den Transport in das Behandlungszentrum verantwortlich. Sind viele Menschen betroffen, ist es zweckmäßig, vor den Krankenhäusern zusätzliche Dekontaminationsstellen einzurichten. Die geringe Kapazität von Einzelzimmerisolierung könnte sich als problematisch erweisen. Erkrankte und Krankheitsverdächtige sind zu isolieren, bis eine sichere Diagnose vorliegt. Dabei erfolgen alle Maßnahmen unter B-Waffen-tauglicher Schutzkleidung und Atemschutz. Exponierte und Kontaktpersonen erhalten, sofern verfügbar, eine postexpositionelle Chemoprophylaxe (geeignete Antibiotika oder Virustatika). Die Vorgehensweise ist in den Einsatzplänen der Sanitätsbehörde detailliert geregelt. Die CDC kategorisiert Mikroben nach Verfügbarkeit, Ansteckungsgefahr, Letalitätsrate und Behandlungsmöglichkeit. Im Vordergrund steht dabei **„das dreckige Dutzend"** (siehe Tab. 12).

„Das dreckige Dutzend"

Für terroristische und militärische Zwecke stehen rund 100 Mikroben zur Verfügung, zwölf davon – „das dreckige Dutzend" – werden als besonders gefährlich und „geeignet" eingestuft.

Tab. 12: **„Das dreckige Dutzend" der Biokampfstoffe und deren Erkrankungen**

Bakterien	▸ Bacillus anthracis (Lungenmilzbrand)
	▸ Yersinia pestis (Lungenpest)
	▸ Brucella species (Brucellosen)
	▸ Coxiella burnetii (Queenslandfieber)
	▸ Francisella tularensis (Tularämie)
	▸ Burkholderia mallei (Rotz/Melioidose)
Viren	▸ Variolavirus (Pocken)
	▸ Venezolanische Pferdeenzephalitisviren (Enzephalitis)
	▸ Ebola-, Lassa- und Marburgviren (Hämorrhagische Fieber)

Toxine	▶ Clostridium-botulinum-Toxin (Botulismus)
	▶ Rizin (Rizin-Intoxikation)
	▶ Staphylococcus-aureus-Enterotoxin B (SEB-Intoxikation)

Im folgenden Abschnitt wird aus jeder Kategorie je eine Infektionskrankheit exemplarisch vorgestellt.

Anthrax (Milzbrand)

Das Bacillus anthracis ist ein grampositives, aerob lebendes, stäbchenförmiges, unempfindliches, sporenbildendes Bakterium (siehe Kap. 6, Sporenbildner). Die häufigste Form ist der berufsbedingte Hautmilzbrand in der fleischverarbeitenden Industrie. Die Sporen können aber auch in Gefechtsköpfe gefüllt oder als Aerosol verteilt werden. Nach einer Modellrechnung lassen sich mit 50 kg des Bakteriums 95 000 Menschen töten und 125 000 menschliche Erkrankungen auslösen. Die Übertragung erfolgt indirekt über den Verzehr von tierischen Produkten oder aerogen. Nach einigen Tagen manifestiert sich, abhängig von der Eintrittspforte, die Erkrankung.

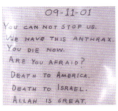

Abb. 27: **In den Wochen nach „9/11" wurden Briefe, mit Anthraxsporen versehen, an US-Politiker und Nachrichtensender versandt. Fünf Menschen starben.**

▶ **Hautmilzbrand** als häufigste Form führt zur Pustelbildung mit rasch einsetzender Nekrotisierung und Ödembildung. Unbehandelt führt dies zu einer Streuung im gesamten Organismus. Diese Form stellt für die Umgebung ein relativ geringes Risiko dar.

▶ **Lungenmilzbrand** führt innerhalb weniger Stunden zu einer fulminant auftretenden hämorrhagischen Pneumonie und in kürzester Zeit zum Tod. Dabei besteht ein hohes Infektionsrisiko für die Umgebung.

▶ **Darmmilzbrand** führt ohne Behandlung zu einer hämorrhagischen Enteritis und Peritonitis mit tödlichem Ausgang.

Die Chance, schwere Formen zu überleben, besteht in der frühzeitigen antibiotischen Therapie. Infizierte werden streng isoliert. Eine Besonderheit liegt in der Unempfindlichkeit der Sporen, welche ohne strenge Desinfektions- und Sterilisationsmaßnahmen auf Generationen hinaus infektiös bleiben. Ausnahmsweise sind hier eine Händewaschung und die Händedesinfektion hintereinander vorzunehmen.

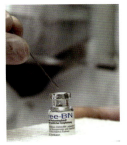

Pocken

Pocken gelten seit 1979 als weltweit ausgerottet, sind aber im Zusammenhang mit Biowaffen noch immer im Geschäft. Der Mensch gilt als einziges Reservoir. Im Angriffsfall mit Variolaviren erfolgt die Übertragung indirekt beispielsweise über die Kleidung oder aerogen. Die Viren breiten sich zunächst über das lymphatische System aus. Erst nach der hämatogenen Streuung entsteht das typische Bild mit zunächst flüssigkeitsgefüllten Bläschen bzw. Hautpusteln. Die hämorrhagische Form (Pneumonie) endet unbehandelt zu 100 % tödlich. Mittlerweile gibt es wirksame Virustatika. Offiziell wird in nur zwei Laboratorien (Atlanta und Novosibirsk) der einfach zu züchtende Impfstoff aus Pockenviren für „friedliche Zwecke" produziert (siehe Abb. 28a). Es gibt unbestätigte Hinweise, wonach Syrien

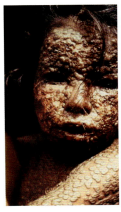

Abb. 28a und b: **Pockenimpfstoff der CDC in Atlanta und ein pockenerkranktes Kind**

und Nordkorea über Pockenvirenbestände als Biowaffen verfügen. Österreich und Deutschland bevorraten Pockenimpfstoffe.

Botulismus
Das Exotoxin des Clostridium botulinum gilt als eines der stärksten biologischen Gifte. Mit 50 g des Toxins lässt sich theoretisch die tägliche Wassermenge von Berlin verseuchen. Die Übertragung erfolgt über Kontakt oder aerogen. Die neurotoxische Wirkung führt zu Symptomen wie Sehstörungen, Schluckstörungen und schließlich zu einer absteigenden Lähmung des gesamten Körpers. Die Therapie besteht in einer intensivmedizinischen Behandlung und der Verabreichung des Antitoxins. Botulinum-Sporen überleben 6-stündiges Erhitzen über 100 °C! Botulismus gilt eigentlich als Lebensmittelintoxikation (siehe Kap. 6, Tab. 8).

Botox: Nervengift für die Schönheit!

Botox, eines der tödlichsten Nervengifte der Welt, findet in den letzten Jahren mehr und mehr Anwendung in der plastischen Chirurgie. Der Wirkstoff des Mittels ist der Giftstoff des Botulismus-Erregers Clostridium botulinum (Toxin Typ A). Das Mittel wird in den betreffenden Muskel injiziert und blockiert die Erregungsübertragung von den Nerven auf die Muskeln. Doch Botox ist nicht nur der Schönheit zuträglich, auch viele Erkrankungen wie Migräne oder Blasenfunktionsstörungen können damit positiv beeinflusst werden.

Zum Kapitelabschluss

One Minute Wonder

- **Viren besitzen keinen eigenen Stoffwechsel** und sind circa zehnmal kleiner als Bakterien.
- **Viren sind keine selbstständigen Lebewesen,** sie sind auf lebende Zellen, auf einen Wirt, angewiesen.
- **Viren werden unterteilt** in DNA- und RNA-Viren oder nach ihrer Umhüllung.
- **Virale Hepatitisformen** lassen sich klinisch nicht unterscheiden. Klarheit hinsichtlich Differenzierung schafft nur eine serologische Antikörperbestimmung.
- **Varizellen** sind Ausdruck einer Erstinfektion, **Zoster** ein Ausdruck von Reaktivierung bei Immunsuppression.
- **HPV** wird vorwiegend sexuell übertragen. Als Krankheitsbilder können sich Warzen, Gebärmutterhalskrebs sowie andere Tumore auch bei Männern entwickeln.
- Frauen im gebärfähigen Alter sollten wegen der Gefahr der Röteln-Embryopathie unbedingt gegen **Röteln** geimpft sein!

- Bei **Masern** können wirklich gefährliche Folgen auftreten: bakterielle Superinfektionen wie Pneumonie, Myokarditis oder Masernenzephalitis mit einer Letalität von 30 %.
- **HIV-**positiv bedeutet, man trägt das infektiöse HI-Virus lebenslang in sich. **AIDS** meint die Erkrankung mit supportiven Infektionen aufgrund der HIV-induzierten Immunschwäche.
- **Influenzaviren A, B und C** treten beim Menschen in Form der saisonalen und pandemischen Grippe auf. Die Influenza muss von banalen „grippalen Infekten" unterschieden werden.
- **Rhinoviren, Enteroviren, Coronaviren u. a.** sind für grippale Infekte und „Erkältungskrankheiten" verantwortlich.
- **Covid-19, ausgelöst durch SARS-CoV-2,** wird vorwiegend durch Tröpfchen übertragen.
- **Noroviren** und **Rotaviren** werden oral-fäkal übertragen. Sie sind die klassischen viralen Verursacher von Durchfallerkrankungen. Noroviren können zusätzlich auch aerogen übertragen werden.
- Mikroben werden als **Biowaffen** produziert, wenn die Verfügbarkeit hoch, die Kontagiosität hoch, die Letalitätsrate hoch und die Behandlungsmöglichkeit gering eingestuft wird.

Fragen zur selbstständigen Wissensüberprüfung

1. Worin unterscheiden sich Viren von Mykoplasmen, Rickettsien, Chlamydien und Prionen hinsichtlich Aufbau, Vermehrung und Lebensbedingungen?
2. Welche Schlussfolgerungen lassen sich aus den unterschiedlichen Eigenschaften von Viren für Prävention, Diagnose und Therapie ziehen?
3. Analysieren Sie die mediale Berichterstattung der „Grippesaison" im letzten Winter – wird zwischen Influenza und Erkältung unterschieden?
4. Was macht Noroviren so besonders kontagiös? Welche Maßnahmen sind in einer Ausbruchssituation zu treffen?
5. Welche Mikroben/Infektionskrankheiten werden als „das dreckige Dutzend" bezeichnet und warum fürchtet man sich vor diesen Infektionskrankheiten?
6. Welche Erstmaßnahmen müssen bei einem vermeintlichen oder gesicherten Biowaffenangriff gesetzt werden?
7. Analysieren Sie die Medienberichte zu Covid-19: Wie hat sich die Berichterstattung über das Coronavirus verändert? Welche Informationen standen zu Beginn der Pandemie zur Verfügung? Was gilt heute als gesichert?
8. Spielen Sie zur Prüfungsvorbereitung „Mikrobiologisches Stadt-Land-Fluss" mit Begriffen aus der Bakteriologie, Virologie und Infektiologie!

BPB/BICC Bundeszentrale für politische Bildung: Massenvernichtungswaffen 2013. www.sicherheitspolitik.bpb.de (31.12.2020)

Fuchs, G. (2022): Allgemeine Mikrobiologie. 11. Auflage. Stuttgart, New York: Thieme.

Gladwin, M., Trattler, W. & Mahan, S. (2021): Clinical microbiology made ridiculously simple. Edition 8. Miami: MedMaster.

Holtmann, H. & Bobkowski, M. (2008): Medizinische Mikrobiologie, Virologie und Hygiene. München: Urban & Fischer.

Kotrschal, K. (2020): Viren treiben Evolution, Viren töten. Die Presse, 21.4.2020, https://www.diepresse.com/5802768/viren-treiben-evolution-viren-toten (07.04.2020).

Kramer, A., Assadian, O., Exner, N., Hübner, N.-O., Simon, A. (Hrsg.) (2022): Krankenhaus- und Praxishygiene. Hygienemanagement und Infektionsprävention in medizinischen und sozialen Einrichtungen. 4. Auflage. München: Urban & Fischer.

Robert-Koch-Institut (2016): Infektionsepidemiologisches Jahrbuch 2016. https://www.rki.de/DE/Content/Infekt/Jahrbuch/Jahrbuecher/2016.html?nn=2374622 (18.02.2018).

Simon, A. C. (2020): Todkrank durch ein verseuchtes Buch? DiePresse, 22.9.2019, https://www.diepresse.com/5693809/todkrank-durch-ein-verseuchtes-buch (22.09.2019).

8 Pilze
Ziemlich beste Freunde?

> **Fast Facts – das erwartet Sie in diesem Kapitel:**
> - Eigenschaften und Einteilung
> - Dermatophyten
> - Sprosspilze
> - Schimmelpilze
> - Präventionsmaßnahmen in Gesundheitseinrichtungen
>
> **Differenzierende Lesezeit: 30 Minuten**

Pilze sind pflanzliche Lebewesen. Im Gegensatz zu den meisten Pflanzen betreiben sie keine Photosynthese und leben parasitär von Stoffwechselprodukten anderer. Von der Vielzahl an bekannten und unbekannten Pilzen sind nur wenige für den Menschen relevant. In der Nahrungsmittelherstellung nützen wir ihre Fähigkeiten. In der Medizin sind sie von Bedeutung als:

1. Auslöser von Pilzerkrankungen (Mykosen)
2. Produzenten von Giftstoffen (Toxine)
3. Verursacher allergischer Reaktionen (Schimmelpilz)
4. Quelle antibiotischer Substanzen (Penicillin)

Mykosen betreffen meist nur abwehrgeschwächte Menschen (siehe Kap. 13). Eine stetige Zunahme von Mykosen ist zu beobachten, verbunden mit Resistenzentwicklungen. Die mikrobiologische Einteilung in Dermatophyten, Sprosspilze und Schimmelpilze ist vorwiegend für die fungizide, lokale oder systemische Therapie relevant.

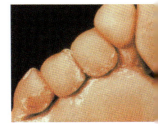

Abb. 29: **Fußpilz**

8.1 Dermatophyten

Fadenpilze leben parasitär auf der Haut (siehe Abb. 29), den Haaren und den Nägeln (siehe Abb. 30). Sie sind erkennbar anhand von Juckreiz, Schuppung und Hautrötung mit Randbetonung und verantworten die Mykosen Ringelflechte, Kopfflechte, Fußpilz und Nagelpilz. Die Übertragung erfolgt direkt oder indirekt. Vorsicht ist an „Sammelplätzen" wie Bädern, Saunen und Sporthallen geboten. Pilze lieben Feuchtigkeit und Wärme – mit korrekter Körperpflege können die meisten Mykosen vermieden werden. Die Therapie erfolgt meist mit der lokalen Anwendung von Antimykotika.

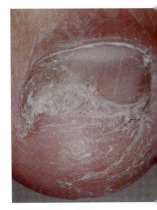

Abb. 30: **Nagelpilz**

8.2 Sprosspilze (Candidose)

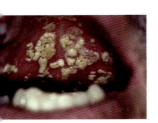

Abb. 31: **Typischer Candida-albicans-Zungenbelag**

Sprosspilze bzw. Hefepilze finden sich auf der Haut und Schleimhaut auch gesunder Menschen als Teil der normalen Flora. Als Hauptvertreter gilt **Candida albicans**. Bei Abwehrschwäche und AB-Therapie befällt dieser bevorzugt Haut und Mund (siehe Abb. 31) sowie die Genitalschleimhaut und bildet weiße Beläge (Soor). Auch Zentralvenenkatheter gelten als Risikofaktor. Bei sehr schlechter Abwehrlage ist eine Streuung in andere Organe bis zur „Pilzsepsis" mit tödlichem Ausgang möglich.

Als Krankheitsbilder kommen lokale und systemische Candidosen in Betracht:

▶ **Orale Candidose („Mundsoor"):** Weißliche, abstreifbare Beläge überziehen Zunge, Wangenschleimhaut und Rachen. Typische Beschwerden sind Brennen, pelziger Geschmack und Durstgefühl (siehe Abb. 32).

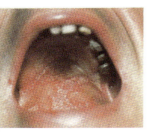

Abb. 32: **Mundsoor**

▶ **Genitale Candidose („Windeldermatitis"):** Das warme und luftundurchlässige Klima in einer Windelhose begünstigt die Entstehung (siehe Abb. 33). Auch die sexuelle Übertragung ist möglich (siehe Kap. 6, Exkurs: STI), erkennbar durch Brennen beim Urinieren und weißlichen Ausfluss.

▶ **Systemische Candidose („Pilzsepsis"):** Durch Streuung entwickeln sich bevorzugt Candidosen der Lunge, des Gehirns und der Harnwege mit sehr hoher Letalitätsrate.

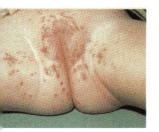

Abb. 33: **„Windeldermatitis"**

8.3 Schimmelpilze (Aspergillose)

Schimmelpilze besiedeln vorwiegend pflanzliche und tierische Stoffe. Für den Menschen von Bedeutung sind Aspergilluspilze. Zu verantwortende Aspergillosen: **allergische Aspergillose**, **Aspergillom** (Lungentumor), **Aspergillus-Pneumonie** und **Aspergillus-Sepsis**. Über Lebensmittel, Topfblumen, bei Bautätigkeit, über Tapeten und Mauerwerk übertragen, stellen sie besonders für Menschen mit chronischen Lungenerkrankungen und immunsuppressiver Therapie ein Risiko dar. Bei nicht abwehrgeschwächten Menschen können Aspergilluspilze allergische Erkrankungen auslösen. Auf Lebensmitteln wie Nüssen oder Getreideprodukten produzieren sie das Gift Aflatoxin, welches als besonders kanzerogen gilt. Die Diagnose erfolgt per Pilzkultivierung, als Therapie stehen Antimykotika zur Verfügung.

Als geeignete **präventive Maßnahmen in Gesundheitseinrichtungen** gelten:

▶ Topfpflanzen und Wasserbrunnen im Patientenzimmer strikt verbieten
▶ Klimaanlagen und Raumluftbefeuchter streng überwachen
▶ Bautätigkeiten von Patient*innen streng getrennt durchführen
▶ Körperpflege, v. a. Mundpflege, nicht vernachlässigen
▶ Händehygiene nicht vergessen!

Krankenpflege durch Knabbern oder Säurebad?

Diese Frage stellen sich Ameisen (Lasius neglectus) – sie pflegen ihre Artgenossen, wenn diese mit Schimmelpilzen infiziert sind. Sie passen die Krankenpflege der Situation an. Grundsätzlich können sie die Pilzsporen durch Abknabbern oder durch Besprühen mit Ameisensäure unschädlich machen. Die gewählte Variante hängt von der Vorgeschichte ab – wenn die Ameise früher schon einmal mit dem Erreger in Berührung kam und somit eine gewisse Immunität erlangt hat, putzt sie die Erkrankte durch Abknabbern. Im anderen Fall besprüht sie den Pflegling lieber mit Ameisensäure, um sich selbst nicht zu gefährden. Wie die Ameise den Immunstatus abruft, ist unbekannt. Die Methode funktioniert.

Zum Kapitelabschluss

One Minute Wonder
- **Pilze** sind pflanzliche Lebewesen, nur wenige sind für den Menschen relevant.
- Die mikrobiologische Einteilung in Dermatophyten, Sprosspilze und Schimmelpilze ist vorwiegend für die fungizide Therapie relevant.
- **Dermatophyten** leben parasitär auf der Haut, den Haaren und den Nägeln.
- Der Sprosspilz **Candida albicans** befällt bei Abwehrschwäche und während AB-Therapien bevorzugt Haut und Mund.
- **Schimmelpilze** verantworten beim Menschen allergische Erkrankungen, Lungentumore oder Pneumonie.
- **Die Einhaltung der Grundsätze zur Körperpflege und Wohnungshygiene** wirkt effektiv zur Vermeidung von Mykosen.

Fragen zur selbstständigen Wissensüberprüfung
- Woran werden Mykosen erkennbar?
- Welche Basismaßnahmen der Krankenhaushygiene dienen der Vorbeugung von Mykosen?

Fuchs, G. (2022): Allgemeine Mikrobiologie. 11. Auflage. Stuttgart: Thieme.

Gladwin, M., Trattler, W. & Mahan, S. (2021): Clinical microbiology made ridiculously simple. Edition 8. Miami: MedMaster.

Holtmann, H. & Bobkowski, M. (2008): Medizinische Mikrobiologie, Virologie und Hygiene. München: Urban & Fischer.

Kramer, A., Assadian, O., Exner, N., Hübner, N.-O. & Simon, A. (Hrsg.) (2022): Krankenhaus- und Praxishygiene. Hygienemanagement und Infektionsprävention in medizinischen und sozialen Einrichtungen. 4. Auflage. München: Urban & Fischer.

9 Parasiten
Nur in Kliniken unter Palmen?

Fast Facts – das erwartet Sie in diesem Kapitel:
- Eigenschaften und Einteilung
- Arthropoden
- Würmer
- Protozoen
- Exkurs: Parasitäre Biotherapeuten
- Exkurs: Krebs als Infektionskrankheit?

Differenzierende Lesezeit: 60 Minuten

Der Mensch kommt mit Ungeziefer, Läusen, Flöhen etc. ständig in Berührung, sei es durch eigene Haustiere, während Tropenreisen oder durch den Genuss von ungekochten Speisen. Dieses Kapitel betrachtet den aktuellen Stellenwert der Parasiten in unserer Gesellschaft und fokussiert Parasitosen, die vorwiegend im beruflichen Umfeld eine Rolle spielen.

Breaking News: Dengue-Fieber in Italien, Frankreich, Griechenland und Kroatien angekommen!

Seit einigen Jahren treten Tropenkrankheiten wie das Dengue-Fiebe auch in Europa endemisch auf. Normalerweise kommt der Dengue-Virus (naher Verwandter des FSME-Virus) nur in den Tropen und Subtropen vor. Die Übertragung erfolgt durch die tag- und nachtaktive Tigermücke. Nach dem Mückenstich tritt die grippeähnliche Erkrankung auf. Das Tückische an Dengue ist jedoch, dass es oftmals nicht erkannt wird; selten, aber doch – bei Reinfektion mit einem anderen Serotyp – können innere Blutungen und Schocksymptome auftreten. Bei Dengue handelt es sich um das weltweit am häufigsten vorkommende hämorrhagische Fieber. Zur Vorbeugung ist ein guter Mückenschutz und seit 2023 ein Impfstoff verfügbar.

Solange es Menschen gibt, gibt es tierische Parasiten, die in enger Verwandtschaft mit ihnen leben. Viele Infektionskrankheiten der letzten Jahrhunderte sind auf Ungeziefer zurückzuführen (z. B. Pest oder Fleckfieber). Früher waren Kriegszeiten auch immer Ungezieferzeiten. Heute treten durch Überalterung, Migration, Massentourismus, Klimaveränderungen und globalisierten Warenaustausch wieder vermehrt parasitäre Erkrankungen (z. B. Zika, Usutua, West-Nile-Virus, asiatische Tigermücke, japanische Buschmücke) in Mitteleuropa auf. Auch regionale Faktoren spielen eine Rolle, z. B. Zeckenendemiegebiete, in denen häufiger FSME-Erkrankungen auftreten. Sehr viele Zecken sind mit Borrelien verseucht. Die Bedeutung für das betreuende Personal im Sinne einer Ansteckungsgefahr ist gering, nur sehr wenige Parasiten können von Mensch zu Mensch übertragen werden.

Tab. 13: **Einteilung von humanmedizinisch relevanten Parasiten**

Parasiten		
Arthropoden (Gliederfüßler)	**Helminthen (Würmer)**	**Protozoen (Urtierchen)**
Flöhe	Madenwürmer	Trichomonaden
Wanzen	Spulwürmer	Toxoplasmen
Läuse	Bandwürmer	Pneumocystis (Pilz)
Krätzmilben		Plasmodien
Ungeziefer		Entamoebas
		Leishmanien
		Trypanosomen

Parasiten sind tierische Schmarotzer, die auf Kosten anderer Lebewesen existieren und ohne Wirte nicht lebensfähig sind:

▶ **Endoparasiten** leben im Körperinneren, beispielsweise im Darm (Würmer), im Blut (Malariaplasmodien) oder im Gewebe (Rickettsien/Fleckfieber).
▶ **Ektoparasiten** wie Flöhe, Zecken, Läuse oder Blutegel sitzen außen auf der Haut des Wirtes.
▶ Manche leben und saugen am Wirt (z. B. Krätzmilbe, Laus), andere saugen nur, ohne den Wirt zu bewohnen (Zecke, Bettwanze, Hunde-/Katzenfloh, Anophelesmücke).

Parasiten werden unterteilt in Arthropoden (Gliederfüßer), Helminthen (Würmer) und Protozoen (Urtierchen).

9.1 Arthropoden

Den Arthropoden zugeordnet werden Krätzmilben, Läuse, Wanzen, Flöhe und Ungeziefer. Ungeziefer wird in Schädlinge und Parasiten, Schädlinge werden wiederum nach ihrem Befallsort unterteilt:

▶ **Hygieneschädlinge** befallen den Menschen und gefährden seine Gesundheit (z. B. Zecken, Mücken, Wanzen, Läuse, Milben).
▶ **Vorratsschädlinge** befallen Lebensmittelvorräte und können auch so eine Gesundheitsgefahr für Menschen darstellen (z. B. Ratten, Küchenschaben, Fleischfliegen, Pharaoameisen).
▶ **Materialschädlinge** befallen Materialien tierischen (Pelze, Wolle – z. B. Kleidermotte) und pflanzlichen Ursprungs (Stoffe, Holz – z. B. Holzwurm).
▶ **Lästlinge** befallen „vorbelastete" Orte und zeigen Mängel auf (z. B. deuten Staubläuse auf Pilzbefall von Wohnräumen hin).

Flöhe

Flöhe haben immer Saison – es gibt ja auch rund 2500 Arten – Hund, Katze, Vogel, Igel ... und ihre Sprungkraft macht sie mobil! Die Stichwirkung führt zu Juckreiz und die Gefahr der Übertragung, v. a. von Viren, ist gegeben. Bei einem Befall stehen die **gründliche Körperpflege** sowie ein kompletter **Wäschewechsel**, **Staubsaugen** und eine Matratzendesinfektion im Vordergrund. Haustiere „entflöhen" nicht vergessen!

Bettwanzen

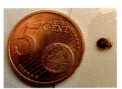

Abb. 34: **Bettwanze – gar nicht klein und doch so günstig**

Bettwanzen (siehe Abb. 34) galten als ausgerottet. Seit 15 Jahren nimmt der Wanzenbefall in den Industrieländern wieder zu. Die USA wird von einer Wanzenplage überzogen, selbst Luxushotels oder Flagship-Stores sind davon betroffen, ein Ende der Invasion scheint nicht absehbar. Nicht der Mangel an Hygiene, eher die extreme Widerstands- und Anpassungsfähigkeit der Wanzen ist dafür verantwortlich. Wanzenbefall wird an schwarzem Kot an Betten und Matratzen sowie am muffigen Geruch im Raum erkennbar. Durch ihre Lichtscheuheit und ihren schmerzfreien Stich werden sie oftmals erst spät erkannt. Häufig folgt eine bakterielle Sekundärinfektion von Kratzspuren, Infektionsgefahr besteht nicht. Wanzen lieben niedrige Temperaturen unter 10°C und hassen Zugluft – regelmäßige Raumlüftung ist also eine präventiv sehr wirksame Maßnahme. Kleidung ist bei Wanzenverdacht mit mind. 60°C zu waschen, bevor sie in das Patientenzimmer gebracht wird. Wanzen können auch mit Reisegepäck eingeschleppt werden – bei Verdacht ist dieses auszuschütteln und mit Insektiziden zu besprühen.

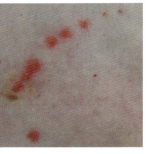

Abb. 35: **Typisches Hautzeichen bei Floh- und Wanzenbiss – „breakfast, lunch, dinner"**

Läuse

Beim Menschen treten drei Lausarten auf: Kleiderlaus, Kopflaus und Filzlaus. Läuse sind schwer entfernbar, weil sie sich mit den Beinen festklammern und ihre Eier mit einer wasserunlöslichen Substanz am Menschen befestigen. Sie können nicht fliegen oder springen – die Übertragung funktioniert nur per Kontakt von Mensch zu Mensch. Die bei uns relevanten Läuse übertragen keine Infektionskrankheiten. Unter 20°C funktioniert weder Eientwicklung noch Eiablage und spätestens 55 Stunden nach Entfernung vom Körper (und damit Nahrungsentzug) sterben alle Läuse ab.

Die **Kopflaus** hat nach der Reisezeit im Herbst ihre Hauptsaison. Kopfläuse sind ungefährlich, betreffen v. a. Kinder und sind **kein Zeichen für mangelnde Hygiene**, alle sozialen Schichten sind betroffen. Sie bevorzugen 25°C und werden aktiv durch schnelles Überkriechen oder passiv durch mit Larven oder Eiern kontaminierte Kleidung (meist Kopfbedeckungen) oder Kämme übertragen. Bemerkbar wird der Befall durch Juckreiz und Kratzspuren v. a. hinter den Ohren und im Nackenbereich. Die Eier („Nissen") können nicht durch eine normale Haarwäsche entfernt werden. Läuse werden zunehmend resistenter gegenüber herkömmlichen chemischen Mitteln. Neuere insektizidfreie Shampoos verschließen (mittels Dimeticon-Silikonöl) das Atemsystem physikalisch und ersticken so die Läuse. Zur Vermeidung des Wiederbefalls ist eine Wiederholung der Behandlung nach 7–10 Tagen erforderlich. Die Entlausung von Decken, Pölstern, Spielsachen etc. ist empfehlenswert. Regelmäßiges Händewaschen hilft in der Vorbeugung entscheidend mit!

Die **Kleiderlaus** wird durch Körperkontakt übertragen und bevorzugt dabei 30°C. In Osteuropa haben Kleiderläuse das Potenzial, Rickettsien zu übertragen und das epidemische Fleckfieber auszulösen. Bei einem Befall empfiehlt es sich für das Betreuungspersonal, Schutzkleidung zu tragen, Kleidung mit mindestens 60°C zu waschen und nicht waschbare Materialien einzufrieren oder auszuhungern (Kleidung für 14 Tage in einen luftdichten Plastiksack geben und kühl aufbewahren).

Rickettsien
bakterienähnliche Mikroben

> **Warum verlor Napoleon 1812 den Feldzug gegen Russland?** Seit Kurzem kennt man die Antwort: Weder die russische Gegenwehr noch der unerbittliche russische Winter – schuld war die Kleiderlaus! Am Läusefleckfieber verstarben täglich bis zu 6 000 Soldaten. Miserable hygienische Umstände bereiteten der Laus den Boden … (Thadeusz, 2009).

Die **Filzlaus** fühlt sich auf Schamhaaren und in der Perianalregion bei 37°C besonders wohl und wird sexuell, aber auch durch gemeinsame Benützung von Bettwäsche auch auf Kinder übertragen. Bei Juckreiz ist ähnlich wie bei den Kopfläusen vorzugehen: Wäsche waschen, ein Insektizid-Shampoo verwenden und unter Umständen die Intimregion rasieren.

> Als „Liebesbeweis" haben sich für die Filzlaus auch mehr oder weniger fantasievolle Bezeichnungen etabliert: Liebeskäfer, Sackratte, Beutelhirsch, Unterleibsantilope, Rohrbiene … ABER: Die Filzlaus ist vom Aussterben bedroht! Vermutlich verliert die Laus ihren natürlichen Lebensraum in Amerika und Europa – die Schambehaarung wird aus hygienischen und kosmetischen Gründen immer kürzer und seltener. Oder die Filzlaus weicht aus – Barthaar hat die Schambehaarung als Modetrend ja abgelöst.

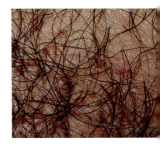

Abb. 36: **Filzlaus, sich an Schamhaare klammernd**

Krankenhaushygienische Maßnahmen bei Lausbefall

Patientenwäsche für eine Woche in einem Plastiksack verpackt in den Kühlschrank oder für 24 Stunden in den Tiefkühler geben (**Plüschtiere** bei mindestens −20°C). Erhitzen – mit mindestes 60°C waschen – oder am einfachsten, wenn möglich, Wäsche endgültig entsorgen. **Matratzen** müssen mittels chemothermischer Dampfreinigung bei mindestens 75°C entlaust werden. **Im direkten Patientenkontakt** sind Standardhygienemaßnahmen ausreichend.

Krätzmilbe (Sarcoptes scabiei)

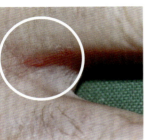

Abb. 37: **Krätzmilbe: Austrittsstelle im Fingerzwischenraum**

Die Krätzmilbe ist auschließlich ein menschlicher Parasit. Sie tritt in Europa je nach Hygiene-/Immunstatus auf. Sie frisst ca. 1 cm lange Gänge in die Epidermis, über die auf der Hautoberfläche abgelegten Eier erfolgt die Übertragung. Dafür ist ein länger anhaltender Körperkontakt über mehr als fünf Minuten erforderlich (gemeinsames Schlafen in einem Bett, kuscheln, intensive Körperpflege, aber eher selten über Bettwäsche). In den letzten Jahren kann eine massive Zunahme vor allem in Langzeitpflegeeinrichtungen aufgrund der langsamen Ausbruchsentstehung sowohl bei Bewohner*innen als auch beim Personal beobachtet werden. Als Prädilektionsstellen gelten warme, weiche, gut durchblutete Hautareale an den Händen und am Körperstamm, beim Personal die Fingerzwischenräume (siehe Abb. 37). Der diagnostische Nachweis aller Formen erfolgt über Hautgeschabsel auf einem Klebestreifen und die Betrachtung unter dem Mikroskop. Mit bloßem Auge sind die Milben meist nicht sichtbar. Die Therapie erfolgt primär mittels intravenösem Antiparasitikum, sekundär mittels lokalem Antiskabiosum als Ganzkörperbehandlung (vorher gründlich duschen, danach zumindest acht Stunden Einwirkzeit). Begleitend müssen Kleidung, Bettwäsche etc. täglich für sieben Tage mit mindestens 60°C gewaschen und gewechselt oder für mindestens 72 Stunden luftdicht in Plastiksäcken gelagert werden. Präzise Hände- und Nagelpflege ist wesentlich! Die Wirkung, d.h. die Zurückbildung der Klinik, zeigt sich aber erst nach zwei Monaten. Wichtig ist auch die Mitbehandlung von Kontaktpersonen.

Krankenhaushygienische Maßnahmen bei Scabies
Nach Therapiebeginn ist die Infektiosität nach 24 Stunden vorbei, bis dahin empfiehlt sich eine Isolierung. Die Wäsche mit mindestens 60°C waschen, die Matratzen mindestens sieben Tage abdichten und bei 90°C dampfreinigen. Im direkten Patientenkontakt gelten Standardmaßnahmen, jedoch ist die Händedesinfektion nicht wirksam. Insofern empfiehlt sich die Verwendung von Handschuhen und langärmeliger Kleidung. Ein Mundschutz ist nicht erforderlich.

> Zu den für Gesundheitseinrichtungen relevantesten Parasiten zählen Scabies, Läuse und Flöhe. Pflegende sind am häufigsten mit Kopfläusen und Krätzmilben konfrontiert.

Abb. 38: **Die Hand als Prädilektionsstelle des neu entdeckten Käfers Blaps mortisaga virtualis**

Gruselkäfer – berühren verboten!

Ein erst vor wenigen Jahren entdeckter neuer Käfer hat das Potenzial, eine echte Seuche zu werden: Bei Berührung überträgt das Insekt einen Virus, der Löcher in die Hände bohrt. Ausgehend von Indien gelangte der Gruselkäfer über Thailand nach Europa. Die Flüchtlingswelle der letzten Jahre hat die Situation zusätzlich verschärft. Ein Labor in Menlo Park (Kalifornien) konnte diese neue und gefährliche Form des Gruselkäfers (Blaps mortisaga virtualis) isolieren. Das Genom des Virus ist noch nicht gänzlich sequenziert. Die Ausheilung dauert Monate bis Jahre, eine kausale Behandlung ist schwer möglich, die Gefahr der Amputation ist hoch (Incognito, 2016).

9.2 Würmer (Helminthen)

Würmer sind vielzellige Lebewesen, welche anaerob (ohne Sauerstoffbedarf) im Darm des Endwirtes leben. Die Wurmeier oder Larven benötigen ein aerobes Milieu, daraus resultiert, dass sich Würmer im befallenen Organismus nicht vermehren können – sie benötigen einen Zwischenwirt. So ist es auch erklärbar, warum einige Wurminfektionen aufgrund der geringen Parasitenanzahl keine Beschwerden hervorrufen. Es gibt eine Unzahl von Würmern in den Tropen und Subtropen, im folgenden Abschnitt sollen nur in unseren Breitengraden vorkommende Würmer Erwähnung finden:

Madenwürmer (Oxyuren) werden fäkal-oral über Hände, Wäsche, Lebensmittel, Spielzeug etc. übertragen. Im Anusbereich abgelegte Eier (siehe Abb. 39) entwickeln sich zu Larven. Durch Kratzen, provoziert vor allem durch nächtlichen Juckreiz, wandern sie auf fäkal-oralem Weg zurück in den Körper. Die Madenwurminfektion zählt zu den häufigsten Parasitosen, v. a. bei Kindern. Als Ursachen gelten die schnelle Reifung der Eier, das Fehlen eines Zwischenwirtes und die Tatsache, dass zur Reifung der Eier kein längerer Aufenthalt außerhalb des Wirtes notwendig ist.

Spulwürmer (Ascariden) werden über kontaminiertes Wasser oder Gemüse aufgenommen, die Eier über den Stuhl ausgeschieden und so die Larvenentwicklung ermöglicht. Die fäkal-oral wiederaufgenommenen Larven durchbohren die Darmwand und gelangen in die Blutbahn, über den Pfortaderkreislauf in die Leber und über die untere Hohlvene in die Lunge. Dort werden sie hochgehustet und wieder verschluckt, um als entwickelte Würmer mit einer Länge von bis zu 40 cm wieder in den Darm zu gelangen. Eine abenteuerliche Reise durch die Körper von ca. 1,5 Milliarden (!) betroffenen Menschen. Ein massiver Befall führt zu Durchfall und Erbrechen.

Bandwürmer (Cestoden) verwenden den Menschen als End- oder Zwischenwirt. Beim **Rinder- und Schweinebandwurm** erfolgt die Aufnahme der Larven durch den Genuss von rohem Fleisch. Die pathogene Wirkung der Bandwürmer ist gering, meistens handelt es sich um Nahrungskonkurrenten, welche eine Länge von bis zu 10 m erreichen können. Beim **Hundebandwurm** werden die Wurmeier des Hundekots über die Hundeschnauze fäkal-oral aufgenommen und Leber und Gehirn werden besiedelt. Die häufig befallenen Füchse dringen zunehmend als Nahrungsopportunisten in die Wohngebiete des Menschen ein. Die Aufnahme der Larven des **Fuchsbandwurms** erfolgt über kontaminierte Waldfrüchte und engen Kontakt mit streunenden Katzen. Diese **Echinokokkose** führt oft-

Wurmbefall steht im engen Zusammenhang mit hygienischem Verhalten. In Mitteleuropa ist der Madenwurm bei Kindern, der Rinderbandwurm bei Erwachsenen und zunehmend der Fuchsbandwurm von Bedeutung.

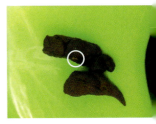

Abb. 39: **Madenwurm im Stuhl eines Kindes, makroskopisch sichtbar**

Die **Prophylaxe** von Wurmbefall liegt in der Durchführung einer korrekten Hände-, Körper- und Lebensmittelhygiene.

mals zu großen Leber- und Lungenzysten. Hunde- und Fuchsbandwurm, beides meldepflichtige Echinokokkosen in Österreich und Deutschland, kommen glücklicherweise sehr selten vor.

Die **Diagnostik** von Wurmbefall erfolgt über den mikroskopischen Nachweis von Würmern und Wurmeiern im Stuhl (bei Spulwürmern), den makroskopischen Nachweis von abgestoßenen Bandgliedern im Stuhl/in der Toilette (bei Bandwürmern) oder mittels Analabklatsch (bei Madenwürmern). Mit der „Tixomethode" – larvenhältige Madenwurmeier bleiben auf einem durchsichtigen Klebestreifen haften, der auf den Anus geklebt wurde – erfolgt der anschließende mikroskopische Nachweis. Die **Therapie** erfolgt medikamentös („Entwurmung"). Bei Madenwürmern sollten auch die Unterwäsche und Bettwäsche häufig gewechselt und ausgekocht, die Toilette streng gereinigt, der Boden sauber gehalten und währenddessen Mundschutz getragen werden.

9.3 Protozoen

Protozoen (Urtierchen) sind einzellige Lebewesen. Die meisten Vertreter vermehren sich ungeschlechtlich durch Zweiteilung. Protozoen manifestieren sich entweder im Blut, Gewebe oder Darm. Nur wenige Arten sind für den Menschen pathogen, die meisten sind in den Tropen und Subtropen verbreitet (siehe Tab. 14). 2017 wurden in Österreich 78 Malaria- und 85 Dengue-Fieber-Fälle registriert.

Protozoen	Übertragung	Infektionskrankheit beim Menschen
Trichomonas vaginalis	Kontakt (sexuell)	Trichomoniasis (Genitalinfektion)
Toxoplasma gondii	oral, diaplazentar	Toxoplasmose
Pneumocystis jirovecii	aerogen, Kontakt	Pneumonie
Plasmodia	Anophelesmücke	Malaria
Entamoeba histolytica	oral	Amöbenruhr (Durchfallerkrankung)
Leishmania	Sandmücke	Leishmaniosen (Haut-/Schleimhaut-Infektion)
Trypanosoma	Tsetsefliege Kot von Raubwanzen	Schlafkrankheit Chagas-Krankheit

Tab. 14: **Humanmedizinisch relevante Protozoen**

Trichomonaden

Bei Trichomoniasis handelt es sich um eine sehr häufige, lästige, sonst weitgehend harmlose und gut behandelbare Geschlechtskrankheit. **Trichomonas vaginalis** kann auch indirekt, z. B. beim Schwimmen in freien Gewässern, übertragen werden, da die Protozoen auch außerhalb des Körpers überlebensfähig sind. Die Krankheit ist bei der Frau durch Juckreiz, Ausfluss und Schmerzen beim Urinieren und beim Mann meist nur durch Schmerzen beim Urinieren gekennzeichnet. Bei der Therapie ist eine Partnerbehandlung erforderlich.

Toxoplasma gondii

Der Durchseuchungsgrad mit **Toxoplasma gondii** dürfte bei uns sehr hoch sein (ca. 70%), ernsthafte Erkrankungen werden aber selten beobachtet. Die Übertragung von Tier auf Mensch erfolgt über engen Kontakt mit **Katzen** und durch Verzehr von rohem Schweine-, Schaf- und Rindfleisch. Die Infektion **Toxoplasmose** äußert sich bei Kindern und Erwachsenen meist inapparent oder in einer fieberhaften Lymphknotenschwellung. Bei sehr vielen Erwachsenen sind Antikörper nachweisbar, welche auf eine in der Kindheit durchgemachte Infektion hinweisen. Tritt die Erkrankung manifest auf, weist dies auf eine Immunschwäche hin. So gilt Toxoplasmose als typische Infektion in der Endphase und als Todesursache bei **AIDS**. Eine diaplazentare Erstinfektion während der Schwangerschaft kann zur Fehlgeburt oder zu Spätschäden an Gehirn und Augen führen. Der Antikörpertest ist in Österreich und Deutschland im Mutter-Kind-Pass vorgeschrieben.

inapparent
stummer, symptomloser Infektionsverlauf mit funktionierenden Abwehrmechanismen

Schwangere sollten den Kontakt zu Katzen meiden, bei der Speisenzubereitung von Faschiertem und Geflügel Handschuhe tragen oder Hände gut waschen und auf den Verzehr von rohem Fleisch verzichten.

Plasmodien

Verschiedene Plasmodienarten führen zu unterschiedlichen Krankheitsbildern der **Malaria**. Malaria zählt zu den häufigsten und gefährlichsten Parasitosen des Menschen. Jährlich sterben ca. 2,5 Mio. Menschen weltweit. In Mitteleuropa findet keine Malariaübertragung statt, nur durch Reisetätigkeit ist die Einschleppung möglich. Die Übertragung in den Endemiegebieten erfolgt durch den Stich der **Anophelesmücke** vorwiegend während der Dämmerung und nachts. Die Plasmodien durchlaufen in der Mücke einen geschlechtlichen Vermehrungszyklus, im Menschen erfolgt eine ungeschlechtliche Teilung. Sie vermehren sich in den Leberzellen, dringen in die Erythrozyten ein und zerstören diese, was Durchblutungs- und Sauerstoffversorgungsstörungen zur Folge hat. Symptomatisch zeigen sich zunächst hohes Fieber (danach periodisches Fieber), Schüttelfrost, Kopf- und Gliederschmerzen. Malaria tritt in verschiedenen Formen auf, welche sich v.a. durch den Verlauf der Fieberschübe unterscheiden. **Malaria tropica**, die gefährlichste Form, führt bei jedem*jeder zweiten Europäer*in zum Tod. Zur Expositionsprophylaxe stehen Insektenschutzmittel, Moskitonetze und langärmelige Kleidung zur Verfügung. Zur Chemoprophylaxe stehen Stand-by- oder präventiv einzunehmende Medikamente zur Auswahl, welche nur die auftretenden Symptome, nicht die Infektion selbst verhindern und ausgeprägte Resistenzen aufweisen. Im Krankheitsfall ist eine intensivmedizinische Betreuung erforderlich.

Während der Corona-Impfstoff auf nur ein Stachelprotein abzielt, um Immunität aufzubauen, kommen bei Malariaparasiten tausende Antigene in Betracht.

Expositionsprophylaxe
Maßnahmen zur Verringerung der Infektionsgefahr durch die Umwelt

Chemoprophylaxe
Anwendung von Chemotherapeutika (meist Antibiotika) vor erfolgter Infektion

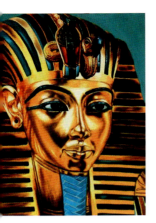

Abb. 40: **Totenmaske von Tutenchamun**

Starb Tutenchamun an Malaria? Der Malaria wird der Untergang des Römischen Reiches zugeschrieben. Nicht nur das: Der ägyptische Pharao Tutenchamun (siehe Abb. 40) starb 1324 v. Chr. bereits im 19. Lebensjahr und war mit Plasmodium falciparum infiziert. Diese neuesten gentechnischen Untersuchungen gelten als der früheste Beleg für Malaria. Woran er starb, ist jedoch weiterhin umstritten … (Hawass, 2010).

Global Warming und das vermehrte Auftreten von Parasiten, Körperungeziefer und Hygieneschädlingen ist real und findet auch bei uns in Mitteleuropa statt.

9.4 Exkurs: Parasitäre Biotherapeuten

Der Gedanke an biologische Kampfstoffe ist ekelhaft, noch ekelhafter empfinden viele Menschen Maden oder Blutegel. Aber auch Blutegel zeigen Ekelgefühle gegenüber Menschen: Körperlotions, Parfum etc. mögen sie gar nicht. Ist der Ekel überwunden, zeigen Parasiten, wie ihre erstaunlichen Fähigkeiten in der Medizin zum Wohle des Menschen nutzbar werden. Das ist historisch betrachtet nicht neu, allerdings wurde in den letzten Jahren wieder verstärkt der Versuch unternommen, ihre heilende Wirkung zu nützen.

Medizinische Blutegel

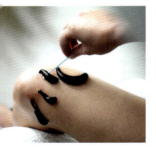

Abb. 41: **Blutegeltherapie bei Arthrose**

Hirudo medicinalis, zu medizinischen Zwecken eingesetzt, erlebt derzeit eine Renaissance: früher beim Aderlass, heute in der „Biochirurgie" und der Behandlung chronischer Erkrankungen. Der Blutegel beißt sich fest und injiziert gerinnungshemmendes Hirudin. Über den Speichel gibt er noch entzündungshemmende Substanzen und histaminähnliche Verbindungen, die gefäßerweiternd wirken, ab. Über Stunden saugt er Blut ab, danach sickert Blut über die Bisswunde nach. Verwendung finden Blutegel beispielsweise bei Hämatomen, Thrombose, Krampfadern, Arthrose oder Rheuma (siehe Abb. 41).

Würmer & Co

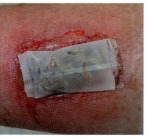

Abb. 42: **BioBag® – Verbandstoff enthält Fliegenmaden zur Wundreinigung**

Derzeit ist es üblich, bei Befall mit parasitären Würmern medikamentös zu entwurmen. Demnächst umgekehrt? Im menschlichen Körper lebende parasitäre Würmer dämpfen die Reaktion des Immunsystems gegenüber allergischen Reaktionen und verhindern bei Kindern überhaupt die Allergieentstehung. Dies gilt als allgemein anerkannt und bewiesen. Ähnliches wird bei Multipler Sklerose beforscht. Eier des Schweinepeitschenwurms bei Morbus Crohn und Colitis ulcerosa, die bakterizide Wirkung von Propolis bei grampositiven Bakterien und dem Mycobacterium tuberkulosis, antimikrobielle Substanzen aus Termiten, die antivirale Wirkung von Alloferon aus der blauen Schmeißfliege – bioaktive Substanzen rücken immer mehr ins Blickfeld der Forschung.

9.5 Exkurs: Krebs als Infektionskrankheit?

Krebs als Infektionskrankheit oder Krebsrisiko als Folge einer mikrobiellen Besiedelung oder Infektion wird zunehmend vorrangig diskutiert. Die Anzahl von Krebserkrankungen, die sich auf Infektionen zurückführen lassen, nimmt stetig zu.

- **Helicobacter pylori** gilt mittlerweile als Hauptverursacher von Magengeschwüren, einer Vorstufe des Magenkarzinoms. Seit 1994 steht H. pylori auf der Liste krebserzeugender biologischer Stoffe.
- **Aspergillus flavus** und parasiticus sind in der Lage, Aflatoxine zu produzieren, welche bei regelmäßiger Zufuhr kanzerogen wirken (Leber- und Nierenkrebs).
- **Würmer** aus der Gattung der Pärchenegel (Schistosoma haematobium) und der Leberegel (Opisthorchis viverrini), wohnhaft in Afrika und Asien, gelten als Auslöser von Blasenkrebs bzw. Entartungen der Gallengänge.
- **Hepatitis-B- und C-Viren** lösen, über den Weg einer chronischen Hepatitis, häufig Leberzellkarzinome aus.
- **Epstein-Barr-Virus** verursacht das Pfeiffer'sche Drüsenfieber („Kissing Disease") und steht im begründeten Verdacht, Krebs im Rachenraum und Lymphdrüsenkrebs zu verursachen.
- **Humane Papillomaviren** kommen weltweit vor. Einige Subtypen gelten als Verursacher des Gebärmutterhalskrebses und auch von (männerdominierten) Tumoren im Kopf-/Halsbereich.
- **Humane Herpesviren B** verursachen bei stark geschwächter Immunlage im Rahmen von AIDS einen bösartigen Hautkrebs (Kaposi-Sarkom).

Zum Kapitelabschluss

One Minute Wonder
- **Parasiten** sind tierische Schmarotzer, die auf Kosten anderer Lebewesen existieren und ohne Wirte nicht lebensfähig sind.
- **Parasiten** werden unterteilt in Arthropoden, Würmer und Protozoen.
- Den **Arthropoden** zugeordnet werden Krätzmilben, Läuse, Wanzen, Flöhe und Ungeziefer. Ungeziefer wird in Schädlinge und Parasiten unterteilt.
- **Läuse** können nicht fliegen oder springen – die Übertragung funktioniert nur per Kontakt von Mensch zu Mensch.
- **Wanzen** dienen gerne als Ursache einer Phobie, verursachen aber meist nur harmlose Hautreaktionen.
- Die **Krätzmilbe** ist ausschließlich ein menschlicher Parasit und wird nur über mehrere Minuten anhaltende Körperkontakte übertragen.
- **Wurmbefall** steht in engem Zusammenhang mit hygienischem Verhalten. In Mitteleuropa sind der Madenwurm bei Kindern, der Rinderbandwurm bei Erwachsenen und zunehmend der Fuchsbandwurm von Bedeutung.
- **Madenwürmer** werden bei Kindern über Wäsche, Lebensmittel und Spielzeug übertragen.
- **Spulwürmer** werden über kontaminiertes Wasser oder Gemüse aufgenommen.
- **Bandwürmer** verwenden den Menschen als End- oder Zwischenwirt.
- **Protozoen** sind für den Menschen pathogen, die meisten sind in den Tropen und Subtropen verbreitet.
- Bei **Trichomoniasis** handelt es sich um eine sehr häufige, sonst weitgehend harmlose und gut behandelbare Geschlechtskrankheit.
- **Toxoplasma gondii** ist bei uns weit verbreitet und wird vorwiegend durch Katzen übertragen. Ernsthafte Erkrankungen sind selten, meist in Verbindung mit AIDS.
- **Malaria** wird durch den Stich der Anophelesmücke übertragen. Sie tritt in verschiedenen Formen auf, von denen Malaria tropica die gefährlichste ist.
- **Zu medizinischen Zwecken eingesetzt**, erleben parasitär lebende Blutegel, Maden und Würmer derzeit eine Renaissance.
- **Immer mehr Krebserkrankungen** lassen sich auf Infektionen zurückführen. Das Krebsrisiko als Folge einer mikrobiellen Besiedelung oder Infektion wird zunehmend vorrangig diskutiert.

Fragen zur selbstständigen Wissensüberprüfung

1. Welche Parasiten sind in Gesundheitseinrichtungen von Bedeutung und welche hygienischen Maßnahmen erfordert deren Auftreten?
2. Bei Läusebefall in einer Gesundheitseinrichtung – welche Hygienemaßnahmen sind erforderlich?
3. Bei Krätzmilbenbefall in einer Gesundheitseinrichtung – welche Hygienemaßnahmen sind erforderlich?
4. Wie erfolgen die Diagnostik, Therapie und Prävention von Wurmbefall?
5. Welche propyhlaktischen Maßnahmen stehen bei Malaria zur Verfügung?
6. Worin unterscheiden sich die durch Protozoen ausgelösten Infektionskrankheiten Toxoplasmose und Malaria?
7. Erkundigen Sie sich in Ihrer Gesundheitseinrichtung, bei welchem Patientenklientel medizinische Blutegel und die Madentherapie eingesetzt werden.

Aspöck, C. & Auer, H. (2016): Krankenhaushygienische Aspekte bei Ektoparasiten. Hygiene Monitor 7–9, S. 2–4.

Aspöck, H. (Hrsg.) (2010): Krank durch Arthropoden. Linz: Biologiezentrum der Oberösterreichischen Landesmuseen.

Focus Ektoparasiten (2019): Spectrum Dermatolog 3, S. 8–41.

Fritsche, O. (2013): Die neue Schöpfung. Wie Gen-Ingenieure unser Leben revolutionieren. Hamburg: Rowohlt.

Faulde, M. (2019): Global Warming? – Parasiten im Krankenhaus. HygMed Spezial 44, Suppl., S. 26–29.

Gladwin, M., Trattler, W. & Mahan, S. (2021): Clinical microbiology made ridiculously simple. Edition 8. Miami: MedMaster.

Incognito, F. N. (2016): Das Killerinsekt tötet uns. Natürlich alles Blödsinn, der einzige Ausbreitungsweg ist die virtuelle Verbreitung. Fake News. Die medizinische Bezeichnung dafür: „Trypophobie" – die Angst vor Löchern. Falter 47/16, S. 25.

Mehlhorn, H. (2010): Ungeziefer im Krankenhaus und Pflegeheim. Krankenhaushygiene up2date 5, S. 9–20.

Robert-Koch-Institut (2016): RKI-Ratgeber für Ärzte Skabies (Krätze). Vollständig aktualisierte Fassung vom Juni 2016. https://www.rki.de/DE/Content/Infekt/EpidBull/Merkblaetter/Ratgeber_Skabies.html (18.02.2018).

Zentrum für Reisemedizin (o. J.): Malaria. http://www.reisemed.at/malaria.html (18.12.2017).

II
Mikrobiologische Diagnostik

10 Abnahme von Untersuchungsmaterialien
Den Tätern auf der Spur!?

> **Fast Facts – das erwartet Sie in den Kapiteln 10–12:**
> - Methoden der Infektionsdiagnostik
> - Abnahme von Untersuchungsmaterialien
> - Lagerung und Transport
> - Probenbearbeitung im mikrobiologischen Labor
> - Mikrobiologische Nachweisverfahren
> - Antibiogramm
> - Der mikrobiologische Befund
> - Therapie von Infektionskrankheiten
>
> **Differenzierende Lesezeit: 80 Minuten**

Die mikrobiologische Diagnostik mit Resistenzbestimmung stellt eine wichtige Säule des erfolgreichen Managements von Infektionen dar.

In naher Zukunft werden zwei Entwicklungen die **Infektionsdiagnostik** erleichtern, verbessern, beschleunigen: Multiplex-PCR-Bedsidetests, mit denen innerhalb weniger Stunden ein präzises Testergebnis vorliegt, und die Genomsequenzierung, welche die Pathogenese von Infektionskrankheiten revolutionieren wird. Aber bleiben wir in der Gegenwart.

Die **mikrobiologische Diagnostik** ist ein Teil der **Infektionsdiagnostik**, welche primär auf der Basis von
- Alter, sozialem Status, Impfstatus
- Reiseanamnese, Krankenhausaufenthalt
- beruflicher Exposition
- klinischen Symptomen (z. B. Husten, Fieber, Durchfall, Erbrechen, Hautveränderungen)
- Veränderungen von Ausscheidungen (z. B. Harnfarbe, Harngeruch) und
- klinisch-chemischen Zeichen: meist Leukozytenzahlveränderungen (Leukozytose, Leukozytopenie) sowie **CRP** erfolgt.

Ein aussagekräftiger mikrobiologischer Befund kommt zustande bei korrektem Vorgehen. Das betrifft:
- Abnahmetechnik (Entnahmestelle, Menge, Asepsis, Selbstschutz)
- Zeitpunkt (Tageszeit, Abstand zur Wiederholungsuntersuchung, vor AB-Therapie)

CRP
= C-reaktives Protein; bezeichnet ein Akutphasenprotein, welches Mikroben umhüllt und auf diese Weise die Phagozytose erleichtert; im Blut nachweisbar; Teil der routinemäßigen Infektionsdiagnostik.

- Medium/Gefäß (Beschriftung, Markierung infektiöser Proben)
- Lagerung (Temperatur, Ort, Zeitraum)
- Begleitschein (Patientendaten, Diagnose, Art/Abnahmeort des Materials, Datum/Uhrzeit, gewünschte Untersuchung, bestehende AB-Therapie)

Ziel einer ergänzenden mikrobiologischen Untersuchung ist es, pathogene und apathogene Flora zu erfassen und resistente Hospitalkeime zu erkennen, um eine klinische Diagnose und eine gezielte Therapie zu ermöglichen. Das dafür erforderliche Untersuchungsmaterial sollte möglichst vor der Antibiotikagabe gewonnen werden. Zur mikrobiologischen Diagnostik werden vorwiegend folgende Untersuchungsmaterialien verarbeitet: Blut, Abstriche, Punktate, Gewebe, Harn, respiratorische Sekrete, Stuhl, Liquor und Fremdkörper. Im folgenden Abschnitt werden jene Materialien mit hoher klinischer Relevanz näher erläutert.

10.1 Blut

Die Blutentnahme erfolgt unter streng **aseptischen Bedingungen**. Nach der Händedesinfektion (siehe Kap. 17.3) und der Hautdesinfektion (mindestens 20 Sek. Einwirkzeit) erfolgt die Desinfektion der Membran der Blutkultur-Flaschen (Blut, primär steril, darf nicht kontaminiert werden). Der richtige Zeitpunkt der Punktion und Abnahme ist abhängig von der Indikation und Infektionsphase.

Zwei bis drei Abnahmen im Abstand von mindestens einer Stunde, entnommen von unterschiedlichen Punktionsstellen, vor der Antibiotika-Therapie und vor einem zu erwartenden (oder während des) Fieberanstieg(s) wären optimal. Die Entnahme erfolgt meist im Set mit zwei BK-Flaschen (aerob/anaerob), die unterschiedlichen flüssigen Nährmedien ermöglichen ein spezifisches Wachstum. Die BK-Flaschen sind bevorzugt mittels geschlossenem Abnahmesystem bis zur „Fill-to"-Markierung (nicht darüber hinaus) zu befüllen, damit in die anaerobe Flasche kein Sauerstoff gelangt. Es ist darauf zu achten, dass möglichst keine Blutkultur aus einem liegenden Venenkatheter entnommen wird. Ausnahme: Bei Verdacht auf Kathetersepsis entnimmt man gleichzeitig über den verdächtigen Katheter und eine frische Punktionsstelle je ein Set (siehe Kap. 31). Für mit Antibiotika vorbehandelte Patient*innen existieren eigene Kulturflaschen. Nach der Entsorgung der gebrauchten Materialien und einer Händedesinfektion („nach Kontakt mit potenziell infektiösem Material") kann bei der nächsten Patientin eine Blutabnahme erfolgen. Die Blutkultur sollte innerhalb von vier Stunden im mikrobiologischen Labor eintreffen; falls nicht möglich, bei Raumtemperatur zwischenlagern.

„Sixpack" trägt der*die Pflegende!?

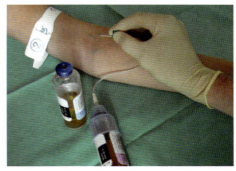

Abb. 43: **Blutabnahme von je zwei BK-Flaschen zur mikrobiologischen Untersuchung**

10.2 Abstriche

Grundsätzlich sind gewonnene Flüssigkeiten oder Gewebeproben immer produktiver als Abstriche. Abstriche von Haut und Nase (z. B. MRSA-Screening), **Rachen** (z. B. **Verdacht** auf **COVID-19**, Pertussis oder Meningitis), Auge (z. B. Verdacht auf Conjunctivitis), **Ohr** (z. B. Verdacht auf Otitis media), **Urethra**, **Zervix** und **Vagina** (z. B. Verdacht auf Pilzinfektion, Chlamydieninfektion oder Gonorrhoe) und Wunde können mit einem sterilen Abstrichtupfer (inkl. Transportmedium) genommen werden.

Aufgrund der Häufigkeit der Abnahme eines **Wundabstriches** wird dieser exemplarisch näher erläutert: Bei Verdacht auf MRE, bei chronischen Wunden oder postoperativer Wundinfektion (siehe Kap. 28) werden Abstrichtupfer mit Transportmedien (Gel- oder Flüssigform) verwendet, die auch für anaerobe Mikroben geeignet sind und eine Austrocknung des Materials verhindern (siehe Abb. 44). Die Entnahme erfolgt aus der Tiefe der Wunde bzw. vom Wundrand (aus möglichst verschiedenen Lokalisationen), da die Oberfläche oft mit einer Kolonisationsflora und Eiter verunreinigt ist. Es ist wichtig, dabei zwischen einer Kontamination und einer Infektion unterscheiden zu können, da nur bei einer Infektion mit Antibiotika behandelt werden sollte. Auf den Wattträger wird mit festem Druck möglichst viel Material aufgetragen, kontaminationsfrei in das Transportmedium zurückgesteckt und dieses dicht verschlossen. Umgehend ins Labor bringen; falls nicht möglich, maximal 24 Stunden bei Kühlschrank- oder Raumtemperatur zwischenlagern.

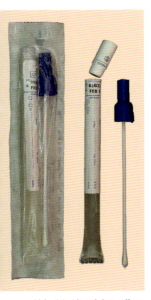

Abb. 44: **Abstrichmedium**

10.3 Punktate

Bei Verdacht auf ein infektiöses Geschehen in einer **Körperhöhle** oder im Gewebe wird eine Punktion durchgeführt, z. B. bei Gelenkerguss, Abszess, Pleuritis, Aszites, Pericarditis, Sinusitis oder Meningitis. Da es sich jeweils um invasive Eingriffe in das Körperinnere handelt, erfolgen Punktionen unter streng **aseptischen Bedingungen** und unter Verwendung steriler Materialien (siehe Kap. 31). Punktate wie Liquor oder andere Sekrete werden in zwei sterile Röhrchen übertragen, verschlossen und möglichst schnell ins Labor gebracht. Falls dies nicht möglich ist, sollte Liquor in Liquorkulturflaschen übertragen und im Brutkasten bei 37 °C gelagert werden.

10.4 Harn

Die Art der Harngewinnung entscheidet über die Aussagekraft des Ergebnisses. Die Gewinnungsmethoden unterliegen streng aseptischen Bedingungen. Für den Mikrobennachweis kommt primär **Mittelstrahlharn** in Betracht. Dafür ist der Urethraausgang bei Mann und Frau zu desinfizieren. Wenn die Gewinnung eines Mittelstrahlharns nicht möglich ist, wird ein **Einmalkatheterismus** bzw. die Abnahme über einen Dauerkatheter erforderlich (siehe Kap. 26). Über einen transurethralen Dauerkatheter (oder suprapubischen Katheter) ist eine kontaminationsfreie Gewinnung aufgrund der Kolonisation im Katheterinneren kaum möglich, deswegen muss die Art der Gewinnung am Begleitschreiben angeführt sein und müssen weitere Parameter (z. B. Leukozyturie) herangezogen werden, um eine Kolonisation von einer Infektion unterscheiden zu können. Bei jeder Gewinnung muss die Entnahmestelle des Katheters vorab desinfiziert werden. In Abhängigkeit von der Verfügbarkeit eines rasch erreichbaren Labors kann der Harn nativ (Harnröhrchen, gelber Verschluss) oder bei längerer Transportzeit auf einem **Eintauchnährboden** (z. B. Uricult®, siehe Abb. 45) transportiert und verarbeitet werden. Nativharn muss spätestens nach sechs Stunden im Labor kultiviert werden. Der Uricult® wird meist zunächst für 24 Stunden im Wärmeschrank gelagert. Werden danach bakterielle Kolonien sichtbar, erfolgt der Transport in das Labor zur Weiterverarbeitung. Beim Uricult® ist keine mikroskopische Beurteilung möglich, daher ist immer dem Nativharn/der Harnkultur der Vorzug zu geben.

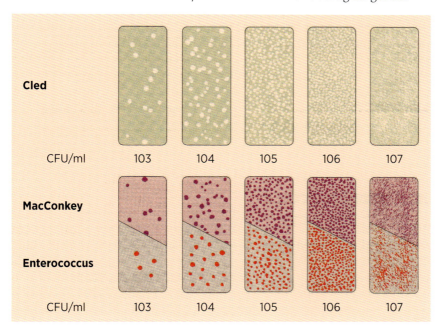

Abb. 45: **Uricult-wachstum auf drei verschiedenen Nährböden, welche der Nährmediumträger auf beiden Seiten enthält. CFU/ml = Koloniezahl der koloniebildenden Einheiten**

Wo Bakterien gerne urlauben

In Zeiten von Corona sind risikobehaftete Oberflächen von Interesse, besonders auf Reisen. Laut Travelmath, die sich auf Hygienestudien in der Reisebranche spezialisiert haben, sind die Lieblingsurlaubsorte der Bakterien: das klappbare Tischchen im Flugzeug (CFU 2155), der Schreibtisch im Hotelzimmer (CFU 615 000) und die Fernbedienung im Hotelzimmer (CFU 1,2 Mio). Ein Desinfektionsmittel im Reisegepäck mitzuhaben, kann somit nicht nur mit „Corona" begründet werden.

10.5 Respiratorische Sekrete

Dazu zählen **Sputum**, **Tracheal-** und **Bronchialsekret**, welche bei Verdacht auf Pneumonie, Bronchitis oder Tuberkulose untersucht werden. Der diagnostische Wert wird allerdings kontrovers diskutiert, v. a. weil die Gewinnung von „echtem Sputum" eher selten gelingt. Sputum darf nicht mit Speichel verwechselt/vermischt werden, die Mobilisierung erfolgt durch tiefes Aufhusten. Die Materialgewinnung erfolgt optimalerweise morgens (Sputum konzentriert sich nachts), vor dem Frühstück, nach dem Zähneputzen und nach einer gründlichen Mundspülung, um das Ergebnis möglichst nicht zu verfälschen. Als Transportmedium dient ein steriler, nativer Sputumbecher. In vielen Fällen (TBC, Legionellen- und Pilzpneumonie) ist die Abnahme mehrerer Proben erforderlich. Die Probe sollte möglichst innerhalb von zwei Stunden im Labor verarbeitet werden, eine eventuell notwendige Zwischenlagerung im Kühlschrank sollte für maximal 12 Stunden erfolgen.

Ein Tracheal- bzw. Bronchialsekret, meist zur Diagnostik einer nosokomialen Pneumonie, wird mittels Absaugkatheter tief aus der Lunge entnommen und mit einer „Sekretfalle" im verschraubten Zustand transportiert. Für die Probengewinnung aus tieferen Lungenabschnitten kann eine bronchoalveoläre Lavage (BAL) mittels Bronchoskop mit Sekretfalle durchgeführt werden.

> Grundsätzlich gilt: Je tiefer das Sekret entnommen wird, desto aussagekräftiger ist das Ergebnis.

10.6 Stuhl

Als Indikationen für mikrobiologische Stuhluntersuchungen gelten **Durchfallerkrankungen** (siehe Kap. 32), **Verdacht auf Darmparasiten** und Untersuchungen nach gesetzlichen Bestimmungen. Mit dem im Schraubverschluss integrierten Löffel wird eine haselnussgroße Stuhlmenge entnommen. Blutige, schleimige Anteile sollten bevorzugt werden. Meist sind weitere Stuhlprobenentnahmen erforderlich. Aufgrund der vielen unterschiedlichen Mikroben ist eine konkrete Fragestellung inklusive Zusatzinformationen – z. B. Auslandsaufenthalt – am Begleitschreiben unbedingt erforderlich. Die Probe sollte innerhalb von 24 Stunden angelegt werden und eine eventuell notwendige Zwischenlagerung im Kühlschrank für maximal 12 Stunden erfolgen.

Die Diagnostik von Wurmbefall erfolgt über den mikroskopischen Nachweis von Würmern und Wurmeiern im Stuhl (bei Spulwürmern), den makroskopischen Nachweis von abgestoßenen Bandgliedern im Stuhl/in der Toilette (bei Bandwürmern) oder mittels Analabklatsch (bei Madenwürmern). Mit der „Tixomethode" – larvenhältige Madenwurmeier bleiben auf einem durchsichtigen Klebestreifen haften, der auf den Anus geklebt wurde – erfolgt der anschließende mikroskopische Nachweis. Die sofortige Verarbeitung des (noch körperwarmen) Stuhls erhöht die Treffsicherheit der Untersuchung.

10.7 Gefäßkatheterspitzen (oder andere Fremdkörper)

Bei Verdacht auf katheterassoziierte Infektionen werden Gefäßkatheter unter aseptischen Bedingungen entfernt. Zunächst wird die Einstichstelle desinfiziert und deren Auftrocknung abgewartet, um eine Hautkontamination während des Herausziehens zu verhindern. Anschließend wird der Katheter herausgezogen, die Spitze in einer Länge von bis zu 4 cm mit einer sterilen Schere abgeschnitten und kontaminationsfrei in ein steriles Röhrchen übertragen (siehe Abb. 46). Die Probe sollte umgehend im Labor verarbeitet werden und eine eventuell notwendige Zwischenlagerung im Kühlschrank für maximal 24 Stunden erfolgen.

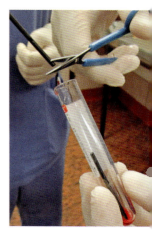

Abb. 46: **Kultivierung einer Gefäßkatheterspitze**

10.8 Lagerung und Transport

Im klinischen Alltag ist der sofortige Transport oftmals nicht möglich, aber die Regel „bei nächster Gelegenheit" muss eingehalten werden. Insofern ist eine korrekte Zwischenlagerung auf der Pflegestation bei verzögertem Transport erforderlich. Befindet sich das mikrobiologische Labor außerhalb des Krankenhauses, muss die Probe thermogerecht verpackt werden.

Grundsätzlich gilt:

- **Materialien mit Standortflora** (natürliche Keimbesiedelung) sind im Kühlschrank zu lagern, um eine Überwucherung der gesuchten Krankheitserreger zu verhindern.
- **Materialien von physiologisch sterilen Abnahmeorten** sind bei Raumtemperatur zu lagern, um ein Überleben kälteempfindlicher Mikroben zu garantieren (für maximal 24 Stunden).
- Proben für molekularbiologische Untersuchungen (PCR und/oder Antigentests) sollten bei 4 °C gelagert werden.

Bakterien sind Lebewesen – sie benötigen eine „artgerechte" Lagerung!

11 Probenbearbeitung im mikrobiologischen Labor

Antoni van Leeuwenhoek (1632–1723), niederländischer Naturforscher und Mikroskopbauer:
1675 beobachtete er Protozoen und Bakterien in Teichwasser, Regenwasser und im menschlichen Speichel. Er beschrieb drei Bakterienformen: Bazillen, Kokken und Spirillen. Diese Beobachtungen wurden zunächst mit Spott kommentiert, später mit großem Interesse gewürdigt. Die Kunst des Linsenherstellens hütete er jedoch als Geheimnis, erst etwa 200 Jahre später wurden Bakterien wieder mit Mikroskopen sichtbar (Koneman, 2003).

Nach der Probenannahme erfolgt die Verteilung, die Priorisierung und die Bebrütung und/oder Kultivierung der Proben. Grundsätzlich stehen direkte (mikroskopisch, kulturell) oder indirekte (molekularbiologisch, serologisch) Verfahren zum Nachweis von Mikroben zur Verfügung.

Ein vollständig ausgefüllter Begleitschein verkürzt die Bearbeitung im mikrobiologischen Labor um einen gesamten Arbeitstag – somit erhalten Patient*innen ihre etwaige erforderliche Therapie auch um einen Tag früher!

1) **Mikroskopischer Nachweis**:
   Das Material wird auf einem Objektträger ausgestrichen, eingefärbt (im Regelfall Färbemethode nach Gram, Ziehl-Neelsen-Färbung bei Tuberkulose oder andere Spezialfärbungen) und anschließend unter dem Lichtmikroskop betrachtet. Alle Bakterien sind im Lichtmikroskop sichtbar.

> Im klinischen Alltag werden in der Regel Bakterien kulturell, Viren serologisch, Protozoen und Pilze mikroskopisch nachgewiesen.

2) **Kultureller Nachweis**:
   Für viele Bakterien stehen verschiedene Nährböden zur Verfügung, auf denen sie gezüchtet werden, je nach Fragestellung und Ausgangslage, z. B. resistente Bakterien oder Auslandsaufenthalt. Nach der Mikrobenidentifikation erfolgt die Quantifizierung, Typisierung und Resistenzprüfung. Viren werden im Elektronenmikroskop, mit oder ohne fluoreszierende Farbstoffe, morphologisch erkannt oder in Zellkulturen vermehrt.

3) **Molekularbiologischer Nachweis**:
   Das in DNA oder RNA gespeicherte genetische Material von Mikroben, das sonst nur langsam oder gar nicht gezüchtet werden könnte, wird bestimmt. Als gebräuchlichster sowie äußerst sensitiver und spezifischer Test gilt der **PCR** (Polymerase Chain Reaction)-Test, welcher ergänzend zum kulturellen Nachweis oder ersetzend verwendet wird. Dieser Test

ermöglicht eine milliardenfache Vervielfältigung der DNA innerhalb weniger Stunden. „PCR-Kits" und PCR-Multiplex-Systeme ermöglichen die Austestung eines breiten Mikrobenspektrums mit wenigen Arbeitsschritten.

PCR und SARS-CoV-2

Während der Corona-Pandemie wurde dieser Test einem breiten Publikum bekannt. Die Virus-RNA (also das Erbgut des Virus) wird dabei so lange vermehrt, bis der Test positiv anschlägt und von einem positiven Ergebnis die Rede ist. Je weniger Durchgänge (Zyklen) dafür benötigt werden, desto höher ist die Viruslast. Diese Zyklen werden mit dem Ct-Wert (cycle threshold) angegeben. Im Falle von SARS-CoV-2 gilt der Ct-Wert von 30 als zentral: Nach 30 Zyklen gilt eine infizierte Person als nicht mehr ansteckend, weil die Viruslast zu gering ist. Dennoch fallen PCR-Tests auch noch bei einem Ct-Wert von 35–40 positiv aus. Die Ursache liegt in der extremen Empfindlichkeit der PCR – nicht ohne Grund gilt das PCR-Testverfahren als Goldstandard.

4) **Serologischer Nachweis**:
Virusspezifische Antikörper aus dem Blutserum werden bestimmt. Je nach Infektionsstadium können IgM (Früh-AK), IgG (Spät-AK) oder IgA nachgewiesen werden. Die Dokumentation erfolgt als Titer.

Wenn (z. B. bei SARS-CoV-2) IgM negativ und IgG positiv erscheinen, bedeutet dies 1., dass die Infektion schon länger zurückliegt, dass 2. nicht automatisch eine Immunität bestehen muss, aber 3. jedenfalls keine Infektiosität mehr besteht.

5) **Massenspektrometrischer Nachweis:**

Besser als Star Wars!

Neben etablierten Methoden im mikrobiologischen Labor gibt es eine neue Methode, „MALDI-TOF": MALDI – „matrixassistierte Laser-Desorption/Ionisierung" und Flugzeitanalyse TOF – „time of flight". Mittels Laserstrahlen werden Moleküle der Mikroben ionisiert, gemessen und als Massenspektrum dargestellt („Fingerabdruck der Mikroben"). Das Ergebnis (Erkennen der Mikrobe) ist innerhalb von nur drei Minuten verfügbar (Schnelltest aus dem Labor). Voraussetzung dafür ist nur die Bebrütung und Kultivierung der Probe. Mit der Massenspektrometrie kann die Bearbeitungszeit einer Probe um einen gesamten Arbeitstag reduziert werden!

6) Schnelltests („Point-of-Care-Tests")

In den letzten Jahren etablierten sich zunehmend Schnelltests zur Diagnostik weiterer, auch viraler Infektionen. Diese Tests basieren auf der Bindung von Antikörpern an ein im Test enthaltenes Antigen. Meist werden sie zur raschen Orientierung in akuten Situationen eingesetzt. Sie ergänzen bewährte Methoden und werden zusätzlich durchgeführt, z. B. bei Meningitis, Noroviren, Influenzaviren, HIV oder SARS-CoV-2. Das Ergebnis ist innerhalb weniger Minuten verfügbar, ohne die Proben ins Labor bringen zu müssen.

Schnelltests bei SARS-CoV-2/Coronaviren

Unterschiedliche Schnelltests unterscheiden sich hinsichtlich ihrer Verlässlichkeit bei Sensitivität (je höher die Sensitivität eines Tests ist, desto sicherer erfasst er die Erkrankung) und Spezifität (wie viele Gesunde wirklich als gesund erkannt werden). Wenn also ein Test eine Sensitivität von 99 %, aber nur eine Spezifität von 97 % aufweist und die Häufigkeit der Antikörper in der getesteten Bevölkerung unter 1 % liegt, kommt es bei diesen Schnelltests zu einem signifikanten Überwiegen falsch positiver Ergebnisse im Vergleich zu richtig positiven. Diese positiven Proben müssen dann mit einem weiteren, hochspezifischen Test (Neutralisationstest) abgeklärt werden. Das ist deshalb so wichtig, weil in der Bevölkerung 7 verschiedene Coronaviren zirkulieren, die leichte bis mittelschwere grippale Infekte verursachen, sich aber genetisch vom aktuellen SARS-CoV-2 unterscheiden.

Antibiogramm

Nach der Identifikation der Mikroben und ihrer quantitativen Registrierung im Labor erfolgen die Antibiotikatestung und die Erstellung des daraus resultierenden Antibiogramms (siehe Abb. 47). Das Untersuchungsmaterial wird dazu auf einem ausgewählten Nährboden ausgestrichen; anschließend werden mit unterschiedlichen antibiotischen Grundsubstanzen beimpfte Plättchen aufgesetzt. Nach einer Bebrütungszeit kann das Ergebnis abgelesen werden. Je näher die Erreger an die Plättchen heranwachsen, desto geringer ist deren Empfindlichkeit (Hemmhofmessung in mm).

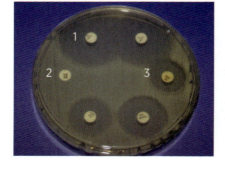
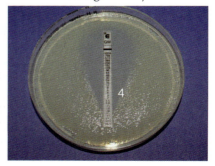

Abb. 47: **Antibiotika-Empfindlichkeitstestung**

Links: Ergebnis nach Bebrütung mit 37° C:
1) hohe AB-Empfindlichkeit;
2) keine AB-Empfindlichkeit;
3) geringe AB-Empfindlichkeit

Rechts: Epsilometertest:
4) AB-getränkter Teststreifen markiert die minimale Hemmkonzentration dieses ABs

12 Vom mikrobiologischen Befund bis zur Therapie

Ein fertiggestellter mikrobiologischer Befund enthält v. a. drei wichtige Informationen:
- die gefundene(n) Mikrobe(n),
- die Keimzahl (Mikrobenkonzentration): +++ (= hoch) oder ++ (= mittel) oder + (= gering) und
- die Empfindlichkeiten und Resistenzen gegenüber antibiotischen Grundsubstanzen (Antibiogramm): + (= empfindlich) oder – (= nicht empfindlich) oder leer (Reserve/Spezial).

Mikrobiologisch-kultureller Befund		
Aerobe Kultur		
Staphylococcus aureus		+++
–	Penicillin G	
+	Aminop./ß-Laktamasehemmer	
+	Oxacillin (Methicillin)	
+	……	

Mikrobiologisch-kultureller Befund		
Aerobe Kultur		
Enterobacter cloacae	4MRGN	10^7
–	Ampicillin	
–	Mecillinam	
–	Piperacillin + Tacobactam	
–	……	

Tab. 15: **Beispiele für einen mikrobiologischen Befund**

Die Befundung erfolgt im „Vier-Augen-Prinzip"

Mit diesen Informationen lässt sich feststellen, ob eine antibiotische Therapie erforderlich ist und welche Antibiotika wirksam sind. Das wäre die optimale Ausgangsbasis für den Beginn einer Antibiotika-Therapie. Im klinischen Alltag wird meist die zwischenzeitlich begonnene kalkulierte Antibiotika-Therapie gegebenenfalls umgestellt. Wird eine natürliche Mikrobenbesiedelung („Standortflora") in einer bestimmten Region gefunden (z. B. koagulasenegative Staphylokokken auf der Haut), besteht keine Pathogenität und somit wird auch kein Antibiogramm erstellt. Jede Mikrobengruppe erhält ein eigenes Antibiogramm. Oftmals werden einige Antibiotika-Gruppen zusätzlich ausgetestet, aber erscheinen am Befund nicht oder mit „M" („maskiert") ausgewiesen – Grund: Diese sollen als Reserve-Antibiotika bei etwaigen Resistenzen und für Spezialfälle zurückgehalten werden (siehe Kap. 33).

Ampelsystem der Antibiotikaliste
Grün = Standard
Gelb = Reserve
Rot = Spezial

12.1 Therapie von Infektionskrankheiten

Zur medikamentösen Behandlung stehen Antiinfektiva gegen Viren (Virustatika), Bakterien (Antibiotika), Pilze (Antimykotika) und Parasiten (Antiparasitika) zur Verfügung.

12.2 Therapie bakterieller Infektionen

Antibiotika gehören zu den wichtigsten Errungenschaften der modernen Medizin. Vor rund 80 Jahren wurde Penicillin als erstes Antibiotikum entwickelt. Früher auf Basis von Pilzen oder Bakterien hergestellt, werden sie heute voll- oder halbsynthetisch erzeugt. Ob im Organismus eine bakterizide Wirkung erreicht wird, ist vom Wirkungsmechanismus, der Konzentration am Wirkungsort, der Einwirkungsdauer und der Wachstumsphase der Mikroben abhängig.

Der sichere und adäquate Umgang mit Antibiotika ist eine Lebensversicherung für zukünftige Patientengenerationen.

Daraus abgeleitet gelten beim Einsatz von Antibiotika folgende Grundsätze der Antibiotikatherapie:

- **gezielt** – nach Antibiogramm
- **kalkuliert** – bei konkretem Verdacht
- **omnispektral** – bei Lebensbedrohung
- **prophylaktisch** – vor oder während der Operation

Die zunehmende Bedeutung der **Resistenzproblematik** wird im Zusammenhang mit den multiresistenten Erregern im Kapitel 33 vertieft.

Sind Antibiotika fast so alt wie Jesus Christus?

Das Volk der Nubier lebte vor rund 1600 Jahren südlich des heutigen Ägypten. Jetzt wurde Tetracyclin, eine antibiotische Grundsubstanz, in deren Knochen nachgewiesen – mit der Gewissheit, dass sie diese Substanz schluckten! Woher hatten sie das Antibiotikum? Die Nubier lagerten Hirse in Vorratsgruben im Erdboden. Darauf setzte sich das Bakterium Streptomyces, welches Tetracyclin produzierte. Durch die Fermentierung der Hirse konnte sich beides massenhaft vermehren. Die Hirse wurde gegessen und Bier daraus gebraut. Die Wissenschafter versuchten, das Nubier-Bier nachzubrauen; sie erhielten ein ziemlich saures, leicht grünliches Bier, das aber trinkbar war … Tetracyclin wird seit 1948 als Arzneimittel produziert und zur Therapie von Akne eingesetzt (Knauer, 2010).

12.3 Therapie viraler Infektionen

Neben der aktiven Immunisierung mit Impfstoffen und der passiven Immunisierung durch Immunglobuline hat die antivirale Chemotherapie an Bedeutung gewonnen. Viren können aus vielschichtigen Gründen nicht abgetötet werden, v. a. weil sie sich in das Genom der menschlichen Zellen einschleusen. Virustatika versuchen, den eigenen Vermehrungsprozess zu hemmen, ohne die menschliche Wirtszelle zu zerstören. Die Wirkung basiert auf sehr komplexen Prozessen, u. a. verhindern oder blockieren Virustatika die Produktion eigener Enzyme sowie die Vermehrung, die Freisetzung und den Einbau des Virusgenoms in den Zellkern der menschlichen Zelle. Relativ erfolgreich eingesetzt werden Virustatika bei der Behandlung von z. B. HIV-, HCV-, Influenza- oder Herpesinfektionen (siehe Tab. 32).

Zum Kapitelabschluss

One Minute Wonder
- Mikrobiologische Proben sind als **potenziell infektiös** zu betrachten.
- Bei der Probenentnahme, dem Transport und der Weiterverarbeitung sind unbedingt **Handschuhe zum Selbstschutz** zu tragen.
- **Die Blutkultur** ist das zentrale Diagnostikum septischer Krankheitsbilder.
- Gewonnene **Flüssigkeiten oder Gewebeproben sind immer produktiver** als Abstriche.
- Materialien mit Standortflora sind im **Kühlschrank** zu lagern, Materialien von physiologisch sterilen Abnahmeorten sind bei **Raumtemperatur** zu lagern. Proben für molekularbiologische Untersuchungen (PCR und/oder Antigentests) sollten im **Kühlschrank** gelagert werden.
- Das Personal im Labor kennt die Patient*innen nicht – **jede Zusatzinformation am Zuweisungsschein** dient der rascheren und somit exakteren Diagnostik.
- Ein fertiggestellter **mikrobiologischer Befund** enthält die gefundenen Mikroben, die Mikrobenkonzentration und die Empfindlichkeiten und Resistenzen gegenüber antibiotischen Grundsubstanzen.
- Zur **medikamentösen Behandlung** stehen Virustatika, Antibiotika, Antimykotika und Antiparasitika zur Verfügung.

Fragen zur selbstständigen Wissensüberprüfung

1. Erläutern Sie die Qualitätskriterien für einen korrekten mikrobiologischen Befund.
2. Uricult®-Untersuchung: Worauf ist bei der Abnahme und der Lagerung zu achten?
3. Welche möglichen Fehlerquellen sind bei der mikrobiologischen Untersuchung von Blut zu beachten?
4. Beachten Sie die Empfehlungen zu den Lagerungstemperaturen: Warum soll Blut im Wärmeschrank und Sputum im Kühlschrank gelagert werden?
5. Warum gibt es eine „Geheimliste" an Antibiotika? Wie ist diese codiert?

Arbeitskreis für Hygiene in Gesundheitseinrichtungen des Magistrats der Stadt Wien MA 15 (2016): Richtlinie Nr. 16: Gewinnung, Lagerung und Transport von Untersuchungsmaterial für die mikrobiologische Infektionsdiagnostik, Stand: 16. März 2016.

Aspöck, C (2020): Hinweise zu verschiedenen Coronafragen. Hygienemonitor 4–6.

Aspöck, C (2020): Coronavirustests: Positiv bedeutet nicht unbedingt infektiös. Hygienemonitor 7–9.

AWMF (2014): Arbeitskreis Krankenhaus- & Praxishygiene. AWMF-Register 029/018, Entwicklungsstufe 1: Gewinnung, Lagerung und Transport von Proben zur mikrobiologischen Diagnostik. http://www.awmf.org/uploads/tx_szleitlinien/029-018l_S1_Gewinnung_Lagerung_Transport_von_Proben.pdf (20.02.2017).

DGHM – Deutsche Gesellschaft für Hygiene und Mikrobiologie (2017): Mikrobiologisch-infektiologische Qualitätsstandards (MiQ). München: Urban & Fischer.

EUCAST – The European Committee on Antimicrobial Susceptibility Testing, European Society of Clinical Microbiology and Infectious Diseases. http://www.eucast.org (20.2.2017).

III
Grundlagen der Infektionslehre

13 Infektiologie

Inokulum × Exposition : Virulenz = Infektion. Alles Mathematik?

> **Fast Facts – das erwartet Sie in diesem Kapitel:**
> ▶ Wesentliche infektiologische Begriffe
> ▶ Infektionskette
> ▶ Infektionsgefährdete Personengruppen
> ▶ Infektionsverläufe
> ▶ Abwehrmechanismen gegen Infektionen
> ▶ Immunisierung
> ▶ Infektionsschutz durch Impfungen
> ▶ Exkurs: Masern-Impfpflicht
> ▶ Exkurs: HPV-Impfung
>
> **Differenzierende Lesezeit: 90 Minuten**

Infiziert bedeutet nicht krank!

Unter Infektion versteht man das Eindringen von Mikroorganismen in Makroorganismen (z. B. in den lebenden menschlichen Organismus) und deren Vermehrung. Der Organismus zeigt dabei eine Abwehrreaktion (z. B. Fieber bei Influenzaviren). Man spricht von einer Infektionskrankheit – das heißt, die Schwelle von der Kolonisation zur Infektion wurde überschritten. Die Schwellenhöhe ist abhängig von der Infektionsdosis, der Disposition des Wirts und der Virulenz der Mikrobe („**Eisberg-Effekt**", siehe Abb. 48). In einer mathematischen Formel gesprochen: Inokulum × Exposition : Virulenz = Infektion.

„Eisberg-Effekt"
Kolonisation bedeutet nicht Infektion – so ist z. B. jeder Harnkatheter kolonisiert, dies führt aber nicht zwingend zu einer Harnwegsinfektion.

Wichtige Begriffe in der Infektiologie:
- ▶ **Inokulum:** Infektionsdosis
- ▶ **Exposition:** Ausgesetztsein des Körpers gegenüber Mikroben bzw. Umwelteinflüssen
- ▶ **Disposition:** Anfälligkeit/Empfänglichkeit für die Ausbildung von Krankheiten
- ▶ **Kolonisation:** Trägerschaft und Vermehrung von Mikroben auf und in uns OHNE Abwehrreaktion (z. B. Flora der äußeren Harnröhre oder Streptokokken im Rachen)
- ▶ **Kontamination:** Vorhandensein von Mikroben auf einer belebten oder unbelebten Oberfläche (z. B. Türgriff)
- ▶ **Kontagiosität:** Ansteckungspotenzial (z. B. Noroviren höher als Tuberkulosebakterien)

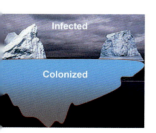

Abb. 48: **„Eisberg-Effekt"**

- **Superinfektion:** Unterschiedliche Mikroben werden hintereinander gefunden (z. B. bakterielle Pneumonie nach einer Influenza).
- **Mischinfektion:** Zeitgleich werden mehrere verursachende Mikroben gefunden (z. B. Bronchitis).
- **Opportunistische Infektion:** tritt bei stark abwehrgeschwächten Menschen als Folge einer Immunschwäche auf (z. B. Pneumocystis-carinii-Pneumonie bei AIDS).

13.1 Infektionskette

Um die Entstehung einer Infektion überhaupt zu ermöglichen, bedarf es eines „kettenhaften" Ablaufes, welcher im Folgenden als „Infektionskette" (siehe Abb. 49) bezeichnet wird: Findet beispielsweise eine Mikrobenübertragung statt, wird aber die richtige Eintrittspforte nicht erreicht, kann sich keine Infektion entwickeln.

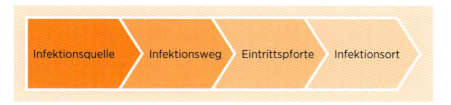

Abb. 49: **Infektionskette**

Infektionsquellen

Als Infektionsquellen kommen kranke/infizierte Menschen, kranke/infizierte Tiere, die Umwelt bzw. unbelebte Gegenstände in Frage. Bei kranken/infizierten Menschen gelten Ausscheidungen in Abhängigkeit von der jeweiligen Infektion als infektiös. Stuhl gilt als Quelle für beispielsweise Salmonellose, Cholera oder Hepatitis A, Sputum als Quelle bei „Erkältungskrankheiten", Tuberkulose, Scharlach oder Masern, Blut als Quelle bei Hepatitis B/C und HIV, Eiter als Quelle für Staphylokokken und Streptokokken-Infektionen und Gonorrhoe, Hautschuppen gelten als Quelle für Mykosen. Auch das jeweilige Infektionsstadium, in dem sich die Infektionsquelle befindet, ist relevant.

Es wird dabei unterschieden zwischen:
- **Inkubationsausscheider**: Die Infektiosität besteht bereits vor Krankheitsausbruch, z. B. Varizellen.
- **Keimträger**: Die Infektiosität besteht ständig, trotz scheinbarer Gesundheit, z. B. HIV.
- **Rekonvaleszenzausscheider**: Die Infektiosität besteht nur während der Erholungsphase, z. B. Milzbrand.
- **Dauerausscheider**: Die Infektiosität besteht noch länger als drei Monate über die Gesundung hinaus, z. B. Salmonellose.

Bei kranken/infizierten Tieren gelten deren Ausscheidungen oder Kadaver als Quelle für beispielsweise Tollwut, Milzbrand oder Salmonellose. Die Umwelt bzw. unbelebte Gegenstände treten als Quelle auf, wenn Mikroben aus Erde, Wasser, Luft, Pflanzen, Nahrungsmitteln oder von Gebrauchsgegenständen die Infektion auslösen. Beispielsweise gilt Wasser/Eis als Quelle für Hepatitis A oder bakterielle Darminfektionen, Milch als Quelle für Salmonellose oder Tuberkulose, Gemüse als Quelle für Wurmerkrankungen oder es gelten in Dosen konservierte Lebensmittel als Quelle für Botulismus.

Infektionswege

Als Infektionswege kommen die endogene und die exogene Übertragung in Frage. Infektionen mit einer endogenen Übertragung werden durch Mikroben ausgelöst, welche sich im Körper befinden. Diese können durch Verschleppung und/oder Streuung von einem Körperareal zum anderen gelangen, z. B. Colibakterien aus dem Darm in die Blutbahn oder vom Anus in die Harnröhre. Infektionen mit einer exogenen Übertragung werden durch Mikroben ausgelöst, welche aus der Umwelt in den Körper eindringen. Diese Mikroben können von Quellen stammen, welche oben als Infektionsquellen beschrieben wurden.

Die Übertragung kann dabei entweder direkt (von Mensch zu Mensch oder von Tier zu Mensch) oder indirekt (über Vektoren) erfolgen. Als Vektoren der indirekten Übertragung gelten beispielsweise Staub (Tuberkulose – ein Dank an den Asphalt unserer Straßen!), Erde (Tetanus – die obligate Einstiegsfrage, wenn Sie mit einer offenen Wunde zur ärztlichen Versorgung kommen: „Sind Sie tetanusgeimpft?") oder verunreinigte Instrumente (Hepatitis B/C – wie hygienisch arbeitet ihre Tätowiererin?).

Die direkte Übertragung erfolgt über Kontakt oder Luft (aerogen über Aeorosole oder Tröpfchen).

▶ **Luft:** Kleine **Aerosole** (< 5 mcg) können längere Zeit in der Luft schweben und über weitere Distanzen übertragen werden. **Tröpfchen** (> 5 mcg) sinken rascher ab und werden bis zu 3 Meter weit übertragen. Als aerogen übertragbar gelten beispielsweise SARS-CoV-2, Influenza oder Tuberkulose, ermöglicht durch Sprechen, Husten oder Niesen. Tröpfchen > 8 mcg bleiben 20 Minuten in der Luft, > 4 mcg bleiben 90 Minuten in der Luft. Aerosole dringen bis in die Alveolen vor, Tröpfchen verbleiben im oberen Respirationstrakt. Tröpfchen enthalten mehr Viren, dadurch wird rascher eine notwendige Infektionsdosis erreicht. Weiters sind Tröpfchen in der Lage, sich bei niedriger Luftfeuchtigkeit in Aerosole zu verwandeln. Eine niedrige Temperatur und eine hohe Luftfeuchtigkeit verhindern die Austrocknung der Aerosole und halten diese länger infektiös.

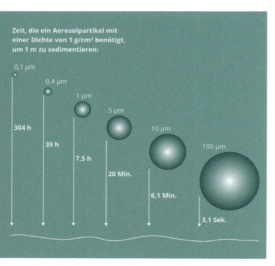

Abb. 50: **Aerosolgeschwindigkeiten**

Für Kontaktinfektionen stehen folgende Infektionswege zur Verfügung:
- **Fäkal-oral**: Durch mit Stuhl oder anderen Vektoren verunreinigte Hände, Gegenstände, Lebensmittel etc. werden Mikroben oral aufgenommen, z. B. Hepatitis A.
- **Parenteral**: Mikroben gelangen direkt durch Stich- oder Schnittverletzungen, Kanülen etc. in den Blutkreislauf, z. B. Hepatitis C.
- **Sexuell:** Mikroben gelangen durch Schleimhautverletzungen beim Geschlechtsverkehr in den Blutkreislauf, z. B. Hepatitis B.
- **Diaplazentar**: Mikroben werden während der Schwangerschaft über die Plazenta auf das Ungeborene übertragen, z. B. Röteln.
- **Perinatal:** Mikroben werden während des Geburtsvorganges durch Schleimhautverletzungen auf das Kind übertragen, z. B. HIV.

Eintrittspforten und Infektionsorte

Grundsätzlich kommen als Eintrittspforten alle Körperöffnungen und Verletzungen in Betracht. Der Infektionsort kann mit der Eintrittspforte ident sein (= lokale Infektion). In Abhängigkeit von Infektionsweg, Abwehrlage und Erreger kann sich auch eine generalisierte Infektion mit dem Befall bestimmter Organsysteme entwickeln (siehe Abb. 51). Beim gesunden Menschen können nur pathogene Mikroben eine Infektion auslösen. Sind die Abwehrkräfte eines Menschen geschwächt, können auch Mikroben aus der physiologischen Flora zu einer Infektion führen. In diesem Fall werden die Mikroben als „fakultativ pathogen" bezeichnet.

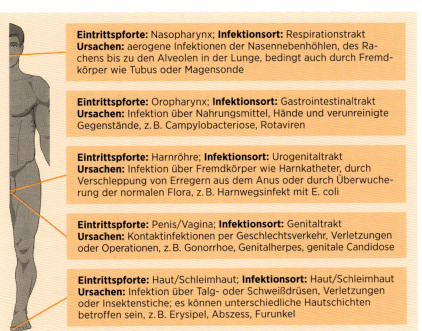

Abb. 51: **Eintrittspforten und Infektionsorte**

13.2 Exkurs: Pflegediagnose 70011: Infektion, Risiko

Anhand der Pflegediagnose Infektion, Risiko werden Risikofaktoren für eine Infektion, Möglichkeiten, wie Infektionsgefährdete ihr Risiko selbst reduzieren können, die Zielsetzung und eine beispielhafte Aufzählung von möglichen Präventionsmaßnahmen aus der Perspektive von Pflegenden angeführt.

Risikofaktoren:

- hohes oder geringes Alter (Säuglinge, multimorbide, ältere Menschen)
- invasive Eingriffe (postoperative Situation, v. a. Transplantationen)
- invasive Maßnahmen (z. B. Blasenkatheter, Intubation)
- Trauma, Gewebeschäden
- beeinträchtigter Allgemeinzustand (z. B. Krebserkrankungen)
- beeinträchtigter Ernährungszustand
- ungenügende Abwehrmechanismen (z. B. chronische Grundkrankheiten, etwa Diabetes mellitus)
- pharmazeutische Wirkstoffe (z. B. Antibiotika, Immunsuppressiva, Protonenpumpenhemmer)
- Lebenswandel (z. B. Alkohol- und Drogenabusus)

Übergeordnetes Ziel:

- Infektfreier Zustand

Maßnahmen:

- Ermitteln, Vermindern und Beheben der bestehenden Risikofaktoren (Beispiele in Gesundheitseinrichtungen: Händehygiene, Achten auf aseptische Techniken, sterile Verhältnisse, Wundreinigung nach anerkannten Standards, Entnahme von Material für bakteriologische Untersuchungen, Achten auf notwendige Schutzkleidungen, Schaffen eines mikrobenarmen Milieus, Überwachen der medikamentösen Therapie, für eine adäquate Flüssigkeits- und Nahrungszufuhr sorgen, Achten auf Frühsymptome einer Infektion)
- Fördern von Kommunikation, Beziehung und Wohlbefinden (z. B. informieren, beraten, schulen, anleiten: in Bezug auf erforderliche Maßnahmen wie präventive Atemübungen, Impfkampagnen, Hilfsmitteleinsatz und Verhinderung der Infektionsausbreitung)

Pflegediagnosen
Beschreibungen konkreter pflegerischer Einschätzungen von menschlichen gesundheitsbezogenen Verhaltens- und Reaktionsweisen

Infektion, Risiko
Pflegephänomen, bei dem ein Mensch einem Infektionsrisiko ausgesetzt ist

Abwehrschwäche bedeutet Infektionsgefahr!

13.3 Infektionsverläufe

Infektionen können in ganz unterschiedlichen Verlaufsformen auftreten:
- **inapparent** (= stumm, Abwehrmechanismen funktionieren),
- **latent** (= verborgen, unterdrückt; aufgrund eines „Gleichgewichtszustandes" zwischen Mikroben und Abwehrmechanismen) und
- **manifest** (= sichtbar, erkennbar; Mikroben überfordern die Abwehrmechanismen).

Eine Infektion kann lokal begrenzt bleiben (z. B. Abszess) oder sich über Blut- und Lymphbahn im gesamten Körper ausbreiten (generalisierte Infektion, Bakteriämie). Entwickeln sich aus einer Bakteriämie generalisierte Symptome (z. B. Fieber), spricht man von einer Sepsis. Der zeitliche Verlauf wird in akut, chronisch und rezidivierend untergliedert.

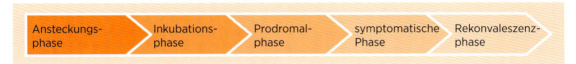

In der **Ansteckungsphase** dringen Mikroben in den Körper ein und vermehren sich. In der **Inkubationsphase** kommt es zum weiteren asymptomatischen Mikrobenwachstum. In der **Prodromalphase** treten erste, unspezifische Symptome auf (z. B. Kopfschmerzen, Appetitlosigkeit). In der **symptomatischen** Phase treten charakteristische Symptome auf. In der **Rekonvaleszenzphase** nehmen die Beschwerden ab.

Abb. 52: **Zeitlicher Verlauf einer Infektion**

Ausmaß, Dauer und weiterer Verlauf sind abhängig von der Virulenz, den Abwehrmechanismen und der Wirksamkeit der Therapie. In Abb. 53 werden unterschiedliche Verläufe deutlich: Sind die Kurven im dunkleren Bereich, bemerken Betroffene nichts von der Infektion. Im helleren Bereich treten Krankheitssymptome auf. Die Zeitachsen der hier dargestellten Infektionsverläufe sind unterschiedlich.

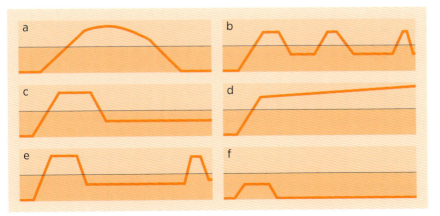

Abb. 53: **Akuter, manifester Infektionsverlauf**
a) akute Infektion
b) chronisch-rezidivierende Infektion
c) chronisch-persistierende Infektion
d) chronisch-aggressive Infektion
e) chronisch persistierende Infektion mit neuerlichem Krankheitsausbruch
f) symptomlose (asymptomatische) Infektion

13.4 Abwehrmechanismen gegen Infektionen

Patrouille, Fahndung, Zugriff – das Immunsystem setzt wie die Polizei auf Arbeitsteilung. Die wichtigste Fähigkeit der körpereigenen Immunabwehr besteht in der Unterscheidung zwischen „selbst", „fremd", „fremd-harmlos" und „fremd-gefährlich" (das gilt nicht für das zu verdauende Wiener Schnitzel). Der Körper versucht, die als fremd erkannten eingedrungenen Mikroben unschädlich zu machen. Etwa 90 % aller Infektionen können durch angeborene Mechanismen erfolgreich bekämpft werden. Der folgende Abschnitt bietet einen Überblick über sehr komplexe immunologische Vorgänge.

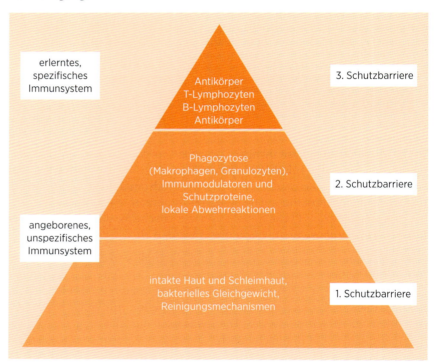

Abb. 54: **Hierarchische Struktur körpereigener Abwehrmechanismen**

Unspezifische Schutzmechanismen an der Körperoberfläche
Eine Durchbrechung der Barriere Haut ist nur bei Verletzungen und Wunden, aber auch durch Schweiß- und Talgdrüsen möglich. Die intakte Haut bietet einen 100-prozentigen Schutz gegenüber Eindringlingen. Mittels Tränen, Urin oder Speichel werden eingedrungene Mikroben weggespült.

Unspezifische Schutzmechanismen im Körperinneren
Im Respirationstrakt fängt der Schleim Mikroben auf, mittels Flimmerbewegungen der Epithelzellen werden sie wieder zurücktransportiert und per Hustenreflex oder durch Räuspern aus dem Körper „entsorgt". Das saure Milieu der Vaginalschleimhaut wirkt bakteriostatisch, in den Harnwegen sorgt der Harnfluss für eine mechanische Reinigung.

Bakterielles Gleichgewicht

Durch das Gleichgewicht zwischen apathogenen und pathogenen Mikroben wird die Vermehrung von pathogenen Mikroben verhindert (siehe Prolog).

Phagozytose

Der wichtigste Schutz des Körpers besteht in der Aktivität von Phagozyten (Fresszellen). Diese Fresszellen werden in zwei Gruppen eingeteilt: Monozyten (Makrophagen) und v. a. neutrophile Granulozyten. Sie sind unersetzlich für die Regulation der Immunantwort und scheiden eine Vielfalt von chemischen Botenstoffen aus, um die Stärke der Immunantwort zu regulieren. Monozyten patrouillieren im Blutstrom. Sobald sie in Gewebe auswandern, entwickeln sie sich zu Makrophagen. Sie haben die Aufgabe, Mikroben zu zerstören (siehe Abb. 54).

> **Phagozytose kann durch nichts ersetzt werden!**

Immunmodulatoren und Schutzproteine

Als Immunmodulatoren werden körpereigene Mediatoren bezeichnet, die bei der Aktivierung des Immunsystems freigesetzt werden, um bei der Regulation von Abwehrmechanismen mitzuwirken (Zytokine oder „Botenstoffe"). Beispielsweise schützen Interferone noch nicht befallene Körperzellen vor dem Eindringen von Viren. Interleukine dienen als Kommunikationssignal für die unterschiedlichsten Leukozyten untereinander, vergleichbar mit einer Straßenverkehrsampel. Eine weitere Variante von Schutzproteinen vermehrt sich im Blutserum beispielsweise im Rahmen einer drohenden Infektion, z. B. **CRP**.

Granulozyten machen die größte Gruppe der Leukozyten aus. Sie werden in verschiedene Untergruppen unterteilt, die alle unterschiedliche Aufgaben wahrnehmen. Die Gemeinsamkeit besteht darin, dass alle Granulozyten Körnchen in ihren Zellen beinhalten. Diese sind gefüllt mit unterschiedlichen Enzymen und Bakterien abtötenden Stoffen. Bei Bedarf geben sie den Inhalt an ihre Umgebung ab und bekämpfen so Mikroben.

Dendritische Zellen können sich sowohl aus Monozyten als auch aus Vorläuferzellen von T-Zellen bilden. Sie haben eine ganz spezifische Struktur und Form, die es ihnen ermöglicht, Erreger zu fangen und zu verdauen. In großer Zahl sind sie vor allem auf Oberflächengewebe, wie z. B. der Haut oder im Rachen, aber auch in den inneren Schleimhäuten zu finden.

NK-Zellen sind in der Lage, Tumorzellen oder virusbefallene Zellen aufzuspüren und abzutöten. Sie gehören zum angeborenen Immunsystem.

> **CRP**
> C-reaktives Protein; bezeichnet ein Akutphasenprotein, welches Mikroben umhüllt und so die Phagozytose erleichtert; im Blut nachweisbar; Teil der routinemäßigen Infektionsdiagnostik

Entzündliche Gewebsreaktionen

Der Eintritt von Mikroben in steriles Gewebe löst Entzündungsreaktionen aus mit dem Ziel, jene zu beseitigen (z. B. Kniegelenksentzündung nach einer Punktion).

Abb. 55: **Stammbaum der Immunzellen**

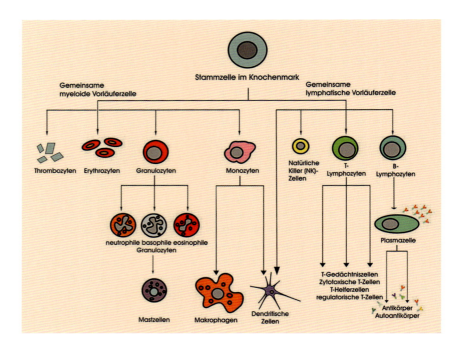

Spezifische immunologische Abwehrmechanismen

Die Lymphozyten sind die wichtigste Gruppe unter den Immunzellen. Sie stellen die Grundlage für das erworbene Immunsystem und das immunologische Gedächtnis dar. Jeder Mensch hat ungefähr eine Billion Lymphozyten im Körper, die ständig auf der Suche nach Mikroben sind. Um diese Zellen zu effektiven Waffen im Kampf gegen Erreger zu machen, müssen sie bestimmte Eigenschaften auf ihrer Zelloberfläche besitzen, sogenannte Rezeptoren. Diese erlauben es den Zellen, ihre Angriffsziele zu erkennen. Aber jeder Lymphozyt hat nur einen spezifischen Rezeptor auf seiner Zelloberfläche, diesen allerdings in vielfacher Kopie. Somit kann jede Zelle nur ein spezifisches Antigen erkennen. Um trotzdem möglichst schnell und effektiv Krankheitserreger zu bekämpfen, speichert der Körper einige Exemplare von Antigenen, die schon einmal vorhanden waren. Falls nun diese nochmal auftauchen sollten, werden die Immunzellen mit den passenden Rezeptoren millionenfach hergestellt, sodass sie den Erreger vernichten können. Zu den Lymphozyten gehören natürliche Killerzellen, T-Lymphozyten und B-Lymphozyten sowie ihre weiter spezialisierten Nachfolgerzellen.

Die spezifische Abwehr besteht aus zwei Komponenten: der zellulären Abwehr, getragen von T-Lymphozyten, und der humoralen Abwehr, getragen von B-Lymphozyten (siehe Abb. 55).

T-Lymphozyten sind für die zelluläre Immunantwort verantwortlich. Sie greifen Antigene direkt an und vernichten auch eigene Körperzellen, welche von Viren & Co betroffen sind. Sie werden nach ihrer Funktion unterteilt in zytotoxische Zellen, Helferzellen und Suppressorzellen. Die

Suppressorzellen unterdrücken eine überschießende Immunreaktion des Körpers. Helferzellen unterstützen bei der Aktivierung von B-Zellen und Killerzellen und setzen die Produktion von Interleukinen frei. Zytotoxische Zellen töten virusinfizierte Zellen und Tumorzellen ab. Des Weiteren werden auch sogenannte „Gedächtniszellen" produziert. T-Zellen machen rund 70 % aller Lymphozyten aus.

B-Lymphozyten zirkulieren nur zu einem geringen Grad im Körper. Bei Bedarf verwandeln sie sich in Plasmazellen, welche Unmengen an **Antikörpern** produzieren. Jede Zelle kann nur einen Antikörpertypus bilden, daher gibt es viele verschiedene Immunglobuline. Die wichtigsten Antikörper sind: IgM = Frühantikörper (werden innerhalb weniger Tage gebildet), IgG = Spätantikörper (werden nach einigen Wochen produziert), IgA zum Schutz von Schleimhäuten, IgE bei allergischen Reaktionen, IgD bei Autoimmunerkrankungen. Einige der B-Lymphozyten produzieren keine Antikörper, sondern B-Gedächtniszellen. Folgt einer durchgemachten Infektion eine neuerliche Infektion mit demselben Erreger, führt dies zu einer beschleunigten Antikörperproduktion.

> **Antikörper**
> Eiweißkörper, auch Immunglobuline genannt

13.5 Immunisierung

> Franz Kafka (1883–1924), österreichischer Schriftsteller bürgerlich-jüdischer Abstammung: 1917 wurde bei Kafka Tuberkulose diagnostiziert, jedoch nicht ernsthaft behandelt. Warum? Einerseits verließ man sich auf das von Robert Koch entdeckte „Wundermedikament" Tuberkulin, anderseits glaubte man an die Immunität der Juden gegen TBC. Woher dieser Irrglaube? Juden waren nur so lange geschützt, wie es ihnen gutging und sie sich gut ernährten. Die jüdische Bevölkerung war in bestimmten Regionen einfach wohlhabender und erkrankte seltener an TBC. Ihr TBC-Schutz war also nicht physiologischer oder gar genetischer, sondern allein ökonomischer Natur. 1924 starb Kafka an Kehlkopf-TBC (Zittlau, 2009).

Dem Körper stehen verschiedene Möglichkeiten zur Erreichung einer **Immunität** zur Verfügung (siehe Abb. 56). Unter **klinischer** Immunität wird der Schutzzustand des Körpers gegenüber bestimmten Infektionskrankheiten durch das Vorhandensein spezifischer Antikörper verstanden.

Unter **steriler Immunität** versteht man jene Art von Immunität, bei der das Virus abgefangen wird, bevor es in die Körperzelle eindringen kann. Eine Infektion wird vermieden.

	Aktive Immunisierung	Passive Immunisierung	Simultane Immunisierung
Prinzip	▶ Antikörper werden vom Organismus selbst gebildet – entweder als Folge einer manifesten oder inapparenten Infektionskrankheit. ▶ Oder Antikörper werden nach einer Impfung mit einem Lebend-, Tot- oder Toxoidimpfstoff gebildet.	▶ Antikörper werden von außen zugeführt, der Organismus benötigt keine selbstständige AK-Produktion. ▶ Diese „fertigen Antikörper" (hergestellt aus menschlichen und tierischen Seren) können entweder durch die Muttermilch von der Mutter auf das Neugeborene oder über Passivimpfstoffe zugeführt werden.	▶ Antikörper und Antigene, d.h. ein aktiver und ein passiver Impfstoff, werden gleichzeitig geimpft (z.B. Tetanusimpfung bei Erstversorgung nach einer Verletzung).
Vorteil	langanhaltende Wirkungsdauer (meist Jahre)	sofortiger Wirkungseintritt	rascher Wirkungseintritt und langanhaltende Wirkungsdauer
Nachteil	verzögerter Wirkungseintritt (meist Wochen)	kurze Wirkungsdauer für ca. vier Wochen	nicht für viele Infektionskrankheiten verfügbar
Abb. 56	siehe Abb. 56 – hellgraue Felder	siehe Abb. 56 – dunkelgraue Felder	siehe Abb. 56 – mittelgraues Feld

Tab. 16: **Unterscheidung der aktiven, passiven und simultanen Immunisierung**

Abb. 56: **Varianten zur Erreichung von Immunität**

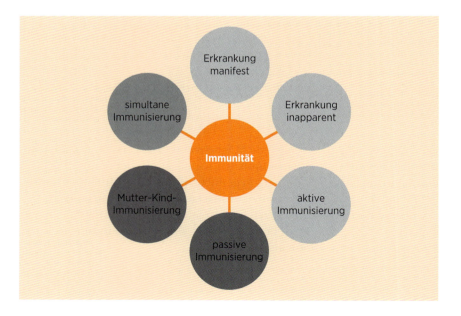

13.6 Infektionsschutz durch Impfungen

Vor 150 Jahren starb jedes zweite Kind an einer Infektionskrankheit, noch bevor es seinen zehnten Geburtstag feierte. Impfungen haben dazu beigetragen, dass dies heute als unvorstellbar gilt. Als Resultat dieses Erfolgs kann eine gewisse Impfmüdigkeit der Bevölkerung konstatiert werden. So konnten in den letzten Jahren epidemieartige Ausbrüche von mittlerweile als „harmlos" bezeichneten Infektionskrankheiten verzeichnet werden.

> Ein Impfgegner lobt 100.00 Euro für den Nachweis der Existenz und die Bestimmung der Größe des Masernvirus aus. Ein Mediziner liefert Nachweise und bekommt, nach Rechtsstreit, erstinstanzlich vom Landesgericht Ravensburg 100.00 Euro zugesprochen.

Dabei müssen folgende Fakten berücksichtigt werden:

- Infektionskrankheiten sind nicht ausgelöscht, sondern nur durch Hygienemaßnahmen, bessere Therapiemöglichkeiten und Schutzimpfungen zurückgedrängt.
- Die Anzahl der impfgeschützten Personen nimmt ab. Die sinkende Impfquote führt zum Wiederaufflammen von z. B. Masern und Röteln.
- Kinderkrankheiten im Erwachsenenalter zeigen wesentlich schwerere Verläufe mit höheren Komplikationsraten.
- Der „Import von Infektionskrankheiten" steigt durch vermehrte Auslandskontakte.

Impfplan

Im Impfplan enthaltene Schutzimpfungen führen im Regelfall zum Schutz der Geimpften. Zudem können auch Infektionskrankheiten, welche nur von Mensch zu Mensch übertragen werden (z. B. Poliomyelitis, Hepatitis B), bei einer anhaltend hohen **Durchimpfungsrate** der Bevölkerung eliminiert werden. So benötigen beispielsweise Masern eine Durchimpfungsrate von mindestens 95 % in der Bevölkerung, um den „masernfreien" Status beizubehalten (siehe Kap. 13.7). Dabei profitieren auch die Ungeimpften vom Impfplan. Herausgegeben wird der österreichische Impfplan vom **Obersten Sanitätsrat**, einem beratenden Gremium des Gesundheitsministeriums, und in Deutschland von der **STIKO** (Ständige Impfkommission am Robert-Koch-Institut). Es erfolgt eine jährliche Aktualisierung. Darin enthaltene Impfungen haben einen Empfehlungscharakter, da es in Österreich und Deutschland auf Basis des Arbeitnehmerschutzrechts keine Pflichtimpfungen gibt (im Gegensatz zu den USA). Den Impfungen im Impfkalender bis zum 15. Lebensjahr folgen Impfempfehlungen mehrheitlich für das höhere Alter. Dazwischen tut sich meist eine Impflücke auf, welche sich zu einer dauerhaften Schwachstelle entwickeln könnte. Die Empfehlungen für Erwachsene haben eine besondere Bedeutung, weil die Reaktionsfähigkeit des Immunsystems im Alter abnimmt (geringere Antikörperproduktion) und mit zunehmendem Alter Infektionen oft einen schwereren Verlauf nehmen.

Impfstoffe

Grundsätzlich kommen unterschiedliche Impfstoffe zum Einsatz, wobei vorrangig Lebend- und Totimpfstoffe verwendet werden.

- **Lebendimpfstoffe** bestehen aus ungefährlich gemachten, abgeschwächten, aber lebenden und vermehrungsfähigen Mikroben, daher sind meist nur 2–3 Impfdosen erforderlich, z. B. Dreifachimpfstoff gegen Masern/Mumps/Röteln, Varizellen oder Rotavirus.
- **Totimpfstoffe** bestehen aus ganzen, abgetöteten Mikroben. Um eine ausreichende Anzahl von Antikörpern aufzubauen, müssen regelmäßige Auffrischungsimpfungen durchgeführt werden („Boosterimpfung") oder es sind Adjuvanzien (Impfverstärker) beigemischt, z. B. Hepatitis A/B, FSME. Der Grippeimpfstoff besteht meist aus einem Mix von Influenzaviren, welche aufgrund von Forschungserkenntnissen auf der anderen Erdhalbkugel (die Grippesaison beginnt dort einige Monate früher) identifiziert wurden.
- **Toxoidimpfstoffe** sind vergleichbar mit Totimpfstoffen, mit dem Unterschied, dass hier Toxine von Mikroben mittels Formaldehyd, Phenolen oder Wärme inaktiviert und als Impfstoff verwendet werden, z. B. Diphterie/Tetanus.
- **Kombinationsimpfstoffe** bestehen aus Lebend-, Tot- oder Toxoidimpfstoffen. Der Vorteil liegt nicht nur in der Notwendigkeit weniger Impftermine, sondern auch in der geringeren Zufuhr von Begleitstoffen (Konservierungsmittel, Adjuvanzien) und der besseren Kontrolle der Lagerung. Der Nachteil liegt in einer eventuell schwächeren Antikörperproduktion bestimmter Einzelkomponenten. Ein Beispiel eines verfügbaren Kombinationsimpfstoffes ist der Sechsfachimpfstoff gegen Diphtherie, Pertussis, Tetanus, Poliomyelitis, Haemophilus influenzae B und Hepatitis B.

> **Neuer Trend: Nasalimpfstoffe**
> Nasal applizierte Impfstoffe bieten zur Vorbeugung von Infektionen mit aerogenem Übertragungsweg eine frühzeitige lokale Immunität (IgA). Viren können so rascher erkannt werden. Dies kann den Verlauf abschwächen, verkürzen oder im Idealfall gar nicht erst zulassen.

Impfstoffe können subcutan, intracutan, intramuskulär oder nasal verarbreicht werden.

Grundsätzlich gilt laut RKI: Lebendimpfstoffe können simultan, also gleichzeitig verabreicht werden. Werden sie nicht simultan verabreicht, ist in der Regel ein Abstand von vier Wochen einzuhalten. Bei Totimpfstoffen ist die Einhaltung von Mindestabständen – auch zu Lebendimpfstoffen – nicht erforderlich.

- **mRNA-Impfstoffe** (= messenger Ribonukleinsäure)
Dabei werden nur Teile der Erbinformation des Virus als RNA geimpft, also nur der „Bauplan" (mRNA) für einzelne Virusproteine. Mittels Lipidnanopartikel gelangt es in das Zytoplasma von menschlichen Zellen, dort wird es von Ribosomen abgelesen und das mRNA-codierte Virusprotein produziert, welches das Immunsystem zur Abwehr anregt. Das Prinzip stammt aus der Krebsforschung und wurde seit 1999 entwickelt. Eingesetzt wurde es erstmals im Impfstoff gegen SARS-CoV-2.

Impfreaktionen

Die Frage „Impfen? – Pro und contra" entzweit unsere Gesellschaft. Impfstoffe gelten als biogene Arzneimittel und unterliegen somit demselben strengen Arzneimittelgesetz wie alle anderen Medikamente. Häufig werden Impfreaktionen nach der lokalen Manifestation unterteilt: Lokalreaktion (z. B. Knoten, Cellulitis), systemische Reaktion (z. B. Fieber, Exanthem, Erbrechen, Diarrhoe), allergische Reaktion (z. B. Hautquaddeln, Bronchospasmus, Anaphylaxie) und neurologische Reaktion (z. B. Krämpfe, Meningitis, Lähmung, Parästhesien). Daher muss zunächst die Impfreaktion von einer Impfnebenwirkung und einem Impfschaden unterschieden werden. Unter einer Impfreaktion (z. B. Lokalreaktion) versteht man harmlose Beschwerden im Rahmen einer Immunantwort. Als Impfkrankheit gilt das Auftreten jener Erkrankung, gegen die man geimpft hat (z. B. Impfmasern). Impfnebenwirkungen dagegen (z. B. Narkolepsie) sind vorübergehend therapiebedürftig bzw. führen zu bleibenden Schäden.

„Wenn behauptet wird, dass eine Substanz keine Nebenwirkungen hat, so besteht der dringende Verdacht, dass sie auch keine Hauptwirkung besitzt." (http://www.reisemed.at/impfreaktion.html)

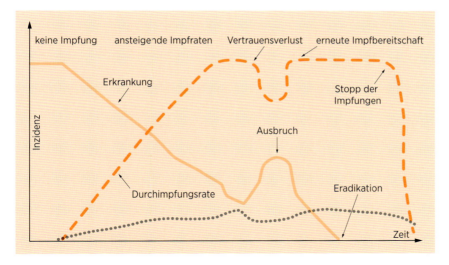

Abb. 57: **Impfreaktionen und öffentliche Aufmerksamkeit**

Die WHO unterscheidet zwischen vier AEFI (Adverse Events Following Immunization) und SAE (Serious Adverse Events). Unter AEFI versteht man jegliches unerwünschte gesundheitliche Ereignis nach einer Impfung, unabhängig von einem kausalen Zusammenhang.

AEFI werden folgendermaßen unterteilt:
- **durch Impfungen verursachte unerwünschte Reaktionen**
  (z. B. auf eine Masernimpfung folgt eine Erkrankung an Impfmasern – ca. 5–15 % der Impfungen)
- **durch die Impfung ausgelöste unerwünschte Reaktionen**
  (z. B. nach einer Keuchhustenimpfung entwickelt sich hohes Fieber, worauf ein epileptischer Anfall folgt)

- **Erkrankungen durch fehlerhafte Produktion, Dosierung oder Anwendung eines Impfstoffes** (z. B. wird der Tuberkuloseimpfstoff nicht in die oberste Hautschicht appliziert, sondern tiefer, es entstehen Lymphknotenschwellungen und Lymphknotenabszesse)
- **Erkrankungen, die rein zufällig mit der Impfung zusammentreffen und dieser irrtümlich ursächlich zugeschrieben werden** (z. B. Infektion, allergische und Autoimmunerkrankung); diese Fälle sind oft sehr umstritten (z. B. multiple Sklerose, Autismus oder Guillein-Barré-Syndrom)

Bei auftretenden Impfreaktionen ist die Art des verwendeten Impfstoffes wesentlich:

- **Lebendimpfstoffe** produzieren Symptome, die sehr oft den Symptomen der Erkrankung entsprechen, wenn auch natürlich nur in sehr stark abgeschwächter Form (z. B. Masern). Gelegentlich, wenn auch selten, können lebende Mikroben durch erneute Mutation wieder pathogen wirksam werden.
- **Totimpfstoffe** lösen vor allem an der Injektionsstelle Reaktionen aus. Ist diese Reaktion sehr ausgeprägt, so treten gelegentlich auch allgemeine Krankheitssymptome wie Fieber, Abgeschlagenheit oder Müdigkeit auf (z. B. FSME). Diese Reaktionen können auch auf Hilfsstoffe wie Formaldehyd zurückzuführen sein, die maximal enthaltene Menge beträgt 0,2 mg/ml – im Vergleich dazu: über Obst und Gemüse werden täglich 10–14 mg Formaldehyd aufgenommen.
- **Impfstoff-Hilfsstoffe und/oder Rückstände** aus der Produktion führen zu allergischen Reaktionen (z. B. Restbestandteile aus dem Hühnereiweiß oder Konservierungsmittel). Das Konservierungsmittel Thiomersal (organische Quecksilberverbindung) ist in Österreich in keinem Impfstoff mehr enthalten.

Am Beispiel der Masern lässt sich die Risikoabwägung wie folgt darstellen:

Tab. 17: **Möglichkeit der Risikoabwägung**

	Risiko mit Masernerkrankung	**Risiko mit Masernimpfung**
Fieber	100 %	5–15 %
Fieberkrampf	7–8 : 1000	0,3 : 1000
Exanthem	100 %	3–5 %
Enzephalitis	1 : 1000	1 : 1 000 000
Tod	1 : 1000	?

Ausbrüche am Beispiel der Masern:

2015 Berlin: ein (!) Reisender (noch asymptomatisch) checkt in einem Berliner Hotel ein, infiziert zwei Hotelangestellte, in der Folge 1200 Erkrankungen in Berlin.

2015 Disneyland/Kalifornien: Ausbruch mit 650 Fällen (USA offiziell seit 2000 masernfrei)

2019 Salzburg: Ein 15-jähriger Grazer wurde als erster Betroffener bekannt. Touristen aus der Ukraine brachten die Masern nach Salzburg. Dort infizierte sich der 15-Jährige beim Schiurlaub. Nach Graz zurückgekehrt, reiste das Virus in ein Gymnasium, mit einem Baby in eine steirische Kinderarztordination und in eine Volksschule. Weiters blieb das Virus in Salzburg und wurde dort auf einige Salzburger und Tiroler Familien übertragen.

13.7 Exkurs: Masern-Impfpflicht?

Die Masern waren zurückgedrängt, galten als besiegt. Bis zu viele Menschen das Impfen vernachlässigten. Aufgrund der zu niedrigen Durchimpfungsrate in vielen europäischen Ländern wird derzeit das Thema „Impfpflicht" ernsthaft diskutiert. „Impfmüdigkeit", Impfgegner und Impfskeptiker haben die Durchimpfungsrate in den letzten Jahrzehnten sinken und zu einem Problem werden lassen. In Frankreich gilt seit 2018 eine Impfpflicht für 11 Impfungen. Eltern, die sich wehren, drohen Geld- bzw. Haftstrafen. In Deutschland gilt seit 2020 die Impfpflicht vorwiegend für Kitas, Schulen und Flüchtlingsunterkünfte. Verweigerern drohen Bußgelder.

Geht es also nur mit Zwang? **Viele Widersprüche sind mit dem Thema Impfpflicht verknüpft.** Das Grundgesetz garantiert körperliche Unversehrtheit, welche aufgrund sehr seltener Impfnebenwirkungen nicht zu 100 % garantiert werden kann. Zudem besteht das Recht auf Freiheit (der Entscheidung). Viele weitere Argumente könnten angeführt werden. Dem gegenüber steht der Schutz des Menschen, die Verantwortung für die Gesellschaft. Zudem löscht eine Maserninfektion teilweise das Immungedächtnis für weitere Infektionskrankheiten. Die gesetzlichen Grundlagen in den meisten Ländern lassen eine Impfpflicht derzeit nicht zu. In Österreich will man derzeit nicht so weit gehen. Im Rahmen der Covid-Pandemie war in Österreich für 8 Monate eine Impfpflicht gültig. Lediglich für **Mitarbeiter*innen im Gesundheitswesen** soll dies gesetzlich verpflichtend eingeführt werden. Einige Krankenhausbetreiber haben dies für Beschäftigte an Kinderabteilungen bereits seit Jahren umgesetzt.

Die erforderliche **„Herdenimmunität"** wird bei Masern ab einer Durchimpfungsrate von 95 % erreicht. Schlusslichter in der EU waren 2017 Frankreich, Österreich, Rumänien, Griechenland und Malta mit unter 85 %. Deutschland liegt lt. RKI bei rund 93 %, lt. Barmer-Arzneimittelreport bei 89 %. Zur Anhebung der Durchimpfungsrate bei Kindern werden verschiedene Modelle diskutiert: Eine Möglichkeit wäre die Implementierung eines zentralen Impfregisters zur effizienten epidemiologischen Überwachung. Österreich und Deutschland haben ein solches noch immer nicht. Der elektronische Impfpass wäre eine Möglichkeit, er soll in den nächsten Jahren realisiert werden. In den Niederlanden werden Impfberatungen intensiv durchgeführt – mit sehr positivem Erfolg: die Durchimpfungsrate liegt bei 97 %.

13.8 Exkurs: HPV-Impfung

Das Thema Impfen ist und bleibt ein sehr kontroversiell diskutiertes: Die Meinungen reichen von „In Europa kann heute auf Impfen verzichtet werden" bis hin zu „Impfungen sind die größte medizinische Errungenschaft der letzten 100 Jahre".

Am Beispiel der aktuell diskutierten HPV-Impfung sind auch in Fachkreisen unterschiedliche Sichtweisen/Empfehlungen erkennbar:

HPV ist weltweit verbreitet, es bestehen **rund 150 verschiedene Virustypen**, etwa 70 % aller Menschen werden im Laufe ihres Lebens mit genitalen HPV infiziert. Ein Drittel dieser Virustypen besiedelt die Genital- und Mundschleimhaut und wird **vorwiegend sexuell übertragen**. In den meisten Fällen heilt die Infektion spontan ab.

Niedrigrisikotypen (HPV-Typen 6 und 11) verursachen sehr selten Krebs, aber sind zu 90 % für **Genitalwarzen** verantwortlich. Hochrisikotypen (v. a. HPV-Typen 16 und 18) können zu Krebsvorstufen führen. Wenn eine Infektion persistiert, können sich daraus **Gebärmutterhalskrebs, Penis- und Analkrebs, aber auch andere Tumore**, etwa im Rachen- und Kehlkopfbereich (männerdominiert), entwickeln. Die HPV-Typen 16 und 18 sind für 80 % der Krebsfälle verantwortlich. Grundsätzlich stehen verschiedene Impfstoffe zur Verfügung, die vor den gefährlichsten, aber nicht vor allen onkogenen HPV-Typen schützen. Die HPV-Impfung reduziert die Krebsvorstufen um rund 80 %.

In **Deutschland** wird die Impfung (gegen die HPV-Hochrisikotypen 16 und 18) für alle **Mädchen und Jungen** im Alter von 9–14 Jahren empfohlen. Derzeit sind in Deutschland zwei verschiedene HPV-Impfstoffe auf dem Markt: „Cervarix®" und „Gardasil®9". Die Impfungen (zwei Dosen im Abstand von sechs Monaten) sollten vor dem ersten Geschlechtsverkehr abgeschlossen sein.

Österreich empfiehlt die Schutzimpfung für **Mädchen und Buben** im 9.–12. Lebensjahr, um die Infektionskette zu unterbrechen und eine Herdenimmunität zu erreichen. „Cervarix®", „Gardasil®" und Gardasil®9" stehen für das zweiteilige Impfschema zur Verfügung. Seit 2023 wird die Impfung bis zum 21. Lebensjahr kostenlos angeboten. Für diese Zielgruppe wird der Impfstoff „Gardasil®9" (16, 18 und Niedrigrisikotypen 6, 11, 31, 33, 45, 52 und 58) verwendet. Die Notwendigkeit zur Auffrischung kann derzeit noch nicht erkannt werden. Ab dem 15. Lebensjahr wird ein dreiteiliges Impfschema empfohlen. Die Impfung wird aber auch für **erwachsene Frauen und Männer im sexuell aktiven Alter empfohlen**, da sie auch vor neuen Infektionen schützt. Studiendaten zur Wirksamkeit liegen bei Frauen bis zum 45. und bei Männern bis zum 26. Lebensjahr vor. Es steht auch ein Zweifachimpfstoff (onkogene HPV-Typen 16 und 18), allerdings nur für Frauen, zur Verfügung.

Japan hat seine Impfempfehlung zurückgezogen. Das ECDC formuliert rund 30 ungeklärte Fragen, beispielsweise wie lange der Impfschutz anhält. Der Nutzen der Impfung ist aber auch von vielen Faktoren abhängig:

Direkter Nachweis der Impfwirkung gelungen
Eine britische Studie, publiziert in der Fachzeitschrift „The Lancet" (2021), weist eine 87-prozentige Wirksamkeit gegen Hochrisikotypen bei Frauen aus, wenn vor dem 12. Lebensjahr geimpft wurde.

Wirksamkeit, Impfschutzdauer, geimpfte Population, Durchimpfungsrate, Impfzeitpunkt, HPV-Prävalenz, Sexualverhalten, Kanzerogenese, Inzidenz und Mortalität, Inanspruchnahme und Qualität der Früherkennung.

Die tatsächliche Anzahl vermeidbarer Todesfälle (in den nächsten 50 Jahren) ist umstritten, Langzeitbeobachtungen sind erforderlich. Für weiterführende Diskussionen ist somit noch längere Zeit gesorgt.

Zum Kapitelabschluss

One Minute Wonder

- Eine **Infektion** kann nur entstehen, wenn der kettenhafte Ablauf nicht unterbrochen wird.
- Die **infektionsgefährdeten Personengruppen** werden in der Pflegediagnose „Infektion, Risiko" abgebildet.
- Infektionen können sich **inapparent, latent oder manifest** darstellen.
- Eine Infektion kann **lokal begrenzt bleiben oder sich generalisiert ausbreiten**.
- Der **zeitliche Infektionsverlauf** wird in akut, chronisch und rezidivierend untergliedert und läuft phasenhaft ab: Ansteckungsphase – Inkubationsphase – Prodromalphase – symptomatische Phase – Rekonvaleszenzphase.
- Der Mensch besitzt angeborene oder erworbene, unspezifische oder spezifische **Abwehrmechanismen**.
- Es stehen **Lebendimpfstoffe, Totimpfstoffe, Toxoidimpfstoffe, Kombinationsimpfstoffe und mRNA-Impfstoffe** zur Verfügung.
- Aufgrund des **Herdenschutzes** profitieren auch die Ungeimpften von Schutzimpfungen.
- In Österreich und Deutschland existieren auf Basis des Arbeitnehmerschutzrechts **keine Pflichtimpfungen.**
- Die **Masernimpfung** wird zunehmend in Kindergärten/Kitas, Schulen und Gesundheitsberufen gefordert.
- Die **HPV-Impfung** wird für alle Mädchen und Jungen im Alter von 9–14 Jahren empfohlen.

Fragen zur selbstständigen Wissensüberprüfung

1. Übertragen Sie den Ablauf der Infektionskette auf die Situation „Schnittverletzung eines Kindes am Spielplatz" bzw. „Gefäßkatheterinfektion einer Patientin im KH".
2. Welche Personengruppen gelten als besonders infektionsgefährdet?
3. Beschreiben Sie die häufigsten Verlaufsformen von Infektionen. Wodurch werden diese beeinflusst?
4. Skizzieren Sie die wichtigsten Abwehrmechanismen gegenüber Infektionen.
5. Welche Möglichkeiten stehen dem menschlichen Körper zur Erreichung einer Immunität zur Verfügung?
6. Mit welchen sachlichen Argumenten begegnet man Menschen mit einer unreflektierten Ablehnung gegenüber Impfungen?
7. Wie wird die Impfpflicht bei Masern argumentiert?

Bundesministerium für Arbeit, Soziales, Gesundheit und Konsumentenschutz (Hrsg.) (2020): Impfplan Österreich 2020: Allgemein empfohlene Impfungen. file:///C:/Users/geral/Downloads/200103_Impfplan_Österreich_2020_pdfUA.pdf (20.08.2020).

Bundesministerium für Arbeit, Soziales, Gesundheit und Konsumentenschutz (Hrsg.) (2013): Reaktionen und Nebenwirkungen nach Impfungen. https://www.bmgf.gv.at/cms/home/attachments/1/5/5/CH1100/CMS1386342769315/impfungen-reaktionen_nebenwirkungen.pdf (02.02.2018).

Bundesministerium für Soziales, Gesundheit, Pflege und Konsumentenschutz: Kurzinformation für Gesundheitspersonal: COVID-19-Impfstoffe auf mRNA-Basis. Stand 15.12.2020

Deutsche Gesellschaft für Krankenhaushygiene. Tröpfchen und Aerosole – (k)ein Widerspruch bei der Übertragung von COVID-19. https://www.krankenhaushygiene.de/information/785 (28.9.2020)

Gladwin, M., Trattler, W. & Mahan, S. (2021): Clinical microbiology made ridiculously simple. Edition 8. Miami: MedMaster.

Holzmann, H. (2018): Kein Ende des Masernproblems in Europa. Universum Innere Medizin 06, S. 85–87.

Kramer, A., Assadian, O., Exner, N., Hübner, N.-O. & Simon, A. (Hrsg.) (2022): Krankenhaus- und Praxishygiene. Hygienemanagement und Infektionsprävention in medizinischen und sozialen Einrichtungen. 4. Auflage. München: Urban & Fischer.

Medizin Transparent. Ein Projekt von Cochrane Österreich. Impfschäden. https://www.medizin-transparent.at/impfschaeden/ (18.08.2020).

RKI (2019): Impfquoten bei Schulanfängern weiterhin zu niedrig. Hygiene & Medizin 44, S. 82–83.

Sprenger, M. (2013): Update HPV-Impfung. ÖKZ 01–02, S. 10–13.

STIKO am Robert-Koch-Institut (2019): Empfehlungen der Ständigen Impfkommission beim Robert-Koch-Institut 2019/20. 22. August 2019, Nr. 34: https://www.rki.de/DE/Content/Infekt/EpidBull/Archiv/2019/Ausgaben/34_19.pdf?__blob=publicationFile (18.08.2020).

von Bredow, R. et al.: (2019): Stich fürs Leben. Spiegel 14, 30.3.2019, S. 13–19.

Wiener Zeitung: Österreich bei Masern-Impfrate im Schlusslicht. 5.5.2019. https://www.wienerzeitung.at/nachrichten/chronik/europa/2007683-Oesterreich-bei-Masern-Impfrate-im-Schlusslicht.html (18.08.2020).

Zentrum für Reisemedizin: Impfreaktionen und Impfnebenwirkungen. https://reisemed.at/impfreaktion-nebenwirkung/ (18.08.2020).

IV
Standardmaßnahmen zur Infektionsprävention

14 HAI
Angesteckt im Krankenhaus!?

> **Fast Facts – das erwartet Sie in diesem Kapitel:**
> ▸ Begriffe für HAI
> ▸ Epidemiologie in Österreich und Deutschland
> ▸ Ursachen und Risikofaktoren
> ▸ Mikrobenspektrum
> ▸ Basis- oder Standardhygienemaßnahmen
> ▸ Spezielle Präventionsmaßnahmen
>
> **Differenzierende Lesezeit: 30 Minuten**

Praktisch gesehen werden jene Infektionen als HAI bezeichnet, deren erste Zeichen frühestens 48 Stunden nach der Aufnahme in einer Gesundheitseinrichtung auftreten.

Infektionskrankheiten können heute so gut behandelt werden wie noch nie. Bei einer nicht zu unterschätzenden Zahl an Patient*innen treten jedoch nicht beabsichtigte Komplikationen auf – früher als nosokomiale Infektionen bekannt, werden diese heute mit dem internationalen Begriff HAI (Hospital-acquired Infection) oder HCAI (Healthcare-associated Infection) klassifiziert. Diese beiden Bezeichnungen werden alternativ oder überlappend verwendet. Aus praktischer Sicht ist der Zeitpunkt des Auftretens wesentlich:

> **Definition nosokomiale Infektion/HAI:**
> „Infektion mit lokalen oder systemischen Infektionszeichen als Reaktion auf das Vorhandensein von Erregern oder ihrer Toxine, die im zeitlichen Zusammenhang mit einem Krankenhausaufenthalt oder einer ambulanten medizinischen Maßnahme steht, soweit die Infektion nicht bereits vorher bestand."
> (Deutsches Infektionsschutzgesetz, 1. Abschnitt, §2)

14.1 Epidemiologie

Etwa **jede*r 20. Patient***in in einem deutschen oder österreichischen Krankenhaus erleidet eine HAI (Prävalenz 5,1–6,2 %). In Österreich entspricht das rund 50 000 Menschen pro Jahr. Als besonders gefährdet gelten abwehrgeschwächte Menschen. Eine HAI muss als **Komplikation** des eigentlichen Krankheitsgeschehens betrachtet werden, welche im besten Fall nur zu einem verlängerten Krankenhausaufenthalt führt. So führt beispielsweise eine nosokomiale Wundinfektion durchschnittlich zu einer Aufenthaltsverlängerung um 5–24 Tage bzw. tritt erst nach der Entlassung zu Hause auf. Weiters können Spätfolgen bzw. bleibende Schäden daraus resultieren, die folgende

Epidemiologie

Erwerbsfähigkeit kann eingeschränkt oder verhindert, die Lebenserwartung verkürzt werden und in letzter Konsequenz kann der unmittelbare Tod eintreten (ca. 3.000–10.000 Tote/Jahr/Österreich). HAI haben auch eine weitreichende gesundheitspolitische und wirtschaftliche Bedeutung. Aufgrund des höheren Diagnostik- und Therapieaufwandes, des verlängerten Krankenhausaufenthalts, der erforderlichen Rehabilitationsmaßnahmen und der verlängerten Arbeitsunfähigkeit bis hin zu Pensionszahlungen ergeben sich zwischen 4 000 und 20 000 Euro Mehrkosten pro HAI.

HAI ist kein Synonym für ärztliches oder pflegerisches Verschulden. Anderseits muss auch klargestellt werden, dass Mikroben weder hüpfen noch fliegen – sie werden überTRAGEN!

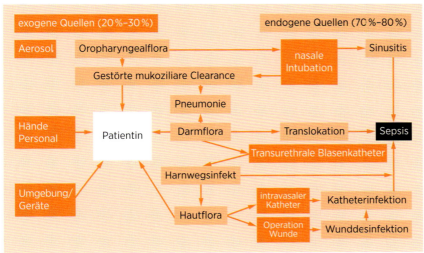

Abb. 58: **Entstehung nosokomialer Infektionen am Beispiel einer Intensivpatientin**

Personal	▸ nicht eingehaltene Hygienestandards
	▸ mangelnde Ausbildung
	▸ Personalmangel
Patient*innen	▸ steigendes Alter der Patient*innen
	▸ steigender Anteil von multimorbiden Patient*innen
	▸ abwehrgeschwächte Patient*innen
	▸ invasive Maßnahmen bei Intensivpatient*innen
Medizin Medizintechnik	▸ unkritischer Antibiotikaeinsatz
	▸ kompliziertere und aufwändigere Operationen
	▸ häufigere invasive Eingriffe
	▸ technisch komplizierte, schwer zu desinfizierende Geräte und invasive Katheter
Mikroben	▸ Zunahme multiresistenter Mikroben
	▸ Zunahme virulenter Mikroben
	▸ Zunahme der Kontagiosität der Mikroben
Umwelt	▸ Nähe zu anderen Patient*innen
	▸ Kontamination von Geräten und Flächen
	▸ Transmission durch die Hände des Personals

Tab. 18: **Ursachen und Risikofaktoren von HAI**

Als potenzielle Infektionsquellen stehen die endogene und exogene Mikrobenflora des Menschen und unbelebte Gegenstände zur Verfügung (siehe Abb. 58). Die exogene Übertragung erfolgt überwiegend durch **direkten Kontakt („Kreuzinfektion")** oder indirekt über **kontaminierte Gegenstände**. Die aerogene Übertragung spielt eine eher untergeordnete Rolle. Exogene Übertragungswege dürften jedoch weniger häufig für die HAI verantwortlich sein als bisher angenommen. Die endogene Übertragung wird durch eine Störung der physiologischen Hautflora und durch Verschleppung körpereigener Mikroben im Zusammenhang mit invasiven Maßnahmen ermöglicht. Als Quelle und Überträger kommen Patient*innen und Mitarbeiter*innen in Betracht (siehe Tab. 18). Hingegen stellen (gesunde) Besucher*innen kaum eine Gefahr dar, sie bringen im Regelfall „Wald-und-Wiesen-Mikroben" in das Krankenhaus.

Mikrobenspektrum

„Wir sind nosokomiale Krabbler, keine Wald- und Wiesensabbler!"

Hauptverantwortlich zeichnet ein bakterielles Mikrobenspektrum (>70%): **E. coli, Enterokokken, Staphylococcus aureus, andere Staphylokokken und Pseudomonas**. Davon sind etwa 6% resistente Bakterien: Klebsiella spp., MRSA, VRE, 3MRGN und 4MRGN. Die letztgenannten werden in Kapitel 33 vertiefend bearbeitet. Bei Pilzen dominiert Candida albicans. Das Mikrobenspektrum zeichnet sich auch durch die hohe Überlebensfähigkeit auf unbelebten Oberflächen aus: entweder aufgrund ihrer Widerstandskraft oder einer hohen Keimzahl überleben Bakterien bis zu sieben Monate, Noroviren dagegen nur bis zu sieben Tage. Als die häufigsten HAI gelten Harnwegs-, Atemwegs-, Wund- und gastrointestinale Infektionen (siehe Tab. 19). Diesen Infektionen sind die Kapitel 26–29 und 32 gewidmet.

Tab. 19: **Die häufigsten HAI und ihre internationalen Abkürzungen**

HAI	Prävalenz*
Harnwegsinfektionen (v. a. katheterassoziiert) – CAUTI	ca. 25%
Atemwegsinfektionen (v. a. beatmungsassoziiert) – HAP	ca. 25%
Wundinfektionen (v. a. operationsassoziiert) – SSI	ca. 20%
Gastrointestinale Infektionen und Sonstige – MRE	ca. 20%
Septikämien (v. a. katheterassoziiert) – CABSI	ca. 10%

* Die Prävalenz (Krankheitshäufigkeit) variiert je nach Fachrichtung (sie ist auf der Chirurgie höher als auf der Internen, auf der Intensivstation ist sie am höchsten), Krankenhausgröße (je größer, desto häufiger), Alter (je älter, desto häufiger) und Exposition (Beatmung, Katheter etc.). Bei der Geschlechterverteilung zeigen sich nur minimale Unterschiede.

Prävention

Ein Drittel aller HAI gilt als vermeidbar!

Der diagnostische Nachweis ist nicht nur für die weitere Therapie von Bedeutung, sondern auch für die Prophylaxe ähnlicher Infektionen bei Mitpatient*innen entscheidend. Das präventive Potenzial basiert auf den drei Säulen Verhaltensänderung, Organisation und Überwachung. HAI können mit einem aktiven Überwachungssystem aufgespürt werden. Dies setzt eine kontinuierliche Infektionserfassung voraus.

14.2 Basis- oder Standardhygienemaßnahmen

Basis- oder Standardhygienemaßnahmen dienen dem übergeordneten Ziel, HAI bei Patient*innen bzw. Berufskrankheiten beim Personal zu vermeiden. Diese Maßnahmen müssen bei jeder Patientin angewendet werden.

Dazu zählen:
- **Individualhygiene bei Patient*innen und Mitarbeiter*innen**
- **Händehygiene** (Desinfektion und Verwendung von Handschuhen)
- **persönliche Schutzausrüstung** (Berufskleidung, Schutzkleidungen)
- **Flächendesinfektion**
- **Aufbereitung von Medizinprodukten** (Instrumente, Pflegeutensilien, Sterilisation)
- **Abfallentsorgung**
- **Bettenhygiene und Bettwäsche**
- **Wäscheentsorgung, -aufbereitung und -versorgung**
- **Bekleidung für Personal und Patient*innen**
- **Umgang mit Geschirr und Speisen**
- **Aufklärung und Schulung von Patient*innen und ihren Besucher*innen**
- **Art der Unterbringung** (möglichst Zimmer mit geringer Bettenzahl)
- **Schulung und Impfung für Personal**

Spezielle Präventionsmaßnahmen

Spezielle Präventionsmaßnahmen und Pflegetechniken sind in bestimmten Situationen und spezielle Hygienemaßnahmen bei spezifischen Erkrankungen und Risikosituationen bzw. bei deren Verdacht erforderlich, z. B. Isolierungsmaßnahmen (siehe Kap. 18.3). Im strategischen Sinne gilt es, zusätzlich zu den bereits aufgezählten Standardmaßnahmen auch umzusetzen:
- **Überwachung (Surveillance) von HAI** (siehe Kap. 24),
- **regelmäßige (verpflichtende) Mitarbeiterschulungen** (siehe Kap. 24),
- **Impfungen für Mitarbeiter*innen** (siehe Kap. 19.2),
- **bauliche Maßnahmen**, z. B. Reduktion der Mehrbettzimmer (siehe Kap. 23),
- **Steuerung der Patientenströme** (z. B. weniger Krankenhausaufenthalte, frühzeitige Entlassungen, mehr tagesklinische Behandlungen),
- **Personalausstattung** (nicht außer Acht gelassen werden darf der nachgewiesene Zusammenhang zwischen einem niedrigen Personalstand und einem vermehrten Auftreten von HAI).

Therapie

Dabei stehen im Mittelpunkt:

- **der korrekte Antibiotikaeinsatz**,
- **die Sanierung aktiver Infektionsquellen**,
- **die antiseptische Lokalbehandlung**,
- **die Desinfektion** unbelebter Quellen und
- **die zeitgerechte Entlassung** (mittlerweile übliche frühzeitige Entlassungen erschweren die Diagnose, rund 20 % der HAI treten dann erst zu Hause auf).

Zum Kapitelabschluss

One Minute Wonder

- **HAI**, HCAI, nosokomiale Infektion oder Krankenhausinfektion meinen dasselbe.
- Etwa **jede*r 20. Patient*in** in einem deutschen oder österreichischen Krankenhaus erleidet eine HAI.
- Als **Infektionsquellen** stehen die endogene und exogene Mikrobenflora des Menschen und unbelebte Gegenstände zur Verfügung.
- Die **exogene Übertragung** erfolgt überwiegend durch direkten Kontakt („Kreuzinfektion") oder indirekt über kontaminierte Gegenstände oder Devices.
- Hauptverantwortlich zeichnet ein **bakterielles Mikrobenspektrum**, bestehend meist aus E. coli, Enterokokken, Staphylococcus aureus, anderen Staphylokokken und Pseudomonas.
- **Als die häufigsten HAI** gelten Harnwegs-, Atemwegs-, Wund- und gastrointestinale Infektionen.
- **Standardhygienemaßnahmen** müssen an und rund um jede Patientin angewendet werden.
- **Spezielle Präventionsmaßnahmen** stehen bei besonderen Risikosituationen oder speziellen Infektionen zusätzlich für patientenferne Tätigkeitsbereiche zur Verfügung.

Fragen zur selbstständigen Wissensüberprüfung

1. Welche Folgen haben HAI für Patient*innen, Mitarbeiter*innen und für das Gesundheitssystem?
2. Welche Personengruppen gelten im KH als Infektionsquellen, welche als Überträger?
3. In welchem Zusammenhang stehen HAI mit dem Problem der Antibiotikaresistenzen?

BMG – Bundesministerium für Gesundheit (2014): PROHYG 2.0. Organisation und Strategie der Krankenhaushygiene. https://www.bmgf.gv.at/cms/home/attachments/8/0/6/CH1664/CMS1499263426843/prohyg2_2015.pdf (20.09.2020).

ECDC – European Centre for Disease Prevention and Control (2012): Surveillance report. Point prevalence survey of healthcare-associated infections and antimicrobial use in European acute care hospitals 2019. https://ecdc.europa.eu/sites/portal/files/media/en/publications/Publications/healthcare-associated-infections-antimicrobial-use-PPS.pdf (20.09.2020).

Gould, D. & Brooker, Ch. (2008): Infection prevention and control. Applied microbiology for healthcare. 2nd Edition. Basingstoke: Palgrave, S. 97–148.

KRINKO – Kommission für Krankenhaushygiene und Infektionsprävention (2016): Empfehlung für die Infektionsprävention im Rahmen der Pflege und Behandlung von Patienten mit übertragbaren Krankheiten. Krankenhaushygiene + Infektionsverhütung 38 (1), S. 4–25.

15 Personalhygiene als berufliche Visitenkarte

> **Fast Facts – das erwartet Sie in diesem Kapitel:**
> ▸ Ausdruck und Erscheinungsbild
> ▸ Hände
> ▸ Schmuck
> ▸ Haare
> ▸ Dienstkleidung
>
> **Differenzierende Lesezeit: 30 Minuten**

Die persönliche Freiheit endet bei potentieller Patientengefährdung!

Gesundheitsberufe agieren an der Schnittstelle des persönlichen Hygieneverhaltens mit öffentlicher Relevanz. Neben Dienstvorschriften verpflichtet auch das Berufsethos Pflegende zur Einhaltung von Richtlinien zur Individualhygiene. Die Grundsätze der Personalhygiene sind im Infektionsschutzgesetz, der TRBA 250, in den Richtlinien der KRINKO und der Fachgesellschaften ebenso wie auf Länder- und Krankenhausebene („Individualhygiene") geregelt.

> „Krankenwärter müssen durchaus gesund und von kräftigem Körperbau sein, damit ihr Anblick keinen widrigen Eindruck auf den Kranken mache. Sie müssen auf Reinlichkeit des Körpers und der Kleidung halten, dürfen keinen Tabak rauchen, weder dem Spiele noch dem Trunk ergeben sein." (Georg Friedrich Most: Enzyklopädie der Volksmedizin, 1843)

15.1 Ausdruck und Erscheinungsbild

Steve Jobs, Gründer von Apple, soll, so kann man lesen, in jungen Jahren eher der gegenteiligen Überzeugung gewesen sein.

Ausdruck und Erscheinungsbild gelten als prägend für Berufsgruppen. Insofern muss nicht nur der alltagsübliche sprachliche Ausdruck, sondern auch das persönliche Erscheinungsbild dem Berufsbild der Profession Pflege entsprechen. Eine gepflegte äußere Erscheinung, saubere Dienstkleidung und Vorsichtsmaßnahmen beim Tragen von Schmuck unterbrechen weitgehend die Übertragung von Mikroben. Der Schutz von Patient*innen und der Selbstschutz verlangen die Einhaltung von Hygienerichtlinien zur Individualhygiene. Unsere Körperdüfte werden von Milliarden von Mikroben mitbestimmt. Sie zersetzen die geruchlosen Sekrete des Menschen und produzieren dabei Gerüche, die im Sexual- und Sozialleben eine wichtige Rolle spielen. Die Mikroben selbst riechen nicht!

Körpergerüche können die Pflegebeziehung zwischen Patient*innen und Pflegenden maßgeblich beeinflussen. Bei Pflegehandlungen dringt man gegenseitig in die soziale und körperliche Intimzone ein – negativ empfundener Körpergeruch erschwert diese an sich schon schwierige Aufgabe. Mehrere hundert Millionen Mikroben zwischen Lippen und Rachen machen die Mundhöhle zu einem besonderen „hygienischen Hotspot". Ein gesunder Zahnstatus bei entsprechender Mundhygiene muss im Dienstleistungsberuf Pflege als Visitenkarte angesehen werden.

15.2 Hände

Pflegende, die in der direkten Patientenpflege tätig sind, sollen kurze, gut gepflegte, rund geschnittene und natürliche Fingernägel tragen (Kat. IB). Unter kurzgeschnittenen Fingernägeln kann sich kein Schmutz und damit kein Mikrobenreservoir bilden, auch die Verletzungsgefahr für Patient*innen wird reduziert. Es wird empfohlen, weder Nagellack noch Nagelgel zu tragen, da Absplitterungen Nischen zur Keimbesiedelung bieten.

Faustformel: Die Fingernägel dürfen die Fingerkuppe nicht überragen.

In der wissenschaftlichen Literatur konnte bis dato **kein eindeutiger Zusammenhang zwischen Nagellack und Infektionen** hergestellt werden (Kat. II), jedoch ist zu befürchten, dass die Händedesinfektion aus Angst um den Nagellack nicht effizient durchgeführt wird. Außerdem können in der Praxis das Alter und die Güte des Nagellacks (z. B. Mikrorisse) nicht beurteilt werden. In einem Cochrane Review zu Nagellack und Schmuck (Arrowsmith & Taylor, 2014) wird das Fehlen von beweiskräftigen RCTs bemängelt. Zu bedenken ist hierbei, dass das Fehlen von Beweisen für einen Kausalzusammenhang nicht im Umkehrschluss beweist, dass kein solcher Zusammenhang besteht.

Anders verhält es sich bei künstlichen Fingernägeln. Es konnte ein **deutlicher Zusammenhang zwischen künstlichen Fingernägeln bei Pflegepersonal und Infektionen** bei Patient*innen nachgewiesen werden (Kat. IB). Unter künstlichen Nägeln kommt es zu einem Sauerstoffmangel und an den Grenzflächen des Kunstnagels zu Feuchtigkeitskammern, welche eine stärkere Besiedelung mit pathogenen Mikroben zur Folge haben (siehe Kap. 33.4). Außerdem konnten künstliche Fingernägel als Überträger von nosokomialen Infektionen identifiziert werden. Der wesentliche Aspekt ist die Beeinträchtigung von Händehygienemaßnahmen. Eine thematische Vertiefung findet in Kapitel 17 statt.

Verletzungen an den Händen oder Infektionen der Haut sind bis zum Abschluss der Wundheilung ein potenzielles Eigen- und Fremdrisiko und durch einen Wundverband abzudecken.

Fallbeispiel: Rechtsurteil zu künstlichen Fingernägeln

Schwester Melanie arbeitet als Pflegefachkraft und erscheint zum Frühdienst mit langen, zweifarbigen, abgesetzten Acrylnägeln. Die Stationsleiterin fordert sie auf, diese umgehend zu entfernen. Melanie weigert sich mit der Begründung, sie könne Handschuhe tragen, wenn eine Gefährdung entstehen sollte. Hier irrt Melanie. Das von der Stationsleitung ausgesprochene Trageverbot ist

> rechtens und auch fachlich gut begründet. Dass Handschuhe hier kein geeignetes Mittel sind, belegt das Beispiel eines Kardiochirurgen, der intraoperativ unter den Handschuhen einen Ring anbehielt. Das Ergebnis waren drei Sternuminfektionen mit dem Bakterium Serratia marcescens. Die Beweiskette konnte dadurch geführt werden, dass die Erreger in der Wunde genetisch mit jenen an der Chirurgenhand übereinstimmten (Höfert, Schimmelpfennig, 2014).

15.3 Schmuck

Schmuckstücke dürfen nicht an Händen und Unterarmen getragen werden, da ansonsten die Händehygiene nicht korrekt erfolgen kann (Kat. IB/IV). Es entsteht ein Mikrobenreservoir (auch MRE!, siehe Kap. 33), auch nach einer korrekten Händedesinfektion. Dasselbe gilt für Uhren und Freundschaftsbänder. Außerdem bergen sie das Risiko einer Verletzung, besonders bei Ringen mit Steinen. Ohrringe, Halsketten und **Piercings** sind so zu tragen, dass es zu keiner Mikrobenübertragung kommt und keine Verletzungsgefahr entsteht. Die Gefahrenmomente bei Piercings liegen in den Bedingungen, unter welchen diese gesetzt wurden (im Studio, am Strand, von einer Person aus dem Freundeskreis etc.), in einer noch nicht abgeschlossenen Wundheilung und der ständigen Berührung mit den Händen (mit dem Piercing „spielen"). Von einem reizlosen Piercing gehen im Pflegealltag keine Infektionsquellen aus.

> Warum tragen trotz relativ deutlicher Datenlage Mitarbeiter*innen immer noch Schmuck und künstliche Fingernägel? Die Erklärung liegt in der „Entindividualisierung" – neben Einheitskleidung und anderen Einschränkungen möchten viele ihre „Persönlichkeit" behalten, sich von der Masse abheben.
>
> In der 2014 erschienenen Neufassung der TRBA 250 dürfen bei Tätigkeiten, die eine Händedesinfektion erfordern, keine Schmuckstücke, Uhren, Piercings, künstliche Fingernägel und Freundschaftsbänder an Händen und Unterarmen getragen werden. Nach einer Gefährdungsbeurteilung können auch Nagellack und Nagelgel untersagt werden.

15.4 Haare

Haare stellen ein wesentliches Reservoir für Mikroben dar. Die häufigste Kontamination erfolgt mit den eigenen Händen („sich durch die Haare fahren"). Deshalb sollten über den Nacken hinausreichende Haare nicht offen getragen werden und Haarsträhnen nicht ins Gesicht fallen. Lange Bärte und Bartzöpfe dürfen nicht frei getragen werden. Der Haaransatz im Stirnbereich gilt als besonders ausgeprägt kontaminiert. **Kopfbedeckungen**, die aus religiösen Gründen getragen werden, oder andere Kopftücher müssen frei von sichtbaren Verschmutzungen und mit mindestens 60°C waschbar sein sowie täglich gewechselt werden. **Spezielle Haarstylings** wie Dreadlocks, bei denen sich eine normale Haarpflege verbietet, sind grundsätzlich als Mikrobenreservoir und damit als problematisch zu betrachten.

15.5   Berufskleidung

Dienstkleidung wird auch als Berufs- oder Arbeitsbekleidung bezeichnet und ersetzt die Straßenkleidung. Sie wird meist vom Arbeitgeber zur Verfügung gestellt. Diese oder auch vom Krankenhaus geleaste Dienstkleidung einer Wäscherei darf nur im Krankenhaus getragen und ausschließlich in der jeweiligen Wäscherei gewaschen werden. Dies verhindert die Keimverschleppung in den Privatbereich und garantiert eine validierte Sauberkeit. Dienstkleidung sollte **routinemäßig täglich und bei offensichtlicher oder feuchter Kontamination sofort gewechselt** werden. Dienstkleidung darf darüber hinaus nur während der Dienstzeit getragen werden. Das Material soll pflegeleicht, gut waschbar, atmungsaktiv und kurzärmelig sein. Die Kombination von Dienstkleidung und Privatkleidung ist eingeschränkt zulässig. Erlaubt sind Strümpfe und nicht sichtbar unter der Dienstkleidung getragene Wäsche. Grundsätzlich nicht erlaubt sind Sweater, Strickjacken, Pullover etc., also Kleidungsgegenstände, die über der Dienstkleidung getragen werden. Bei patientenfernen Tätigkeiten werden diese jedoch vielerorts toleriert. Kleidung, die nicht dem im Krankenhaus üblichen desinfizierenden Waschverfahren zugeführt werden kann, ist aus hygienischer Sicht abzulehnen. Unter der Dienstkleidung darf keinesfalls langärmelige Privatkleidung getragen werden, wie generell langärmelige Kleidung bei Tätigkeiten an Patient*innen unzulässig ist. Auch der traditionelle Arztmantel steht im deutschsprachigen Raum vielerorts mittlerweile nur noch kurzärmelig zur Verfügung. Berufskleidung sollte täglich gewechselt werden, bei Kontaminationen entsprechend häufiger. Unter diesen Voraussetzungen kann die Berufskleidung auch während des Aufenthaltes im Personalrestaurant getragen werden.

„Was bedeutend schmückt, es ist durchaus gefährlich!" (J. W. von Goethe)

Derzeit wird auch an antimikrobieller Arbeitskleidung geforscht. Der Kleidung werden bioaktive Substanzen wie Silber, Kupfer oder Zink beigefügt. Davon erwartet man sich ein gebremstes Mikrobenwachstum.

Privatkleidung wird v. a. in Alten- und Pflegeheimen, auf psychiatrischen Abteilungen, in der mobilen Pflege und im Hospiz getragen, also dort, wo geringere hygienische Anforderungen bzw. Infektionsgefahren bestehen. Da diese Kleidung meist auch privat gewaschen wird, ist hier besondere Aufmerksamkeit geboten (Waschtemperatur mindestens 60°C). In validierten Wäschereien werden Dienstkleidungen eigentlich nicht gewaschen, sondern „chemisch bedampft". Generell verstärkt sich der aus dem angloamerikanischen Raum stammende Trend zur Privatkleidung, ergänzt durch Schutzkleidung. Der Einsatz von Bereichs- und Schutzkleidung wird in Kapitel 18 ausgeführt.

15.6 Arbeitsschuhe

Aus hygienischer Sicht sollen Arbeitsschuhe leicht zu reinigen und bei Bedarf desinfizierbar sein. Aus arbeitsmedizinischer Sicht sollen Arbeitsschuhe vor Durchnässung und Verletzungen schützen, eine rutschfeste Sohle vorweisen und generell Stabilität verleihen. In den letzten Jahren wurden „Clogs" und ähnliche Produkte als Dienstschuhe sehr kontrovers diskutiert und mancherorts in sensiblen Bereichen wie OPs oder Intensivstationen wegen der elektrostatischen Aufladung verboten. In Bereichen, wo grundsätzlich Straßenschuhe getragen werden dürfen, ist auch das Tragen von Clogs & Co als unproblematisch zu betrachten.

Zum Kapitelabschluss

One Minute Wonder
- **Verpflichtende Richtlinien** auf Krankenhausebene können strenger geregelt sein als gesetzliche Vorgaben.
- **Künstliche Fingernägel** sind für Pflegende aus krankenhaushygienischer Sicht abzulehnen.
- **Hände und Unterarme** müssen schmuck- und kleidungsfrei gehalten werden.
- **Dienstkleidung** soll so häufig wie möglich gewechselt werden.
- Der **„Faktor Mensch"** ist beim Thema persönliche Hygiene zentralwirksam.
- Eine **„Hygienekultur"** zeigt sich auch an der gelebten Vorbildrolle von Vorgesetzten und Führungskräften.

Fragen zur selbstständigen Wissensüberprüfung
1. Welche individualhygienischen Richtlinien zu Händen und Nägeln müssen Sie noch vor einem Patientenkontakt umsetzen?
2. Versetzen Sie sich in die Rolle einer Patientin: Welche Erwartungen hinsichtlich Individualhygiene hätten Sie an Pflegende?

Arrowsmith, V. A. & Taylor, R. (2014): Removal of nail polish and finger rings to prevent surgical infection. Cochrane Database of Systemic Reviews, Issue 8, Ar. No. CD003325.

Handl, G. (2007): (Elektro-)Smog durch Clogs? Pflegenetz 05, S. 30–31.

Geng, V (2019): Beurteilung der bakteriellen Belastung von Gelnägeln, Standard-Nagellack und Naturnägel auf den Händen von Gesundheitspersonal. Krankenhaushygiene + Infektionsverhütung 41 (2), S. 40–43.

Höfert, R. & Schimmelpfennig, M. (2014): Hygiene – Pflege – Recht. Fallbeispiele, Urteile, Praxistipps von A bis Z. Berlin: Springer.

Kramer, A., Assadian, O., Exner, N., Hübner, N.-O. & Simon, A. (Hrsg.) (2022): Krankenhaus- und Praxishygiene. Hygienemanagement und Infektionsprävention in medizinischen und sozialen Einrichtungen. 4. Auflage. München: Urban & Fischer.

KRINKO – Kommission für Krankenhaushygiene und Infektionsprävention am Robert-Koch-Institut (2016): Empfehlungen zur Händehygiene. Mitteilung der Kommission für Krankenhaushygiene und Infektionsprävention am Robert-Koch-Institut. Bundesgesundheitsbl. 59, S.1189–1220. https://www.rki.de/DE/Content/Infekt/Krankenhaushygiene/Kommission/Downloads/Haendehyg_Rili.pdf?__blob=publicationFile (09.11.2016).

National Guideline Clearinghouse, Initiative des U.S. Department of Health and Human Services: Evidenzbasierte klinische Richtlinien. http://guideline.gov (18.12.2011).

16 Reinigung, Desinfektion, Sterilisation
Schneller, höher, stärker!?

> **Fast Facts – das erwartet Sie in diesem Kapitel:**
> ▶ Unterscheidung von Reinigung/Desinfektion/Sterilisation
> ▶ Physikalische/chemische/chemothermische Verfahren
> ▶ Chemische Wirkstoffe
> ▶ Desinfektion von Haut und Schleimhaut
> ▶ Reinigungsmaßnahmen im direkten Umfeld der Patient*innen
> ▶ Flächendesinfektion
> ▶ Aufbereitung von Medizinprodukten
> ▶ Dampfsterilisation
> ▶ Weitere Sterilisationsverfahren
> ▶ Kontrolle des Sterilisationserfolges
> ▶ Verpackung von Sterilgut
> ▶ Entnahme von und Umgang mit Sterilgut
>
> **Differenzierende Lesezeit: 100 Minuten**

Dieses Kapitel widmet sich einem der wesentlichsten Bausteine der modernen Infektionsprophylaxe – der **Antiseptik**. Gesundheitseinrichtungen, vorrangig Krankenhäuser, werden oft mit Sauberkeit und Reinlichkeit in Verbindung gebracht. Im Gegensatz dazu verbergen sich tatsächlich jedoch Infektionsrisiken im Krankenhaus. Krankenhausschmutz besteht aus Staub (z. B. Textilfasern, Gummiabrieb), organischen Partikeln (z. B. Hautschuppen, Pilzsporen) und Gebrauchsrückständen (z. B. Fingerabdrücke, Haare, Lebensmittelreste). Dieser Schmutz wiederum trägt Mikroben mit unterschiedlicher **Persistenz**, welche durch Reinigung, Desinfektion und Sterilisation entfernt, reduziert, abgetötet oder inaktiviert werden können.

Persistenz
= Beharrlichkeit, Ausdauer

Tab. 20: **Persistenz von Mikroben**

Ausgewählte Mikroben	Persistenz auf unbelebten Flächen
Influenzaviren	bis zu 2 Tagen
Hepatitis-B-Virus	bis zu 1 Woche
Noroviren	bis zu 7 Tagen
Candida albicans	bis zu 120 Tagen
Clostridium difficile	bis zu 5 Monaten
Escherichia coli	bis zu 16 Monaten
Klebsiella spp.	bis über 24 Monate

16.1 Unterscheidung von Reinigung, Desinfektion und Sterilisation

Mit der wissenschaftlichen Erkenntnis, wonach Infektionen durch intensives Desinfizieren nicht gänzlich zu verhindern sind, begann ein Umdenken in Bezug auf Reinigung, Desinfektion und Sterilisation: Nun fragte man, wann bzw. in welchem Zusammenhang diese jeweils erforderlich sind. Das Wirkungsspektrum einzelner Verfahren weist den stufenweisen Weg (siehe Abb. 59). Im Mittelpunkt steht zunächst die Überlegung, welches Verfahren zur Erreichung der Zielsetzungen geeignet ist (siehe Tab. 21).

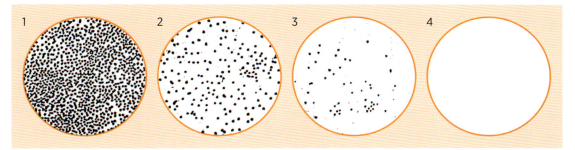

Abb. 59: **Schematische Darstellung der normalen Flora (1) und der Mikrobenreduktion nach Reinigung (2), Desinfektion (3) und Sterilisation (4)**

Der Weg von schmutzig zu sauber heißt Reinigung.
Der Weg von infektiös zu nichtinfektiös heißt Desinfektion.
Der Weg zur Keimfreiheit heißt Sterilisation.
Der Weg von steril zu unsteril heißt Kontamination.

	Reinigung	**Desinfektion**	**Sterilisation**
	„keimreduziert" (10^{-1}–10^{-2})	„keimarm" ($> 10^{-5}$)	„keimfrei" ($> 10^{-6}$)
Ziele	Schmutzlösung und Schmutzbeseitigung	Unterbrechung der Infektionsgefahr	vollständige Unterbrechung der Infektionskette
Indikationen	bei apathogenen Mikroben bzw. unwahrscheinlicher Übertragung	bei (fakultativ) pathogenen Mikroben, wenn Reinigung nicht ausreicht und Sterilisation nicht möglich ist	bei invasiven Maßnahmen, wenn geringe Mikrobenmengen für eine Infektion ausreichen
Anwendungsgebiete (Bsp.)	Fußböden, Sanitärbereiche, Körperpflege	Pflegeartikel, Wäsche, Hände, Wunden etc.	Instrumente, Verbandstoffe etc.

Tab. 21: **Unterscheidung von Reinigung, Desinfektion und Sterilisation**

16.2 Reinigungs- und Desinfektionsverfahren

Grundsätzlich unterscheidet man physikalische und chemische Verfahren. Durch die Einwirkung von Hitze bzw. chemischen Substanzen werden Mikroben abgetötet. Das mikrobiologische Wirkungsspektrum eines Desinfektionsverfahrens wird Wirkungsbereichen (Resistenzstufen) zugeordnet (siehe Tab. 22).

Tab. 22: **Wirkungsspektren von Desinfektionsverfahren**

Wirkungs-bereich	Mikrobenspektrum	Thermische Desinfektion	Chemische Desinfektion
A	Bakterien, Mykobakterien, Pilze und Pilzsporen (die Leistung liegt bei ca. 10^5, d. h. von 100 000 bleibt 1 Erreger übrig)	bei allen thermischen Verfahren mit 85°C über 1 Minute	Alkohole, Phenole, Octenidin
B	Wirkungsbereich A plus Inaktivierung von Viren (unbehüllte Viren sind resistenter)	bei allen thermischen Verfahren mit > 100°C über 10 Minuten	Formaldehyd, Chlor, PVP-Jod
C	Wirkungsbereich A und B plus Sporen des Clostridium anthracis	Auskochen und Verbrennen	–
D	Wirkungsbereich A, B und C plus Sporen des Clostridium tetani und perfringens sowie Prionen	Sterilisationsverfahren oder Verbrennen erforderlich	–

Physikalische Desinfektionsverfahren

Dazu zählen Filtration (z. B. Raumluft im OP), UV-Bestrahlung (im Krankenhaus kaum von Bedeutung, außer bei Endoskopen und Desinfektionsmaschinen) und thermische Desinfektion. Als thermische Verfahren stehen zur Verfügung:

▶ Heißwasserspülen (im Krankenhaus: maschinelle Desinfektion von Instrumenten, Bettschüsselspülautomat, Geschirr oder Wäsche mit weniger als 100°C)
▶ Verbrennen (im Krankenhaus: Abfall)
▶ Ausglühen (im Krankenhaus: Metallinstrumente im Labor)
▶ Dampfdesinfizieren (im Krankenhaus: vorwiegend für Textilien und Matratzen)

Aktinische Verfahren

UV-Strahlen besitzen kein Durchdringungsvermögen für feste Stoffe, wohl aber für Luft und Flüssigkeiten. Somit kann mit UV-Bestrahlung die Erregerzahl minimiert, aber nicht auf null reduziert werden. Ionisierende Strahlen werden zur Sterilisation von Einwegprodukten verwendet.

---

mikrobizid
= mikrobenabtötend. Dem Überbegriff Mikrobizidität untergeordnet sind die bakterizide, bakteriostatische, sporozide, fungizide, fungistatische, tuberkulozide und viruzide Wirkung.

Je höher die Temperatur und je länger die Einwirkzeit, desto wirksamer sind thermische Verfahren.

Die Wirkung thermischer Verfahren ist sicherer als jene chemischer Verfahren.

Die Roboter kommen!

Noch in Entwicklung, demnächst im Krankenhaus unterwegs – die Desinfektionsroboter! Kollaborative Roboter fahren autonom durch Krankenhäuser und senden dabei konzentriertes UV-C-Licht aus, um Mikroben abzutöten. Der Roboter behandelt Oberflächen auf diese Weise kontaktlos aus mehreren Winkeln. Vorerst ist diese Robotik als ergänzendes System konzipiert …

Chemische Verfahren

Die chemische Wirkung von Desinfektionsmitteln beruht auf der Zerstörung der Zellmembran, der Unterbrechung der Stoffwechselvorgänge oder der Gerinnung von Proteinen. Die mikrobizide Wirkung ist abhängig von Konzentration, Einwirkzeit und Temperatur. Die wichtigste Anforderung an ein Desinfektionsmittel liegt in einem möglichst breiten Wirkungsspektrum. Die VAH (Desinfektionsmittelkommission im Verbund für angewandte Hygiene) ist der Herausgeber jener Liste, welche alle zertifizierten Desinfektionsmittel enthält. Diese arbeitet in Kooperation mit Fachgesellschaften wie der Deutschen Gesellschaft für Hygiene und Mikrobiologie (DGHM). Praktische Konsequenz: Es dürfen nur geprüfte Desinfektionsmittel aus der VAH-Liste verwendet werden.

Die Nachteile der chemischen Desinfektion liegen in den Wirkungslücken aufgrund der Abhängigkeit von Temperatur und pH-Wert und des Wirkungsverlustes in Verbindung mit Eiweiß (z. B. bei Blut – „Eiweißfehler"), im Wirkungsverlust in Kombination mit einem weiteren Reinigungsmittel („Seifenfehler"), im Verbleib von Rückständen (Materialkorrosion), in der Umweltbelastung und der Gesundheitsbelastung für das Personal. Manche Desinfektionsmittel müssen verdünnt werden. Dabei ist das Ausmaß der Verdünnung sehr wesentlich (siehe Tab. 23).

► **Anwendungshinweise:** Mikrozid® AF Liquid unverdünnt auf Gegenstände und Flächen ausbringen und einwirken lassen. Auf vollständige Benetzung achten. Ausbringung max. 50 ml/m². Ggf. überschüssige Präparatmengen mit Einmaltuch entfernen. Besonders alkoholempfindliche Flächen, wie z. B. Acrylglas, dürfen nicht behandelt werden. ► **Dosierhilfen:** S&M Sprühpumpe ► **Kennzeichnung gemäß EG-Richtlinien: R10** Entzündlich **R41** Gefahr ernster Augenschäden **R67** Dämpfe können Schläfrigkeit und Benommenheit verursachen **S23** Aerosol nicht einatmen **S26** Bei Berührung mit den Augen sofort gründlich mit Wasser abspülen und Arzt konsultieren **S39** Schutzbrille/Gesichtsschutz tragen **S51** Nur in gut gelüfteten Bereichen verwenden. ► Im Originalgebinde lagern. Vor Sonneneinstrahlung schützen. Behälter dicht geschlossen halten.

Einwirkzeiten:

Bakterien, Pilze – nach DGHM-Richtlinien bei verkürzten Einwirkzeiten	1 Min.
MRSA	1 Min.
Tb	1 Min.
viruzid*	30 Min.
begrenzt viruzid*	30 Sek.
Adenovirus (Typ 2)	2 Min.
Papovavirus	15 Min.
Rotavirus	30 Sek.
DGHM-Liste Flächendesinfektion in Krankenhaus und Praxis	5 Min.
ÖGHMP Exptertise Nr. 95/8	1 Min.

*gemäß RKI-Empfehlung Bundesgesundheitsblatt 01/2004

Abb. 60: **Beispiel eines DGHM-geprüften Desinfektionsmittels inkl. Angabe der Einwirkzeiten**

Tab. 23: **Auswirkungen einer falschen Konzentration von Desinfektionslösungen**

Ist die Lösung zu konzentriert, …	Ist die Lösung zu stark verdünnt, …
… überleben die Mikroben, weil der Biofilm zu einem „Schutzpanzer" gerinnt.	… überleben die Mikroben und die Desinfektion war wirkungslos.
… wird das Material geschädigt (Haut, Fläche, Instrument).	… entwickeln die Mikroben Resistenzen.
… wird die Umwelt belastet.	
… steigen der Verbrauch und die Kosten.	
… erhöht das die Gefahr der Allergisierung.	

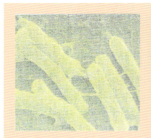 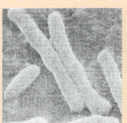 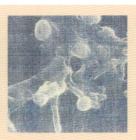 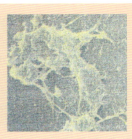

1. E. coli in normalem Nährmilieu (REM 12 000-fach vergrößert)

2. Durch den Zusatz einer bakteriziden Substanz verkleben die Zellmembranen miteinander.

3. Durch die undichte Zellmembran fließt Zytoplasma aus.

4. Am Ende des bakteriziden Prozesses verbleiben nur noch leere Zellmembranen.

Abb. 61, 1–4:
Bakterizide Wirkung, unter dem Mikroskop betrachtet

Als Anwendungsmethoden für Desinfektionsmittel stehen zur Verfügung:

- **Einreiben** (z. B. Hände)
- **Abwischen** (z. B. Flächen oder Haut)
- **Einlegen** (z. B. Instrumente)
- **Verdampfen** (z. B. Raumluft)
- **Besprühen** (z. B. Flächen oder Haut)
- **Begasen** (z. B. Raumluft)

Chemische Wirkstoffe

Im Laufe der Weiterentwicklung antiseptischer Maßnahmen wurden viele verschiedene Desinfektionsmittelwirkstoffe verwendet. Der folgende Abschnitt beschäftigt sich mit den derzeit relevantesten Wirkstoffen.

Die Haltbarkeit von Desinfektionsmitteln nach Anbruch in verschlossenen oder offenen Gebinden beträgt je nach Spendersystem 6–12 Monate.

- **Alkohole**
  Ethanol, Isopropanol und n-Propanol in Konzentrationen von 50–80 % finden vorwiegend bei der **Hände- und Hautdesinfektion** Anwendung. Da Alkohol schnell verdunstet, trocknen desinfizierte Flächen rasch auf. Die Nachteile liegen in der Brandgefahr, in der fehlenden Wirkung bei Sporen und in den Wirkungslücken bei Viren (siehe Kap. 17.3). Eine niedrigalkoholische Zusammensetzung wird für **empfindliche Oberflächen wie Touchscreens und Displays** verwendet.

- **Halogene**
  Dazu zählt man v. a. Jod- und Chlorabspalter. Chloramine werden zur Desinfektion von Wasser, Wäsche und Sanitärflächen eingesetzt, während **PVP-Jod zur Haut-, Schleimhaut- und Wunddesinfektion** dient (siehe Kap. 28, 29 und 31).

- **Phenole**
  Phenol (Carbolsäure) hat seinen Platz in der Geschichte – Joseph Lister begründete damit vor fast 150 Jahren die Antiseptik. Heute werden Diphenylderivate verwendet, welche durch Interaktion mit der Zellmem-

bran wirken und somit **für Schleimhäute, v. a. im Genitalbereich und in der Mundhöhle, geeignet sind. Zu den wichtigsten Vertretern zählen Chlorhexidin und Octenidin** (siehe Kap. 28, 29 und 33). Phenolderivate werden in Kombination mit waschaktiven Substanzen auch als Flächendesinfektionsmittel eingesetzt.

Handelsübliche Zahnpasten enthalten auch antimikrobielle Wirkstoffe wie Chlorhexidin oder biofilmmodulierende Wirkstoffe.

▶ **Aldehyde**
Früher wurden mit Formaldehyd Räume ausgesprüht, heute sind diese Stoffe kaum noch in Verwendung. Glutaraldehyd wird heute vorwiegend zur **Flächen- und Instrumentendesinfektion** sowie zur Optimierung des Wirkungsspektrums mittels chemothermischer Verfahren eingesetzt. Die Nachteile liegen in der Toxizität, der Geruchsbelästigung, dem Allergierisiko und der längeren Einwirkzeit. Die Anwendung muss daher mit Handschuhen und in nicht zu heißem oder kaltem Wasser erfolgen.

▶ **Oxidationsmittel**
Ozon zur Wasserdesinfektion und Persäure zur Instrumentendesinfektion zeigen eine starke mikrobizide Wirkung. Hingegen gelten Kaliumpermanganat und Wasserstoffperoxid als obsolete Desinfektionsmittel von Wunden und Rachen.

▶ **Oberflächenaktive Substanzen**
Oberflächenaktive Stoffe wie Tenside oder quartäre Ammoniumverbindungen (QAV) senken die Grenzflächenspannung zwischen wässrigen und nichtwässrigen Medien, dadurch wird Schmutz gelöst und weggeschwemmt. Sie wirken zunächst mikrobiostatisch und nach längerer Einwirkzeit auch mikrobizid, weswegen der Boden bei der Bodenreinigung nur langsam auftrocknen soll. Oberflächenaktive Substanzen werden häufig in Flächendesinfektionsmitteln als Wirkungsverstärker mit Aldehyden und Alkoholen kombiniert.

▶ **Metalle**
Silber-, Kupfer- oder Messingionen wirken mikrobizid. Dies macht man sich bei silberbedampften Verbandstoffen, silberbeschichteten Kathetern, silberfädendurchzogener Dienstkleidung oder Messing-/Kupfer-Türgriffen zunehmend zunutze. Andere Metalle haben im Krankenhaus keine Bedeutung mehr.

Antimikrobielle Türschnalle?

Die Werbung suggeriert die antimikrobielle Wirkung von beschichteten Möbeln bis hin zu Büroartikeln. Aber: Silber- und kupferbeschichtete Oberflächen wie Türschnallen haben leider nicht die Fähigkeit, nosokomiale Infektionen zu verhindern und damit Kosten zu sparen. Die Wirksamkeit dieser Beschichtun-

> gen tritt frühestens nach drei Stunden (!), üblicherweise nach 6–12 Stunden ein und unterliegt keinem Prüfverfahren. Klarer Sieg für Desinfektionsmittel: Diese sind geprüft und garantieren einen Wirkungseintritt ab 30 Sekunden. Abgesehen davon ist nicht entscheidend, wo Mikroben nachgewiesen werden können, sondern wie Mikroben in und auf Patient*innen gelangen!

Chemothermische Verfahren

Jede Waschmaschine, jeder Geschirrspüler arbeitet nach diesen Verfahren. Im Krankenhaus erfolgt die maschinelle Aufbereitung von **thermolabilen Materialien wie Endoskopen** bei maximal 60°C unter Zumischung eines meist aldehydhältigen Desinfektionsmittels. Aber auch zentrale Bettenaufbereitungsanlagen, Leibschüsselautomaten oder die Desinfektion der Krankenhauswäsche funktionieren nach diesem Prinzip.

16.3 Praktische Anwendung der Reinigung und Desinfektion

Reinigungs- und Desinfektionsplan

Zur Eliminierung des Schmutzes sind Standardhygienemaßnahmen vorgesehen, welche im Reinigungs- und Desinfektionsplan erkennbar werden. An jeder Abteilung/Pflegestation hat ein spezifischer Reinigungs- und Desinfektionsplan aufzuliegen. Die darin enthaltenen konkreten Anweisungen müssen verbindlich eingehalten werden (siehe Abb. 62).

Desinfektion von Haut und Schleimhaut

EWZ
Einwirkzeit, mindestens 15 Sekunden oder Alibihandlung! Nicht zu verwechseln mit Anwendungszeit!

Ziel ist es, beim Durchstechen oder Durchschneiden der Haut oder Schleimhaut keine Mikroben in tiefere Gewebsabschnitte zu verschleppen. Auch apathogene Mikroben der residenten Hautflora können in tiefere Hautschichten gelangen und dort lokale oder systemische Infektionen auslösen (siehe Kap. 13). In talgdrüsenreichen Regionen wie Stirn, Axilla oder Brustbereich ist die Haut bis 0,3 mm tief bakteriologisch belastet. Antiseptik der Haut/Schleimhaut ist erforderlich vor Injektionen, Blutabnahmen, Punktionen, Operationen und invasiven Eingriffen wie dem Setzen eines Harnkatheters. Entscheidend ist v. a. die Einwirkzeit: Diese beträgt entweder mindestens 15 Sekunden oder ... es hat eine Alibihandlung stattgefunden!

Bei der präoperativen Hautdesinfektion muss die Haut mittels antiseptikagetränkter, sterilisierter Tupfer im Wischverfahren benetzt werden. Dabei soll, soweit es die anatomischen Gegebenheiten erlauben, kreisförmig, nur in eine Richtung und von der Mitte zum Rand gewischt werden, mehrmals wiederholend, damit eine Einwirkzeit von zumindest drei Minuten erreicht

DESINFEKTIONSPLAN – KLINISCHER BEREICH

WAS	WANN	WIE	WOMIT
Arbeitsflächen	• 1x täglich • vor dem Zubereiten von Infusionen und Medikamenten • bei Kontamination	Wischdesinfektion	**für Medizinprodukte und patient*innen-nahe Flächen:** alkoholisch: Mikrozid® AF Liquid EWZ: 1 Min Meliseptol® rapid EWZ: 5 Min nicht alkoholisch: Mikrozid® sensitive Liquid EWZ: 1 Min
Medikamentenschränke / Innenflächen Schränke / Schubladen zur Lagerung von Sterilgut / Innenflächen	• 1x pro Monat	Wischdesinfektion Überprüfung der Lagerungszeit von Sterilgut	
Medikamentenkühlschrank	• 1x pro Monat • bei Kontamination	Wischdesinfektion	**für große Flächen: Raum/Boden** Terralin® PAA 2% EWZ: 15 Min Perform® 0,5% EWZ: 60 Min Apesin AP 100 plus 0,5% EWZ: 60 Min Dismozon® plus 0,4% EWZ: 60 Min Descogen® Liquid 3 % EWZ: 30 Min nur im Ambulanzbereich: Descogen® Liquid r.f.u. unverdünnt EWZ: 30 Min **OP-Bereiche, 9D, 13i1, Zentralsterilisation:** Antiseptica Kombi 0,5% EWZ: 15 Min
Mobiliar / Außenflächen 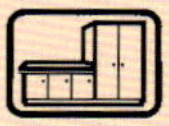	• 1x täglich • bei Kontamination	Wischdesinfektion	
Behandlungsliegen 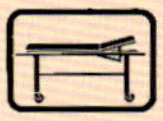	• nach Gebrauch • bei Kontamination	Wischdesinfektion	
Verbandwagen / Pflegewagen • Außenflächen • Schubladen, Innenflächen	• 1x täglich • 1x pro Monat	• Wischdesinfektion • Ausräumen • Wischdesinfektion • Kontrolle der Verfallsdaten	
Krankenzimmer: Unmittelbare Patient*innenumgebung: Bettgalgen, Seitengitter, Nachttisch, Beistelltisch, Versorgungsleiste, Flowmeter Patient*innenruf	tägliche Unterhaltsdesinfektion (inkl. Multiresistente Erreger) und zur Schlussdesinfektion	Wischdesinfektion	
Medizinprodukte z.B.: Perfusoren, Infusomaten, etc.	Wenn in Gebrauch: • 1x täglich, • bei Kontamination • bei Entfernung aus Patient*innenumgebung Die Aufbereitung von Medizinprodukten muss unter fachlicher Aufsicht des Nutzers und nach Einschulung durch einen - vom Hersteller geschulten - Nutzer erfolgen, wobei die jeweiligen Herstellerangaben zu beachten sind	Wischdesinfektion	Mikrozid® AF Liquid EWZ: 1 Min Meliseptol® rapid EWZ: 5 Min
Spezielle Medizinprodukte mit nicht alkoholbeständigen Oberflächen z.B.: Bildschirme, spezielle Ultraschallsonden			Mikrozid® sensitive Liquid EWZ: 1 Min
Instrumente 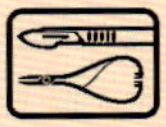	nach Gebrauch	• grobe Vorreinigung entfernen • Lumen durchspülen • kontaminierter Versand • Aufbereitung in der Zentralsterilisation	• in der Entsorgungsbox • in die Zentralsterilisation senden • Instrumente müssen 90° geöffnet und in einem Sieb abgelegt sein • Anforderungsschein darf NICHT in die Box **Kontaminationsgefahr**!

Abb. 62: **Auszug eines exemplarischen Desinfektionsplanes im klinischen Bereich**

werden kann. Gefärbte Antiseptika bieten die Möglichkeit, die desinfizierte OP-Region visuell sichtbar zu machen, bei Punktionen/Injektionen ist dies nicht erforderlich. Eine inhaltliche Vertiefung findet im Abschnitt Vertiefende Maßnahmen zur Infektionsprävention statt (siehe Kap. 26 und 31).

Körperpflege: Bei der Körperpflege können durch die Hände des Personals oder über Pflegeartikel und Hilfsmittel pathogene Mikroben auf andere Körperareale verschleppt und auf Gegenstände übertragen werden. Aus hygienischer Sicht ist die Dusche dem Vollbad und der Ganzkörperwäsche im Bett vorzuziehen. Vor der Körperpflege ist eine hygienische Händedesinfektion durchzuführen, die Verwendung von Handschuhen ist aus hygienischer Sicht nur bei Infektiosität (z. B. Pilzinfektion) und während der Mund- und Intimpflege indiziert.

Bekleidung und Bettwäsche: Gebrauchte Krankenhauswäsche gilt als potenzielle Infektionsquelle, das Risiko muss allerdings als relativ gering eingeschätzt werden. Die Bettwäsche muss nicht routinemäßig täglich gewechselt werden, das individuelle Risiko entscheidet über die Wechselfrequenz, wie z. B. das Vorhandensein einer Wunde oder invasiver Zugänge wie Harnkatheter oder Zentralvenenkatheter. Zu selten gewechselte Wäsche (z. B. Unterwäsche oder Strümpfe) kann zu einem Mikrobenreservoir für die Entwicklung z. B. einer Pilzinfektion werden. Die Schmutzwäsche ist ohne Umwege und Staubaufwirbelungen in die vorgesehenen Säcke abzuwerfen. Schmutzwäschesäcke werden in geschlossenem Zustand, **getrennt von sauberer Wäsche**, transportiert. Für das Transportpersonal wie auch für Mitarbeiter*innen der **Wäscherei** besteht bis zum Waschvorgang eine gewisse Infektionsgefahr. Die Krankenhauswäsche wird entweder in der krankenhauseigenen Wäscherei oder auswärts in gewerblichen Wäschereien mittels chemothermischer Desinfektions- und Waschverfahren gewaschen. Wäschereien gelten als hygienisch sensible Bereiche, weswegen sowohl räumlich als auch personell getrennt in unreinen (Anlieferung, Trennung) und reinen (Bügeln, Verpackung) Bereichen gearbeitet wird. Der Rücktransport von sauberer Wäsche und der Abtransport von schmutziger Wäsche erfolgen ebenso getrennt.

*Bettwäsche und Bekleidung der Patient*innen müssen bei Verschmutzung mit Körperflüssigkeiten unmittelbar gewechselt werden, ansonsten entscheidet der individuelle Behaglichkeitsanspruch.*

Bettenaufbereitung: Das Bett als zentraler Aufenthaltsort von Patient*innen muss inkl. der Matratze einer regelmäßigen Wischdesinfektion unterzogen werden, Pölster und Decke werden gewaschen. Die Häufigkeit eines Wechsels des gesamten Bettes ist vom jeweiligen Infektionsrisiko abhängig. Auch bei einer Verlegung innerhalb des Krankenhauses sollte das Bett gewechselt werden. Es stehen die Methoden der zentralen oder dezentralen Bettenaufbereitung zur Verfügung. In der **zentralen Bettenaufbereitung** wird manuell oder maschinell (analog einer Autowaschanlage) das Bettgestell chemothermisch gereinigt. Zunehmend häufiger verwendete Betten mit elektronischen Bestandteilen kommen für die zentrale Aufbereitung nicht in Frage. Bei der **dezentralen Methode** erfolgt die Reinigung manuell mittels Wischdesinfektion täglich im Patientenzimmer. Bei modernen, feuchtigkeitsdichten Matratzen und deren Schonbezügen auf Normalpflegestationen ist die Wischdesinfektion der Oberfläche ausreichend. Bei Pölstern und Decken werden meist synthetische Stoffe verwendet, die einer chemothermischen Kochwäsche standhalten; sie müssen nur bei sichtbarer Verschmutzung gewaschen werden.

Patientenzimmer: Im Reinigungs- und Desinfektionsplan sind laufende infektionsprophylaktische Maßnahmen zur Oberflächenbehandlung angeführt. Patientennahe Flächen wie Nachtkästchen, Tisch, Lehnsessel, Telefon etc. werden täglich gereinigt. Patientenferne Flächen wie Heizkörper, Jalousien, Türen etc. sind so regelmäßig zu reinigen, dass keine sichtbaren Verschmutzungen entstehen können. Der Fußboden muss routinemäßig nur gereinigt werden. Das WC ist mehrmals täglich, das Waschbecken und die Dusche sind nach Gebrauch desinfizierend zu reinigen.

Je näher eine Fläche oder ein Gegenstand an der Patientin, desto häufiger sind Reinigungs- und Desinfektionsmaßnahmen erforderlich.

Im Bett liegt nur der*die Patient*in – und keine Gebrauchsgegenstände!

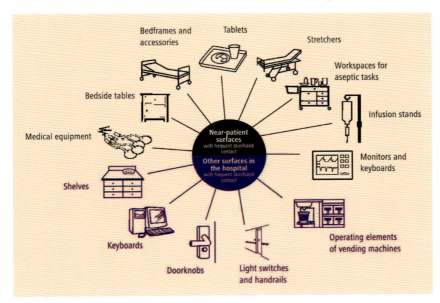

Abb. 63: **Patientennahe Flächen (mit häufigem Händekontakt von Personal und Patient*in)**

Pressemitteilung
Ein Toter lag zehn Tage unentdeckt auf einer Krankenhaustoilette. Dies bedeutet auch, dass die Toilette zehn Tage lang nicht gereinigt wurde... (diepresse.com, 27.9.2013).

Kleingeräte/Gebrauchsgegenstände: Nichtinvasive Geräte wie Blutdruckmanschette, Stethoskop, Fieberthermometer, Blutzuckermessgerät, Ultraschallgel etc. erfordern eine regelmäßige Wischdesinfektion. Personifizierte Verbandscheren sollten nicht in der Tasche getragen werden. Medizinisch-technische Geräte wie Infusomaten, Perfusoren oder Monitore, aber auch Computer müssen täglich wischdesinfiziert werden. Gebrauchsgegenstände wie Geschirr, Trinkgläser, Blumenvasen etc. werden maschinell aufbereitet.

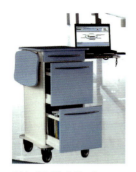

Abb. 64: **Hot-Spot Visitenwagen**

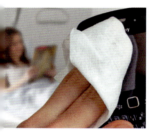

Abb. 65: **Smartphone – fast jeder benutzt es, kaum jemand desinfiziert es.**

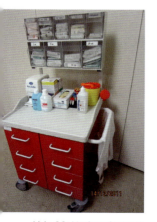

Abb. 66: **Verbandwagen – viele Produkte, viele Händekontakte**

EDV-Komponenten: Wie andere patientennahe Gegenstände müssen auch Computer, Visiten-Laptop, Tastatur und Maus desinfizierbar und spritzwassergeschützt sein und mindestens einmal täglich wischdesinfiziert werden. Nicht zu vergessen sind Smartphones von Patient*innen und Personal, die großes Potenzial als Überträger pathogener Mikroben aufweisen und auf diese Weise nosokomiale Infektionen auslösen können.

Persönliche mobile Geräte wie Smartphones haben meist noch nicht Eingang in Desinfektionspläne gefunden, sollten aber ebenso oft desinfiziert werden. Die Bedeutung der Händehygiene wird hier offensichtlich. In patientenfernen Bereichen wie Stationsstützpunkt, Arbeitszimmer oder OP-Stützpunkt dürfen Computer mit üblichen Normen verwendet werden. Mit einer niedrigalkoholischen Zusammensetzung des Desinfektionsmittels ist die Schnelldesinfektion von empfindlichen Oberflächen wie Smartphones, Touchscreens etc. schonend möglich.

Flächendesinfektion

Infektionen bedingt durch Desinfektion?
Gehäuftes Auftreten von Infektionen auf einer Kinderstation. Babys starben. Warum? Die Konzentration des formaldehydhältigen Flächendesinfektionsmittels wurde wegen Schleimhautreizungen beim Reinigungspersonal – mit Erlaubnis der Hygieneverantwortlichen – von 0,5 % auf 0,25 % reduziert. Klebsiellen wucherten in der unterdosierten Lösung und wurden mittels Wischdesinfektion verteilt (Reiss, 2000).

Bis in die 1970er-Jahre wurden in Krankenhäusern mehrmals täglich großzügig der Fußboden, die Wände und alle anderen Flächen desinfiziert, doch mittlerweile ist evident, dass häufiges Desinfizieren die Rate an nosokomialen Infektionen nicht zu senken vermag. Wirksame Desinfektion ist immer ein Balanceakt zwischen dem gewünschten Effekt, den wirtschaftlichen Möglichkeiten und den wirkstoffabhängigen Nebenwirkungen. Daher sollte nur bei Vorliegen einer infektiologischen Relevanz desinfiziert werden. Zur Oberflächenbearbeitung stehen die Methoden der Nichtkontamination, Reinigung und Desinfektion zur Verfügung.

Mit einer korrekten **Reinigung ohne Desinfektion** werden bis zu 80 % der Mikroben entfernt und es wird das ästhetische Gefühl von Sauberkeit erreicht. Dies ist im Eingangs-, Gang- und Treppenbereich ausreichend. In anderen Bereichen ist eine gute Reinigung auch deshalb wichtig, weil nur saubere Flächen oder Instrumente erfolgreich desinfiziert und gegebenenfalls auch sterilisiert werden können. Bezüge werden nur einmalig eingetaucht und für maximal 30 m² verwendet. Der zweite Bezug nimmt die überschüssige Feuchtigkeit auf. Gebrauchte Bezüge werden mit 90 °C in der Waschmaschine gewaschen und wiederverwendet („Zwei-Bezug-Verfahren").

Die **routinemäßige reinigende Wischdesinfektion gilt als Standardverfahren**. Die Sprühdesinfektion ist bei der Flächendesinfektion aus der Perspektive des Arbeitnehmerschutzgesetzes verboten. Alle Flächen mit häufigem Haut- und Händekontakt und Flächen für aseptische Tätigkeiten erfordern zumindest einmal täglich eine Wischdesinfektion in patientennahen Bereichen. Dabei werden Kombinationsprodukte verwendet, da die Desinfektion per se keine Reinigungsleistung beinhaltet. Dies ist beispielsweise bei der Reinigung eines Toilettenstuhls von Bedeutung.

Schlussdesinfektion

Eine Schlussdesinfektion, also die abschließende Desinfektion aller Flächen und Gegenstände des Patientenzimmers (nach Entlassung, Verlegung oder Tod) entspricht der obligaten täglichen Reinigung entsprechend dem Desinfektionsplan. Alle Kontaktflächen, insbesondere Bettgestell und Matratze, werden wischdesinfiziert, alle an der Patientin gelagerten und gebrauchten Produkte werden desinfiziert, verworfen oder zur zentralen Aufbereitung in die AEMP transportiert. Nur in Ausnahmefällen: Wenn sich im Rahmen eines Ausbruchsmanagements von beispielsweise MRE (siehe Kap. 33) herausstellt, dass nach der Schlussdesinfektion die ursächlichen Mikroben noch nachweisbar sind, ist es durch Raumvernebelung mit Wasserstoffperoxid sinnvoll, die Zeitspanne bis zum Erreichen der sicheren Flächendesinfektion zu überbrücken.

Als Reinigungsverfahren stehen in Gesundheitseinrichtungen zur Verfügung:

- ▶ **Desinfektionsmittelwischtücher**
  Sie werden einerseits in Ready-to-use-Systemen (vorgetränkte Tuchrolle im Kübel oder in der Box) oder als trockene Vliestücher zur späteren Tränkung mit Konzentraten bereitgestellt. Aufgrund der bequemen Handhabbarkeit hat damit die Compliance zur Durchführung der Flächendesinfektion deutlich zugenommen. Bei der Anwendung müssen frische Handschuhe verwendet werden, die Standzeit muss berücksichtigt und das Spendersystem immer verschlossen bleiben, um eine Verdunstung zu verhindern. Für die Instrumentendesinfektion dürfen Desinfektionsmittelwischtücher nur zur Vorreinigung verwendet werden, weil der Desinfektionsvorgang nicht validiert werden kann. Für die Hautantiseptik bzw. Händedesinfektion dürfen diese Tücher nicht verwendet werden – dafür stehen steril- und einzelverpackte, alkoholgetränkte Tupfer zur Verfügung.

- ▶ **Feuchtreinigung**
  Sie erfolgt idealerweise mit feuchten Einwegtüchern in der Reihenfolge Mobiliar, Dusche/Waschbecken und WC. Die Tücher sind raumbezogen und nur für wenige Stunden zu verwenden. Auch werden zunehmend vorgetränkte Schnelldesinfektionstücher verwendet.

Didaktischer Hinweis:
Erleben Sie ein blaues Wunder!
Ein farbloses Spray lässt die unsichtbare mikrobielle Besiedelung auf Flächen, Handschuhen und Wäsche zunächst blau werden. Nach erfolgter, korrekter Desinfektion werden die Flächen weiß, nicht erfasste Flächen bleiben blau. Der Schulungsphantasie mit dem Blaues Wunder® Schulungsset sind kaum Grenzen gesetzt.

Die Standzeiten (erlaubter Verwendungszeitraum) betragen bei offenstehenden Desinfektionslösungen maximal 24 Stunden, bei befüllbaren Tuchspendersystemen vier Wochen und bei gebrauchsfertigen Systemen bis zu drei Monaten.

▶ **Nassreinigung**
Zur Nassreinigung stehen die „Zwei-Eimer-Methode" (reiner/unreiner Eimer für eine bestimmte Fläche, danach Wasserwechsel), das Zwei-Bezug-Verfahren für kleinere Flächen und die Wischmaschine für größere Flächen zur Verfügung.

Praktische Hinweise zur Verwendung von Desinfektionsmitteln:

▶ Bei allen Methoden der Flächendesinfektion ist das Tragen von Handschuhen erforderlich, gegebenenfalls auch Augenschutz.
▶ Falls eine Verdünnung erforderlich ist, wird Leitungswasser verwendet – gut vermischen unter dem Motto: „Zuerst das Wasser, dann die Säure, sonst geschieht das Ungeheure!" (Diese Reihenfolge ist einzuhalten, um ein Verspritzen und Schaumbildung zu verhindern.) Das Desinfektionsmittelgemisch wird, wenn nicht anders angegeben, bei Raumtemperatur hergestellt.
▶ Zur Dosierung stehen zwei Möglichkeiten zur Auswahl: Die manuelle Dosierung unterliegt einer hohen Fehlerrate. Dabei stehen die Dosierpumpe, der Messbecher oder der Dosierbeutel zur Auswahl. Die automatische Dosierung erfolgt über ein Zumischgerät, welches im Ver- und Entsorgungsraum meist zur Verfügung steht (siehe Abb. 67).
▶ Die Wischdesinfektion ist der Sprühdesinfektion vorzuziehen, da bei letzterer ohne mechanische Unterstützung keine sichere Wirkung zu erwarten ist und unerwünschte Dämpfe in die Atemluft gelangen.
▶ Eine missbräuchliche Verwendung von Händedesinfektionsmitteln zur Flächendesinfektion wirkt – aufgrund der Konzentration der verwendeten Alkohole – flüchtig und leicht entzündlich!
▶ In Ausbruchssituationen mit z. B. Rota- oder Noroviren sind eigene Desinfektionspläne zu berücksichtigen.

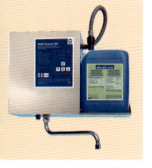

Abb. 67: **Automatischer Dosierautomat zur Beimischung von Flächendesinfektionsmitteln**

Desinfektion von Ausscheidungen

Harn, Stuhl, Sputum, Erbrochenes, Wundsekrete etc. müssen als potenziell infektiös betrachtet werden! Die Entsorgung erfolgt unverzüglich ohne Kontamination der Umgebung. Harnflaschen & Co werden im Leibschüsselautomaten (siehe Abb. 68) thermisch bei mindestens 80° C desinfiziert.

Abb. 68: **Leibschüssel-(Steckbecken)automat**

Leibschüssel – Steckbecken – Bettpfanne & Co, alles meint das Klo!

Aufbereitung von Medizinprodukten

Kontaminierte Medizinprodukte (MP) (siehe Abb. 69) gelten als zentrale Infektionsquelle nosokomialer Infektionen. Zur Risikobewertung werden MP in vier Kategorien unterteilt. Für die Zuteilung sind u. a. Kriterien wie der Grad der Invasivität, die Dauer der Anwendung oder die Wiederverwendbarkeit ausschlaggebend.

- Als **„unkritisch"** eingestuft werden z. B. Stethoskope oder Lagerungshilfsmittel,
- als **„semikritisch"** z. B. Dialysegeräte und
- als **„kritische"** MP gelten z. B. Implantate, aber auch Instrumente. Daraus leiten sich die Anforderungen an Reinigung, Desinfektion und Sterilisation ab.

Eine Sterilisation ist erforderlich, wenn kritische MP bei der Anwendung die Haut oder Schleimhaut durchdringen und Kontakt mit Blut, Gewebe, Knochen etc. zu erwarten ist. Ist dies nicht der Fall, genügt vorzugsweise die maschinelle chemothermische Desinfektion von MP. Einwegprodukte dürfen nicht wiederaufbereitet werden. Bei einer Wiederaufbereitung könnten Patient*innen zu Schaden kommen, wie beispielsweise durch einen abgebrochenen Katheter oder das Auftreten einer Sepsis. Auch häufig mehrfach verwendete Penkanülen zur Insulininjektion gelten als Einwegprodukt, der Hersteller haftet nur für den Einmalgebrauch. Zur Wiederaufbereitung stehen verschiedene Möglichkeiten zur Verfügung. In Abbildung 70 werden die einzelnen Arbeitsschritte des Aufbereitungskreislaufes dargestellt.

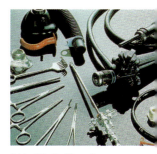

Abb. 69: **Aufbereitungspflichtige Medizinprodukte**

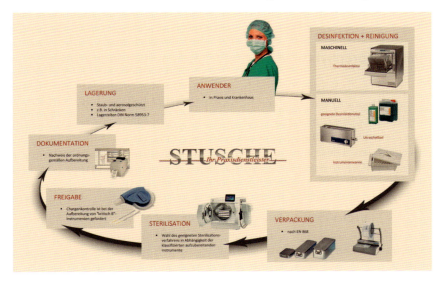

Abb. 70: **Medizinproduktekreislauf**

Die **dezentrale manuelle (chemische) Reinigung und Desinfektion von Instrumenten („Tauchbad")** wird in der niedergelassenen Arztordination und fallweise im stationären Bereich noch immer durchgeführt, gilt allerdings als unsichere Methode. Entgegen früherer Auffassung, die wegen des Personalschutzes die Reinigung erst nach der Desinfektion gestattet hat, ist unter sorgfältiger Einhaltung des Personalschutzes in jedem Fall vor der Desinfektion eine gründliche, nicht eiweißfixierende Vorreinigung durchzuführen (weil es andernfalls zur Fixierung der Verschmutzung kommt), ebenso wie eine anschließende Händedesinfektion. Sollte die Weiterbearbeitung ausgelagert sein, kommt bis zur Abholung auch eine trockene

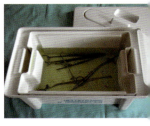

Abb. 71: **Manuelle Instrumentendesinfektion**

Zwischenlagerung in Betracht. Der Personalschutz umfasst die Ver- und Anwendung von Handschuhen, Schürze, Mund-Augen-Schutz, die ausreichende Lüftung und das Verbot der Verwendung von Bürsten oder Reinigungsdüsen wegen der Gefahr infektiöser Aerosole. Insofern wird die „Trockenentsorgung" dringend empfohlen. In einer geschlossenen Box erfolgt der Transport zur sicheren maschinellen Weiterverarbeitung.

Die **maschinelle (thermische oder chemothermische) Reinigung und Desinfektion von Instrumenten und anderen Medizinprodukten** erfolgt meist an der **AEMP** (Aufbereitungseinheit für Medizinprodukte), entweder unmittelbar nach Gebrauch oder im Anschluss an eine manuelle Vorreinigung. Die Programmierung des Reinigungs- und Desinfektionsgerätes besteht aus den Arbeitsschritten Spülung, Reinigung, Zwischenspülung und Trocknung. Die Spültemperatur beträgt mindestens 90°C für 5 Minuten. Die variablen Einstellungen (Einwirkzeit und Desinfektionsmittelkonzentration) ergeben sich aus der Materialbeschaffenheit der Medizinprodukte. Als Ausnahme gilt die Versorgung von hochentwickelten Geräten wie z. B. Endoskopen. Aufgrund ihrer Thermolabilität (sie halten 85°C nicht aus) müssen diese bei 60°C in speziellen Waschmaschinen gespült und desinfiziert werden. Auch hier darf die manuelle Aufbereitung nur in Ausnahmefällen erfolgen.

> Sterile Medizinprodukte sind zwingend erforderlich, wenn diese die Haut/Schleimhaut durchdringen und in den Blutkreislauf oder in sterile Körperhöhlen gelangen.

> Als Goldstandard bei der Instrumentenaufbereitung gilt die zentrale, maschinelle, thermische Reinigung.

Infektionsprophylaxe in der Endoskopie und Laparaskopie

Alle modernen technischen Equipments aus der minimalinvasiven Chirurgie (wie Laparaskopie, Roboterchirurgie) sowie Endoskopien (bei Bronchoskopie oder Zytoskopie) müssen in der AEMP prioritär aufbereitet werden. Eine Zwischenlagerung von mehr als zwei Stunden vor Aufbereitung ist zu vermeiden. Diese Equipments müssen (zerlegbar und nicht zerlegbar) einem validierten, maschinell gesteuerten Reinigungs- und Desinfektionsprozess unterworfen werden, der auch alle inneren Oberflächen sicher erfasst. Dafür müssen diese einfach zu zerlegen und/oder zu spülen sein. Nur das Einlegen in desinfizierende, sporozide Lösungen ist als Sterilisationsverfahren ungeeignet. Entgegen den Empfehlungen amerikanischer Experten wird eine Sterilisation von Endoskopen in Deutschland und Österreich nicht empfohlen.

16.4 Sterilisationsverfahren

Die Verwendung sterilisierter Güter gilt als eine der tragenden Säulen der Asepsis und Verhütung von nosokomialen Infektionen. Die Durchführung der Sterilisation erfolgt bei Einwegprodukten am Produktionsort, bei Mehrwegprodukten meist an einer Zentralen Sterilgutversorgungsabteilung (ZSVA) oder einer Aufbereitungseinheit für Medizinprodukte (AEMP) (siehe Kap. 23). Sterilität bedeutet, dass durch ein geeignetes Verfahren mindestens 1 Mio. Mikroben auf 1 Mikrobe durch Abtötung oder Inaktivierung reduziert wurden. Mit Sterilisationsverfahren werden das breiteste Mikrobenabtötungsspektrum und die größtmögliche Mikrobenreduktion erreichbar. Auskochen dagegen bringt keine Sterilität, Hepatitisviren oder Clostridiensporen werden beispielsweise nicht abgetötet.

Der Sterilisationserfolg ist abhängig von:

- **der Vorbehandlung**: Eiweißreste oder Salzkristalle können eine Schutzhülle für Mikroben bilden. Güter müssen daher zuvor gereinigt, desinfiziert und getrocknet werden. Die Schlussspülung erfolgt mit vollentsalztem Wasser.
- **dem Durchdringungsvermögen**: Sterilisationsgüter müssen so weit wie möglich in Einzelteile zerlegt, Lumina geöffnet, die Verpackung muss korrekt gewählt werden und die Beladung darf nicht zu dicht gedrängt erfolgen (Beladeschema bei validierter AEMP berücksichtigen).
- **der Einwirkzeit und Temperatur**: Je höher die Temperatur und der Druck, desto kürzer die EWZ.

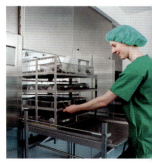

Abb 72: **Entnahme von Medizinprodukten nach maschineller thermischer Reinigung (Vorbehandlung)**

Die Wahl des Sterilisationsverfahrens ist grundsätzlich abhängig von der Materialbeschaffenheit des Sterilisationsgutes. Zur Verfügung stehen

- **physikalische Verfahren** (mit feuchter oder trockener Hitze oder Strahlen) und
- **chemisch-physikalische Verfahren** (mit Ethylenoxid, Formaldehyd oder Wasserstoffperoxid).

> Schon im antiken Griechenland und im alten Ägypten, z. B. bei der Mumifizierung, gab es Methoden der Mikrobenabtötung, die jedoch im Laufe der Zeit in Vergessenheit gerieten. Erst im 19. Jh. wurde wieder verstärkt geforscht und 1880 von Charles Chamberland, einem Schüler Pasteurs, der erste Dampfdruck-Sterilisator („Autoklav") gebaut. Innerhalb weniger Jahre entwickelte sich daraus das Prinzip der Dampfsterilisation, wie wir es heute verwenden (Drews, 2010).

Physikalische Sterilisationsverfahren

Dampfsterilisation
Die Sterilisation mit Wasserdampf stellt das **wichtigste Sterilisationsverfahren** dar. Dazu wird in Dampfsterilisatoren („Autoklaven") gesättigter, gespannter, luftfreier Wasserdampf verwendet. Je höher der Druck und die Temperatur, desto kürzer die EWZ.

In der (Standard-)Programmierung der Sterilisatoren wirkt sich das folgendermaßen aus: 121° C/2,05 bar/20 min oder 134° C/3,04 bar/5 min.

In Abbildung 73 wird die gesamte Programmierung („Chargenzeit") dargestellt:

Überdruckzeiten (+) wechseln sich mit Vakuumzeiten (–) während der Vorbereitungsphase (a), der Sterilisationsphase (b) und der Trocknungsphase (c) ab. Die Vorbereitungsphase dient der Entlüftung zur Verhinderung von Luftinseln und dem Aufheizen mittels Vakuumintervallen, die

gesättigt
es handelt sich um luftfreien Dampf mit 100 % relativer Feuchtigkeit

gespannt
der Dampf steht unter Druck, durch welchen die Temperatur steigt (Prinzip des Schnellkochtopfes)

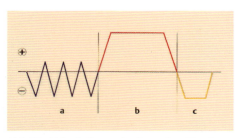

Abb. 73: **Ablaufschema der Dampfsterilisation**

Sterilisationsphase entspricht der Abtötungszeit mit Sicherheitszuschlag und in der Trocknungsphase wird der Dampf zur Verhinderung von Kondensation abgesaugt. Die Dampfsterilisation wird bei Metallinstrumenten, Verbandmaterialien, Glas, Porzellan oder Wäsche verwendet. Für Öle, Fette, Puder und spezielle Kunststoffe sind andere Verfahren anzuwenden. Die Sterilisation mit trockener Hitze (Heißluftsterilisation) gilt weitestgehend als obsolet.

Strahlensterilisation

Ionisierende Strahlung, bevorzugt **Gammastrahlung**, wird zur Sterilisation von **industriell gefertigten Medizinprodukten**, vorwiegend **Einwegmaterialien**, verwendet. Das Sterilgut wird bereits endverpackt auf einem Fließband unter der Strahlenquelle hindurchgeführt. Als Anwendungsbereiche gelten beispielsweise Infusionsbestecke, Injektionskanülen und -spritzen oder Handschuhe. Wegen der aufwändigen und kostspieligen Technik wird dieses Verfahren im KH nicht eingesetzt.

Chemisch-physikalische Sterilisationsverfahren

Bei den chemisch-physikalischen Verfahren stehen die Gassterilisation mit Ethylenoxid und Formaldehyd und die Plasmasterilisation, sogenannte Niedertemperaturverfahren, im Vordergrund. Aufgrund der Toxizität sollten diese Gase nur zur Anwendung kommen, wenn die Dampfsterilisation nicht möglich ist.

Sterilisation mit Ethylenoxid (EO)

EO ist ein mikrobizides Gas, welches bei Temperaturen von 50–60°C und unter verschiedenen Druckverfahren (50 mbar–7 bar) sterilisierend wirkt. Die Anwendung dieses Verfahrens darf nur durch speziell geschultes Personal erfolgen. Eine vorbereitende Reinigung und Desinfektion ist unbedingt erforderlich. EO bindet sich beispielsweise an Kunststoffe sehr gut an und benötigt daher längere Ausgasungszeiten.

Anwendung findet EO vor allem bei thermolabilen Kunststoffen, optischen Instrumenten oder Implantaten.

Sterilisation mit Formaldehyd (NTDF)

Die genaue Bezeichnung des Verfahrens lautet „Niedertemperaturdampf mit Formaldehyd". Zur Sterilisation wird ein Gemisch aus Wasserdampf mit einem geringen Zusatz von 2% Formaldehyd bei einer Feuchtigkeit von 60–80%, einer Temperatur bis 60°C und Unterdruck verwendet. Das Sterilgut ist nach erfolgter Sterilisation sofort wieder einsetzbar, da die Geräte selbst entgasen. Formaldehyd selbst ist nicht brennbar und nicht explosiv, gilt jedoch als Allergieauslöser.

Anwendung findet NTDF bei thermolabilen Produkten (z. B. flexible Endoskope) (wie EO, unter Berücksichtigung der Herstellerangaben).

Plasmasterilisation (NTP)
Bei der „Niedertemperaturplasmasterilisation" wird Wasserstoffperoxid (H_2O_2) durch Hochfrequenz in den Plasmazustand versetzt. Der bei ca. 50 °C entstehende H_2O_2-Dampf wirkt mikrobizid. Das Verfahren hinterlässt keine Rückstände und ist nicht gesundheitsschädlich. Der Nachteil liegt in der Anwendungseinschränkung auf hochspezialisierte Medizinprodukte, welche vorgereinigt werden können, steril sein müssen und nicht invasiv eingesetzt werden.

16.5 Praktische Anwendung von Sterilisationsverfahren und Sterilgütern

Der Erfolg von Sterilisationsprozessen ist von vielen Faktoren, wie der Verpackung, Beladung, Entladung, dem Transport und der Lagerung, abhängig und unterliegt daher strengen Kontrollen.

Kontrolle des Sterilisationserfolges

Äußerlich sind sterile und unsterile Güter nicht zu unterscheiden. Um die einwandfreie Sterilisation sicherzustellen, bedarf es regelmäßiger Überprüfungen. EU-genormte Validierungsverfahren reichen von Gerätewartungen bis zur Indikatorüberprüfung bei jedem einzelnen Sterilgut:

> Straßenfahrzeuge werden einmal jährlich, Sterilisatoren täglich mehrfach überprüft!

- **Periodische und außerordentliche Überprüfungen erfolgen mit Bioindikatoren:** Sporen (als die widerstandsfähigste Lebensform) werden in Päckchenform bei der Gassterilisation beigelegt und anschließend bebrütet.
- **Der laufende Betrieb jedes einzelnen Sterilisationsvorganges wird von geschultem Personal überwacht:** Erst nach der Eingabe aller notwendigen Daten startet der Sterilisator sein Programm, Prozessdaten werden automatisiert mitgeschrieben.
- **Laufende Überprüfungen jeder einzelnen Charge erfolgen mit Chemoindikatoren:**
  - Täglich vor Betriebsbeginn des Dampfsterilisators werden der Vakuumtest (Dichtheitstest) und der Bowie-Dick-Test (Luftentfernungs-/Dampfdurchdringungstest) durchgeführt.
  - Indikatorkärtchen oder Plaketten werden nach dem Entladen mit Vergleichskarten überprüft.
  - Mit dem Siegeszug der minimalinvasiven Endoskopiechirurgie wurden Schwächen üblicher Testverfahren hinsichtlich Entlüftungsverhalten offensichtlich. Seit einigen Jahren steht dafür zusätzlich der Helixtest (Hohlkörpertest) zur Verfügung.
  - Mit Klebebändern werden Verpackungssets außen fixiert. Eine Verfärbung der darauf enthaltenen Indikatorstreifen weist nur darauf hin, dass es sich im Sterilisator befunden hat (siehe Abb. 74). Diese Klebebänder können für alle Verfahren verwendet werden.

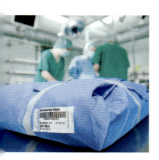

Abb. 74: **Sterilgutverpackung mit Papier und Klebeband vor der Beladung des Sterilisators**

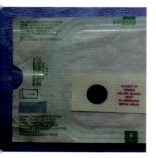

Abb. 75: **Indikatorfelder vor der Sterilisation**

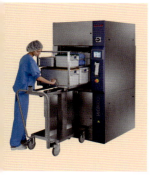

Abb. 76: **Entladung eines Dampfsterilisators**

Verpackung von Sterilisationsgut

Die Verpackung hat die Aufgabe, das Sterilisationsgut von der Entnahme aus dem Sterilisator bis zur Verwendung steril zu halten, daher muss sie vor dem Beladen des Sterilisators angebracht werden. Die Verpackungen von Ein- und Mehrwegprodukten müssen zumindest mit Inhalt, Chargennummer, Sterilisationsverfahren, Sterilisationsdatum und Ablaufdatum gekennzeichnet werden. Man unterscheidet Ein- und Mehrwegverpackungen.

▶ **Container aus Edelstahl oder Aluminium** werden für die Dampfsterilisation verwendet. Sie müssen das Sterilgut fest umschließen, die Öffnungen für den Dampfdurchtritt sind mit einem Filter gegen Staub geschützt. Das Sterilgut (oder mehrteilige Sets) wird in ein Baumwolltuch eingeschlagen und in den Container eingelegt.

▶ **Folienverpackungen** bestehen aus einer Papierseite und einer durchsichtigen Kunststoffseite. Über das Papier dringen Dampf oder Gase ein, durch die Folie ist das Sterilgut sichtbar. Folienverpackungen stehen in unterschiedlichen Größen als Endlosschlauch zum Abschneiden oder als Beutel zur Verfügung. Die Folie wird mit einem Schweißgerät verschlossen. Zur Verlängerung der Lagerungsdauer wird das Sterilgut auch häufig zweifach verpackt (siehe Abb. 74).

▶ **Sterilisationspapier** umhüllt das Sterilgut bei der Sterilisation in mehreren Schichten und kann nach dem Öffnen als sterile Unterlage dienen. Es darf nur einmalig verwendet werden, da sich durch den Sterilisationsprozess die Poren des Papiers schließen (siehe Abb. 74).

Be- und Entladung des Sterilisators

Papier- und folienverpacktes Sterilgut wird in Metallkörbe geladen. Für die notwendige Luftzirkulation und Luftentfernung dürfen sie nur zu zwei Dritteln befüllt werden (eine Handbreit passt dazwischen). Instrumente werden horizontal eingelegt. Wäsche wird zweifach tuchverpackt (zwecks steriler Entnahme) senkrecht eingestellt. Container werden waagrecht eingeschoben und benötigen nach der Entnahme eine ca. 30-minütige Abkühlzeit. Zur Verhinderung der Kondensation dürfen sie währenddessen nicht auf einen kalten Untergrund gestellt werden. Abbildung 76 zeigt die Entladung eines Dampfsterilisators.

Transport und Lagerung

In Abhängigkeit von den Transportwegen und der folgenden Lagerung gelten für Ein- und Mehrwegprodukte verschiedene Verpackungsrichtlinien.

▶ **Transportverpackungen** sind erforderlich, wenn Sterilgut zwischen zwei aseptischen Bereichen transportiert werden muss. Entweder handelt es sich dabei um industriell gefertigte Sterilgüter (z. B. Verbandstoffe) oder sterilisierte Mehrweggüter (z. B. Instrumente).

- **Sekundärverpackungen** sind für eine kontaminationsfreie Lagerung und zum Schutz der Primärverpackung erforderlich. Nach der Entnahme aus der Lagerverpackung muss Sterilgut sekundär verpackt sein, um die noch zu öffnende Primärverpackung nicht zu beschädigen.
- **Primärverpackungen** müssen eine aseptische Entnahme ermöglichen.

Abb. 77: **beispielhafter Auszug der Kennzeichnung von Einwegprodukten (MPG)**
▸ **Sterilisationsverfahren**
▸ **Ablaufdatum**
▸ **Einmalgebrauch**

Lagerung von sterilen Medizinprodukten

Die geschützte Lagerung von Sekundär- und Primärverpackungen in Schubladen und Schränken ist der offenen Lagerung in Regalen oder auf „Verbandwägen" vorzuziehen, da es eine Belastung durch Verpackungsschäden, Staub, Feuchtigkeit, Licht und Temperaturschwankungen zu vermeiden gilt. Die Verpackungsart hat einen direkten Einfluss auf die **Lagerungsdauer:**

- **Einfachverpackungen** in Folie oder Papier geschützt bis zu 6 Wochen (nur erlaubt, wenn AEMP direkt an OP angeschlossen),
- **Zweifachverpackungen** in Folie oder Papier geschützt bis zu 6 Monate, in einer zusätzlichen Lagerverpackung bis zu 5 Jahre,
- **Dreifachverpackung** (Lagerverpackung) bis zu 6 Monate,
- **Container** (Sterilbehälter inkl. Ein- bis Dreifachverpackungen) bis zu 6 Monate,
- **industriell gefertigte sterile Einwegprodukte** im Überkarton bis zum Verfallsdatum des Herstellers.

Entnahme von sterilen Medizinprodukten

Eine Sterilgutverpackung muss eine aseptische Entnahme ermöglichen. Die Vorgehensweise der Entnahme muss gewährleisten, dass das Sterilgut auch steril bei der Patientin ankommt:

- Händedesinfektion vor dem Handling mit Sterilgut,
- First-in-first-out-Prinzip anwenden,
- Kontrolle der Intaktheit der Verpackung, des Indikators und des Verfalldatums,
- aseptisches oder steriles Arbeitsumfeld schaffen,
- während des Öffnens nicht sprechen, husten, niesen…
- sachgerechte Öffnung unter Verwendung der vorgesehenen Entnahmestellen; Peelrichtung beachten, um es entweder korrekt überreichen oder auf einer sterilen Arbeitsfläche ablegen zu können.

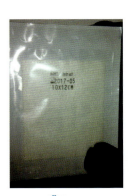

Abb. 78: **Öffnen von Sterilgut – so nicht! (rechte untere Ecke der Verpackung mitsamt Verbandstoff abgeschnitten)**

> Die Sterilgutentnahme erfolgt mittels „Non-Touch-Technik" oder „Peel-back-Technik".

Zum Kapitelabschluss

One Minute Wonder
- Die Verwendung von **sterilen Medizinprodukten** gilt als eine der tragenden Säulen der Asepsis.
- Zur Hände- und Hautdesinfektion und für empfindliche Oberflächen wie Touchscreens und Displays stehen **Alkohole** zur Verfügung.
- Mit **PVP-Jod** werden Haut, Schleimhaut und Wunden desinfiziert.
- **Chlorhexidin und Octenidin** zählen zu den wichtigsten Wirkstoffen zur Desinfektion von Schleimhäuten.
- An jeder Gesundheitseinrichtung muss ein spezifischer **Reinigungs- und Desinfektionsplan** vorliegen. Die darin enthaltenen konkreten Anweisungen müssen verbindlich eingehalten werden.
- Entscheidend für den **Desinfektionserfolg** ist v.a. die korrekte Einwirkzeit.
- Als Goldstandard bei der Aufbereitung von Medizinprodukten gilt die **zentrale, maschinelle, thermische Reinigung**.
- Die **Dampfsterilisation** gilt als sicherstes Verfahren zur Sterilisation und wird im KH als Standardverfahren eingesetzt. Ergänzend werden Einwegmaterialien mittels Strahlen und thermolabile Materialien mittels Niedertemperaturverfahren sterilisiert.
- Die **Entnahme** von Sterilprodukten muss mittels „Non-Touch-Technik" oder „Peel-back-Technik" erfolgen.

Fragen zur selbstständigen Wissensüberprüfung
1. Welche Informationen zur Desinfektion von Haut und Schleimhaut können Sie dem Desinfektionsplan einer Pflegestation Ihres Krankenhauses entnehmen?
2. Ein aufmerksamer Patient beobachtet einen Tag lang Reinigungs- und Desinfektionsarbeiten auf einer Pflegestation: Welche Maßnahmen lassen sich inner- und außerhalb des Zimmers beobachten?
3. Fertigen Sie ein Flussdiagramm des Medizinproduktekreislaufes in Ihrem Krankenhaus an. Welche Personen/Berufsgruppen/Abteilungen sind dabei beteiligt?
4. Welche Sterilisationsverfahren (außer der Dampfsterilisation) werden in Ihrem Krankenhaus angewandt?
5. Überprüfen Sie alle am Verbandwagen Ihrer Ausbildungsinstitution befindlichen Sterilverpackungen nach den Kriterien der Lagerung, der Behandlungs- und Sterilisationserfolgskontrolle und der angewandten Sterilisationsverfahren.
6. Geben Sie einem Laien eine Sterilverpackung in die Hände und leiten Sie diesen zur korrekten Entnahme an.

Arbeitskreis für Hygiene in Gesundheitseinrichtungen des Magistrats der Stadt Wien (2016): Sterilgutversorgung und Aufbereitung von flexiblen Endoskopen. https://www.wien.gv.at/gesundheit/strukturen/hygiene/pdf/hygiene-nr18.pdf (16.12.2016).

AWMF (2016): Arbeitskreis Krankenhaus- & Praxishygiene, AWMF-Register 029/023 S1-Leitlinie: Hygienische Aufbereitung von Patientenbetten. http://www.awmf.org/leitlinien/detail/ll/029-023.html (20.12.2016).

AWMF (2015): Arbeitskreis Krankenhaus- & Praxishygiene, AWMF-Register 029/030 S1-Leitlinie: Hygienische Anforderungen an Hausreinigung und Flächendesinfektion. HygMed 40 (10), S. 418–421.

AWMF (2014): Arbeitskreis Krankenhaus- & Praxishygiene, AWMF-Register 029/013 S1-Leitlinie: Infektionsprophylaxe in der minimalinvasiven Chirurgie. http://www.awmf.org/leitlinien/detail/ll/029-013.html (20.12.2016).

Brady, E. et al. (2012): NHS connecting for health: healthcare professionals, mobile technology, and infection control. Telemedicine and Health 18 (4), 289–291. doi: 10.1089/tmj.2011.0147.

Chen, LF., et al. (2019): Kontaminierte Flächen in Patientenzimmern. HygMed 44 (4), S. 68–70.

Dettenkofer, M., Wenzler, S., Amthor, S., Antes, G., Motschall, E. & Daschner, F. (2004): Does disinfection of environmental surfaces influence nosocomial infection rates? A systemic review. American Journal of Infection Control 32 (2), S. 84–89.

DGKH – Deutsche Gesellschaft für Krankenhaushygiene, Sektion Hygiene in der ambulanten und stationären Kranken- und Altenpflege/Rehabilitation (2013): Konsensuspapier Blutzuckermessung. HygMed 38 (6), S. 250.

Hirschmann, H. & Bauer, N. (2015): Beeinflusst die Hautantiseptik den Blutzuckerwert bei der Messung mittels Blutentnahme aus der Fingerbeere? Krankenhaushygiene + Infektionsverhütung 37 (2), S. 63–64.

Kampf, G. (2013): Flächendesinfektion. Krankenhaushygiene up2date 8, S. 273–286.

Kieffer, D. et al (2019): Betten- und Nachttisch-Aufbereitung im Krankenhaus nach Entlassung – eine Pilotstudie. HygMed 44 (11), S. 114–117.

Kramer, A., Assadian, O., Exner, N., Hübner, N.-O. & Simon, A. (Hg.) (2022): Krankenhaus- und Praxishygiene. Hygienemanagement und Infektionsprävention in medizinischen und sozialen Einrichtungen. 4. Auflage. München: Urban & Fischer.

KRINKO (2022): Anforderungen an die Hygiene bei der Reinigung und Desinfektion von Flächen. Empfehlung der Kommission für Krankenhaushygiene und Infektionsprävention beim Robert-Koch-Institut. Bundesgesundheitsbl. 65, S. 1074–1 115. https://www.rki.de/DE/Content/Infekt/Krankenhaushygiene/Kommission/Downloads/Flaeche_Rili.pdf?__blob=publicationFile

KRINKO (2012): Anforderungen an die Hygiene bei der Aufbereitung von Medizinprodukten. Empfehlung der Kommission für Krankenhaushygiene und Infektionsprävention beim Robert-Koch-Institut. Bundesgesundheitsbl. 10, S. 1244–1310. https://www.rki.de/DE/Content/Infekt/Krankenhaushygiene/Kommission/Downloads/Medprod_Rili_2012.pdf?__blob=publicationFile (18.12.2016).

Reiss, I. (2000): Disinfact contaminated with klebsiella oxytoca as a source of sepsis in babies. Lancet 356, S. 310.

17 Händehygiene
Denn sie tun nicht, was sie wissen!?

Fast Facts – das erwartet Sie in diesem Kapitel:
- Strategien zur Händehygiene
- Händepflege
- Händewaschung
- Hygienische Händedesinfektion
- 5 Momente der Händedesinfektion
- Techniken der Händedesinfektion
- Händedesinfektion und Compliance
- Chirurgische Händedesinfektion
- Verwendung von Handschuhen
- Desinfizierbarkeit von Einmalhandschuhen
- Anziehen steriler Handschuhe
- Latexallergie

Differenzierende Lesezeit: 100 Minuten

Das meistgebrauchte medizinische Instrument sind die Hände – Dreh- und Angelpunkt der Infektionsprophylaxe in Gesundheitseinrichtungen. Detailliert werden die Themen Händepflege, Händedesinfektion und die Verwendung von Handschuhen bearbeitet.

Als notwendige Vorleistung für eine erfolgreiche Händehygiene gelten die Richtlinien zur persönlichen Hygiene in Bezug auf Individualhygiene (siehe Kap. 15). Die unterschiedlichen Maßnahmen im Rahmen der Händehygiene dienen der Abtötung der transienten Flora, der Reduktion der residenten Flora und der Entfernung von Schmutz. Die Reliefstruktur der Haut an Fingerkuppen und Nagelfalz besitzt unerschöpfliche Depotmöglichkeiten für Mikroben.

In diesem Kapitel wird aufgrund der hohen Relevanz für den Pflegealltag auch auf wissenschaftliche Empfehlungen des weltweit renommierten Instituts auf dem Gebiet der Infektionsprävention, des deutschen Robert-Koch-Instituts (RKI), Rücksicht genommen. Nähere Informationen und Erklärungen zu den Empfehlungskategorien finden sich in der Einleitung zu Teil VI.

Hand-Gesichts-Kontakte vermeiden!

Die Persistenz nosokomialer Mikroben auf unseren Händen beträgt meist 1–3 Stunden. Mit der Umsetzung korrekter händehygienischer Maßnahmen besteht die Möglichkeit, die Rate von HAI um bis zu 40 % zu senken.

Um dieses präventive Potenzial ausschöpfen zu können, bedarf es grundsätzlicher Strategien zur Verhütung der Übertragung von Mikroben durch Hände (siehe Tab. 24).

Tab. 24: **Strategien der Händehygiene**

Strategie	Situationen
Nichtkontamination „Hände sauber halten"	Verwendung von Instrumenten anstatt der Finger und Tragen von Schutzhandschuhen bei wahrscheinlicher Kontamination
Elimination von Mikroben „Hände sauber machen"	Händewaschen oder Händedesinfektion vor und nach (wahrscheinlicher) Kontamination
Blockade der Mikrobenabgabe „Mikrobennachwuchs bremsen"	antiseptische Händewaschung sowie chirurgische Händedesinfektion vor und Tragen steriler Handschuhe bei chirurgischen oder invasiven Eingriffen
Tätigkeitsverzicht	Verzicht auf infektionsgefährdende Tätigkeiten bis zur Sanierung bei infizierten Wunden an den Händen

17.1 Händepflege

Die Haut der Hände ist besonders stark beansprucht, insbesondere wenn Hände über einen längeren Zeitraum Feuchtigkeit ausgesetzt sind, flüssigkeitsdichte Handschuhe über mehrere Stunden getragen werden und Hände häufig mit hautschädigenden Substanzen in Kontakt kommen. Eine gezielte arbeitsmedizinische Vorsorge ist zu gewährleisten (RKI Kat. IB/IV). Dem oftmals aus der „Feuchtarbeit" resultierenden irritativtoxischen Kontaktekzem muss mit einer konsequenten und systematischen Händepflege gegengesteuert werden. Der Hautschutz vor, während und nach hautbelastenden Tätigkeiten hat einen großen Stellenwert (Kat. II) – siehe Tabelle 25. Gezielter Hautschutz soll ein Eindringen von Schadstoffen vermeiden und die Hautreinigung erleichtern, denn bereits kleinste Hautrisse stellen eine Eintrittspforte für Mikroben dar (Kat. IB).

Tab. 25: **Händepflegeplan**

Was?	Wie?	Wann?
Hautschutz	Hautschutzcreme zum Schutz vor wasserlöslichen Arbeitsstoffen gründlich einmassieren	regelmäßig, je nach Hauttyp
Hautwaschung	pH-hautneutrale Waschlotion auf feuchte Haut auftragen, aufschäumen und mit lauwarmem Wasser abspülen	bei sichtbarer Verschmutzung, nach dem Toilettenbesuch
Hauttrocknung	Untersuchungen zeigen deutlich die hygienische Überlegenheit von Papiertüchern gegenüber anderen Methoden	Baumwollhandtuch, Textilrolle oder Lufttrockner führen zu einer Steigerung der Keimzahl und sind somit in Gesundheitseinrichtungen abzulehnen
Hautpflege	Feuchtigkeitsspendende Öl-Wasser-Emulsion bei normaler Haut oder Wasser-Öl-Emulsion bei trockener Haut, am besten ein individuell erprobtes Produkt verwenden	nach häufigem Händewaschen, in Pausen und nach Arbeitsende

17.2 Händewaschung

Im privaten Bereich ist Händewaschen notwendig und sinnvoll, in der beruflichen Anwendung aber meist unzureichend und soll auf ein Minimum reduziert werden (RKI Kat. IB). Gegebenenfalls soll es bei Dienstbeginn, bei sichtbarer Verschmutzung, nach dem Toilettengang und bei ästhetischem Bedürfnis erfolgen (Kat. II).

> Händewaschen kann nur bei patientenfernen Tätigkeiten ohne Infektionsgefahr empfohlen werden. Nur saubere und trockene Hände gewährleisten eine korrekte Ausgangsbasis für weitere händehygienische Maßnahmen.

Die geringe Wirksamkeit des Händewaschens (quantitative Reduktion der Hautflora von ca. 20 %) ist darin begründet, dass Mikroben beim Händewaschen nur abgespült, aber nicht abgetötet werden (RKI Kat. IB). Die Mikroben werden in der Umgebung verteilt, nur in geringen Mengen von der Hautoberfläche entfernt und die Haut wird entfettet. Um die Wirkung des Händewaschens zu optimieren, empfiehlt sich die Berücksichtigung einiger **Grundregeln**:

Waschen macht sauber, desinfizieren schützt!

- keimarme, ph-Wert-neutrale Waschlotion verwenden, feste Seifenstücke sind nicht zulässig (Kat. II),
- Aufschäumen und Abspülen der Waschlotion ohne vermeidbares Herumspritzen gewährleisten,
- Waschbewegungen, die die gesamte Handfläche benetzen und zumindest 20 Sekunden andauern,
- Abstellen des Wasserlaufes nach erfolgter Händetrocknung mit einem Papiertuch. Bei Einhaltung dieser Verhaltensregel wird die immer wieder propagierte und fehleranfällige „Ellbogentechnik" (die Bedienung der Seifen- oder Desinfektionsmittelspender mit dem Ellbogen bedingt ihre anschließende Waschung/Desinfektion) überflüssig.
- Der Waschbeckenablauf ist ein offenes Mikrobenreservoir. Beim Einlaufen des Wassers werden Bakterien im Umkreis von 1,85 m verteilt (auch MRE!). Günstig wäre ein weit über die Siphonöffnung reichender Verschlussstoppel gegen die Verbreitung von Aerosolen (Kat. II).
- Die Trocknung erfolgt über Papierhandtücher. Elektrische Warmlufttrockner („jet air", „airblade" etc.) sind wegen der fehlenden mechanischen Entfernung von Hautschuppen, Seifenresten und Restflora und der Ausbreitung kontaminierter Aerosole ungeeignet (Kat. II).

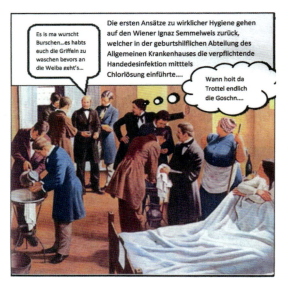
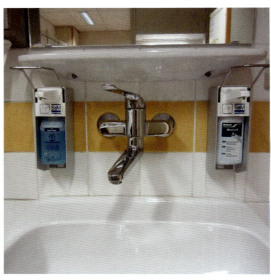

Abb. 79: **Händehygiene anno 1850: Ignaz Semmelweis demonstriert seinen Assistenten die Händewaschung mit Chlorkalklösung vor der Untersuchung einer Schwangeren. Ob der Monolog so oder ähnlich stattfand, ist nicht überliefert.**

Abb. 80: **Händehygiene anno 2021: Waschplatz State of the art (ohne überlieferte Waschtisch-Monologe)**

17.3 Händedesinfektion

Die **hygienische Händedesinfektion** ist seit über 160 Jahren bekannt, sie ist einfach durchzuführen und sehr wirkungsvoll – dennoch wird diese Infektionskontrollmaßnahme noch immer unterschätzt und kann als ausbaufähig betrachtet werden.

Wirkungsspektrum

Gängige Händedesinfektionsmittel (HDM) basieren auf Alkoholen (RKI Kat. IB). Es gibt derzeit keinen Nachweis, wonach durch Zusatz von remanent wirksamen Antiseptika wie Chlorhexidin oder Octenidin eine höhere Wirksamkeit erzielt werden kann (Kat. II). Innerhalb der Alkohole ist Propanol wirksamer bei Bakterien und Ethanol wirksamer bei Viren (siehe Kap. 16.2). Durch die Händedesinfektion wird die transiente Hautflora abgetötet und die residente Hautflora etwas reduziert.

▶ Damit wird der Großteil jener **Bakterien** erreicht, welche die häufigsten nosokomialen Infektionen verursachen: E. coli (Harnwegsinfektionen), Str. pneumoniae (Atemwegsinfektionen), St. aureus (Wundinfektionen), St. epidermidis (Katheterinfektionen), aber auch Hefepilze wie Candida.

▶ Für **Viren** stehen **viruzid** wirksame (gegen behüllte und unbehüllte Viren wie HBV, HCV und Influenza), **begrenzt viruzid** wirksame (gegen behüllte Viren) und seit Kurzem auch **begrenzt viruzid plus** wirksame (gegen Noroviren, Rotaviren und Adenoviren) HDM zur Verfügung. Alle drei Kategorien sind auch beim Coronavirus wirksam. Begrenzt viruzide HDM enthalten aufgrund der Anforderung „Hautverträglichkeit" einen geringeren Phosphorsäureanteil. Ebenso besteht auch eine umfassende Wirksamkeit gegenüber antibiotikaresistenten Mikroben. Nur wenige Mikroben, wie Clostridium difficile, können nicht erreicht werden (siehe Kap. 32).

Alkoholische Gele erreichen eine vergleichbare Wirksamkeit erst bei der nahezu doppelten Konzentration oder bei der doppelten Einwirkzeit. In der Handtasche haben sie vielleicht ihre Berechtigung, in Gesundheitseinrichtungen dürfen sie nicht verwendet werden.

Einreibemethoden der hygienischen Händedesinfektion

Aus der „Dreierbeziehung" von Menge, Zeit und Technik ergibt sich die korrekte Durchführung der Händedesinfektion – die vollständige Benetzung der gesamten Handoberfläche. Eine fehlerhafte Durchführung führt zu Benetzungslücken, v. a. in den **Problemzonen Fingerkuppe, Nagelfalz und Daumen** (RKI Kat. IB).

Als ausreichende Menge des HDM gelten 3–5 ml oder 1–3 Hübe, praxisnaher ist die Faustregel: So viel in die Talsohle einer Hohlhand passt, entspricht der richtigen Menge. Dabei wird die jeweilige Händegröße berücksichtigt. Eine korrekte Händedesinfektion dauert je nach Produkt mindestens 30 Sekunden, d. h. die Hände müssen über mindestens 30 Sekunden feucht gehalten werden und die mechanische Reibung muss über den gesamten Zeitraum hinweg aufrecht bleiben. Bei einer vorzeitigen Auftrocknung kann somit auf eine zu geringe Menge rückgeschlossen werden.

> Eine effektive Händedesinfektion dauert 30 Sekunden und berücksichtigt vor allem die Daumen, Fingerspitzen und Nagelfalze!
>
> **Einreibezeit = Einwirkzeit**

▶ **Die klassische Methode**
Die „**6-Schritte-Standard-Einreibemethode**", mittlerweile seit mehr als 30 Jahren propagiert, entspricht dem europäischen Standard EN 1500, welcher eine Prüfnorm für HDM darstellt. In aktuellen Untersuchungen hat sich diese Vorgehensweise allerdings nicht als zuverlässig erwiesen. Die Compliance leidet darunter. Selbst „hygienevertraute Personen" haben Schwierigkeiten, sich die Einzelschritte zu merken, und einzelne Schritte hinterlassen Benetzungslücken (Park et al., 2014; ASH, 2011) (siehe Abb. 81).

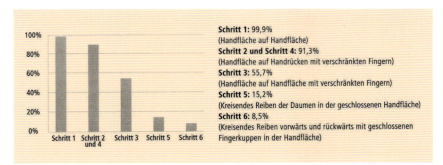

Abb. 81: **Einreibemethode: Die Compliance wird Schritt für Schritt schlechter**

▶ **Die eigenverantwortliche Methode**
Die als **„eigenverantwortliche Methode"** beschriebene Vorgehensweise überlässt die Technik den Mitarbeiter*innen. Auf die vollständige Benetzung aller Hautareale ist zu achten, mit besonderem Augenmerk auf die Problemzonen Daumen, Fingerspitzen und Nagelfalz. Dies bietet den Vorteil einer besseren Compliance der Mitarbeiter*innen und den technischen Vorteil, mit den Fingerspitzen in die noch volle Hohlhand vollständig eintauchen zu können. Diese Methode wird mittlerweile von den entscheidenden Fachgesellschaften empfohlen (AKTION Saubere Hände, Nationales Referenzzentrum für die Surveillance nosokomialer Infektionen).

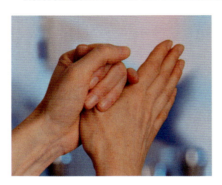
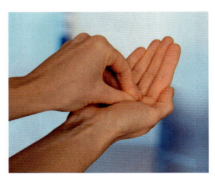

Abb. 82: **Problemzonen der Händedesinfektion: Daumen, Fingerspitzen, Nagelfalz**

Die eigenverantwortliche Methode ist intuitiver anzuwenden als eine vorgegebene Reihenfolge und erhöht die Wahrscheinkeit einer qualitativ hochwertigen Händedesinfektion.

Indikationen: Give me five!

Keine andere Maßnahme der Krankenhaushygiene hat eine so hohe epidemiologische Evidenz für den präventiven Nutzen von Patient*innen!

In den letzten Jahren konnte ein internationaler Konsens zu den Indikationen zur Händedesinfektion entwickelt werden, getragen durch die Übereinstimmung der wichtigen Institutionen WHO, CDC, RKI und AWMF. Aus der WHO-Kampagne „Clean Care is Safer Care" wurde das Modell der „5 Momente der Händedesinfektion" entwickelt (siehe Abb. 83):

Auch für Angehörige und Patient*innen!

Aufgrund der hohen Wirksamkeit werden neuerdings die „5 Momente der Händedesinfektion" auch für Patient*innen und Angehörige empfohlen (RKI Kat. II):

▶ bei Betreten des Zimmers
▶ bei Verlassen des Zimmers
▶ vor der Essenseinnahme
▶ nach der Benutzung der Sanitäreinheit (Badezimmer, WC)
▶ vor und nach Kontakt mit der eigenen Wunde oder Schleimhaut

Händedesinfektion

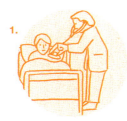

VOR Patientenkontakt
Begründung: Patientenschutz vor pathogenen Mikroben aus der Umgebung und Personal
Beispiele: vor jeglichem Körperkontakt wie der Körperpflege, VOR der Messung von Puls und Blutdruck

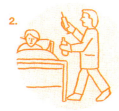

VOR aseptischen Tätigkeiten
Begründung: Patientenschutz vor pathogenen Mikroben aus der Umgebung und um zu verhindern, dass Mikroben aus der patienteneigenen Hautflora in den Körper gelangen
Beispiele: VOR der Medikamentenzubereitung, vor der Wundversorgung (Verbandwechsel), vor dem Handling mit einem Harnkatheter oder Gefäßkatheter, vor dem Gebrauch eines invasiven Devices

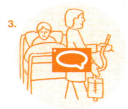

NACH Kontakt mit potenziell infektiösen Körperflüssigkeiten
Begründung: Schutz des Personals, nachfolgender Patient*innen und ihrer Umgebung
Beispiele: NACH Kontakt mit Harn, Stuhl, Entsorgen von Abfall (Verbänden, Einlagen, Windeln), nach dem Handling mit diversen Kathetern, nach dem Absaugen, auch wenn Handschuhe getragen werden!

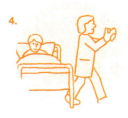

NACH Patientenkontakt
Begründung: Schutz des Personals, nachfolgender Patienten und ihrer Umgebung
Beispiele: NACH direktem Kontakt wie Händeschütteln, nach Hilfe bei der Körperpflege, nach der Messung von Puls und Blutdruck, nach dem Ausziehen der Handschuhe

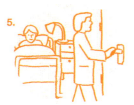

NACH Kontakt der direkten Patientenumgebung
Begründung: Schutz des Personals, nachfolgender Patient*innen und ihrer Umgebung
Beispiele: NACH dem Bettwäschewechsel, nach Kontakt mit Nachtkästchen, Infusionsgeräten, Monitoren, Computern, Smartphone, ... nach dem Ausziehen der Handschuhe

Abb. 83: **5 Momente (Indikationen) der Händedesinfektion**

Chirurgische Händedesinfektion

Die Technik der chirurgischen Händedesinfektion unterscheidet sich in mehreren Punkten, auch nach deren Einsatzgebiet. Im OP-Bereich und bei anderen invasiven Eingriffen ist die Anwendung der chirurgischen Händedesinfektion erforderlich. In Tabelle 26 sind die wesentlichen Unterschiede angeführt.

	Hygienische Händedesinfektion	Chirurgische Händedesinfektion
Ziel	Abtötung der transienten Hautflora	Abtötung der transienten Hautflora und Reduktion der residenten Hautflora
Ausdehnung	Hände	Hände und Unterarme
Methode	Einreibetechnik (EN 1500)	Einreibetechnik (EN 12791)
Dauer	mindestens 30 Sekunden	mindestens 90 Sekunden
Indikation	siehe „5 Momente der Händedesinfektion", S. 177	chirurgische/invasive Eingriffe

Tab. 26: **Hygienische versus chirurgische Händedesinfektion**

Desinfektionsmittelspender richtig bedienen – Ellbogeneinsatz oder nicht? Bei der hygienischen HD irrelevant. Bei der chirurgischen HD unbedingt erforderlich, sofern kein No-touch-System verwendet wird.

Die Seifenwaschung ist nicht mehr Bestandteil jeder chirurgischen Händedesinfektion, sollte aber einmalig vor dem Betreten des OP-Traktes in einem Mindestabstand von zehn Minuten vor der nachfolgenden Händedesinfektion durchgeführt werden (RKI Kat. II). Die Waschphase dauert 30–60 Sekunden und umfasst Hände und Unterarme bis zum Ellenbogen. Vom Bürsten der Hände wird mittlerweile wegen der hohen Gefahr von Mikroläsionen und der Steigerung der Keimzahl durch Ausschwemmen abgeraten (Kat. II). Die Desinfektionsphase hat sich je nach Präparat auf weitestgehend 1,5 Minuten reduziert. Dabei werden im ersten Schritt die Hände benetzt (10 Sekunden), im zweiten Schritt die Hände und Unterarme bis zum Ellenbogen (10 Sekunden) und im dritten Schritt wieder die Hand mit Fokussierung auf Fingerkuppen, Nagelfalze und Fingerzwischenräume (70 Sekunden) (Kat. II). Erst die vollständig aufgetrockneten Hände sind bereit, in sterile Handschuhe zu schlüpfen (Kat. II).

Ausnahmefall: Händedesinfektion *und* Händewaschen

Nur in Ausnahmefällen ist es notwendig, Waschen und Desinfizieren zu kombinieren, und zwar bei direktem Mikrobenkontakt, wie z. B. einer punktuellen Kontamination mit Körperflüssigkeiten. Dabei wird zunächst die Verunreinigung mit einem Papierhandtuch entfernt, die Hände desinfiziert und eventuell anschließend gewaschen, wobei dies erst nach vollständiger Auftrocknung des HDM erfolgen darf (RKI Kat. IB). Bei einigen wenigen Mikroben ist die Wirkung der Händedesinfektion unzureichend, z. B. bei Clostridium difficile: Das HDM tötet die vegetative Form, die Seife entfernt die sporozide Form (siehe Kap. 32).

Verfügbarkeit von Händedesinfektionsmitteln

In einem gut ausgestatteten Patienten- oder Untersuchungszimmer finden sich neben der Tür sowie im Bereich des Waschbeckens wandmontierte Spender und direkt am Bett der Patient*innen montierte Spender (RKI Kat. IB/IV). Es existiert auch die Empfehlung, Pflege- und Verbandwägen für mobile Spender zu benutzen (Kat. II). Allein die Verfügbarkeit dieser Spender erhöht die Compliance bei der Händedesinfektion massiv. Als Ziel wird ein Spender für je zwei Betten angestrebt. Um Besucher*innen miteinzubeziehen, sind auch Spender im Eingangsbereich von Krankenhäusern sinnvoll. Automatische Spendersysteme erhöhen die Compliance ebenfalls. „Kittelflaschen" stellen eine sinnvolle Erweiterung bzw. einen Ersatz für bestimmte Einsatzgebiete in der Hauskrankenpflege, im Rettungsdienst oder an psychiatrischen oder pädiatrischen Abteilungen dar.

Point of Care!
Je kürzer der Weg zwischen dem HDM und der Patientin, desto besser!

Das Tragen von Handschuhen ersetzt NICHT die Händedesinfektion!

Händedesinfektion und Compliance

Trotz Schnelligkeit und Einfachheit in der Handhabung wird die Händedesinfektion beim medizinischen Personal nur in der Hälfte der erforderlichen Situationen durchgeführt! Eine unterlassene Händedesinfektion ist jedoch kein Kavaliersdelikt, sondern es besteht die berufliche und moralische Pflicht, die Händedesinfektion durchzuführen. Risikofaktoren für mangelnde Compliance sind zu häufiges Tragen von Handschuhen, die Berufsgruppen der Ärzt*innen und Pflegehelfer*innen sowie das männliche Geschlecht.

Das Unterlassen der Händedesinfektion wird juristisch als grober Behandlungsfehler betrachtet und ist Ursache vieler Haftungsprozesse! (Schneider, Bierling, 2011)

Als häufigste Gründe für mangelnde Compliance gelten:
- hohe Arbeitsdichte, Stress, Zeitmangel
- Vergesslichkeit
- mangelnde Verfügbarkeit von HDM
- Angst vor Hautschäden
- Zweifel an der Effektivität
- vermeintliche Sicherheit durch das Tragen von Handschuhen
- unklare Hygienevorschriften
- laxer Leitungsstil mit unzureichender Verhaltenskontrolle
- schlechte Vorbilder
- fehlende Infektionsstatistik
- Wissensdefizite

Im Rahmen der Kampagne „**Aktion Saubere Hände**" im deutschsprachigen Raum wurden Strategien entwickelt, die genannten Risikofaktoren zu reduzieren. Bei >1300 teilnehmenden Organisationen werden/wird als Interventionen

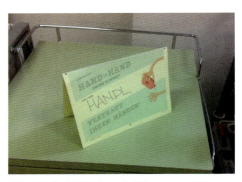

Abb. 84: **Tischkärtchen als Erinnerungshilfe**

- der HDM-Verbrauch mittels Hand-KISS gemessen (RKI Kat. IB),
- Schulungsmaterial zur Verfügung gestellt (Kat. II),
- jährliche Mitarbeiterschulungen durchgeführt (Kat. IB),
- Erinnerungshilfen wie Poster, Tischkärtchen etc. angebracht (siehe Abb. 84),
- die Empfehlungen in die SOPs/Standards integriert (Kat. IA/IV),
- Zertifizierungen angeboten,
- Führungskräfte in die Verantwortung miteinbezogen,
- Infektionsstatistiken und Händedesinfektionsverbrauch veröffentlicht,
- direktes Feedback der Anwender*innen kultiviert (Kat. IA/IV),
- bei Ansteigen der MRE-Infektionen direkte Beobachtungen durchgeführt (Kat. II),
- Händedesinfektionsschulungsprogramme für Patient*innen angeboten.

Gemessen an **Beobachtungsstudien** und dem **HDM-Verbrauch** kann zusammenfassend gesagt werden, dass alle Interventionen zu einer deutlichen Compliance-Steigerung geführt haben (meist ca. plus 10 %) – auf über 400 untersuchten Stationen und bei allen Berufsgruppen. Besonders erfreulich ist die Korrelation zwischen der Häufigkeit der Händedesinfektion/dem Verbrauch des HDM und der Prävalenz von HAI – je mehr Händedesinfektion/HDM-Verbrauch, desto weniger HAI.

Patient*innen haben einen rechtlich garantierten Anspruch auf eine korrekte Händedesinfektion!

Ein Urteil des BGH aus dem Jahr 2007 hat dies klargestellt. Darin wird zwischen begrenzt und unbegrenzt steuerbaren Leistungen unterschieden. Die Händedesinfektion kann durch Schulungen, Hygienepläne und das Vorhandensein des Desinfektionsmittels theoretisch zu 100 % sichergestellt werden, das korrekte Mitarbeiterverhalten wird als garantiepflichtige Leistung betrachtet. Zusätzlich gilt die Beweislastumkehr zugunsten des Geschädigten, das heißt, der Träger der Einrichtung hat den Beweis zu führen, dass der Schaden auch bei korrektem hygienischen Verhalten eingetreten wäre – was in den seltensten Fällen gelingen dürfte (Höfert, Schimmelpfennig, 2014).

Denn sie tun nicht, was sie wissen

Neue Erkenntnisse weisen darauf hin, dass explizite Einstellungen zur Händedesinfektion (Einstellungen, über die das Personal berichten kann) von impliziten Einstellungen (unbewusstes, impulsives Verhalten) überlagert werden, womit letztere handlungsbestimmend sind. Diese unbewussten Überzeugungen ermöglichen es Menschen, in Situationen, in denen unter Stress keine Zeit für kognitives Abwägen ist, handlungsfähig zu bleiben. Das konkrete Handeln oder Nichthandeln erfolgt dann impulsiv auf der Basis automatisch aktivierter positiver oder negativer Verknüpfungen im Gedächtnis. In den Untersuchungen zeigte sich: Je positiver die Einstellung zur Händedesinfektion, desto häufiger wird sie auch durchgeführt. Explizite (bewusste) Einstellungen hingegen hatten keinen Einfluss auf die Compliance. Implizite Einstellungen wären beispielsweise durch Empathie und Teamarbeit beeinflussbar. Teams, welche sich darauf verständigten, wie man sich bei mangelnder Hygiene gegenseitig anspricht, konnten ihre Compliance-Rate verdoppeln. Die bisherigen Maßnahmen zur Compliance-Steigerung waren dazu nicht in der Lage. Um den Hawthorne-Effekt (Menschen verändern ihr Verhalten, wenn sie beobachtet werden und sich dessen bewusst sind) bei Beobachtungsstudien abzuschwächen, ist nachgewiesenermaßen die Kombination von direkter Beobachtung mit Monitoringsystemen geeigneter.

Stethoskope sind verlängerte Hände!

Personal, das sich bei der Händehygiene engagiert, benutzt nachgewiesenermaßen deutlich geringer kontaminierte Stethoskope und umgekehrt. 85 % der Stethoskope sind mit einer Rate von 27–158 koloniebildenden Einheiten (KBE) besiedelt (Grenzwert 20 KBE). In 30 von 31 Studien wurden auf den Stethoskopen nosokomiale Mikroben wie MRSA, Klebsiella oder Acinetobacter gefunden. Praktische Konsequenz: Stethoskope sind nach jedem Patientenkontakt zu desinfizieren (O'Flaherty et al., 2015). Klingt einfach, ist aber so „praxisfern"!

Elektronisches Compliance-Monitoring und Feedbacksystem

Dabei bieten mobile elektronische Feedbackgeräte zur Verbesserung der Compliance neue Möglichkeiten: Entweder werden nur wenige Zentimeter große Badges an der Dienstkleidung getragen oder eine smarte Auslaufblende am herkömmlichen Eurospender montiert.

Die Badges können mittels Chemorezeptoren „riechen" sowie mittels Bewegungssensoren den Ortswechsel als Grundlage für die Erkennung der fünf Indikationen zur Händedesinfektion nachvollziehen. Der*die Anwender*in erhält über eine LEDAnzeige sofort Feedback, das heißt, der LEDStatus am Pflegebett sollte immer grün leuchten. Auch können die erhobenen Daten anonymisiert weiter ausgewertet werden.

Die Methode mittels smarter Auslaufblende am Eurospender sendet Daten wie Zeitpunkte und wie oft und wo welcher Spender verwendet wurde an ein zentrales Auswertungssystem, jedoch keine personifizierten Daten.

Weitere technische Methoden sind bereits in der klinischen Testphase: Chips an den Desinfektionsmittelspendern messen laufend den Desinfektionsmittelverbrauch, und mittels Bewegungssensoren/Raumsensoren bzw. Sensoren über

Die besten Compliance-Werte werden auf Kinderstationen gemessen.

> dem Patientenbett wird gemessen, wann jemand ins Zimmer kommt, wann die Desinfektion stattfindet, ob die Einwirkzeit vor dem Patientenkontakt eingehalten wird und wo und wie lange sich jemand im Sicherheitsbereich der Patient*innen aufhält. Laufende Auswertungen und das Auffinden von Problemzonen unterstützen die Bemühungen um eine höhere Patientensicherheit.

Händedesinfektion – Auswirkungen auf die Haut

Entgegen seinem Ruf ist das irritative Potenzial von alkoholischen HDM sehr gering. Handelsübliche Präparate sind in der Regel besser verträglich als waschaktive Substanzen in Waschlotionen/Flüssigseifen, da ihnen einerseits hautpflegende Zusatzstoffe zur Rückfettung beigefügt werden und anderseits der Lipidmantel der Haut nicht angegriffen wird. Allergien gegenüber Inhaltsstoffen (Parfümierung) aus HDM sind sehr selten. „Brennen" die Hände beim Einreiben mit Händedesinfektionsmitteln, muss dies als Warnsignal für eine vorgeschädigte Haut und nicht als unmittelbare Folge der Händedesinfektion angesehen werden. Die regelmäßige (fälschliche) Verwendung von Hautdesinfektionsmitteln für die Hände (Verwechslung mit Händedesinfektionsmitteln) führt ebenso zu den oben genannten Hautirritationen. Bei Vorliegen einer Hautläsion sind flüssigkeitsdichte Pflaster und darüber Handschuhe zu tragen. Nach dem Ablegen der Handschuhe muss eine Händedesinfektion durchführbar sein. Andernfalls sind Mitarbeiter*innen mit chronischen Hautläsionen der Betriebsärztin vorzustellen bzw. patientenfern einzusetzen (RKI Kat. IB). Beim atopischen Ekzem ist das MRSA-Risiko deutlich erhöht.

> **Fallbeispiel: Fälschliche Allergie auf Händedesinfektionsmittel**
> Eine Mitarbeiterin klagt über Allergien auf alle alkoholischen HDM und zeigt eine extrem gerötete und entzündete Haut an den Händen. Sie möchte, dass ein anderes Produkt eingeführt wird. Sie wird zum Hautarzt geschickt und bei der intrakutanen Austestung zeigen sich schwach positive Ergebnisse für Terpentin, Cetylpyridiniumchlorid, Triclosan und Iodpropinylbutylcarbamat. Die Anfrage bei den Herstellerfirmen der Waschlotionen und der HDM ergibt, dass eine Waschlotion in geringer Konzentration Triclosan enthält. Damit kann geklärt werden, dass die Mitarbeiterin nicht allergisch auf die HDM ist. Sie muss die genannte Waschlotion allerdings meiden (Popp, Zastrow, 2014).

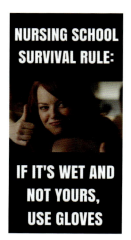

17.4 Verwendung von Handschuhen

Grundsätzlich müssen den Mitarbeiter*innen Handschuhe (Schutzhandschuhe oder medizinische Untersuchungshandschuhe) zur Verfügung gestellt werden (vgl. TRBA 250 in Deutschland, ASchG in Österreich), wenn man mit dem Kontakt mit potenziell infektiösem Material rechnen muss.

Ihre Schutzfunktionen können Einweghandschuhe nur erfüllen, wenn der Verwendungszweck korrekt gewählt wird. Dabei wird zwischen zwei Qualitätsanforderungen unterschieden:

▶ **„Medizinischer Untersuchungshandschuh"** zum Schutz vor Transmission und Umgebungskontamination, zum Zweck des Patientenschutzes, mit der Gültigkeit des Medizinproduktegesetzes MPG in Österreich oder der Medizinprodukterichtlinie MDD in Deutschland, getestet nach Euro-Norm EN 455

▶ **„Schutzhandschuh"** zum Schutz der Anwender*innen, zum Zweck des Personalschutzes, mit Gültigkeit PSA/Persönliche Schutzausrüstung, getestet nach Euro-Norm EN 374

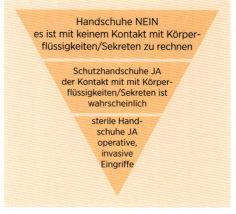

Abb. 85: **Einsatz von Handschuhen**

Um sich sowohl als Medizinprodukt als auch als PSA zu qualifizieren, müssen die betreffenden Produkte nach beiden Euronormen positiv getestet sein. Diese Anforderungen erfüllt das Material Nitril, nicht jedoch Latex (RKI Kat. II/IV).

Chemikalien sowie Art und Dauer ihrer Verwendung schränken die Barrierefähigkeit von Handschuhen deutlich ein. Nur ein indizierter Handschuh ist sinnvoll, andernfalls wirkt er durch Druck- und Schwitzurtikaria hautschädigend und allergiefördernd. Handschuhe sollten nur auf sauberer, trockener Haut, so lange wie nötig und so kurz wie möglich getragen werden. Ein Wechsel wird nach spätestens 15 Minuten empfohlen (Kat. II). In Tab. 27 werden Handschuhtypen und ihre Anwendung gegenübergestellt.

Gerichtsurteil: Abszess durch kontaminierte Handschuhe

Eine Wundversorgung mit einer behandschuhten Hand durchzuführen, mit der vorher die Türklinke benutzt wurde, stellt einen Hygienemangel dar. Wann ist eine Haftung des Krankenhauses begründet und wann kommt der Patientin die Beweislastumkehr zugute?

Der Sachverhalt: Wegen Wirbelsäulenbeschwerden wurde die klagende Patientin mittels intravenös infundierter Analgetika behandelt. Nach der Entfernung einer Venenverweilkanüle entwickelte sich an der Einstichstelle eine Thrombophlebitis inklusive Abszedierung. Diese wurde auf Anordnung eines Arztes von einem Krankenpfleger eröffnet. Dabei trug er Handschuhe, mit denen er zuvor die Türklinke des Patient*innenzimmers berührt hatte. Bei einem weiteren Krankenhausaufenthalt vier Wochen später zeigte sich eine Infektion im Bereich der Lendenwirbel (Spondylodiszitis). Im Blut konnte Staphylococcus aureus nachgewiesen werden. Die Patientin verklagte die Klinik und den Abteilungsvorstand wegen Hygienemängeln und weiterer Behandlungsfehler und forderte die Zahlung eines Schmerzensgeldes von € 25 000. Auf Basis eines medizinischen Sachverständigengutachtens wurde die Klage vom Oberlandesgericht Hamm abgewiesen.

Die Begründung: Für das Oberlandesgericht gilt nur die kontaminierte Verwendung eines Handschuhs nach Berührung der Türklinke als Behandlungsfehler. Dieser Hygienemangel führe aber nicht zur Haftung des Beklagten. Die Klägerin könne nicht nachweisen, dass die Erreger erst bei der Eröffnung der Abszedierung in den Körper gelangt seien. Der Sachverständige habe es als sehr unwahrscheinlich bezeichnet, dass die Abszedierung ausgeheilt wäre und zugleich an anderer Stelle eine schwerwiegende Entzündung verursacht hätte. Eine Beweislastumkehr nach den Grundsätzen des schweren Behandlungsfehlers komme der Klägerin nicht zugute, da der festgestellte Verstoß gegen den medizinischen Standard nicht als grob zu bewerten sei, weil es sich um eine Tätigkeit der untersten Risikogruppe handelt (OLG Hamm, Urteil vom 17.8.2015 – 3U 28/15) (siehe dazu auch Kap. 25.2).

Tab. 27: **Handschuhtypen und ihre Verwendung**

Handschuhtyp	Anwendungsgebiet	Besonderheiten
Handschuhverzicht	so oft wie möglich, wenn keine Gefahr für Patient*innen und Personal besteht, z. B. Blutdruckmessen, Bekleiden, Verabreichen oraler Medikamente, Verteilen der Essenstabletts	◊ ohne Handschuhe besteht eine erhöhte Sensibilität für notwendige/sichere Kontakte ⚑ fehlende Routine
Naturlatex-Einweghandschuh: unsteril, puderfrei	zum Kontaminationsschutz bei vorhersehbarem und wahrscheinlichem Mikrobenkontakt: z. B. Handling mit Sekreten und Exkreten, nicht intakter Haut oder Schleimhaut, Stuhl, Harn, Blut, infektiösen Materialien, chemischen Substanzen; insbesondere bei CDAD, MRSA und E. coli (höhere Beständigkeit gegen alkoholische HDM)	◊ zeichnet sich durch hohe Reißfestigkeit und hohe Elastizität aus ⚑ Gefahr einer Latexallergie ⚑ nicht beständig gegenüber Desinfektionsmitteln/Chemikalien
Synthetischer Latex-Einweghandschuh (aus Nitril, Neopren, Isopren): unsteril, puderfrei 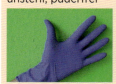 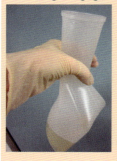		◊ gute Hautverträglichkeit, geeignet zur Prophylaxe bzw. bei bestehender Latexallergie ◊ Nitril ist beständig gegenüber Alkoholen, Reinigungsmitteln und Chemikalien (EN 374) ◊ für Labortätigkeiten geeignet ⚑ geringere Elastizität als bei Naturlatex
Vinyl(PVC)-Einweghandschuh: unsteril, puderfrei 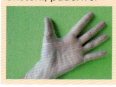	konkrete Tätigkeiten: Intimpflege, Mundpflege, Verbandwechsel, Blutabnahme, endotracheale Absaugung, Wundversorgung, Blutentnahme, Diskonnektion venöser Zugänge und Harnkatheterpflege (RKI Kat. IB)	◊ hypoallergen, höhere Stabilität gegenüber jodhältigen Lösungen ⚑ eingeschränkte Reißfestigkeit/Dehnbarkeit ⚑ nicht beständig gegenüber Desinfektionsmitteln/Chemikalien

Handschuhtyp	Anwendungsgebiet	Besonderheiten
Polyethylen(PE)-Einweghandschuh: unsteril, puderfrei	patientenferne Reinigungsarbeiten	⬦ günstiger Preis ⬦ sehr schlechte Reißfestigkeit/Dehnbarkeit/Dichtheit, Einheitsgröße
Steriler Operationshandschuh: nur puderfrei (Kat. IV), aus Natur- oder synthet. Latex	operative, invasiv-diagnostische und pflegerische Eingriffe (Kat. IB)	⬦ dichter Ärmelstulpenabschluss ⬦ Naturlatex wegen bester Materialeigenschaften empfohlen ⬦ Handschuhwechsel nach 90–150 min wegen Perforationsgefahr empfohlen
Copolymer-Einweghandschuh: steril, puderfrei	Tätigkeiten, die steriles Arbeiten, aber keinen besonderen Tastsinn erfordern, z. B. endotracheale Absaugung, Blasenkatheterismus	⬦ Alternative zu Latexhandschuhen (Allergieschutz), einzeln oder paarweise verpackt
Nitril, Latex doppelt: Zytostatika-Schutzhandschuh	Zubereitung von Zytostatika	Chemikalienbeständigkeit, meist in Apotheken und an onkologischen Abteilungen verfügbar
Gummi, Neopren, Polyester, Nylon: wiederverwendbar	Küchen-, Reinigungs- und Desinfektionsarbeiten	nach Gebrauch waschen (personenbezogener Einsatz), verlängerte Stulpe (Kat. II)
Kevlar: wiederverwendbar	Wäscherei, Küche, Polizei	nadelstichsicher

Tab. 27: **Handschuhtypen und ihre Verwendung** (Fortsetzung)

Im **Pflegealltag ergeben sich immer wiederkehrende Problemstellungen bzw. Diskussionen**. Folgende Aspekte sind beim Tragen von Handschuhen im Pflegealltag zu berücksichtigen:

▶ **Nicht erforderlich** ist das Tragen von Handschuhen beim Kontakt mit Gegenständen, die üblicherweise ohne Schutz berührt werden, wie z. B. Türgriffe, Schlüssel, Telefon, Tastaturen, Lichtschalter, Nachtkasten, Dokumente, Brillen, saubere Bettwäsche etc.

▶ **Im Rahmen der Körperpflege** befinden sich die Hände oftmals über mehrere Stunden in feuchtem Milieu (Wasser). Zum Schutz der Haut ist das Tragen von Handschuhen empfehlenswert, allerdings nicht länger als zwei Stunden, da dabei derselbe Feuchtigkeitseffekt entsteht (Perforationssicherheit besteht für bis zu 15 Minuten).

▶ **Zum Bettwäschewechsel**, sofern keine sichtbaren Verschmutzungen vorhanden sind, existiert mit einzelnen Ausnahmen – z. B. bei Patient*innen mit CDAD – keine explizite Empfehlung.

▶ **Handschuhe zur intravenösen Blutabnahme** – dies wird kontrovers diskutiert, auf der Basis fundierter Literatur muss dies als ungelöste Frage bezeichnet werden. Letztlich verantwortlich für eine entsprechende Richtlinie ist der Arbeitgeber. Jedenfalls reduziert jeder getragene Handschuh die Menge des inkorporierten Blutes bei einer Nadelstichverletzung durch Abstreifen an der Kanülenaußenwand. Insofern ist hierbei das Tragen von Handschuhen grundsätzlich zu empfehlen.

▸ In Bezug auf das **Herrichten von Medikamenten**, wie z. B. Auflösen von Antibiotika, finden sich in der Literatur keine fundierten Hinweise für die Notwendigkeit zum Tragen von Handschuhen.

▸ **Nach dem Ausziehen der Handschuhe** ist immer eine Händedesinfektion durchzuführen. Mikroperforationen und der Okklusionseffekt bedingen ein schnelleres Keimwachstum auf der Haut als ohne Handschuhe (RKI Kat. IB).

▸ **Gepuderte Handschuhe** sollten so weit wie möglich vermieden werden. Einerseits binden sie Latexproteine und gelten so als Risikofaktor für eine Latexallergie, anderseits birgt der alkalische pH-Wert des gepuderten Handschuhs die Gefahr eines Ekzems.

▸ **Undichte Stellen** werden bei 2–8 % aller neuen, ungebrauchten Handschuhe nachgewiesen! Nur jede fünfte Handschuhperforation wird erkannt (http://www.aktionsauberehaende.de). Handschuhe doppelt übereinander zu tragen hilft zwar, das Risiko von Mikroperforationen zu minimieren, wie Untersuchungen zeigen, an der Problematik der Okklusion ändert sich jedoch nichts (Kralj et al., 2004).

> **Okklusionseffekt**
> Unter dem Handschuh entsteht ein feuchtes Milieu, das ein schnelles Mikrobenwachstum sowie Hautschäden fördert.

Hände sind nicht steril. Vorsicht beim Tragen von Handschuhen!

Die menschliche Haut gibt etwa 100 Bakterien ab, wenn z. B. eine Tischplatte kurz berührt wird. Anders dagegen Kunststoffe, wie handelsübliche Einmalhandschuhe. Diese geben rund 100 000 Bakterien (Assadian, 2017) ab. Bakterien bleiben an der Haut einfach besser haften. Übertragen auf Beobachtungen, wonach Beschäftigte in einer Klinik oftmals dauernd, also über Stunden, Einmalhandschuhe tragen, sind die Auswirkungen fatal. Auch herrscht oftmals ein gewisser sozialer Druck, bei der Arbeit an anderen Menschen Handschuhe zu tragen, um damit den Anschein von „Sterilität" oder Sauberkeit zu erwecken. Achtung vor einem trügerischen Sicherheitsgefühl! (Assadian, 2017)

Beobachtungsstudien zum Tragen von Handschuhen in der Routineversorgung zeigen: Tragen Mitarbeitende im Gesundheitswesen Einmalhandschuhe, werden die 5 Indikationen für eine Händedesinfektion nur in sehr geringem Maße befolgt.

Desinfizierbarkeit von Einmalhandschuhen

Zur Unterbrechung der Infektionskette von HAI hat sich die Anwendung der „5 Indikationen zur Händedesinfektion" international durchgesetzt. Ergänzend sind in hygienisch kritischen Situationen Einmalhandschuhe zu tragen. Dies erfordert regelmäßiges/häufiges Ausziehen der Handschuhe, Desinfizieren, Abwarten der Abtrocknung der Hände und das Wiederanziehen von Handschuhen. Dieser Prozess führt zu einer Unterbrechung des Arbeitsflusses, sodass die Compliance mit diesem Ablauf für die Mitarbeiter*innen erschwert wird. Fallweise werden Mitarbeiter*innen auch aus Kostengründen angewiesen, die Handschuhe nach einmaligem Gebrauch nicht zu wechseln. Sowohl bei KRINKO als auch AWMF wird festgehalten, was auch experimentell gezeigt werden konnte, nämlich dass durch die Desinfektion von Handschuhen eine höhere Keimzahlreduktion erreicht wird, das heißt, der desinfizierte Handschuh ist besser als die bloße Hand. Daraus wird gefolgert, dass im Ausnahmefall eine Desinfektion von Handschuhen erwogen werden kann (RKI Kat. IB).

2015 hat der wissenschaftliche Beirat der Aktion Saubere Hände (ASH) folgendes Positionspapier zur Desinfizierbarkeit von medizinischen Untersuchungshandschuhen geliefert:

„Wenn Nitrilhandschuhe eingesetzt werden, die nach EU-Normen chemikalienbeständig sind (EN 374) und zwischenzeitlich nicht mit Blut, Sekreten oder Exkreten erkennbar kontaminiert wurden, kann in klar definierten Ausnahmesituationen die Desinfektion der getragenen Handschuhe anstelle eines Handschuhwechsels erfolgen:

1. Bei Routinetätigkeiten am selben Patienten, bei denen ein Wechsel von reinen und unreinen Tätigkeiten erforderlich ist.

2. Zwischen den Patienten bei aufeinanderfolgenden Blutabnahmen an verschiedenen Patienten (ohne dass weitere kontaminationsträchtige Tätigkeiten erfolgt sind).

Eine maximale Tragedauer der Handschuhe von 30 min und maximal 5 Desinfektionen der Handschuhflächen darf nicht überschritten werden."

Voraussetzungen, die einzuhalten sind: Die Handschuhe dürfen nicht sichtbar verschmutzt sein (keine Kontamination mit Blut, Sekreten oder Exkreten) (Kat. II), die Hersteller der Handschuhe und HDM geben keine gegenteiligen Angaben heraus, die Indikation „Handschuhdesinfektion" ist im Hygieneplan festgelegt und die Mitarbeiter*innen werden dahingehend regelmäßig geschult. Vorstellbar wäre dies für Serienblutabnahmen, Serieninjektionen, das Setzen eines Venflons etc.

Erreicht werden können diese Anforderungen beim Material Nitril, welches sich durch hohe Chemikalienbeständigkeit auszeichnet (EN 374). Für alle Alkohole besteht eine Beständigkeit von > 120 Minuten, bei rückfettenden HDM > 480 Minuten.

Expert*innen der VAH bestätigen die Stellungnahme der ASH, ergänzen diese jedoch dahingehend, dass zum Nachweis der Kompatibilität von Handschuh und Desinfektionsmittel keine allgemein akzeptierten Prüfnormen existieren, um die Desinfizierbarkeit von Handschuhen zu bestimmen. Vorliegende Testergebnisse zu Nitril wurden analog der

HDM-Testung (EN 1500) und Dichtigkeitsprüfung (EN 455-1) ermittelt. Verständlicherweise besteht vonseiten der Handschuhhersteller kein Interesse, die Desinfizierbarkeit der Handschuhe begutachten zu lassen. Eine Desinfektion ist nur vertretbar, wenn Desinfizierbarkeit und Dichtheit für einen bestimmten Handschuh reproduzierbar geprüft wurden. Dies ist bei Latex, PVC und Polyethylen nicht der Fall. Hinsichtlich der Haftungsfrage müssen sich Verwender*innen von desinfizierten Handschuhen darüber im Klaren sein, dass in diesem Fall die Produkthaftung des Herstellers nicht greift und der*die Verwender*in selbst haftbar wird (vgl. MPG bzw. MDD).

Anziehen steriler Handschuhe

Beim Gebrauch von sterilen Handschuhen muss die Technik sicherstellen, dass beim Anziehen keinesfalls die Außenseite berührt wird. Dabei stehen zwei Grundtechniken und eine Zusatztechnik zur Verfügung:

▸ Technik für die Anwendung außerhalb des OP-Bereiches **ohne Assistenz** (siehe Abb. 86),
▸ Technik für die Anwendung innerhalb des OP-Bereiches **mit Assistenz**
▸ Zusatztechnik des „**double-gloving**"

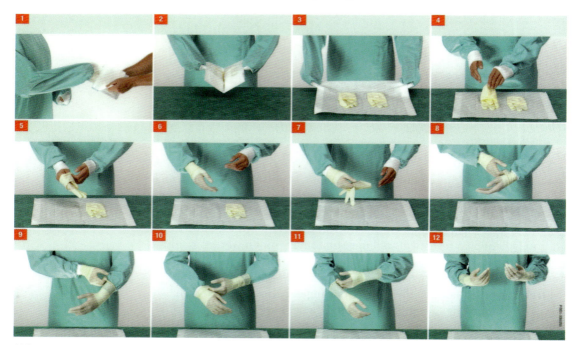

Abb. 86: **Anziehen steriler Handschuhe**

Für Risiko-OPs ist das Tragen von zwei Paar übereinander gezogener Handschuhe zu empfehlen (RKI Kat. II). Bei intraoperativer Perforation müssen, je nach Operationsfortschritt und mit oder ohne Händedesinfektion, 1–2 Paar „frische" sterile Handschuhe angezogen werden (Kat. II).

Doppelhandschuhe **("Indikatorhandschuhe")** stehen für Risiko-OPs ebenfalls zur Verfügung. Beim Eintritt von Flüssigkeiten zwischen dem inneren (meist grünen) und dem äußeren Handschuh entsteht ein deutlich sichtbarer Fleck. Perforationen des Außenhandschuhs können auf diese Weise frühzeitig erkannt werden. Beim Ausziehen muss darauf geachtet werden, dass die kontaminierte Außenseite nicht mit der Haut in Berührung kommt. Dies gilt auch für unsterile Schutzhandschuhe.

Latexallergie

Der häufige Handschuhgebrauch im medizinischen Bereich führt zu einem Problem – zur Latexallergie. Je nach Exposition (Häufigkeit und Handschuhtyp) geht man davon aus, dass 6–11 % des Personals im Laufe der Berufslaufbahn davon betroffen sein werden (Assadian, 2017). Eine Latexallergie ist als Reaktion des menschlichen Körpers auf Naturlatexproteine zu verstehen.

Mit oder ohne Gummi?

- Beim **Soforttyp (Typ I)** tritt die Symptomatik, bestehend aus Quaddeln, Rötung und Juckreiz, unmittelbar, d. h. innerhalb weniger Minuten auf.
- Beim **Spättyp (Typ IV)** treten ähnliche Symptome erst nach 6–48 Stunden auf.

Neben dem direkten Kontakt mit Latexproteinen können sich diese auch an das Handschuhpuder binden und so beim An- und Ausziehen in die Raumluft gelangen, wodurch auch allergische Reaktionen der Augen und Atemwege ausgelöst werden können. **Von einer Latexallergie streng zu unterscheiden** sind allergische Reaktionen auf chemische Stoffe, welche in der Herstellung von Latexartikeln eingesetzt werden, ebenso die irritative Dermatitis, hervorgerufen durch Reinigungsmittel, häufiges Händewaschen oder durch Puder. Die **definitive Diagnostik** besteht aus einer allergologischen und klinischen Anamnese, dem Pricktest (Hauttest) und dem IgE-RAST (Bluttest). **Präventionsmaßnahmen** bestehen in der Reduktion des Handschuhgebrauchs auf das notwendige Minimum und in der Verwendung von puder-, allergen- und latexfreien Handschuhen.

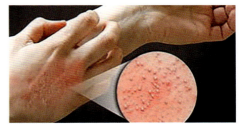

Abb. 87: **Allergische Reaktion nach Exposition mit einem Latex-Handschuh**

Mit einem positiven allergologischen Testergebnis und der Konsultation der Betriebsärztin haben Mitarbeiter*innen Anspruch auf die Bereitstellung latexfreier Handschuhe. Die Erfolge der Präventionsmaßnahmen (Umstellung auf andere Materialien) werden bereits sichtbar (rund 50 % weniger Verdachtsmeldungen bei Haut- und Atemwegserkrankungen). Demnach wurden im letzten Jahrzehnt zunehmend latexfreie Handschuhe aus Nitril, Vinyl oder Neopren verwendet.

Gesundheitstipp: Puderfreie, latexfreie Handschuhe verwenden!

Zum Kapitelabschluss

One Minute Wonder

- **Saubere und trockene Hände** sind Grundvoraussetzungen für eine gelungene Händehygiene.
- Die **wirkungsvollste Maßnahme** der Krankenhaushygiene ist die Händedesinfektion.
- Die **korrekte Menge, Zeit und Technik** bewirkt die korrekte Durchführung der Händedesinfektion.
- Die **5 Indikationen der Händedesinfektion** sind DAS zentrale Element der Infektionsprävention.
- Pflegende wissen vieles zur Händedesinfektion, **tun es aber nicht immer**.
- Das Tragen von **Handschuhen ersetzt NICHT die Händedesinfektion**.
- Handschuhe dienen dem **Kontaminationsschutz** beim Umgang mit Ausscheidungen und Körperflüssigkeiten.
- Latexallergiegefahr – **Nitrilhandschuhe** sollten verwendet werden.

Fragen zur selbstständigen Wissensüberprüfung

1. Warum ist Händewaschen im medizinischen Bereich der Händedesinfektion unterlegen?
2. Erinnern Sie sich an eine Situation als Besucher*in oder Praktikant*in im KH: Welche der 5 Momente der Händedesinfektion konnten Sie beobachten?
3. Wie kann sich der intensive Gebrauch von HDM auf die Haut auswirken und wie der Handschuhgebrauch?
4. Im Krankenhausalltag wird regelmäßig über das notwendige Ausmaß der Verwendung von Schutzhandschuhen diskutiert. Wie lauten die Empfehlungen des RKI zur Verwendung von Handschuhen zur Vermeidung der häufigsten nosokomialen Infektionen?
5. Erklären Sie Vor- und Nachteile diverser Handschuhmaterialien.
6. In welchen Situationen müssen sterile Handschuhe getragen werden?

Aktion Saubere Hände, Nationales Referenzzentrum für Surveillance von nosokomialen Infektionen (2015): Positionspapier Desinfizierbarkeit von medizinischen Untersuchungshandschuhen in Absprache mit der Abteilung Prävention der DGUV, hrsg. vom wissenschaftlichen Beirat der „Aktion Saubere Hände". Überarbeitete Version vom 6.7.2015. http://www.aktion-sauberehaende.de/fileadmin/ash/downloads/pdf/ergebnisse/Positionspapier_Handschuh_Desinfektion_Stand_06.07.2015.pdf (09.11.2015).

Aktion Saubere Hände, Nationales Referenzzentrum für Surveillance von nosokomialen Infektionen. Charité Berlin. Institut für Hygiene und Umweltmedizin. http://www.aktion-sauberehaende.de/ash/ash/ (19.07.2016).

Arbeitnehmerinnenschutzgesetz (AschG), BGBL Nr. 450/1994, geändert durch Nr. 60/2015.

Assadian, O. (2017): Latexallergie im operativen Bereich. Hygienemonitor 23 (4–6), S. 3–4. www.universimed.com/files/grafik/HygieneMonitor/2017/Hygienemonitor_4-6_2017.pdf (26.06.2017).

AWMF (2015): Empfehlung des Arbeitskreises Krankenhaus- und Praxishygiene der AWMF. Händedesinfektion und Händehygiene. AWMF-Register Nr. 029/027, S1-Leitlinie. Aktuelle Fassung 08/2015. HygMed 40 (9), S. 369–385.

AWMF (2009): Arbeitskreis Krankenhaus- & Praxishygiene der AWMF. Leitlinie zur Hygiene in Klinik und Praxis. Anforderungen an Handschuhe zur Infektionsprophylaxe im Gesundheitswesen. http://www.awmf.org/uploads/tx_szleitlinien/029-021l_S1_Handschuhe_zur_Infektionsprophylaxe_im_Gesundheitswesen.pdf (18.02.2018).

Bloß, R. et al. (2013): Ist eine Schnelldesinfektion von mobilen elektronischen Geräten ohne Schäden möglich? HygMed 38 (10), S. 420–426.

Bundesanstalt für Arbeitsschutz und Arbeitsmedizin – BAuA (2014): TRBA 250. Biologische Arbeitsstoffe im Gesundheitswesen und in der Wohlfahrtspflege. https://www.baua.de/DE/Angebote/Rechtstexte-und-Technische-Regeln/Regelwerk/TRBA/pdf/TRBA-250.pdf?__blob=publicationFile (07.05.2016).

Handl, G. (2007): Das Fleisch ist willig, nur der Geist ist schwach. Ist die Wirkung der Händedesinfektion von unserer Compliance abhängig? Antwortsuche per EBN. Procare 5, S. 16–17.

Herzog, A. et al. (2015): Neue Wege bei der Verbesserung der Händehygiene. Krankenhaushygiene und Infektionsverhütung 37 (3), S. 94–97.

Höfert, R. & Schimmelpfennig, M. (2014): Hygiene – Pflege – Recht. Fallbeispiele, Urteile, Praxistipps von A bis Z. Berlin: Springer.

Hyun-Ju, S. et al. (2019): Interventions to improve hand hygiene compliance in emergency departments: A systemic review. Journal of Hospital Infection 102 (4), Aug., S. 394–406.

Kampf, G. et al. (2018): Desinfektion behandschuhter Hände. Krankenhaushygiene up2date 13 (01), S. 27–40.

Kampf, G. et al. (2008): Influence of rubin technique on required application time and hand coverage in hygienic hand disinfection. BMC Infectious Diseases 8, S. 149. https://bmcinfectdis.biomedcentral.com/articles/10.1186/1471-2334-8-149 (15.01.2018).

Khaljani, E. (2019): Sicher und wirtschaftlich? – Nutzen unterschiedlicher Ansätze des Monitorings von Händehygiene. Krankenhaushygiene + Infektionsverhütung 41 (3–4), S. 77–80.

Kramer, A., Assadian, O., Exner, N., Hübner, N.-O. & Simon, A. (Hrsg.) (2022): Krankenhaus- und Praxishygiene. Hygienemanagement und Infektionsprävention in medizinischen und sozialen Einrichtungen. 4. Auflage. München: Urban & Fischer.

KRINKO (2016): Händehygiene in Einrichtungen des Gesundheitswesens. Empfehlungen der Kommission für Krankenhaushygiene und Infektionsprävention (KRINKO) beim Robert-Koch-Institut (RKI). Bundesgesundheitsbl. 59, S. 1189–1220. https://www.rki.de/DE/Content/Infekt/Krankenhaushygiene/Kommission/Downloads/Haendehyg_Rili.pdf?__blob=publicationFile (09.11.2016).

Lengerke, T. et al. (2016): Psychologie der Händehygiene-Compliance. Von der Motivation zum Verhalten. Krankenhaushygiene up2date 11 (2), S. 135–148.

Lengerke, T. et al. (2022): Psychologie der Händehygiene-Compliance. Psychologie und Förderung der Händehygiene-Compliance. Krankenhaushygiene up2date 17 (1), S. 57–79.

Löffler, H. (2008): Sauber macht krank. Das Zusammenspiel von Händehygiene und Handekzemen. Aktuelle Dermatologie 34 (10), S. 371–375.

O'Flaherty, N. et al. (2015): The stethoscope and healthcare-associated infection: A snake in the grass or innocent bystander? Hosp Infect 91 (1), S. 1–7.

Park, H. Y. et al. (2014): Assessment of the appropriateness of hand surface coverage for health care workers according to World Health Organization hand hygiene guidelines. Am J Infect Control 42 (5), S. 559–561.

Schneider, A. & Bierling, G. (2019): Hygiene und Recht. Entscheidungssammlung – Richtlinien. Wiesbaden: mhp.

Tatzel, J. (2019): Desinfektion behandschuhter Hände. HygMed 44 (11), S. 193–195.

VAH – Verbund für Angewandte Hygiene/Desinfektionsmittel-Kommission, Heeg, P. (2014): Desinfizierbarkeit von Einmalhandschuhen. HygMed 39 (3), S. 92 f.

VAH – Verbund für Angewandte Hygiene/Desinfektionsmittel-Kommission (2019): Verkürzung der Einwirkzeit der hygienischen Händedesinfektion auf 15 Sekunden. HygMed 44 (7–8), S. 121–123.

18 Schutzkleidung und Isolierung
Keimbarriere oder Ritual?

Fast Facts – das erwartet Sie in diesem Kapitel:
- Bereichskleidung – Dienstkleidung
- Schutzkleidungen
- Anwendung von Schutzkleidungen
- Quellenisolierung und Schutzisolierung
- Kontaktisolierung und strenge Isolierung

Differenzierende Lesezeit: 50 Minuten

Ob Schutzkittel, Mund-Nasen-Schutz oder Augenschutz – die persönliche Schutzausrüstung bildet einen zentralen Baustein für den Arbeitsschutz und für die Prävention von HAI.

18.1 Bereichskleidung als Dienstkleidung?

Die Bereichskleidung wird in vielen Kliniken mittlerweile als kostengünstiger Ersatz für konventionelle Dienstkleidung in allen Pflegebereichen eingesetzt und entspricht in ihrer Funktion der Dienstkleidung (siehe Kap. 15).

Bereichskleidung für hygienisch sensible Bereiche wird zunehmend restriktiver eingesetzt, da deren hygienische Berechtigung nicht evidenzbasiert begründet werden kann.

Erkennbar wird die Bereichskleidung anhand ihrer farblichen Codierung (meist grün, blau oder orange). Sie wird vor dem Betreten von hygienisch sensiblen Bereichen wie OP-Trakt oder Intensivstation (IBST) angezogen. Ob der OP-Trakt mit der Bereichskleidung verlassen werden darf, wird kontrovers diskutiert, tendenziell besteht meist noch ein Verbot. Beim Verlassen sensibler Bereiche wird über der Bereichskleidung häufig ein Schutzmantel getragen, welcher im Kontaminationsbereich (Brust, Bauch, Arme) geschlossen zu sein hat. Regelungen, wonach die Bereichskleidung beim Betreten anderer Abteilungen, des Personalrestaurants etc. nicht getragen werden darf, lassen sich mit Argumenten der Infektionsprävention nicht begründen.

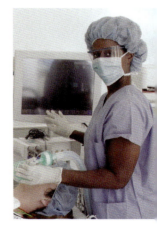

Abb. 88: **Bereichs- und Schutzkleidungen (nicht nur im OP)**

18.2 Schutzkleidung

Schutzkleidung wird „über" der Dienstkleidung getragen und verhindert in erster Linie deren Kontamination und eine anschließende Mikrobenverschleppung. Sie dient folglich dem Personalschutz, minimiert aber auch das Risiko einer Kreuzinfektion und schützt somit auch Patient*innen. Schutzkleidung wird immer zusätzlich zur Berufs- oder Bereichskleidung getragen, wenn mit dem Verspritzen von Blut, Sekret, anderen Körperflüssigkeiten oder chemischen Substanzen zu rechnen ist. Schutzkleidung kann unter bestimmten Umständen auch bei der Wundversorgung bzw. bei Verbandwechsel, Katheterisierung etc. zum Schutz der Patientin erforderlich sein.

Zur Schutzkleidung zählen:

Haarschutz

Haarschutz wird vorwiegend im OP-Trakt und bei invasiven Eingriffen getragen, primär zum Patientenschutz, aber auch zum Selbstschutz beim Verspritzen von erregerhältigem Material. Hierzu werden unterschiedlichste Hauben- oder Helmmodelle angeboten. Der Haarschutz muss jedenfalls alle Kopf- und Barthaare abdecken, v. a. der Stirnbereich muss aufgrund der besonders hohen Keimzahl abgedeckt sein.

Mund-Nasen-Schutz

Mund-Nasen-Schutz ist in verschiedenen Schutzklassen verfügbar (siehe Tab. 28). Außerhalb des OPs erfolgt der Einsatz v. a. im Rahmen von Isolierungsmaßnahmen zum Schutz vor aerogen übertragbaren Infektionen oder bei Schutzisolierungen. Nicht nur gegen Mikroben, auch beim Entweichen von Gasen im Rahmen der Instrumentendesinfektion schützen Masken vor einer Reizung der Augen und Atemwege. Gesichtsvisiere, wie sie seit der Covid-Pandemie oftmals verwendet werden, bieten keinen sicheren Schutz vor aerogenen Infektionen und sind nur in Kombination mit MNS erlaubt.

So wird Mund-Nasen-Schutz getestet

Das Bundesamt für Eich- und Vermessungswesen hat im Zuge der Covid-19-Krise eine Prüfstelle für Atemschutzmasken (FFP2 und FFP3) eingerichtet. Durchlass, Passform und Temperaturbeständigkeit stehen im Mittelpunkt der Prüfung. Die Maske wird auf einen Prüfkopf gespannt und bei 37 °C sowie gesättigter feuchter Luft über 20 Minuten konditioniert, also beatmet. Danach erfolgt die Temperaturtestung. Die Norm verlangt, dass Masken über 24 Stunden bei 70 °C ohne Veränderungen aushalten müssen. Nach der Passformprüfung erfolgt die Durchlassprüfung gegen Mikroben, aber auch Feinstaub, Asbest u. a. Dabei wird der durchgängige Partikelanteil in % gemessen (siehe Filterleistung, Tab. 28). Das gesamte Prozedere dauert 2–3 Tage.

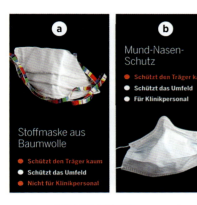
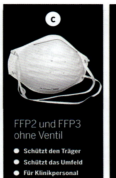
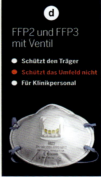

Abb. 89a–d: **Maskentypen nach Schutzfunktionen**

	Filterleistung	
„OP-Maske" „Kontaminationsschutzmaske" „Mund-Nasen-Schutz" (siehe Abb. 88 + 89b)	Filterleistung > 78 %	Standardmaske im medizinischen Bereich, Einsatz in OP, IBST, AEMP, Endoskopie … Dient primär dem Schutz der Patient*innen („Fremdschutz"). Der Mund-Nasen-Schutz wird in Kombination mit oder ohne Augenschild angeboten.
FFP 2/FFP 3 „Atemschutzmaske" (siehe Abb. 89c, d) = N95 (US-amerikanischer Standard) = KN95 (chinesischer Standard)	Filterleistung > 92 %/> 98 %	Einsatz bei bakteriellen und viralen Infektionskrankheiten oder hoher Infektionsgefahr, z. B. Covid-19, Influenza, TBC, Noroviren, Masern. Dient primär dem Schutz des Trägers („Selbstschutz", persönliche Schutzausrüstung PSA), wird mit und ohne Expirationsventil angeboten, wobei Masken mit Ventilen tendenziell für Personal und ohne Ventile für Patient*innen anzuwenden sind. Nur Masken ohne Ventile filtern sowohl die Einatem- als auch die Ausatemluft. FFP3 bei Kontakt mit Aerosolbindung, z. B. Intubation. Absoluter Dichtsitz ist erforderlich.
„Community-Masken" „Mund-Nasen-Bedeckung" (siehe Abb. 89a)	Filterleistung nicht geprüft und nicht kontrolliert.	Im Gesundheitswesen nicht zulässig. Eine gewisse Barrierewirkung kann erreicht werden. Mehrwegprodukt, meist aus Baumwolle, tgl. Wechsel, Waschbarkeit mit mindestens 60° C erforderlich.

Tab. 28: **Schutzklassen von Mund-Nasen-Schutz**

- Händedesinfektion vor dem Aufsetzen
- korrektes Anlegen – siehe Abb. 90
- Um den Dichtsitz einer Maske zu überprüfen, empfiehlt es sich, kräftig auszuatmen; eventuell müssen der Nasenbügel oder die Haltebänder enger gestellt werden.
- Nase, Mund und Bart müssen vollständig abgedeckt sein.
- Die Maske darf während der Arbeit nicht berührt werden.
- Ein Wechsel ist bei Durchfeuchtung und sichtbarer Kontamination erforderlich.
- Die Tragedauer liegt in Abhängigkeit von der Schutzstufe bei 2–8 Stunden.
- Beim Verlassen des Tätigkeitsfeldes muss die Maske vollständig abgenommen und danach
- eine hygienische Händedesinfektion durchgeführt werden.

Mund-Nasen-Schutz während der Arbeit mit den Händen nicht berühren!

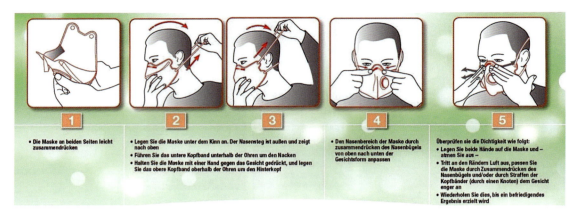

Abb. 90: **Korrektes Aufsetzen von FFP-Masken**

Augenschutz

Ein Augenschutz ist v. a. bei Tätigkeiten, bei denen mit einem Verspritzen von erregerhältigem Material (z. B. im Rahmen der endobronchialen Absaugung oder einer operativen Abtragung von HPV-hältigem Material) zu rechnen ist, insbesondere bei Patient*innen mit HIV, HBV oder HCV, oder im Umgang mit Reinigungs- und Desinfektionskonzentraten zu tragen. Für die Augen stehen entweder kombinierte Augenschutzmasken, Schutzbrillen oder ein Gesamtgesichtsschutz zur Verfügung.

Schutzmantel (Schutzkittel)

Schutzmäntel stehen als Einweg- oder Mehrwegartikel zur Verfügung. Die Präferenz gilt eindeutig den Einwegprodukten. Die Anforderungen wie flüssigkeitsdichtes Material, langärmelig, ausreichend lang, fest schließendes Bündchen an den Ärmeln und Verschließbarkeit am Rücken müssen erfüllt sein. Zunächst muss zwischen einem sterilen OP-Mantel/-Kittel (OP, invasive Eingriffe) und einem keimarmen Schutzmantel/-kittel unterschieden werden.

Ein **steriler OP-Mantel/-Kittel** erfordert beim Anziehen analog zu sterilen Handschuhen eine standardisierte Abfolge (siehe Abb. 92).

Keimarme Schutzmäntel/Kittel

Keimarme Schutzmäntel werden bei Arbeiten getragen, bei denen mit einer Verschmutzung oder Kontamination gerechnet werden muss, wie z. B. im Rahmen von Isolierungsmaßnahmen von Patient*innen etwa mit MRSA oder infektiösen Durchfallerkrankungen, nach Knochenmarktransplantationen und beim Handling von Frühgeburten außerhalb des Inkubators (siehe Abb. 103). „**Besucherkittel**" – wie der Name schon sagt – können ausschließlich für Besucher*innen verwendet werden, weil die oben genannten Anforderungen an Schutzmäntel weitestgehend nicht erfüllt sind.

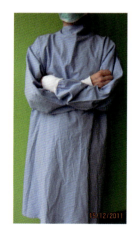

Abb. 91: **Schutzmantel**

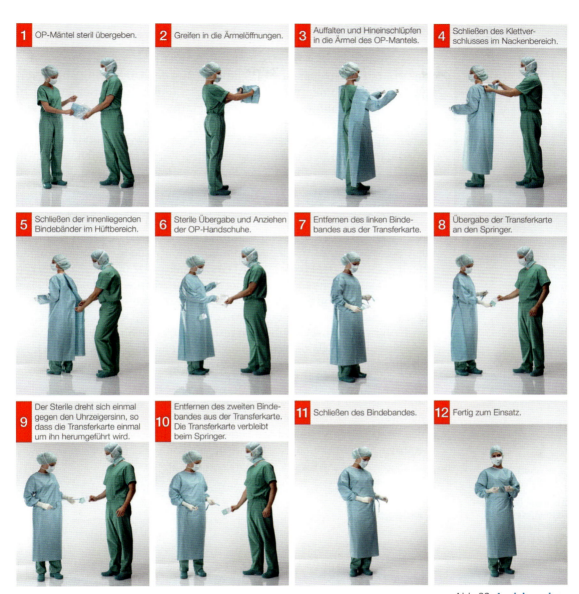

Abb. 92: **Anziehen eines Sterilmantels, korrekte Abfolge**

PE-Schürze

Einweg-PE-Schürzen werden bei Arbeiten getragen, bei denen mit direkter Durchfeuchtung, Verschmutzung oder Kontamination mit erregerhaltigem Material der Dienstkleidung gerechnet werden muss, z. B. im Umgang mit infektiösen Materialien und Ausscheidungen oder während der Körperpflege. Plastikschürzen dürfen nur bei ein und derselben Patientin verwendet werden. Die Entsorgung erfolgt in den Restmüll, danach ist eine hygienische Händedesinfektion erforderlich.

Die Abbildung zur PE-Schürze finden Sie auf S. 198

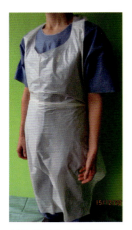

Abb. 93: **Plastik (PE)- Schürze**

Bereichsschuhe

In bestimmten Bereichen müssen Bereichsschuhe („Clogs") getragen werden, um ein Einschleppen von Mikroben aus der Umgebung sowie Verletzungen zu verhindern (z. B. im OP-Trakt) und wenn mit einer Durchfeuchtung des Schuhwerks zu rechnen ist (z. B. in AEMPs, in Küchen oder beim Duschen von Patient*innen). Bereichsschuhe müssen chemisch-thermisch desinfizierbar sein. Das Tragen von Einweg-Überziehschuhen in patientennahen Bereichen ist in aller Regel nicht zu empfehlen, da mit dem Griff zum Schuh zusätzliches Erregerpotenzial auf die Hände gelangt.

Reihenfolge des An- und Ausziehens von Schutzkleidungen

Neben der korrekten Anwendung einzelner Schutzkleidungen bestehen auch beim An- und Ausziehen Kontaminationsrisiken. Untersuchungen zeigen das v. a. an der **Problemzone Handgelenk** auf: Handschuhe bedecken nicht das Handgelenk bzw. die Ärmel des Schutzmantels und beim Ausziehen der Handschuhe wird die kontaminierte Außenseite des Handschuhes berührt. Eine sichere Variante des An- und Ausziehens von Schutzkleidung ist in Abb. 94 nachvollziehbar dargestellt. Untersuchungen zeigen, dass beim An- und Auskleiden ein ausreichendes Platzangebot erforderlich ist und ein Spiegel zur Selbstkontrolle wertvolle Unterstützung bietet.

> Im Rahmen der Covid-Pandemie wurde die Bedeutung der korrekten Vorgehensweise deutlich erkennbar. Oftmals infizierte sich das Gesundheitspersonal. Verschiedene Empfehlungen hinsichtlich der Vorgehensweise haben sich etabliert. Hier scheint derzeit die Evidenz für eine standardisierte, mikrobenspezifische Vorgehensweise zu gering ausgeprägt.

Abb. 94a: **Korrekte Reihenfolge des Anziehens von Schutzkleidung**

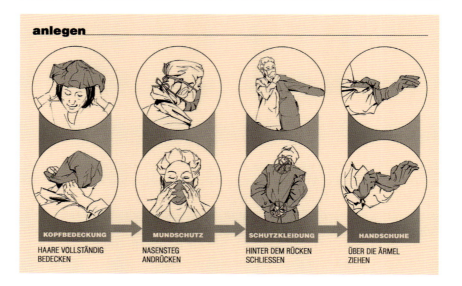

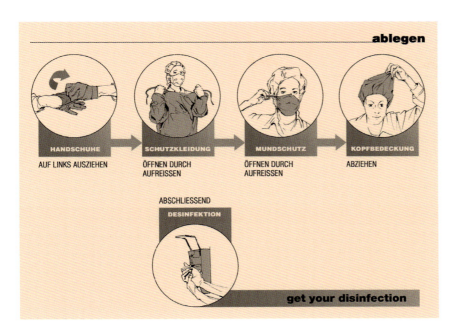

Abb. 94b: **Korrekte Reihenfolge des Ausziehens von Schutzkleidung**

18.3 Isoliermaßnahmen

Die Isolierung von infektiösen Patient*innen stellt wohl die älteste Maßnahme zur wirksamen Verhinderung der Ausbreitung von Infektionskrankheiten dar (Expositionsprophylaxe). Nur wenn Basishygienemaßnahmen nicht ausreichen, sind Isolierungsmaßnahmen erforderlich. Die Isolierung umfasst die räumliche Trennung, die kontrollierte Ver- und Entsorgung und spezifische Schutzmaßnahmen in Abhängigkeit von der jeweiligen Infektionskrankheit. Aus infektionspräventiver Sicht wären Einzelzimmer generell zu präferieren, in der Praxis stehen aber meist zu wenige oder gar keine Räume für die Isolierung der Patient*innen zur Verfügung.

> Ziele der Isolierung: Quelle ausschalten und/oder Ziel sichern

- Eine **Einzelisolierung** ist bei aerogener oder Tröpfcheninfektion erforderlich bzw. wenn kein compliantes Verhalten der Patientin zu erwarten ist (Inkontinenz, Desorientiertheit …).
- Eine **Kohortenisolierung** ist dann möglich, wenn mehrere Patient*innen mit einem identen Erreger infiziert sind und keine Abwehrschwäche oder Risiken einer Superinfektion bestehen.

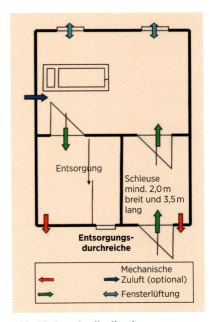

Abb. 95: **Standardisolierzimmer: häufig gebraucht, selten vorhanden**

Grundsätzlich wird zwischen Quellenisolierung und Schutzisolierung unterschieden:

Quellenisolierung

Quellenisolierung bedeutet, dass bei Verdacht oder einer bestätigten isolierungspflichtigen Infektionskrankheit die Infektionsquelle isoliert wird. Das maßgebliche Mikrobenpotenzial liegt bei der Patientin, sodass die Isolierung dazu dient, das Personal, die Mitpatient*innen und Besucher*innen vor einer Ansteckung zu schützen. Dabei wird wiederum zwischen Kontakt- und strenger Isolierung unterschieden (siehe Tab. 29).

Maßnahme	Kontaktisolierung	Strenge Isolierung
Einsatz	bei Patient*innen, welche keine Mikroben an die Umwelt abgeben	bei Patient*innen, die infektiöse Mikroben an die Umwelt abgeben („Streuquelle")
Beispielhafte Infektionskrankheiten	MRSA in Blut oder Wunde, ESBL im Stuhl, 3MRGN im Harn (siehe Kap. 33.4)	Covid-19, 4MRGN, CDI, RSV, Rotaviren, Influenza, andere MRE im Respirationstrakt, Noroviren, Meningokokken, offene TBC, Masern (siehe Kap. 7, 32 und 33)
Einzelzimmer	auch Kohorting möglich	unbedingt erforderlich (optimalerweise mit Schleuse; siehe Abb. 95)
Schutzkleidung	PE-Schürze und Handschuhe bei allen Tätigkeiten am Infektions-/Besiedlungsort notwendig	immer notwendig: Handschuhe, Schutzmantel, Haarschutz, Maske, Schutzbrille
Händedesinfektion	entsprechend der 5 Indikationen zur Händedesinfektion für Personal, Patient*innen und Besucher*innen	
Eigene Toilette	bei fäkal-oral übertragbaren Infektionen eine eigene Toilette bereitstellen (falls nicht im Einzelzimmer vorhanden)	
Pflegeutensilien	Gebrauchsgegenstände nur patientenbezogen verwenden, z. B. Stethoskop, Blutdruckmanschette, Thermometer, bevorzugt Einwegprodukte verwenden, Dokumentationsmappen dürfen nicht in das Isolierzimmer gebracht werden	
Entsorgung	unmittelbare Entsorgung ohne Zwischenlagerung – gültig für Wäsche, Instrumente, Abfall, Ausscheidungen u. a.	
Informationen für alle Beteiligten	Patient*innen dürfen das Zimmer nicht verlassen, der Zutritt soll nur für eine möglichst geringe Anzahl an Personal und Besucher*innen organisiert werden, vor der Transferierung müssen Transportpersonal und empfangende Stelle vorinformiert werden.	
Reinigung, Desinfektion	Engmaschige Desinfektionsmaßnahmen erfolgen mindestens zweimal täglich, auf Toiletten von Patient*innen auch selbst, außerdem Schlussdesinfektion nach Entlassung oder Verlegung. Je nach mikrobieller Ursache müssen unterschiedliche Desinfektionsmittel verwendet werden.	
Aufhebung der Isolierung	in Abhängigkeit von Screening und Verlaufskontrolle der jeweiligen Infektionskrankheit (Dauer der Antibiotikatherapie oder mikrobiologisches Ergebnis der Kultivierung von Untersuchungsmaterialien; siehe Kap. 33)	

Tab. 29: **Maßnahmen bei Kontaktisolierung und strenger Isolierung im Überblick**

Bei meldepflichtigen Erkrankungen (nach dem Epidemiegesetz in Österreich bzw. Infektionsschutzgesetz in Deutschland) sind einige Infektionskrankheiten obligat zu isolieren. Typische Beispiele wären:
- Covid-19 bei Verdacht und Erkrankung,
- Vogelgrippe H5N1 bei Verdacht und Erkrankung,
- Meningokokken-Meningitis bei Verdacht und Erkrankung,
- Shigellen-Ruhr bei Verdacht, Erkrankung und Ausscheider,
- Typhus bei Verdacht, Erkrankung und Ausscheider.

Schutzisolierung

Diese wird bei abwehrgeschwächten Patient*innen durchgeführt. Sie dient dem Schutz der Abwehrgeschwächten vor Mikroben aus ihrer Umgebung, z. B. bei Leukämie, Verbrennungen, Organtransplantationen oder bei Frühgeburten mittels Inkubator. Der Schutz kann erreicht werden durch:
- Reduktion der Mikroben aus der Umgebung (siehe Maßnahmen Tab. 29),
- Reduktion der körpereigenen Mikroben (z. B. durch desinfizierende Körperwaschungen oder Darmdekontamination mit Antiinfektiva),
- Reduktion der Mikroben durch infektionsprophylaktische Maßnahmen (z. B. Atemgymnastik).

Diese Richtlinien gelten in adaptierter Weise sowohl für die Patient*innen selbst als auch für Besucher*innen. Die Abstimmung der Einzelmaßnahmen erfolgt in Abstimmung mit dem Hygieneteam (siehe Kap. 24).

Zum Kapitelabschluss

> **One Minute Wonder**
> - **Bereichskleidung** wird in vielen Kliniken mittlerweile als kostengünstiger Ersatz für und als konventionelle Dienstkleidung eingesetzt.
> - **Schutzkleidung** wird immer zusätzlich zur Berufs- oder Bereichskleidung getragen, wenn mit der Kontamination von Blut, Sekret, anderen Körperflüssigkeiten oder chemischen Substanzen zu rechnen ist.
> - Zur Schutzkleidung zählen: **Mund-Nasen-Schutz, Augenschutz, Haarschutz, Schutzmantel, Schürze, Kittel und Bereichsschuhe.**
> - Die **Isolierung (Quarantäne)** zählt zu den ältesten und wirkungsvollsten Maßnahmen der Infektionsprävention.
> - Eine **Einzelisolierung** ist baulich oft nicht möglich.
> - Eine **Kohortenisolierung** ist dann möglich, wenn mehrere Patient*innen mit einem identen Erreger infiziert sind.
> - Klinisch relevant ist die Unterscheidung in **Kontaktisolierung** und **strenge Isolierung**.

Fragen zur selbstständigen Wissensüberprüfung

1. Welche Anwendungsrichtlinien zur Mund-Nasen-Schutzmaske, Schutzschürze und dem Schutzmantel sind erforderlich, damit deren gewünschte Wirkung erzielt werden kann?
2. Diskutieren Sie die Vor- und Nachteile des Trends zum Einzel- oder Zweibettzimmer aus krankenhaushygienischer Perspektive.
3. Welche Maßnahmen werden in Ihrer Organisation getroffen, damit erforderliche Isolierungsmaßnahmen auch für Reinigungspersonal, Besucher*innen und andere Personengruppen klar erkennbar werden?

CDC – Centers for Disease Control and Prevention (2007): Guideline for isolation precautions: preventing transmission of infectious agents in healthcare settings. https://www.cdc.gov/infectioncontrol/pdf/guidelines/isolation-guidelines.pdf (19.12.2016).

DGKH – Deutsche Gesellschaft für Krankenhaushygiene e. V., Sektion Hygiene in der ambulanten und stationären Kranken- und Altenpflege/Rehabilitation (2015): Schutzkittel bei medizinischen und pflegerischen Tätigkeiten sowie bei Barrieremaßnahmen und Isolierungen. HygMed 40 (1–2), S. 59 f.

DGKH – Deutsche Gesellschaft für Krankenhaushygiene e. V., Sektion Hygiene in der ambulanten und stationären Kranken- und Altenpflege/Rehabilitation (2008): Kleidung und Schutzausrüstung für Pflegeberufe aus hygienischer Sicht. http://www.krankenhaushygiene.de/pdfdata/sektionen/kleidung2008.pdf (19.02.2016).

Herlihey, T. A. et al. (2017): The impact of environmental design of doffing personal protective equipment in a healthcare environment: a formative human factors trial. Infect Controll Hosp Epidemiol 38, S. 712–717.

Hirschmann, H. (2010): Darf die OP-Bereichskleidung auch außerhalb des OP-Funktionsbereiches getragen werden? Inkl. Kommentar der Herausgeber. Krankenhaushygiene + Infektionsverhütung 32, S. 9–11.

Kramer, A., Assadian, O., Exner, N., Hübner, N.-O. & Simon, A. (Hrsg.) (2022): Krankenhaus- und Praxishygiene. Hygienemanagement und Infektionsprävention in medizinischen und sozialen Einrichtungen. 4. Auflage. München: Urban & Fischer.

KRINKO – Kommission für Krankenhaushygiene und Infektionsprävention am Robert-Koch-Institut (2015): Infektionsprävention im Rahmen der Pflege und Behandlung von Patienten mit übertragbaren Krankheiten. Empfehlung der Kommission für Krankenhaushygiene und Infektionsprävention am Robert-Koch-Institut. Bundesgesundheitsbl, 58, S. 1151–1170. https://www.rki.de/DE/Content/Infekt/Krankenhaushygiene/Kommission/Downloads/Infektionspraev_Pflege_Diagnostik_Therapie.pdf?__blob=publicationFile (09.11.2016).

Leiß, O. (2020): Mund-Nasen-Schutz in der Öffentlichkeit – to wait for evidence or to move from walk to talk? HygMed 45 (11), S. 204–210.

Siddhartha, V. (2020): Visualizing droplet dispersal for face shields and masks with exhalation valves. Phys. Fluids 32, 091701; https://doi.org/10.1063/5.0022968 (14.10.2020).

Thomas, M. E. et al. (2015): Contamination of health care personnel during removal of personal protective equipment. JAMA 175 (12), S. 1904–1910. https://www.ncbi.nlm.nih.gov/pubmed/26457544 (22.11.2016).

Werner, H. P. & Gebel, J. (2020): Sichere Masken. HygMed 45 (7–8), S. 133–135.

19 Infektionsprävention für Mitarbeiter*innen
Zu viel gefürchtet ist auch gestorben?

> **Fast Facts – das erwartet Sie in diesem Kapitel:**
> - Arbeitnehmerschutz
> - Impfungen für Personal in Gesundheitseinrichtungen
> - (Infektions-)Gefahr bei HIV, Hepatitis B und Hepatitis C
> - (Infektions-)Gefahr bei Stich- und Schnittverletzungen
> - (Infektions-)Gefahr medizinische Abfälle
> - (Infektions-)Gefahr bei Durchfallerkrankungen
> - (Infektions-)Gefahr bei Bissverletzungen
>
> **Differenzierende Lesezeit: 80 Minuten**

Dieses Kapitel widmet sich den (Infektions-)Gefahrenpotenzialen für Mitarbeiter*innen. Das Pflegepersonal ist vielen berufsbedingten Risikosituationen ausgesetzt.

19.1 Arbeitnehmerschutz

Berufsunfälle in Gesundheitsberufen treten wesentlich häufiger auf als in anderen Branchen.

Mitarbeiter*innen im Gesundheitswesen sind bei ihrer Tätigkeit neben chemischen und physikalischen Einwirkungen auch der Gefahr von Infektionskrankheiten ausgesetzt. Mitarbeiterschutz ist keine Einbahnstraße – Mitarbeiter*innen und Träger von Gesundheitseinrichtungen müssen die Herausforderungen gemeinsam bewältigen. Die Prävention berufsbedingter Infektionskrankheiten in der pflegerischen und medizinischen Versorgung steht im Mittelpunkt des Arbeitnehmerschutzes. Das österreichische **Arbeitnehmerschutzgesetz (AschG)**, ergänzt durch die **Nadelstichverordnung (NastV)**, verpflichtet die Arbeitgeber*innen, für alle Aspekte Sorge zu tragen, welche die Sicherheit der Beschäftigten betreffen. Sowohl die finanzielle als auch die rechtliche Verantwortung wird eindeutig den Arbeitgeber*innen übertragen. Mitarbeiter*innen werden dazu verpflichtet, die betreffenden Regeln und Maßnahmen einzuhalten. Arbeitnehmerschutz benötigt demzufolge ausgewogene Maßnahmen auf beiden Seiten. In Deutschland ist seit 2013 eine Neufassung der **Biostoffverordnung** in Kraft, deren Konkretisierung in der „**TRBA 250 Biologische Arbeitsstoffe im Gesundheitswesen und in der Wohlfahrtspflege**" erfolgt.

Verhältnisprävention – Ziel: Veränderung der Rahmenbedingungen am Arbeitsplatz	Verhaltensprävention – Ziel: Veränderungen des individuellen Gesundheitsverhaltens der Mitarbeiter*innen
Einhaltung der Bauvorschriften	Impfungen (siehe Kapitel 19.2) (im ASchG ausgenommen)
sichere Geräte (siehe Kapitel 16.3)	persönliche Schutzausrüstung (siehe Kapitel 18.2)
sichere Arbeitsabläufe (siehe Kapitel 24)	postexpositionelle Prophylaxen (siehe Kapitel 19.4)
adäquate Informationsweitergabe (siehe Kapitel 24)	Informations-Update (siehe Kapitel 24)

Tab. 30: **Arbeitnehmerschutz als Balanceakt**

Im Rahmen der Corona-Pandemie ist dieses Gleichgewicht von Verhältnis- und Verhaltensprävention innerhalb kürzester Zeit verlorengegangen: Sichere Arbeitsabläufe mussten erst entwickelt werden, die Informationsweitergabe war oft chaotisch und widersprüchlich, die Schutzausrüstungen (FFP-Masken und Schutzmäntel) oftmals nicht verfügbar, täglich gab es neue Arbeitsanweisungen, PCR-Tests wurden hinsichtlich Quarantänebestimmungen unterschiedlich interpretiert u. v. m.

19.2 Impfungen für das Personal in Gesundheitseinrichtungen

Das Personal in Krankenhäusern und anderen Gesundheitseinrichtungen, welches Kontakt zu Patient*innen oder mit infektiösem Material hat, sollte zum eigenen Schutz und zum Schutz der betreuten Personen nachweislich und ausreichend vor den durch Impfung vermeidbaren Erkrankungen geschützt sein (siehe Tab. 31). Auf Basis der europäischen Menschenrechtskonvention sind auch für Mitarbeiter*innen im Gesundheitswesen in Deutschland (§23a Infektionsschutzgesetz) und Österreich **derzeit keine Pflichtimpfungen** vorgesehen (ganz im Gegensatz zu beispielsweise den USA). Über eine Impfpflicht für Gesundheitsberufe wird derzeit heftig diskutiert. Der Behandlungsvertrag mit der Patient*in, bestmöglich Sorge für ihn/sie zu tragen, umfasst auch, die Infektionsrisiken zu minimieren. Somit geht der Impfschutz über die persönlichen Interessen der einzelnen Mitarbeiter*innen hinaus. Im Jahr 2016 entfielen beispielsweise 19 % aller Masernfälle in Österreich auf Mitarbeiter*innen im Gesundheitswesen.

Standardimpfungen	Optionale, zusätzliche Empfehlungen für patientennahe, medizinische Personengruppen
Auffrischung: Diphtherie, Pertussis, Tetanus, Poliomyelitis, Masern, Mumps, Röteln, Varizellen, Pneumokokken (50+)	Hepatitis A und B, Influenza, Meningokokken

Tab. 31: **Impfempfehlungen für Personal mit Patientenkontakt (STIKO, RKI, OSR/BMG)**

Neu eintretendes Personal an Abteilungen für Pädiatrie, Gynäkologie, Geburtshilfe, Infektiologie, Onkologie und Transplantationen sollte vor Dienstantritt die Immunität gegen **Masern, Mumps, Röteln und Varizellen** nachweisen. An Abteilungen für Pädiatrie, Infektiologie, ICU und Labormedizin wird zusätzlich auch eine **Meningokokkenimpfung (B+ACWY)** empfohlen, an geriatrischen Einrichtungen die **Pneumokokkenimpfung**.

In Österreich ist das neu eintretende Personal zur Offenlegung des Impfschutzes verpflichtet; dieser muss vom Arbeitgeber überprüft werden. Lehnt ein*e Mitarbeiter*in die Offenlegung des Impfstatus bzw. eine empfohlene Impfung ab, ist die Versetzung an einen anderen, weniger gefahrengeneigten Arbeitsplatz möglich. Die Kosten der Impfungen müssen vom Arbeitgeber getragen und Impfmöglichkeiten während der Dienstzeit angeboten werden.

Hepatitis-B-Schutzimpfung

Gegen Hepatitis B gibt es seit Jahren eine wirkungsvolle Schutzimpfung. Die Allgemeine Unfallversicherungsanstalt Österreichs (AUVA) übernimmt für beruflich besonders gefährdete Versicherte die Kosten des Impfstoffes. **Pflegepersonal** wird zum **Kreis der Hochrisikogruppen** gerechnet. Meist stellt die AUVA den Kombinationsimpfstoff gegen Hepatitis A und B zur Verfügung. Die Grundimmunisierung besteht aus drei Teilimpfungen nach dem Impfschema 0–1–6 (Monate). 4–12 Wochen nach der dritten Teilimpfung erfolgt eine Impferfolgskontrolle (Antikörper/Titerbestimmung). Aus der Titerhöhe wird der Zeitpunkt der Auffrischungsimpfung („Boosterimpfung") errechnet, der Impfschutz hält bei den meisten Geimpften oftmals bis zu 15 Jahre und nachgewiesenermaßen noch länger, da das immunologische Gedächtnis durch die Impfung induziert wird. Es gibt aber auch Geimpfte, die trotz zweimaliger Auffrischungsimpfung keine Antikörper bilden („Non-Responder").

Titer
Die Antikörperkonzentration wird im Befund als Titer (IU/L = international units per liter) angegeben, z. B. Titer über 100 mIE/ml = Kontrolle in 10 Jahren.

Influenza-Schutzimpfung

Die durch Influenzaviren verursachte saisonale Grippe bewirkt jedes Jahr zahlreiche krankheitsbedingte Ausfälle am Arbeitsplatz, Krankenhausaufenthalte und Todesfälle. Die volkswirtschaftlichen Kosten der Infektion werden sehr hoch eingeschätzt. Die Grippeimpfung stellt gegenwärtig eine einfache Präventionsmaßnahme dar, die eine hohe Wirksamkeit und großen Nutzen aufweist. In diesem Zusammenhang standen in den letzten Jahren v. a. zwei Zielgruppen im Zentrum: **ältere, immungeschwächte Menschen** und das **Personal im Gesundheitswesen**. Wissenschaftliche Untersuchungen haben gezeigt, dass eine ungeimpfte Person bereits zwei Tage vor dem Auftreten erster Grippesymptome sowie noch mehrere Tage nach dem Abklingen der Erkrankung Menschen im nahen Umfeld anstecken kann. Die jährlich erforderliche Impfung erreicht bei rund 60 % der

Laut OECD trinken die Österreicher*innen viel und impfen wenig – könnten Schluckimpfungen die Lösung sein?!

Geimpften im Alter von 18–35 Jahren ihre Schutzwirkung. Wenn auch Effizienz und Effektivität der Impfung nicht optimal und ebenso abhängig vom Impfstamm sind und selbst wenn die Impfung gegenüber dem tatsächlich zirkulierenden Stamm unter Umständen keinen vollständigen Schutz gewährleistet, war z. B. der Anteil der an H1N1 Erkrankten („Schweinegrippe") bei geimpftem Gesundheitspersonal signifikant geringer.

Der Arbeitsmedizinische Dienst („Betriebsarzt") bietet vielerorts für Mitarbeiter*innen kostenlose Impfaktionen an.

In **Langzeitpflegeeinrichtungen** ist der Nutzen für das Personal wissenschaftlich abgesichert. Impfaktionen für Bewohner*innen in Langzeitpflegeeinrichtungen gegen die saisonale Influenza haben sich als äußerst effektive Maßnahme herausgestellt.

Das **Krankenhaus** mit seiner hohen Personendichte, dem unmittelbaren Kontakt (v. a. des Pflegepersonals) mit den Patient*innen und häufigen subklinischen Verläufen begünstigt die Verbreitung der Influenzaviren. Das Gesundheitspersonal hat für die Transmission somit eine große Bedeutung.

Aus diesen Gründen empfiehlt der Oberste Sanitätsrat eine jährliche Schutzimpfung. In Deutschland empfiehlt das Robert-Koch-Institut diese Impfung seit 30 Jahren, die Impfrate ist nach wie vor niedrig. Untersuchungen aus Deutschland und der Schweiz weisen weniger als 25 % des Pflegepersonals als „impfbereit" aus (Poland et al., 2005; Schweizer Berufsverband der Pflegefachfrauen und Pflegefachmänner, 2008). Geäußerte Vorbehalte lauten: Angst vor Nebenwirkungen, Zweifel an der Wirksamkeit und eine generell kritische Haltung gegenüber Impfungen. Weitere Untersuchungen aus den USA und Deutschland zeigen mit zunehmendem Ausbildungsgrad eine Abnahme der „Impfverweigerer" (Wicker, Rabenau, 2010). Auch beschreiben Ungeimpfte in höherem Ausmaß grippeähnliche Symptome und erscheinen großteils dennoch zur Arbeit. Dies unterstreicht die Bedeutung von Information und Schulungen.

Bei der Frage nach einer Grippeschutzimpfung für Personal im Gesundheitswesen sind verschiedene Aspekte zu berücksichtigen:

▶ **Rechtlicher Aspekt:** Es besteht nach den geltenden gesetzlichen Grundlagen keine Pflicht zur Impfung.

▶ **Ethischer Aspekt:** Es besteht aufgrund der Übertragungsgefahr eine moralische Pflicht zur Impfung.

▶ **Medizinischer Aspekt:** Es besteht für Beschäftigte und Bewohner*innen in Pflegeheimen ein wissenschaftlich gesicherter Nutzen, für Beschäftigte und Patient*innen in Krankenhäusern und in der mobilen Pflege ist der Nutzen nicht restlos abgesichert.

Fallbeispiel: Grippe – im Beruf angesteckt?

Pfleger Klaus, ungeimpft, erkrankt im Dezember an einer echten Influenza. Die Erkrankung nimmt einen schlechten Verlauf. Da das Influenzavirus zu den kardiotropen Viren gehört, entwickelt Klaus eine virale Myokarditis. Nach In-

> tensivtherapie und monatelanger Rekonvaleszenz ist der stufenweise Wiedereinstieg in den Beruf sehr schwierig. Will Klaus klagen, hat er keine Chance, weil sowohl im dienstlichen als auch im privaten Umfeld Grippefälle passend zur Inkubationszeit aufgetreten sind und keine Virustypisierung stattgefunden hat. Er kann somit nicht glaubhaft machen, dass er sich die Grippe während der Dienstzeit zugezogen hat und muss mit den schlechteren Leistungen der gesetzlichen Krankenversicherung vorliebnehmen (Höfert, Schimmelpfennig, 2014).

Meningokokken-Schutzimpfung

Meningokokken treten v. a. in den Serogruppen A, B, C und Y auf. Gegen den bei uns am häufigsten vorkommenden Typ B, aber auch gegen Typ C und mit dem tetravalenten Impfstoff gegen Typ A, C, W135 und Y (MEC-4) stehen mehrere Impfstoffe zur Verfügung. Das generelle Infektionsrisiko für Gesundheitspersonal wird zwar als eher gering eingestuft (Infektionen sind nur beschrieben bei Intubationen oder Mund-zu-Mund-Beatmung), eine Impfung wird aber insbesondere für Laborpersonal und Pflegende in der Pädiatrie, auf Infektionsabteilungen und auf Intensivstationen empfohlen. Alternativ steht als Postexpositionsprophylaxe eine einmalige Antibiotikagabe zur Verfügung, gedacht für Ungeimpfte, die mit der erkrankten Person engen Kontakt hatten, idealerweise innerhalb der ersten 24 Stunden. Damit soll eine weitere Verbreitung verhindert werden.

Covid-19-Schutzimpfung

Das Gesundheitspersonal wurde während der Pandemiebekämpfung prioritär eingestuft, weil selbst besonders gefährdet, weil „Multiplikatoren" im epidemiologischen Sinne und weil in höchstem Maße zur Aufrechterhaltung des öffentlichen Lebens von Bedeutung.

19.3 (Infektions-)Gefahr bei HIV, Hepatitis B und Hepatitis C

Blutübertragbare Infektionen stellen die größte Gefahr für Mitarbeiter*innen dar. Obwohl die Häufigkeit der Infektionen, die das Personal betreffen, in den letzten Jahrzehnten rückläufig ist, sind noch immer viele Tätigkeiten mit Infektionsgefahren verbunden. In Kapitel 7 wurden HBV, HCV und HIV bereits thematisiert. In Tabelle 32 erfolgt eine vertiefende Gegenüberstellung dieser Infektionskrankheiten mit Fokus auf die Berufssituation.

	HBV	HCV	HIV
Vorkommen	weltweit > 350 Mio. chronisch Infizierte, in Österreich ca. 42 000, in Deutschland 400 000–600 000	weltweit >170 Mio. chronisch Infizierte, in Österreich ca. 30 000, Deutschland ca. 200 000	weltweit > 42 Mio. Infizierte, in Österreich ca. 8 000, in Deutschland ca. 80 000
Infektionsquelle	**Blut, Sperma, Vaginalsekret, Speichel, Muttermilch, Wundsekrete**	**Blut, selten andere Körpersekrete**	**Blut, Sperma, Liquor (hoch infektiös), Vaginalsekret, Muttermilch (weniger infektiös)**
Infektionsweg	direkt durch Kontakt mit Körpersekreten, sexuell und prä- sowie perinatal; indirekt durch kontaminierte Spritzen, Instrumente und Blutprodukte	direkt durch den Kontakt mit Blut: sexuell häufig (verletzungsträchtige Praktiken, v. a. MSM); indirekt durch kontaminierte Spritzen (häufig), perinatal, Instrumente und Blutprodukte	direkt durch Kontakt mit Körpersekreten, sexuell und zwischen Mutter und Kind; indirekt durch kontaminierte Spritzen, Instrumente und Blutprodukte
Infektiosität	ständig	ständig bis periodisch (abhängig von der Viruslast)	ständig bis periodisch (abhängig von der Viruslast)
Risikosituationen	Geschlechtsverkehr, Needle-Sharing bei i. v. Drogenkonsum, Tätowierungen, Piercings, Dialyse, Mehrfachtransfusionen, Wohngemeinschaft mit Virusträger*innen, berufsbedingte invasive Tätigkeiten	langfristige gemeinsame Benützung von Zahnbürsten, Manikürzeug und Rasierern (sehr selten, aber doch), Needle-Sharing bei i. v. Drogenkonsum (sehr häufig), „Röhrchen-Sharing" beim Kokainkonsum, Tätowierungen, Piercing, Dialyse, Hämophilie, Mehrfachbluttransfusionen, berufsbedingte invasive Tätigkeiten	Geschlechtsverkehr, Needle-Sharing bei i. v. Drogenkonsum, Mehrfachtransfusionen, berufsbedingte invasive Tätigkeiten
Infektionsverlauf	nach Akutphase Genesung oder Chronifizierung (siehe Kap. 13.3)	meist ohne Symptome (Kap. 13.3)	3 Stadien: Primärinfektion – Latenzphase – AIDS; oftmals jahrelange Symptomfreiheit (siehe Abb. 23)
Chronifizierung	ja (ca. 5 %): chronisch kranke oder „gesunde Träger*innen"; bei frühkindlichen Infektionen 90 %!	ja (ca. 70 %)	ja (100 %)
Diagnostik	immer serologisch: Antigen- (PCR) und Antikörperbestimmung	immer serologisch: Antikörperbestimmung	immer serologisch: Antigen- (PCR) und Antikörperbestimmung: ELISA-Test (Screeningtest, „nie falsch negativ" und Western-Blot als Bestätigungstest)

	HBV	HCV	HIV
Impfung	ja (Single- oder Kombinationsimpfstoff mit HAV)	nein	nein
Prävention	Kondome, sog. „Spritzentausch" für Suchtkranke, Testung von Blutprodukten, sterile Instrumente, Schutzkleidung, Sicherheitsprodukte	sog. „Spritzentausch" für Suchtkranke, Testung von Blutprodukten, sterile Instrumente, Schutzkleidung, Sicherheitsprodukte	Kondome, sog. „Spritzentausch" für Suchtkranke, Testung von Blutprodukten, sterile Instrumente, Schutzkleidung, Sicherheitsprodukte
PEP	ja	nein	ja
Folgeerkrankungen	Leberzirrhose, Leberkarzinom	Leberkarzinom, Leberzirrhose	AIDS (Toxoplasmose, TBC, PcP, Zytomegalie, Kaposi-Sarkom, Zervixkarzinom)
Therapie	ja (Interferon, Polymerasehemmer als Dauertherapie), Heilung nicht möglich	ja (Interferon-Ribavirin-Kombinationstherapien, Heilungschancen je nach Genotyp ca. 50–80 %), NEU: direkte Virusproteinblocker (Wirkstoffkombinationen hemmen 2–3 Virus-Enzyme), Therapiedauer 12 Wochen, Heilungschance nahezu 100 %	ja (cART, Therapieziel: < 50 HIV-RNA-Kopien/ml) und andere Kombinationstherapieschemata, „funktionelle Heilung" wird möglich

Tab. 32: **Die „Blutbadewanne" – Gegenüberstellung von Hepatitis B, Hepatitis C und HIV**

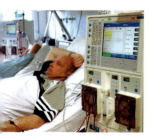

Abb. 96: **Dialyse – Risikosituation für blutübertragbare Infektionen für Patient*innen und Personal**

Fallbeispiel mit Gerichtsurteil

Krankenschwester S. war seit 1992 im Krankenhaus in M. sowohl auf einer internistischen als auch auf der orthopädischen Abteilung beschäftigt. Nach einer Nadelstichverletzung im Mai 1998 wurde bei ihr eine HCV-Infektion diagnostiziert. Ihrem Antrag auf Berufskrankheit wurde nicht stattgegeben. 2005 hat das Sozialgericht München die Verwaltungsentscheidungen aufgehoben und den Beklagten verurteilt, die HCV-Infektion als Berufskrankheit (BK 3101) anzuerkennen. Das Bayerische Landessozialgericht hat die Berufung des Beklagten zurückgewiesen (2007). Demnach sei der ursächliche Zusammenhang zwischen der versicherten Tätigkeit und der schädigenden Einwirkung gegeben. Zwischen den Beteiligten war die Feststellung einer HCV-Infektion als Berufskrankheit streitig. Entscheidungsgründe: Die zulässige Revision ist nicht begründet. Das Landessozialgericht München hat im Ergebnis zu Recht die Berufung des Beklagten zurückgewiesen (BSG, Urteil vom 2. 4. 2009, AZ: B2U 30/07 R) (Höfert, Schimmelpfennig, 2014).

19.4 (Infektions-)Gefahr bei Stich- und Schnittverletzungen

Die Europäische Kommission spricht von jährlich mindestens 1,2 Mio. Nadelstichverletzungen in der EU. In Österreich wurden der AUVA im Jahr 2014 aus dem Gesundheits- und Sozialwesen 2340 Nadelstichverletzungen gemeldet. Die Dunkelziffer nicht gemeldeter Nadelstichverletzungen in der EU liegt allerdings wahrscheinlich zwischen 60 und 90 %!

In den allermeisten Berufen werden Sicherheitsbestimmungen sehr streng umgesetzt (z. B. Helmpflicht, Sicherheitsschuhe) und kontrolliert, im Gesundheitswesen müssen Mitarbeiter*innen vielfach noch immer mit unsicheren Produkten arbeiten. Es wird von 0,8 Stichverletzungen pro Mitarbeiter*in und Jahr ausgegangen! Viele Nadelstichverletzungen werden nicht gemeldet, weil die Verletzung bagatellisiert wird („nur ein kleiner Stich"), viele fühlen sich durch die Pflichtimpfung gegen HBV ausreichend geschützt, oftmals werden aber auch Zeitmangel und Vergesslichkeit angeführt.

Aus den bisher gewonnenen Daten lässt sich klar erkennen, dass Nadelstichverletzungen am häufigsten durch Injektionskanülen verursacht werden, gefolgt von Blutentnahmebestecken, periphervenösen Zugangssystemen und schließlich anderen spitzen oder scharfen Gegenständen wie Skalpellen. Diplomiertes/examiniertes Pflegepersonal ist von Nadelstichverletzungen am häufigsten betroffen, gefolgt von ärztlichem Personal, Pflegehilfsdiensten, Reinigungspersonal und medizinisch-technischem Personal. Am häufigsten kommt es zu Nadelstichverletzungen im Patientenzimmer. Erst mit großem Abstand folgen OP, Intensivstation und Labor.

> Infektionen, die durch Nadelstichverletzungen bedingt sind, wie v. a. HBV, HCV und HIV, stellen ein ernsthaftes Gesundheitsrisiko für Gesundheitsberufe dar. Die Gefahr wird vielfach unterschätzt.

Nadelstichverletzungen entstehen u. a. in folgenden Situationen:
- bei Stress (v. a. nachts, in Notfallsituationen, bei räumlicher Enge, bei bekannt infektiösen Patient*innen),
- bei fehlerhaftem Umgang mit spitzen und scharfen Instrumenten (v. a. Recapping, unsichere/sorglose Arbeitsweise),
- bei unsachgemäßer Entsorgung (v. a. unzulässige, unvorschriftsmäßige, zu wenige und überfüllte Entsorgungsbehälter),
- bei Fremdverschulden (v. a. bei unruhigen Patient*innen, unaufmerksamer Instrumentenübergabe),
- bei technologiebedingten Gefahrensituationen (Injizieren von Blut in Blutkulturflaschen, Injizieren von Liquor in Kulturflaschen),
- bei Berufsanfänger*innen und Ungeübten.

> **Recapping**
> Das Wiederaufsetzen der Kanülenschutzkappe ist seit 2013 gesetzlich verboten.

Wie hoch ist das Risiko einer nadelstichverletzungsbedingten Infektion? Für die Übertragung einer Infektion ist eine nicht sichtbare Menge Blut ausreichend, die weniger als 50 (!) Viren enthält. Faktoren wie Immunstatus der

> verletzten Person, Virusbelastung der Patientin, Verletzungstiefe, Blutvolumen, Haut- oder Schleimhautkontakt, Zeitintervall zwischen Verletzung und Reinigung der Wunde, Nutzung postprophylaktischer Maßnahmen, aber v. a. die Infektiosität des Virus (HBV 6–30 %, HCV ca. 1%, HIV ca. 0,3 %) beeinflussen das Risiko.

Erstmaßnahmen

Nach jeder Stich- und Schnittverletzung müssen unverzüglich (in Sekunden) Sofortmaßnahmen eingeleitet werden!

Nach jedem Nadelstich bzw. jeder Verletzung sollten unverzüglich (innerhalb von Sekunden) Sofortmaßnahmen eingeleitet werden. Im Detail wurden die Empfehlungen in den letzten Jahren immer wieder verändert und liegen in unterschiedlichen Varianten vor – kurz gesagt, sie sind nicht evidenzbasiert (aus ethischen Gründen können keine prospektiven Studien durchgeführt werden, dazu müsste man Studienteilnehmer*innen absichtlich mit einer infektiösen Nadel stechen). Die folgenden Empfehlungen basieren auf den Deutsch-Österreichischen Leitlinien der Deutschen AIDS-Gesellschaft (DAIG):

1. **Blutfluss fördern** durch Druck auf das umgebende Gewebe, damit weiterhin Blut austritt – über mindestens eine Minute. Ob es sinnvoll ist, die Blutung anzuregen, wird international kontrovers diskutiert. Einigkeit besteht darin, dass keinesfalls direkt auf die Wunde gedrückt werden soll. Dadurch könnten die Viruspartikel erst recht in tiefere Gewebsschichten gelangen. Für die fakultative Methode des chirurgischen Spreizens der Wunde mit einer tiefen Wundspülung liegen keine wissenschaftlichen Belege vor, die US-amerikanischen Empfehlungen lehnen dies daher kategorisch ab.

2. **Spülen der Wunde mit einem viruziden Antiseptikum (Hände- oder Hautdesinfektionsmittel)** über mindestens eine Minute, ein „Wirkstoffdepot" anlegen, d. h. die Wunde über einige Minuten mit Antiseptikum feucht halten.

Bei der Kontamination von Augen und Mundhöhle diese mit der nächsterreichbaren geeigneten Flüssigkeit, d. h. in der Regel mit Leitungswasser, physiologischer Kochsalzlösung oder einer verdünnten PVP-Jodlösung, spülen. Bei Aufnahme in die Mundhöhle das aufgenommene Material sofort und vollständig ausspucken. Danach die Mundhöhle mit einem Schleimhautantiseptikum vier- bis fünfmal ausspülen und dabei jede Portion nach etwa 15 Sekunden intensiven Hin- und Herbewegens ausspucken.

Bei Exposition geschädigter oder entzündlich veränderter Haut: gründliches Waschen mit Wasser und Seife. Danach, falls verfügbar, Abreiben der Hautoberfläche mit großzügiger Einbeziehung des Umfelds, das kontaminierte Areal mit einem Tupfer, der mit Hautantiseptikum satt getränkt wurde, desinfizieren und mindestens 30 Sekunden einwirken lassen.

3. **Weitere Wundversorgung** und Recherche der Patientenbefunde auf HBV, HCV und HIV.

4. **Kontaktaufnahme mit der Betriebsärztin** oder einer anderen in der Institution festgelegten kooperierenden Ärztin. Eine schriftliche Unfallmel-

dung ist unbedingt erforderlich, damit im Falle einer daraus resultierenden Berufsunfähigkeit rechtliche Ansprüche auf z. B. Berufsunfähigkeitspension u. Ä. geltend gemacht werden können. Alle folgenden Maßnahmen sind je nach Art der Verletzung und des Krankheitszustandes der Patientin individuell abzustimmen (z. B. HIV-Schnelltest). Blutabnahmen (Hepatitis- und HIV-Serologie) sind bei der Verletzten jedenfalls sofort, nach 2 Wochen, 3 Monaten und 6 Monaten erforderlich. Eventuell ist auch bei der ausgehenden Person eine Blutabnahme erforderlich (sofern bekannt).

Stich- oder Schnittverletzung	Blutfluss fördern durch Druck auf das umgebende Gewebe über mind. 1 min	Intensive antiseptische Spülung bzw. Anlegen eines antiseptischen Wirkstoffdepots	Kontaktierung der Betriebsärztin: Entscheid über Postexpositionsprophylaxe, Hepatitisserologie und Unfalldokumentation
Kontamination von geschädigter Haut oder Mundhöhle oder geschädigtem Auge		Intensive Spülung mit dem nächsterreichbaren, geeigneten Antiseptikum (Haut) bzw. Wasser (Auge, Mundhöhle)	

Abb. 97: **Sofortmaßnahmen bei Stich- und Schnittverletzungen**

Postexpositionelle Prophylaxe (PEP)

Das Abschätzen des Infektionsrisikos ist die notwendige Voraussetzung für eine rationale Entscheidung, d. h. für einen kalkulierten Einsatz der medikamentösen postexpositionellen Prophylaxe:

▶ **HBV-PEP:** Bei HBV nur erforderlich, wenn die betroffene Person gegen HBV nicht geimpft ist oder der Impfschutz nicht ausreichend abgesichert werden kann (AntiHBs). Liegt der AntiHBsWert unter 100 mIE/ml, wird eine sofortige Boosterimpfung empfohlen. Ist die betroffene Person nicht oder unvollständig geimpft, wurde der Impferfolg nie kontrolliert bzw. liegt die letzte Impfung länger als zehn Jahre zurück, wird zusätzlich eine serologische Testung empfohlen. Sollte die Anti-HBs-Bestimmung (Antikörpernachweis) nicht innerhalb von 48 Stunden möglich sein, ist die zusätzliche Gabe eines HBV-Immunglobulins (passive Immunisierung) so rasch wie möglich indiziert.

Woran erkenne ich einen sicher HBV-infiötösen Menschen?
▶ HBs-Antigen positiv und HBe-Antigen positiv oder HBV-DNA nachweisbar

Wann ist eine HBV-Infektion sicher ausgeheilt?
▶ Anti-HBs positiv und Anti-HBc positiv und HBs-Antigen negativ

▶ **HCV-PEP:** Ist nicht möglich! Die gesicherte Diagnostizierung mittels PCR-Untersuchung ist zwei Wochen nach dem Unfall möglich. Bei gesicherter Infektion kann frühzeitig mit einer Therapie begonnen werden.

Zeitspanne der Transmission ab Aufnahme von HIV
- 2 Stunden bis zur Anlagerung an die Wirkzelle
- 12 Stunden bis zur ersten Virus-RNA-Übertragung
- 24 Stunden bis zur ersten Virusproduktion
- 72 Stunden bis zur T-Zellen-Produktion

- **HIV-PEP**: Bei HIV wird möglichst rasch und nach Einschätzung der Risikosituation eine Monoprophylaxe oder eine Kombinationsprophylaxe antiretroviral wirksamer Medikamente für vier Wochen eingenommen. Die Medikamenteneinnahme sollte in den ersten Stunden nach dem Risiko beginnen. Dafür stehen „Starter-Kits" zur Verfügung. Wenn 48 Stunden vergangen sind, ist eine prophylaktische Wirkung nicht mehr zu erwarten. Es empfiehlt sich, die Organisation der PEP-Präparate für den Anlassfall im Vorfeld zu regeln und schriftlich festzuhalten (bei Nichtpräsenz der Betriebsärztin, z. B. während der Nacht). Generell ist die PEP für Unfälle im beruflichen Bereich vorgesehen, wenn die Kontaktperson gesichert HIV-positiv ist/war. Hier wird die PEP bis zum Vorliegen weiterer Befunde (PCR) empfohlen. Es hat sich aber auch die Praxis entwickelt, die PEP im Privatbereich, z. B. beim Platzen eines Kondoms bei diskordanten Paaren, einzusetzen. Die HIV-PEP sollte nicht empfohlen werden bei fraglichen HIV-Expositionen ohne bzw. mit geringem Risiko, wie z. B. bei Kontakt mit infektiösem Material mit intakter Haut.

HIV-positives Personal – eine Gefahr?

Bis dato wurde erst in vier dokumentierten Fällen eine nosokomiale HIV-Übertragung vom Personal auf Patient*innen beschrieben (USA, Frankreich, Spanien). Hochrechnungen weisen darauf hin, dass in Deutschland ca. 5 000 HIV-positive Mitarbeiter*innen tätig sind. Die uneingeschränkte Tätigkeit (auch Mitarbeit bei invasiven Maßnahmen wie Operationen) ist nur unter folgenden Bedingungen möglich:

- stabile Viruslast unter 50 HIV-RNA-Kopien/ml Blut,
- mind. vierteljährliche Kontrollen,
- korrekte Einnahme der antiretroviralen Therapie,
- regelmäßige Betreuung durch eine HIV-erfahrene Ärztin und
- Schutzmaßnahmen wie das Tragen von doppelten Handschuhen.

Unter Einhaltung dieser Vorgaben gehen vom HIV-positiven Personal mit an Sicherheit grenzender Wahrscheinlichkeit keine Gefahren aus. Aus ethisch-juristischer Sicht und unter Berücksichtigung der Prinzipien Nichtschädigung, Fürsorgepflicht und Patientenselbstbestimmung besteht keine Verpflichtung, Patient*innen über die Infektion zu informieren. Jedoch ist Patient*innen in einer Gefährdungssituation sofort eine PEP anzubieten. (Empfehlung der Deutschen Vereinigung zur Bekämpfung der Viruskrankheiten und der Gesellschaft für Virologie, 2012)

Mit technischen, organisatorischen, personenbezogenen und arbeitsmedizinischen Maßnahmen wird versucht, blutübertragbare Infektionen zu verhindern.

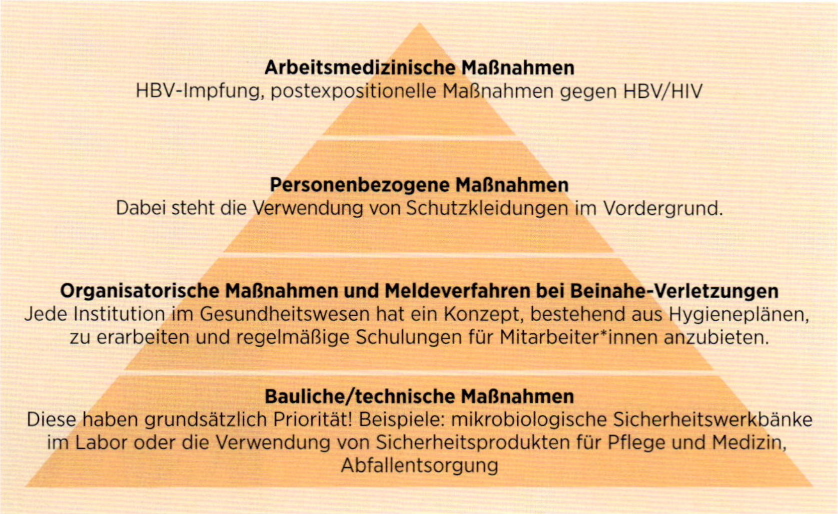

Abb. 98: **Hierarchiepyramide der Maßnahmen zur Vermeidung blutübertragbarer Infektionen**

Arbeitsmedizinische Maßnahmen
HBV-Impfung, postexpositionelle Maßnahmen gegen HBV/HIV

Personenbezogene Maßnahmen
Dabei steht die Verwendung von Schutzkleidungen im Vordergrund.

Organisatorische Maßnahmen und Meldeverfahren bei Beinahe-Verletzungen
Jede Institution im Gesundheitswesen hat ein Konzept, bestehend aus Hygieneplänen, zu erarbeiten und regelmäßige Schulungen für Mitarbeiter*innen anzubieten.

Bauliche/technische Maßnahmen
Diese haben grundsätzlich Priorität! Beispiele: mikrobiologische Sicherheitswerkbänke im Labor oder die Verwendung von Sicherheitsprodukten für Pflege und Medizin, Abfallentsorgung

Prophylaktische Maßnahmen und Sicherheitsprodukte

Die wichtigste prophylaktische Maßnahme besteht in der Meidung des Kontakts mit potenziell infektiösem Material. Da dies in vielen Fällen nicht konsequent umgesetzt werden kann, kommt infektionsprophylaktischen und organisatorischen Maßnahmen eine große Bedeutung zu. Hierbei sind vorrangig die Hepatitis-B-Schutzimpfung, die korrekte Entsorgung von gefährlichen Instrumenten in durchstichsicheren Behältern, die Vermeidung des Recappings, das Vermeiden von „Nachstopfen" in Müllsäcken, das Tragen von persönlicher Schutzkleidung, die Verwendung von bruchsicheren Transportbehältern für Blutprodukte und die Implementierung von Sicherheitsprodukten im Arbeitsalltag zu nennen. Laut NastV ist ein Meldeverfahren für „Beinahe-Verletzungen" zu implementieren und als wichtige Präventionsmaßnahme zur Risikoreduktion anzusehen.

Seit 2013 sollte EU-weit die EU-Richtlinie 2010/32 umgesetzt sein, welche Arbeitgeber im Gesundheitswesen dazu verpflichtet, auf sichere Instrumente umzustellen.

Sichere Instrumente bieten Schutz, indem sich beispielsweise die Kanüle nach Gebrauch in eine Schutzhülle zurückzieht, sich über die Kanülenspitze eine Schutzhülse schiebt, Lanzette und Skalpell in ein Gehäuse zurückgeschoben werden können oder Abfallboxen für verletzungsgefährdenden Abfall mit einer druckempfindlichen Bodenplatte ausgestattet sind, welche beim Versuch, „noch etwas hineinzustopfen", akustisch alarmiert. Grundsätzlich kann man sagen, dass Sicherheitsprodukte die Inzidenz von Nadelstichverletzungen wirkungsvoller reduzieren als Schulungen von Arbeitsabläufen. Zunehmend mehr Krankenhäuser setzen derartige Produkte flächendeckend ein. Alle gängigen Studien bescheinigen einen Rückgang von Nadelstichverletzungen.

Abb. 99: **Sicherheitsprodukte zur Vermeidung von Nadelstichverletzungen**

Sicherheitsbehälter: durchstichsicher, bruchsicher, verschließbar, inklusive druckempfindlicher Bodenplatte mit akustischem Alarm bei Überfüllung

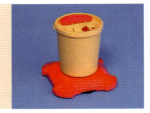

Butterflykanüle, bei der nach der Punktion ein Knopfdruck-Mechanismus betätigt werden kann, bei dem die Nadel direkt aus der Vene in eine Nadelkammer zurückgezogen wird (einhändig aktives Sicherheitssystem)

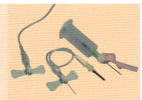

Blutabnahmekanülen, bei denen eine Kappe über die gebrauchte Nadel geklappt werden kann (einhändig aktives Sicherheitssystem)

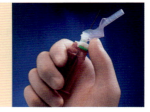

Periphervenöse Katheter (PVK) mit geschlossenem Kanülenschutz (passives Sicherheitssystem)

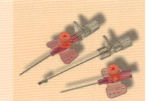

Fertigspritzen bei denen eine Kappe über die gebrauchte Nadel geklappt werden kann (einhändig aktives Sicherheitssystem)

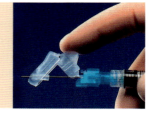

Nadelstichverletzungen und Handschuhe

Abgesehen von Verletzungen kann eine Infektion auch über scheinbar unverletzte Haut (kleinste Verletzungen, Ekzeme) und auch über die Schleimhaut (Spritzer erregerhältiger Flüssigkeiten) erfolgen. Zum Schutz der Hände sind daher bei Tätigkeiten, die die Gefahr einer Kontamination mit Blut oder Körpersekreten mit sich bringen, unbedingt Handschuhe zu tragen. Bei einer Stichverletzung werden beim Durchdringen der Nadel durch den Handschuh bis zu 50 % des infektiösen Materials abgestreift, sodass die Menge des inokulierten Materials verringert wird.

Kontaminationen der Augen- und Mundschleimhaut sind bei risikoträchtigen Tätigkeiten (z. B. oraltracheale Absaugung) bei Risikopatient*innen möglich – ein Mundschutz mit Augenschutzschild ist zu verwenden.

19.5 (Infektions-)Gefahr medizinischer Abfälle

Bei der Entsorgung von Abfällen aus Krankenhäusern, Apotheken, Arztpraxen, Alters- und Pflegeheimen oder bei der Betreuung zu Hause ist eine Gefährdung sowohl für die an der Entsorgung beteiligten Arbeitnehmer*innen als auch für die Bevölkerung auszuschließen. Notwendige technische, organisatorische und personenbezogene Maßnahmen sind in Deutschland im Kreislaufwirtschaftsgesetz (KrWG) bzw. in Österreich im Bundesabfallwirtschaftsplan (ÖNORM S 2104) geregelt. Diese Richtlinie kann in einzelnen Bundesländern in einigen Aspekten wie etwa der Farbe der Müllsäcke variieren. Für jede Einrichtung ist ein entsprechendes Abfallwirtschaftskonzept zu erstellen und zu führen, das die Abfalltrennung und die Abfalllogistik regelt. Der*die Abfallbeauftragte gilt als Ansprechpartner*in jedes Krankenhauses in Fragen der Umsetzung des Entsorgungsplanes.

(Medizinische) Abfälle können in fünf Kategorien unterteilt werden:

1. Abfallkategorie I – gefährlicher Spitalsabfall
2. Abfallkategorie II – nicht gefährlicher Spitalsabfall
3. sonstige gefährliche Abfälle
4. Siedlungsabfälle (hausmüllartige Abfälle)
5. Altstoffe

(siehe Tab. 33)

Mikrobiologische Untersuchungen des Abfalls aus dem medizinischen Bereich zeigen ein vielleicht überraschendes Bild: Krankenhausabfall enthält nicht mehr Mikroben als Abfälle anderer Herkunftsbereiche wie etwa Haushaltsmüll. Bei ordnungsgemäßer Entsorgung bestehen somit keine besonderen Gefahrensituationen. Eine chemische Abfalldesinfektion ist nur in Ausnahmefällen erforderlich.

19.6 (Infektions-)Gefahr bei Durchfallerkrankungen

Nosokomiale Durchfallerkrankungen haben in den letzten Jahren an Bedeutung gewonnen. Dabei kommen Mitarbeiter*innen sowohl als Infektionsquelle als auch als Infektionsübertragende und letztlich als Erkrankte in Betracht. Eine Gefahr für Mitarbeiter*innen geht v. a. von **Rota- und Noroviren** aus – für eine Infektion reicht eine geringe Virendosis aus und im Gegensatz zu anderen infektiösen Durchfallerkrankungen können Rota- und Noroviren auch aerogen übertragen werden. Besondere Vor-

Kategorie	I	II	III	IV	V
Bezeichnung	mit gefährlichen Erregern behafteter, verletzungsgefährdender und nasser Abfall	sonstiger Abfall aus dem medizinischen Bereich		gefährliche Abfälle (ausgenommen Abfall der Kat. I und II sowie radioaktive Abfälle)	hausmüllartige Abfälle	wiederverwertbare Altstoffe
Sammelbehälter	„schwarze Tonne"	„oranger Sack"	„gelbe Box"		„grauer Sack"	
Abfallbeispiele	Abfall, der mit Mikroben meldepflichtiger Erkrankungen kontaminiert ist, z. B. Tuberkulose, Cholera …; nicht desinfizierte mikrobiologische Kulturen; verletzungsgefährdender Abfall, z. B. Kanülen, Lanzetten, Skalpelle, spitze Teile von Infusionsbestecken und Glasbruch wie z. B. Ampullen, die nicht als Altglas gesammelt werden; Nassabfälle aus dem Stationsbereich, z. B. Dialysespulen, Absaugbeutel u. ä.; Körperteile und Organabfälle (sofern keine Bestattung erfolgt)	Wundverbände, Gipsverbände, Stuhlwindeln, Einwegwäsche, Vorlagen, Einwegspritzen, Katheter, entleerte Urinsammelsysteme, entleerte Infusionsbeutel, Tupfer und Handschuhe (auch wenn diese Gegenstände blutig sind), Infusionsgeräte ohne Dorn sowie der sonstige, nicht zu Kategorie I zu zählende Abfall; Plasma, Infusionslösungen, Blut und Urin sind unter Berücksichtigung der wasserrechtlichen Bestimmungen wie Abwasser zu behandeln.	nicht mit gefährlichen Erregern behaftete scharfe und spitze Gegenstände, z. B. Kanülen, Lanzetten, Skalpelle, spitze Teile von Infusionsbestecken, sonstige spitze und scharfe Gegenstände und Glasbruch wie z. B. Ampullen	z. B. Batterien, Fieberthermometer, Altmedikamente, Lösungsmittel, Labor- und Chemikalienabfälle …	Abfälle, die vorwiegend aus dem Verwaltungs-, Schul- und Wohnbereich stammen; Sperrmüll (z. B. Möbel)	z. B. Papier, Karton, Glas, Metall, Kunststoff, kompostierbares Material u. Ä.
Hinweise	Deckelfässer mit einem Fassungsvermögen von 30 l und 60 l dürfen mit max. 9 bzw. 18 kg befüllt werden. Dieser Müll wird getrennt von anderen Kategorien zur Verbrennung gebracht.	unverdichteter Transport zur Abfallverbrennungsanlage	Unmittelbar nach Gebrauch in die durchstichsichere Box geben, nicht nachstopfen und max. zu 80 % befüllen! Die dicht verschlossene Box darf in den orangen Sack entsorgt werden.	Die Sammlung und Entsorgung von radioaktiven Abfällen ist durch das Strahlenschutzgesetz sowie durch die Strahlenschutzverordnung geregelt.	Dieser Abfall gelangt zur Verbrennung oder zur Deponie.	

Tab. 33: **Abfallkategorien für Gesundheitseinrichtungen (ÖNORM S2014: 2020-04-01)**

sicht ist bei Kontakt mit Patient*innen geboten, welche neben Durchfall auch Symptome wie Fieber, Atemwegsbeschwerden oder Hautveränderungen zeigen. Aktuell fokussiert der Arbeitnehmerschutz zusätzlich die Infektionen mit **Clostridium difficile** (siehe Kap. 32) und **Noroviren** (siehe Kap. 32). Umgekehrt droht im Regelfall von einer Mitarbeiter*in mit Diarrhoe keine Gefahr für Patient*innen, sofern die Händehygiene nach dem Toilettenbesuch korrekt durchgeführt wird. Frühgeborene oder Immunsupprimierte reagieren sehr empfindlich auf darmpathogene Mikroben. Bei Mitarbeiter*innen, welche nach einem Krankenstand oder Urlaub (v. a. aus südlicheren Ländern) zurückkehren und unter Durchfall litten oder noch immer leiden, ist es dringend ratsam, eine Stuhluntersuchung durchzuführen. Damit soll eine unerkannte Mikrobenausscheidung verhindert werden. Treten innerhalb weniger Tage bei mehr als drei Personen – sowohl unter Patient*innen als auch Mitarbeiter*innen – Durchfälle auf, ist umgehend das Hygieneteam zu verständigen.

Durchfall nach Urlaubsreise? Händedesinfektion und Stuhluntersuchung empfehlenswert!

19.7 (Infektions-)Gefahr bei Bissverletzungen

Die Gefahr von Bissverletzungen besteht v. a. durch Tiere/Haustiere im Tätigkeitsfeld der mobilen Pflege, aber auch bei gewaltbereiten Patient*innen. Bei Bissen „von Mensch zu Mensch" besteht eine Infektionsgefahr für HBV, HIV und Syphilis. Durch Tierbisse (v. a. Hunde) verursachte Verletzungen müssen umgehend ärztlich versorgt werden, da Tiefe und Ausmaß der Gewebsbeteiligung oftmals nicht abzuschätzen sind. Diagnostisch kommen ca. 125 Mikroben in Betracht, meist handelt es sich um eine Mischinfektion aus ca. fünf verschiedenen Mikroben. Bei wildlebenden Tieren besteht zusätzlich die Gefahr einer Tollwutinfektion. Schon der kleinste oberflächliche Hautdefekt, kontaminiert mit Speichel oder Tränenflüssigkeit des Tieres, kann zu einer Ansteckung führen. Das tollwutverdächtige Tier muss zweimalig einer tierärztlichen Untersuchung unterzogen werden. Für das Bissopfer steht eine Schutz- oder Simultanimpfung zur Verfügung.

*Vorsicht bei Bissen von gewaltbereiten Patient*innen!*

Zum Kapitelabschluss

One Minute Wonder

- Für Mitarbeiter*innen im Gesundheitswesen existieren **derzeit keine Pflichtimpfungen**.
- Je nach Abteilung und Gefahrengeneigtheit werden für Mitarbeiter*innen folgende Impfungen empfohlen: **Hepatitis A und B, Influenza, Masern, Mumps, Röteln, Varizellen, Meningokokken und Pneumokokken**.
- **Gesundheitspersonal** hat für die Transmission von Influenzaviren eine hohe Bedeutung.
- **Blutübertragbare Infektionen** wie HBV, HCV und HIV stellen eine große Gefahr für Mitarbeiter*innen dar.
- Nach jeder Verletzung sollten unverzüglich **Sofortmaßnahmen** eingeleitet werden: Blutfluss fördern und Spülen der Wunde mit einem viruziden Antiseptikum über mindestens eine Minute.
- **Personal und Arbeitgeber** sind verpflichtet, sichere Arbeitsmittel zu verwenden.
- **Der Abfall in Gesundheitseinrichtungen** wird in Gefahrenkategorien unterteilt. Bei ordnungsgemäßer Entsorgung bestehen keine besonderen Gefahrensituationen.
- **Durch Noroviren, Rotaviren und Clostridium difficile bedingte Durchfälle** können auch Mitarbeiter*innen betreffen – Händedesinfektion!

Fragen zur selbstständigen Wissensüberprüfung

1. **Ein alltägliches Szenario:** Ein stressiger Arbeitstag, Sie müssen morgens noch 11 Patient*innen versorgen. Patient L. erhält seine Thromboseprophylaxe s. c. verabreicht, währenddessen fällt Ihnen auf, dass Sie die Abfallbox am Stationsstützpunkt stehen lassen haben. Wie gehen Sie weiter vor?
2. **Fortsetzung aus Szenario 1:** Leider haben Sie sich mit der Injektionskanüle in den Finger gestochen. Welche Sofortmaßnahmen setzen Sie und welche Schritte folgen diesen?
3. **Fortsetzung aus Szenario 2:** Sie haben Glück – Ihr Fehler hatte keine Infektion zur Folge. Sie wollen Ihren Fehler nicht wiederholen. Welche Präventionsmaßnahmen stehen Ihnen zur Verfügung, um eine blutübertragbare Infektion zu vermeiden?
4. **Influenzaimpfung für Pflegende:** Wodurch unterscheiden sich Pflegende von der Durchschnittsbevölkerung und welche Aspekte sind dabei zu berücksichtigen?
5. **Covid-19-Impfung für Pflegende:** Wie gestaltet sich die schriftliche Impfaufklärung und die Vorgehensweise bei der Durchimpfung Ihres Arbeitgebers bzw. der Kooperationspartnerorganisationen?

BMG – Bundesministerium für Gesundheit (Hrsg.) (2016): Impfungen des Gesundheitspersonals. Rechtliche Aspekte. Version 1.1. http://www.bmgf.gv.at/cms/home/attachments/0/0/8/CH1100/CMS1350977396698/impfungen_gesundheitspersonal_recht.pdf (20.02.2018).

BMG – Bundesministerium für Gesundheit (Hrsg.) (2012): Impfungen für Mitarbeiter*innen des Gesundheitswesens. Empfehlungen als Erweiterung des Österreichischen Impfplans. http://www.oeginfekt.at/download/impfungen_fuer_hcw.pdf (20.02.2018).

Bundesanstalt für Arbeitsschutz und Arbeitsmedizin – BAuA (2014): TRBA 250. Biologische Arbeitsstoffe im Gesundheitswesen und in der Wohlfahrtspflege. https://www.baua.de/DE/Angebote/Rechtstexte-und-Technische-Regeln/Regelwerk/TRBA/pdf/TRBA-250.pdf?__blob=publicationFile (07.05.2016).

Bundesgesetzblatt für die Republik Österreich (2013): Nadelstichverordnung – NastV, CELEXNr. 32010L0032. https://www.ris.bka.gv.at (23.01.2013).

BMASK – Bundesministerium für Arbeit, Soziales und Konsumentenschutz (2010): Information zur Richtlinie 2010/32/EU zur Vermeidung von Verletzungen durch scharfe/spitze Instrumente. GZ: BMASK464.201/0013-VII/6/2010 (E-Mail-Information).

Deutsche AIDSGesellschaft (DAIG e. V.) und Österreichische AIDSGesellschaft (ÖAG) (2013): Deutsch-Österreichische Leitlinien zur Postexpositionellen Prophylaxe der HIV-Infektion. https://www.aidshilfe.de/sites/default/files/documents/Deutsch-Osterreichische%20Leitlinien%20zur%20Postexpositionellen%20Prophylaxe%20der%20HIV-Infektion.pdf (20.07.2016).

Fehling, P. (2016): Das Impfverhalten Pflegender. Kleiner Pikser – hoher Nutzen? Pflegezeitschrift 69 (7), S. 410–413.

Ferenci, P. (2019): Heilung der chronischen Hepatitis C. Universum Innere Medizin 10, S. 24–26.

Gesundheitsdienst der Stadt Wien. Arbeitskreis für Hygiene in Gesundheitseinrichtungen des Magistrats der Stadt Wien MA 15 (2021): Entsorgung von Abfall aus Gesundheitseinrichtungen. https://www.wien.gv.at/gesundheit/strukturen/hygiene/pdf/hygiene-nr10.pdf (26.09.2023).

Gschwandtler, M. (2021): „Let´s end hepatitis" – der Weg zur Elimination der Virushepatitis. Universum Gastroenterologie 10, S. 28–30.

Himmelreich, H. et al. (2013): Management von Nadelstichverletzungen. Deutsches Ärzteblatt 5, S. 61–70.

Kramer, A., Assadian, O., Exner, N., Hübner, N.-O. & Simon, A. (Hg.) (2022): Krankenhaus- und Praxishygiene. Hygienemanagement und Infektionsprävention in medizinischen und sozialen Einrichtungen. 4. Auflage. München: Urban & Fischer.

Panek, B. (2008): Grippeimpfung: Impfraten und Motivationsfaktoren bei medizinischem Personal. Krankenhaushygiene up2date 3, S. 200.

Poland, G. A., Tosh, P. & Jacobson, R. M. (2005): Requiring influenza vaccination for health care workers: seven truths we must accept. Vaccine 23, S. 2 251–2 255.

Rabenau, H. F. et al. (2012): Prävention der nosokomialen Übertragung von humanem Immunschwächevirus (HIV) durch HIV-positive Mitarbeiterinnen und Mitarbeiter im Gesundheitswesen. Empfehlung der Deutschen Vereinigung zur Bekämpfung der Viruskrankheiten und der Gesellschaft für Virologie. Bundesgesundheitsbl. 55, S. 937–943.

Robert-Koch-Institut (2012): Epidemiologisches Bulletin. Virushepatitis B, C und D im Jahr 2011. https://www.rki.de/DE/Content/Infekt/EpidBull/Archiv/2012/Ausgaben/38_12.pdf?__blob=publicationFile (28.02.2017).

Schweizer Berufsverband der Pflegefachfrauen und Pflegefachmänner (2008): Ethische Standpunkte 3. Pflegefachpersonen und Grippeimpfung. Bern: SBK-ASI, S. 1–2.

STIKO (2016): Empfehlungen der Ständigen Impfkommission (STIKO) am Robert Koch-Institut. http://www.rki.de/DE/Content/Infekt/EpidBull/Archiv/2016/Ausgaben/34_16.pdf?__blob=publicationFile (02.02.2017).

Wicker, S. & Rabenau, H. (2017): Rasch und sicher handeln. Unfall bei Blutabnahme. Procare 9, S. 16–17.

Wicker, S. & Rabenau, H. (2010): Saisonale Influenza und Neue Grippe (Influenza A H1N1/2009) im Gesundheitswesen: Betrachtung aus arbeitsmedizinischer Sicht. Krankenhaushygiene + Infektionsverhütung 32 (2), S. 42–45.

20 Lebensmittelhygiene in Gesundheitseinrichtungen
Eat-it-or-wear-it-Challenge?

Fast Facts – das erwartet Sie in diesem Kapitel:
- Ursachen und Risikofaktoren von Lebensmittelinfektionen
- Küchen- und Buffetbetrieb auf Pflegestationen
- Speisenversorgungssysteme
- Hygienemaßnahmen bei der Essensverteilung
- Umgang mit Sondenkost
- Lebensmittelkontrollen

Differenzierende Lesezeit: 20 Minuten

Kontaminierte Lebensmittel, Getränke sowie Geschirr können Infektionen bei Einzelpersonen, aber auch den Ausbruch einer Infektion an ganzen Pflegestationen auslösen. Vorrangiges Ziel ist es, Lebensmittelinfektionen und Lebensmittelintoxikationen zu verhindern (siehe dazu Kap. 6, Lebensmittelbedingte bakterielle Infektionskrankheiten).

Die hygienischen Herausforderungen in Küchen von Gesundheitseinrichtungen stellen sich mannigfaltig dar: Massenproduktion in der Großküche, längere Transportwege, verzögerte Verteilungszeiträume und oftmals abwehrgeschwächte Konsument*innen.

Ursachen und Risikofaktoren von Lebensmittelinfektionen sind:
- **Räumliche Bedingungen in Küchen** (z. B. mangelnde Trennung von reinen und unreinen Bereichen),
- **Kücheneinrichtung/Geräte** (z. B. schwer zu desinfizieren),
- **Patient*innen** (z. B. neigen ältere Menschen eher zu gastrointestinalen Infektionen),
- **Personal** (z. B. infizierte oder ausscheidende Mitarbeiter*innen),
- **Lebensmittel**, die von Natur aus mikrobiell belastet sind, z. B. Kartoffeln, Fleisch oder Fisch („primär kontaminiert"). Andere Lebensmittel, wie z. B. Milch oder gekochtes Fleisch, sind dagegen entweder natürlicherweise oder aufgrund einer besonderen Behandlung (z. B. Pasteurisieren von Milchprodukten) mikrobenarm.

▶ **Unsachgemäße Lagerung** (meist ungenügende Kühlung), **die Verarbeitung oder der Transport** können zur sekundären Kontamination führen. In Tabelle 34 wird die große Bandbreite der thermischen Wirkung auf das Wachstum von Mikroorganismen erkennbar. Als allgemeingültige Regeln gelten: Die Kühlkette darf nicht unterbrochen, die Lagertemperaturen müssen den Lebensmitteln angepasst (zwischen +8 °C und −20 °C) und das „First in, first out"-Prinzip muss berücksichtigt werden.

Tab. 34: **Speisenversorgungssysteme in Gesundheitseinrichtungen**

Thermische Verfahren	Thermische Wirkung auf Mikroorganismen
> 121 °C – Sterilisation	> 110 °C – Abtötung hitzeresistenter Sporen (z. B. St.-aureus-Toxine bei 100 °C stabil!)
60–150 °C – Pasteurisation	60–90 °C – Abtötung vegetativer Mikroorganismen
35–60 °C – Warmhalten von Speisen	< 75 °C – Heißhalten verhindert Wachstum, manche überleben
	10–50 °C – optimale Wachstumsbedingungen (z. B. Salmonellen 6–45 °C, St. aureus 7–48 °C)
0–7 °C – Kühlung	Kühlschranktemperatur = langsames Wachstum
> −20 °C – Tiefgefrieren	< 0 °C – Überleben möglich, Vermehrung kaum möglich (z. B. Überlebensfähigkeit bei Listerien mehrere Jahre)

20.1 Küchen- und Buffetbetrieb auf Pflegestationen

Gesundheitseinrichtungen sind so gut wie immer mit kleinen Küchen ausgestattet, in welchen Heißgetränke hergestellt und Lebensmittel wie Obst oder Brote angerichtet werden. Die Herstellung der Hauptmahlzeiten sollte ausschließlich in der Anstaltsküche erfolgen. Für die Zubereitung von Speisen in den Stationsküchen sind einige Grundsätze zu beachten:

▶ Eine besondere Rolle spielt die Händehygiene, welche auch vor dem Betreten der Stationsküche durchzuführen ist.
▶ Personen, die an Durchfällen und/oder Erbrechen, infizierten Wunden oder infektiösen Hauterkrankungen leiden, dürfen nicht mit der Zubereitung von Speisen beschäftigt werden.
▶ Patient*innen und Bewohner*innen dürfen diese Küchen nicht betreten.
▶ Bei der Lagerung von verderblichen Produkten darf die Kühlkette im Kühlschrank nicht unterbrochen werden.
▶ Es gilt das First-in-first-out-Prinzip.
▶ Medikamente oder Medizinprodukte (z. B. Coolpacks) sind nicht in der Küche zu lagern.
▶ Der Reinigungs- und Desinfektionsplan für Küchen muss generell eingehalten werden.

(Frühstücks-)Buffetbetrieb auf Pflegestationen

Der Buffetbetrieb im Gangbereich oder Aufenthaltsraum muss von einer Mitarbeiterin überwacht werden. Vor der Buffetvorbereitung und nach Tätigkeiten mit Patientenkontakt bzw. gebrauchtem Geschirr ist eine Händedesinfektion erforderlich. Isolierte Patient*innen sollten nicht am Buffetbetrieb (meist Frühstücksbuffet) teilnehmen. Bei gehäuftem Auftreten von Durchfallerkrankungen muss der Buffetbetrieb ausgesetzt werden. Buffetgeschirr wird unmittelbar danach im Geschirrspüler thermodesinfiziert.

Buffetbetrieb – viele Hände, viele Risiken!

20.2 Speisenversorgungssysteme

Für Großküchen, Küchen des Gesundheitswesens und vergleichbare Einrichtungen der Gemeinschaftsverpflegung gelten besonders strenge Richtlinien. Für diese streng geregelte Essenszubereitung stehen einige **Speisenversorgungssysteme** zur Verfügung. Die häufigsten Systeme seien nachfolgend kurz erläutert:

Tab. 35: **Einfluss der Temperatur auf die Überlebensfähigkeit von Mikroorganismen**

Frischverpflegung „Cook & Serve"
Die Speisen werden gekocht und anschließend direkt heiß serviert. Das Essen wird also weder abgekühlt noch wieder erwärmt. Im Krankenhaus mit langen Versorgungswegen kann dies zu Hygieneproblemen führen. Bei frühen Produktionszeiten in Kombination mit langen Transportwegen muss das Essen lange warmgehalten werden. Optik, Geschmack und Nährstoffe leiden darunter. Kommt das Essen in nicht ausreichender Temperatur beim Patienten an (< 70° C), lauern mikrobiologische Risiken. Haltbarkeit: wenige Stunden.
Warmverpflegung „Cook & Hold"
Die Speisen werden gekocht, mit 70–80° C ausgeliefert, müssen jedoch bis zur Ausgabe an den Konsumenten in Thermoporten warmgehalten werden. Die Haltbarkeit der Speisen ist auf wenige Stunden begrenzt, es bestehen hohe mikrobiologische Risiken.
Kühlsystem „Cook & Chill"
Die Speisen werden auf herkömmliche Weise zubereitet und innerhalb von 90 Minuten rasch auf 2–4° C abgekühlt und verpackt. Bei 2–4° C aufbewahrt, bleiben die Speisen 3–5 Tage haltbar. Unmittelbar vor dem Verzehr (innerhalb von max. 30 Minuten) werden diese an den Pflegestationen auf mindestens 75° C regeneriert und zeitnah an Patient*innen bzw. Mitarbeiter*innen verteilt. Vorteile: Produktion und Ausgabe sind zeitlich entkoppelt, Nährstoff- und Vitamingehalt um etwa ein Drittel höher als bei Cook & Serve.
Tiefkühlsystem „Cook & Freeze"
Hier erfolgt die Verpflegung durch tiefgefrorene Speisen von externen Anbietern. Es können einzelne Komponenten oder ganze Menüs verwendet werden. Sie werden extern zubereitet, portioniert und tiefgefroren. Lagerung und Lieferung erfolgen bei –18° C. Diese Temperatur muss bis zur Zubereitung konstant sein. Nach einer kurzen Regenerierzeit im Heißluftdämpfer oder Kombigerät kann portioniert und ausgegeben werden. Sehr kurze Warmhaltezeiten sollten eingehalten werden. Vorteile wie bei Cook & Chill.

> **Vakuumsystem „Sous vide"**
>
> Speisen werden im Rohzustand in Plastikbehälter vakuumverpackt und in warmem Wasser dampfgegart. Dieser Garungsprozess dauert zehn Stunden bei 72° C, anschließende Kühllagerung bei 0–3° C bzw. Tieffrieren bis zur Regeneration. Die Zellwände von Fleisch oder Gemüse platzen nicht auf, die Speisen behalten ihren Saft. Nährstoffe bleiben erhalten. Expert*innen sprechen davon, dass das Kochgut bei diesem Verfahren geradezu „verwöhnt" werde.

20.3 Hygienemaßnahmen bei der Essensverteilung

Erster Schritt: Händedesinfektion! Vielerorts ist während der Essensausgabe bzw. Essenseingabe eine PE-Schürze und Haarschutz zu tragen. Mit der Essensausteilung muss unmittelbar nach dem Eintreffen/Andocken der Speisencontainer begonnen werden. Wenn Patient*innen ihre Mahlzeit nicht sofort zu sich nehmen können, wenn also Mahlzeiten wieder aufgewärmt werden müssen, sollte dies spätestens drei Stunden danach erfolgen und dabei muss eine Temperatur von 70° C erreicht werden. Tabletts/Speisen, die von den Patient*innen zurückkommen, müssen direkt in den Container oder in der versperrten Küche abgestellt werden. Besonders zu beachten sind die Lagerung und tägliche Kontrolle von mitgebrachten Lebensmitteln im Kühlschrank der Stationsküche oder im Patientenzimmer.

Umgang mit Sondenkost

Sondenkost wird verabreicht, wenn die herkömmliche Nahrungszufuhr nicht möglich ist (Patient*innen können/dürfen/wollen nicht herkömmlich essen). Die Zufuhr erfolgt über eine Magensonde, eine PEG-Sonde oder über andere perkutane Ernährungssonden. Der Umgang mit Sondenkost (meist industriell hergestellt) darf nur unter bestimmten Kriterien erfolgen:

- Lagerung im Karton bzw. in geschlossenen Kästen zur Gewährleistung des Lichtschutzes und bei Raumtemperaturen bis maximal 25° C,
- angemessener Lagervorrat, „First in – first out"-Prinzip beachten,
- Kühlschranklagerung bei geöffneten Flaschen/Packungen für bis zu 24 Stunden,
- Händedesinfektion vor und nach der Manipulation an Ernährungssonden,
- der Nahrungsaufbau kann im Allgemeinen bereits wenige Stunden nach der PEG-Implantation erfolgen.

Fallbeispiel: Sondenkost

Pfleger Heinz bereitet Sondenkost in einem Pflegeheim zu. Er hat eine kleine, eitrige Wunde am rechten Zeigefinger – nicht weiter schlimm, schließlich ist er kein „Weichei". Das sagt er auch, als ihn seine Kollegin Andrea darauf anspricht. Sechs Stunden nach Erhalt der Sondenkost über die PEG-Sonde entwickelt Hr. Meier massive Übelkeit mit Erbrechen und Kreislaufdepression. Im Krankenhaus wird im Stuhl ein Staphylococcus aureus nachgewiesen, der bei der genetischen Sequenzanalyse identisch mit den in den Sondenkostresten gefundenen Stapyhlokokken und denen aus Pfleger Heinz' Wundabstrich ist (Höfert, Schimmelpfennig, 2014).

Lebensmittelkontrollen

Lebensmitteluntersuchungen in Großküchen finden regelmäßig statt. Sie dienen der Ermittlung des betrieblichen Hygienestatus, des Erfolges der Desinfektionsmaßnahmen, der Feststellung von Infektionsquellen und der mikrobiellen Nahrungsmittelbelastung. Die Vorgehensweise ist geregelt in der Hygiene-Leitlinie für Großküchen, Küchen des Gesundheitswesens und vergleichbare Einrichtungen der Gemeinschaftsverpflegung. Darin sind auch qualitätssichernde Maßnahmen enthalten. Lebensmittelaufsichtsorgane kontrollieren unangekündigt lebensmittelverarbeitende Betriebe, dabei werden **Rückstellproben** gezogen. Den gesetzlichen Rahmen gibt das österreichische Lebensmittelsicherheits- und Verbraucherschutzgesetz aus dem Jahr 2006 vor. Seit 2004 gelten EU-weit einheitliche Regelungen zur Hygiene im Lebensmittelbereich. Dazu zählen auch die Grundsätze des Eigenkontrollkonzeptes HACCP. Immer mehr Krankenhausküchen gehen dazu über, sich (über das gesetzlich geforderte Maß hinaus) mittels international üblicher QM-Zertifizierungen extern überprüfen zu lassen.

Für nichtmedizinische Dienstleistungsbereiche im Eingangsbereich von Krankenhäusern, wie Cafeteria oder Buffet, sind Schulungen des Personals und die Erstellung eines Hygieneplans durch den Krankenhausbetreiber sicherzustellen.

> **HACCP**
> Hazard Analysis and Critical Control Point; Betriebsabläufe (z. B. die Herstellung eines Puddings) werden analysiert, indem Gefährdungspunkte, Lenkungspunkte und Kontrollpunkte festgelegt und fortlaufend überprüft werden.

Zum Kapitelabschluss

One Minute Wonder

- **Die Anforderungen an Küchen von Gesundheitseinrichtungen** zeichnen sich durch Massenproduktion, längere Transportwege, verzögerte Verteilungszeiträume und oftmals abwehrgeschwächte Konsument*innen aus.
- **In Küchen** auf Pflegestationen sollten nur Heißgetränke und Lebensmittel wie Obst oder Brote angerichtet werden.
- **Der Buffetbetrieb** auf Pflegestationen muss von Mitarbeiter*innen überwacht werden.
- Zur Zubereitung hygienisch einwandfreier Speisen stehen verschiedene **Speisenversorgungssysteme** zur Verfügung.
- **Insbesondere bei älteren Patient*innen** ist bei der Essensverteilung und Essenseingabe auf die Einhaltung strenger Hygienerichtlinien, vor allem der Händehygiene, zu achten.
- Jede Großküche, welche Gesundheitseinrichtungen beliefert, muss zu jeder Speise eine **Rückstellprobe aufbewahren**.

Fragen zur selbstständigen Wissensüberprüfung

1. Worin liegen die Hygienerisiken im Umgang mit Lebensmitteln im stationären Bereich?
2. Über welche Aspekte der Lebensmittelhygiene müssen Angehörige informiert werden?

BMG – Bundesministerium für Gesundheit (2015): Hygiene-Leitlinie für Großküchen, Küchen des Gesundheitswesens und vergleichbare Einrichtungen der Gemeinschaftsverpflegung. https://www.verbrauchergesundheit.gv.at/lebensmittel/buch/hygieneleitlinien/Kuechenhygiene.pdf (16.11.2016).

Eiff, W. (2012): Von der Due Diligence zum Change Management. Health & Care Management 5, S. 28–31.

Höfert, R. & Schimmelpfennig, M. (2014): Hygiene – Pflege – Recht. Fallbeispiele, Urteile, Praxistipps von A bis Z. Berlin: Springer.

Robert-Koch-Institut (2006): Anforderungen an die Hygiene bei der Lebensmittelversorgung und ihre Qualität. Epidemiologisches Bulletin 29, S. 228–229, http://edoc.rki.de/documents/rki_ab/reKNpBgNk2ng/PDF/21QbVTe329V1tg.pdf (21.02.2018).

21 Infektionspotenziale in Langzeitpflegeeinrichtungen
Bewohnst du noch oder lebst du hier?

> **Fast Facts – das erwartet Sie in diesem Kapitel:**
> - „Seniorenheim" versus „Pflegeheim"
> - Atemwegsinfektionen
> - Multiresistente Bakterien
> - Gastrointestinale Infektionen
> - Tierhaltung
>
> **Differenzierende Lesezeit: 20 Minuten**

Die zunehmend häufigere Unterbringung älterer Menschen in Langzeitpflegeeinrichtungen wie Heimen, betreuten Wohngruppen etc. ebenso wie auch die immer kürzere Verweildauer in Krankenhäusern tragen zum Anstieg von Infektionen an solchen Orten bei.

21.1 Infektionsproblematik – differenzierte Betrachtung

Ältere Menschen wurden mittlerweile mehrfach als besonders infektionsgefährdet dargestellt. Die Abwehrkraft sinkt, chronische Erkrankungen und Tumorleiden sind weit verbreitet, Immobilität, Inaktivität, chronische Wunden oder funktionelle Beeinträchtigungen wie z. B. Schluckstörungen erhöhen das Risiko weiter.

Langzeitpflegeeinrichtungen wie Geriatriezentren, Seniorenheime, Altersheime, betreutes Wohnen etc. stellen den häuslichen Lebensraum für ältere Menschen dar. Daher muss in betreuten Wohnbereichen, anders als im Krankenhaus, die Verhältnismäßigkeit zwischen einer zu ziehenden Einschränkung der Bewegungsfreiheit und dem Schutz der Mitbewohner*innen situationsabhängig abgewogen werden. Grundsätzlich ist das Ausmaß der infektionspräventiven Maßnahmen vom Lebensbereich in derartigen Langzeitpflegeeinrichtungen abhängig.

Der Anspruch an moderne Langzeitpflegeeinrichtungen lautet: mehr Infektionsprophylaxe, weniger Krankenhausatmosphäre.

> Lebt der ältere Mensch in seiner eigenen Pflegewohnung (z. B. betreutes Wohnen, Seniorenheim), benötigt er also überwiegend soziale Betreuung, gelten die allgemein üblichen hygienischen Vorschriften, wie sie auch in Privathaushalten gelten (z. B. Flächenreinigung). Handelt es sich um den Pflegebereich,

> also um Bewohner*innen von Pflegestationen, d. h. auch um Kranke („Pflegeheim"), bei denen kontinuierlich und überwiegend Pflege- und Behandlungsbedarf gegeben ist, so müssen hier auch krankenhaushygienische Aspekte (z. B. KRINKO-Leitlinien) zur Anwendung kommen (z. B. Flächendesinfektion).

Der zunehmend lauter werdende Ruf nach organisierter Hygiene ist auch dadurch erklärbar, dass Bewohner*innen solcher Einrichtungen einen zunehmend hohen Grad an Pflegebedürftigkeit und medizinischer Betreuung aufweisen. Die gesetzlichen Grundlagen (z. B. Infektionsschutzgesetz) zur organisierten Hygiene (z. B. Hygieneplan) sind auch in Langzeitpflegeeinrichtungen maßgeblich.

21.2 Spezielle Problemsituationen in Langzeitpflegeeinrichtungen

Ältere Menschen in Langzeitpflegeeinrichtungen erleiden **Pneumonien** doppelt so häufig wie ältere Menschen, die in Privathaushalten leben. Der ältere Mensch ist aufgrund der eingeschränkten Lungenfunktionsleistung und Reinigungskraft gefährdeter, vor allem anfälliger für **Pneumokokken**-Infektionen oder **Influenzaausbrüche**, welche häufig tödlich verlaufen. **Harnwegsinfektionen** treten insbesondere im Zusammenhang mit der Verwendung von transurethralen Kathetern auf, ebenso gelten chronische Dekubiti als Infektionsquelle für HAI. Bewohner*innen sollen daher grundsätzlich auch gegen Influenza und Pneumokokken geimpft sein (vgl. Kap. 13).

> **Pneumokokken** sind eine Gefahr für die Generation 50+. Sie verursachen Pneumonien, Meningitis und Sepsis, oftmals mit einem raschen, fulminanten Verlauf. Todesfolge ist nicht ausgeschlossen. Eine einmalige, jährlich zu wiederholende Schutzimpfung steht zur Verfügung.

MRE in Langzeitpflegeeinrichtungen

MRSA (methicillinresistenter Staphylococcus aureus), MRGN (multiresistente gramnegative Bakterien) usw. werden zunehmend häufiger auch in Langzeitpflegeeinrichtungen diagnostiziert. Das Auftreten von MRE ist als Folge des Vorkommens und der Zunahme dieses Bakteriums in Krankenhäusern anzusehen. Es gibt einen engen **Zusammenhang zwischen MRE-Infektionen** von Bewohner*innen und **zurückliegenden Krankenhausaufenthalten**. Die Übertragung innerhalb eines Heimes, also z. B. unter Zimmernachbar*innen, ist eher selten anzutreffen (Ausnahme: Ausbruchssituation). Basishygiene ist ausreichend. Lediglich bei offenen Wunden, Tracheostoma etc. wäre eine räumliche Isolierung anzustreben.

Umgekehrt können auch Bewohner*innen resistente Mikroben in das Krankenhaus einschleppen. Bei MRE-Bewohner*innen mit **überwiegend pflegerisch-medizinischer Betreuung** auf einer Pflegestation gelten dieselben Richtlinien wie im Krankenhaus (vgl. Kap. 33), bei einer überwiegend sozialen Betreuung gelten dieselben Richtlinien wie für Privathaushalte.

Fallbeispiel mit möglichen Rechtsfolgen: MRSA als fahrlässige Körperverletzung?

Ein typischer Fall: Es ist Freitag, 17:30 Uhr, plötzlich steht unangemeldet der Rettungswagen vor dem Pflegewohnhaus. Fr. K. wird unangekündigt aus dem Krankenhaus zurückgebracht. Mit einem Kurzentlassungsbrief in der Hand und ohne Medikation für das bevorstehende Wochenende. Pflegerin S. bringt Fr. K. in ihr angestammtes Zimmer, das sie sich schon seit Jahren mit der tracheotomierten Fr. W. teilt. Am folgenden Montag ruft das Krankenhaus an und teilt der Pflegeeinrichtung mit, dass man von Fr. K. einen positiven MRSA-Befund (nasal und inguinal) nachsenden werde. Zu diesem Zeitpunkt wohnen Fr. K. und Fr. W. schon vier Tage ohne die erforderlichen Isolierungs-/Schutzmaßnahmen im selben Zimmer. Hier liegt ein klarer rechtlicher Verstoß gegen das Infektionsschutzgesetz vor. Im Infektionsfalle könnte gegen das Krankenhaus wegen fahrlässiger Körperverletzung Anzeige erstattet werden. Zusätzlich kämen Schadenersatzansprüche zum Ersatz der Behandlungskosten und zum Ausgleich eines immateriellen Schadens („Schmerzensgeld") in Betracht (Höfert, Schimmelpfennig, 2014).

Infektiöse Durchfallerkrankungen in Langzeitpflegeeinrichtungen

Durchfallerkrankungen sind in der Langzeitpflege häufig anzutreffen. Da die Schutzfunktion der Magensäure durch die altersbedingte Erhöhung des pH-Wertes reduziert ist, steigt auch das Risiko für lebensmittelbedingte gastrointestinale Infektionen. Deshalb ist die besondere Beachtung notwendiger Hygienemaßnahmen in der Verarbeitung und Lagerung von Nahrungsmitteln sowie bei der Aufbewahrung von Speisen erforderlich. Nosokomiale Durchfallerkrankungen haben in den letzten Jahren an Bedeutung gewonnen. Infektiöse Durchfallerkrankungen stehen an der Spitze meldepflichtiger Erkrankungen. Viren dominieren als Verursacher von Durchfallerkrankungen: Rotaviren, Noroviren, Hepatitis-A-Viren und Adenoviren. Die häufigsten bakteriellen Verursacher wie Campylobacter oder Salmonellen entstammen meist kontaminierten Lebensmitteln (siehe Kap. 6, Tab. 8) oder sind antibiotikaassoziiert, wie im Fall von CDAD (Clostridium-difficile-assoziierte Diarrhoe) (siehe Kap. 32.2). Die Übertragung erfolgt über direkten oder indirekten Kontakt. Stuhlkontaminierte Gegenstände wie Bettschüssel, Bett oder Bettwäsche sowie die Hände des Personals und der Patient*innen sind dafür hauptverantwortlich. Vor allem Noroviren gelten wegen ihrer zusätzlichen aerogenen Übertragbarkeit und geringen Infektionsdosis als häufig auftretende HAI.

**Fallbeispiel mit etwaigen Rechtsfolgen:
Kontaminierte Bewohnerwäsche infiziert die ganze Familie**

In einer Pflegeeinrichtung ereignet sich ein norovirusbedingter Gastroenteritis-Ausbruch. Eine Pflegekraft übergibt die fäkal kontaminierte Leibwäsche der Tochter einer betroffenen Bewohnerin zur häuslichen Wäsche. Im Ergebnis erkranken alle Familienmitglieder der Tochter. Eine gewissenhafte Pflegekraft hätte die viruskontaminierte Wäsche entweder gar nicht oder allenfalls abgeschlossen verpackt mit dem Hinweis, dass desinfizierende Aufbereitung und Händedesinfektion erforderlich sind, abgeben dürfen. Hier könnte der Tatbestand der fahrlässigen Körperverletzung als gegeben angesehen werden (Höfert, Schimmelpfennig, 2014).

Tierhaltung in Langzeitpflegeeinrichtungen

Die Haltung von Tieren kann Gesundheit und Wohlbefinden fördern. Tiertherapie wird in Langzeitpflegeeinrichtungen zunehmend angeboten (im Gegensatz zu Krankenanstalten und Sonderkrankenanstalten, wo auch für ausgebildete Assistenz- und Therapiehunde das Mitnahmeverbot eigener Tiere gilt). Als tierische Mitbewohner und/oder Besucher eignen sich besonders Katzen, Hunde, Vögel, Hasen, Ratten und Meerschweinchen. Als etwas problematischer, aber nicht unmöglich gelten Schildkröten (z. B. Gefahr von Salmonellen) und andere Reptilien aufgrund ihrer humanpathogenen Mikroben. Ob und welche Tiere erlaubt sind, entscheidet letztlich die Organisationsleitung. Aus infektionspräventiver Sicht ist unter Einhaltung folgender Grundregeln nichts gegen Tiere im Wohnbereich älterer Menschen einzuwenden:

- Das Tier muss regelmäßig **tierärztlich untersucht**, geimpft und entwurmt werden.
- Die artgerechte, **hygienische Tierhaltung** muss gewährleistet sein.
- Gefahren wie **Stürze**, **Bisse** oder **allergische Reaktionen** der Bewohner*innen müssen ausgeschlossen werden.
- Für **stark abwehrgeschwächte** Personen sind Zugangsbeschränkungen auszusprechen.

Zoonosen, zwischen Tier und Mensch übertragbare Infektionskrankheiten, werden durch den direkten Kontakt mit Tieren, den Konsum von Lebensmitteln vorwiegend tierischer Herkunft sowie durch indirekte Kontakte übertragen. Die Bekämpfung von infizierten Tierbeständen ist schwierig, weil diese meist gesund sind, aber den Menschen durch den Verzehr von tierischen Produkten bzw. den direkten Kontakt mit deren Ausscheidungen erkranken lassen. Zu den besonders gefährdeten Personengruppen zählen auch hier ältere Menschen.

Zum Kapitelabschluss

One Minute Wonder

- **Aus infektionspräventiver Sicht gilt besondere Aufmerksamkeit** in Bezug auf gastrointestinale Infektionen im Zusammenhang mit der Nahrungsmittel- bzw. Küchenhygiene, Influenzaepidemien, Atemwegsinfektionen, Mykosen, Harnwegsinfektionen und dem Vorkommen von multiresistenten Mikroben.
- **Bei einer überwiegend medizinisch-pflegerischen Betreuung an einer Pflegestation** gelten weitestgehend Hygienerichtlinien wie im Krankenhaus.
- **Bei einer überwiegend sozialen Betreuung** gelten dieselben Hygienerichtlinien wie in Privathaushalten.
- Bei **infektiologischen Ausbrüchen** ist grundsätzlich wie im Krankenhaus vorzugehen.
- **Tierhaltung** ist unter bestimmten Rahmenbedingungen möglich.

Fragen zur selbstständigen Wissensüberprüfung

1. Warum sind ältere Menschen infektionsanfälliger?
2. Welche infektionspräventiven Maßnahmen sind bei Bewohner*innen von Langzeitpflegeeinrichtungen empfehlenswert?

Aspöck, C. (2017): Therapiehunde im Spital. Hygienemonitor 23 (4–6), S. 4. www.universimed.com/files/grafik/HygieneMonitor/2017/Hygienemonitor_4-6_2017.pdf (26.06.2017).

Hirschmann, H. (2015): Haustierhaltung in Alten- und Pflegeheimen. Krankenhaushygiene + Infektionsverhütung 37 (4), S. 145–146.

Kramer, A., Assadian, O., Exner, N., Hübner, N.-O. & Simon, A. (Hg.) (2022): Krankenhaus- und Praxishygiene. Hygienemanagement und Infektionsprävention in medizinischen und sozialen Einrichtungen. 4. Auflage. München: Urban & Fischer.

KRINKO – Kommission für Krankenhaushygiene und Infektionsprävention am Robert-Koch-Institut (2005): Infektionsprävention in Heimen. Bundesgesundheitsbl. 48 (9), S. 1061–1080. https://www.rki.de/DE/Content/Infekt/Krankenhaushygiene/Kommission/Downloads/Heimp_Rili.pdf?__blob=publicationFile (20.02.2017).

22 Infektionspotenziale in Privathaushalten
My Home is my Mikrobenzoo!?

Fast Facts – das erwartet Sie in diesem Kapitel:
- Das kranke Kind zu Hause
- Der betreute Mensch zu Hause
- Schutzmaßnahmen für Klient*innen und Mitarbeiter*innen
- Haushaltshygiene/Küchenhygiene
- Infektionsprävention in der Arztpraxis

Differenzierende Lesezeit: 30 Minuten

Der „dehnbare" Begriff Sauberkeit wurde bereits im einleitenden Prolog ausführlich behandelt. Möchte man von einer sauberen Wohnung sprechen, sollte man beim Geschirrtuch beginnen und nicht auf der Toilette. Das Hygiene-Council untersuchte Haushalte mit durchwegs überraschenden Ergebnissen: Die höchsten Kontaminationen wurden gefunden auf dem Küchenschwamm (1), auf dem Abfalleimer (2), im Kühlschrank (3), auf der Computertastatur (4), dem Küchenwasserhahn (5), dem Waschbeckenabfluss (6), im Schmutzwäschekorb (7), in den Silikonfugen im Badezimmer (8) und auf der Hauskatze (9). Erst auf Platz 10 folgte die Toilette (siehe Abb. 100).

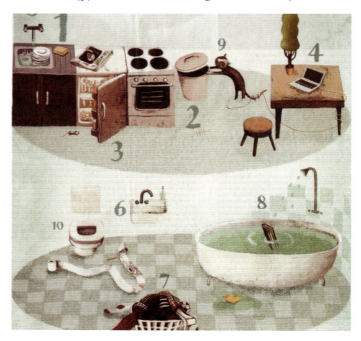

Abb. 100: **Top 10 der Hygiene-Problemzonen in Haushalten**

22.1 Das kranke Kind zu Hause – ein Kinderspiel?

In Europa erkranken wieder mehr Kinder an den sogenannten Kinderkrankheiten wie Masern oder Mumps. Hauptursache: Impfmüdigkeit.

Was ist nun in der Betreuung des kranken Kindes zu Hause zu beachten? Kinder müssen bei häufigen Infektionskrankheiten wie Durchfallerkrankungen (Noro-, Rotaviren, Salmonellen), Bindehautentzündung, Influenza, Keuchhusten, Läusebefall, Masern, Mumps, Röteln, Scharlach und Varizellen zu Hause bleiben. Diese Auflistung ließe sich fortsetzen. Das kranke Kind sollte zu Hause bleiben bei Fieber >38,5°C, Durchfall, Erbrechen, bei einem Ausschlag unbekannter Genese oder starken Erkältungssymptomen.

Insbesondere bei Durchfällen muss auch beim bereits gesunden Kind an die Möglichkeit einer weiteren Mikrobenausscheidung gedacht werden. Zur Orientierung dient die RKI-Empfehlung für die Wiederzulassung in Schulen und anderen Gemeinschaftseinrichtungen (siehe Tab. 36).

> *If you are afraid of the vaccine, try the disease!*
>
> **Als Faustregel gilt:** mindestens ein Tag Symptomfreiheit, bevor das Kind wieder in den Kindergarten oder in die Schule geht.

Erkrankung	(IKZ) Dauer der Ansteckungsfähigkeit	Zulassung nach Krankheit	Ärztl. Attest erforderlich	Ausschluss von Kontaktpersonen, Hygienemaßnahmen
Masern	(8–14) 5T vor bis 9T nach Auftreten des Exanthems	Nach Abklingen der Symptome, >5 nach Ausbruch des Exanthems	nein	Nicht erforderlich bei Impfschutz
Röteln	(14–21) 7T vor bis 7T nach Auftreten des Exanthems	Bei gutem Allgemeinempfinden	nein	Nicht erforderlich
Varizellen	(8–28T) 2T vor bis 7T nach Auftreten der ersten Bläschen	1 Woche nach Krankheitsbeginn	nein	Nicht erforderlich
Virusenteritiden (Rotaviren, Noroviren)	(Rota 1–3T; Noro 6–50h) bis 8 bzw. 2T nach Auftreten des Durchfalls	Nach Abklingen der Symptome, frühestens nach 48 h	nein	Nicht erforderlich bei fehlender Symptomatik, Händehygiene (siehe Kap. 19.6 und 32)
offene Lungen-TBC	(6–8 Wo) Solange Bakterium im Sputum/Magensaft nachweisbar	3 neg. mikrobiol. Befunde, Einnahme der Kombinationstherapie >3 Wo, 2 Wo nach Entfieberung	ja	Umgebungsuntersuchung erforderlich, Ausschluss nicht erforderlich bei fehlender Symptomatik, Raumlüftung, Desinfektion, Atemschutz bei Betreuung, Infektionsquelle suchen (siehe Kap. 33.5)
Meningokokken-Infektion	(2–10) Bis 24 h nach Therapiebeginn	Nach Abklingen der Symptome	ja	Klinische Überwachung von Kontaktpersonen, Postexpositionsprophylaxe innerhalb von 10T nach Letztkontakt (siehe Kap. 6)

Tab. 36: **Auszug aus: Empfehlungen zur Wiederzulassung in Schule und Kindergarten**

22.2 Mobile (ambulante) Pflege und Betreuung

Werden Menschen zu Hause von Mitarbeiter*innen mobiler (ambulanter) Pflege- und Betreuungsorganisationen betreut bzw. gepflegt, sind bei den durchzuführenden Maßnahmen, verglichen mit Krankenhaus oder Langzeitpflegeeinrichtungen, einige andere Schwerpunkte zu setzen:

- Viele krankenhausspezifische Gefahrenquellen fallen weg.
- Infektiöser und psychischer Hospitalismus kommen verhältnismäßig selten vor.
- Die Resistenz kranker Menschen wird durch den Verbleib daheim gestärkt.
- Die Infektionsgefahr, ausgehend von Mitpatient*innen, ist nicht vorhanden.
- Patientenbezogene Risikofaktoren wie z. B. Adipositas, Schluckstörungen etc. bleiben bestehen.
- Auch sind zu Hause alle endogenen Infektionsquellen (z. B. Darm) weiterhin vorhanden und relevant.
- Ältere Menschen mit chronischen Wunden müssen häufiger versorgt werden.
- Der Umgang mit Medikamenten, Harnkathetern, Gefäßkathetern oder Wunden ist im Wesentlichen nicht anders zu betrachten als im Krankenhaus (siehe Kap. 26–31).

Frühzeitige Entlassungen aus dem Krankenhaus

Trotz der immer frühzeitigeren Entlassungen aus dem Krankenhaus bleibt oftmals die Pflegebedürftigkeit bestehen (z. B. Tracheostoma, Harnkatheter). Daraus ergibt sich wiederum zwangsläufig, dass **HAI erst zu Hause** auftreten. Während es zu HAI im Krankenhaus gut dokumentierte empirische Daten gibt, existieren diese Häufigkeitsstatistiken im ambulanten Bereich kaum. Untersuchungen in den USA haben gezeigt, dass der sogenannte „Hawthorne-Effekt" (Menschen verändern ihr Verhalten, wenn sie beobachtet werden und sich dessen bewusst sind) im ambulanten Bereich sehr stark ausgeprägt ist. Aus diesem Grund empfehlen Expert*innen, auch die in der mobilen Betreuung auftretenden Infektionen kontinuierlich zu erfassen.

Die Infektionsprävention und die Beobachtung von Infektionszeichen stellen somit wesentliche Aufgaben der mobilen Pflege dar. Bei der Betreuung zu Hause ist die Einhaltung notwendiger hygienischer Richtlinien unter Miteinbeziehung der persönlichen Ressourcen der Klient*innen (finanzielle Möglichkeiten, soziales Umfeld, bauliche Situation), des jeweiligen Pflege- und Betreuungsauftrags und des Qualifikationsniveaus des meist multiprofessionellen Betreuungsteams erforderlich.

Private Gegebenheiten machen es oftmals notwendig, bei hygienischen Anforderungen Abstriche zu machen, zu improvisieren.

Händehygiene

Wie im Krankenhaus gilt auch im Homecare-Bereich: Das Händewaschen dient der Reinigung. Normale Haushaltsseifen ohne antibakterielle Wirkung sind dazu völlig ausreichend. Die Händedesinfektion dient der Infektionsprävention. Aufgrund der unterschiedlichen Umgebungsbedingungen müssen die Indikationen der Händedesinfektion im Krankenhaus differenziert betrachtet werden. Personen mit „Publikumsverkehr" – dazu zählen Klient*innen und Mitarbeiter*innen – profitieren am meisten davon. Bei regelmäßig durchgeführter Händedesinfektion treten Durchfall- und Erkältungskrankheiten deutlich seltener auf, bei der Influenza zeigen sich keine Vorteile.

Eine **Händedesinfektion** ist beim Wechsel zwischen folgenden Tätigkeiten erforderlich:
- von Körperpflege zu Küchentätigkeit,
- von der Küchentätigkeit zum Handling von Ausscheidungen,
- vom Handling der Ausscheidungen zur Körperpflege,
- von sämtlichen Tätigkeiten zu therapeutischen oder diagnostischen Maßnahmen,
- von therapeutischen oder diagnostischen Maßnahmen zu allen anderen Tätigkeiten,
- von Entsorgungstätigkeiten zu allen anderen Tätigkeiten.

Das **Tragen von Handschuhen** in der häuslichen Pflege dient primär dem Selbstschutz. Schutzhandschuhe werden bei allen Arbeiten getragen, bei denen es zum Kontakt mit Blut oder sonstigen Körperflüssigkeiten bzw. mit infektiösem Material kommt. Bei risikoträchtigen Pflege- oder Therapiemaßnahmen (z. B. beim Legen von transurethralen Kathetern) werden, wie im Krankenhaus, sterile Handschuhe verwendet. Beim Hantieren mit Reinigungs- und Desinfektionsmitteln kommen Mehrweghandschuhe (Haushaltshandschuhe) zum Einsatz.

Vom Pflegepersonal wird verlangt, Hygienerisiken für Klient*innen professionell einzuschätzen.

Die **Arbeitskleidung** muss sauber sein und regelmäßig gewechselt werden. Ob Dienst- oder Privatkleidung getragen wird, liegt im Ermessen der Betreuungsorganisation, für die Bereitstellung der Dienstkleidung ist die Organisation zuständig. Derzeit wird die Dienstkleidung in den meisten Fällen von den Beschäftigten privat gewaschen. Grundsätzlich gelten dieselben Richtlinien zur persönlichen Hygiene, wie sie in Kapitel 15 erläutert wurden.

22.3 Haushaltshygiene

Aufgrund der üblichen Reinigungsmaßnahmen im Haushalt (staubbindende Feuchtreinigung) kann auf laufende Desinfektionsmaßnahmen wie im Krankenhaus grundsätzlich verzichtet werden. Eine Desinfektion empfiehlt sich bei exponierten Räumlichkeiten wie Bad, Toilette und Küche, wenn aufgrund der Art einer Erkrankung auch von der üblichen mikro-

> biellen Besiedelung ein Gesundheitsrisiko ausgehen kann (z. B. Immunsuppression, Hepatitis). Außerdem darf das Desinfektionsmittel nur mit gereinigten (bevorzugt thermische Aufbereitung) oder frischen, sauberen Lappen, Tüchern, Mopps o. Ä. entnommen werden.

Lüften kann durch nichts ersetzt werden! Mehrmals täglich für einige Minuten zu lüften kostet nichts, bringt aber viel, insbesondere in Küche, Bad und Toilette.

- Eine gezielte Flächendesinfektion ist nur im Zusammenhang mit therapeutisch-diagnostischen Verrichtungen (z. B. Wundversorgung) erforderlich. Gebrauchsfertige Desinfektionstücher aus der Spendenbox oder Wipes sind am einfachsten in der Anwendung.
- Pflegekoffer und Arbeitsflächen für die Medikamentenzubereitung sollten regelmäßig gereinigt und gegebenenfalls desinfiziert werden.
- Einweginstrumenten ist aufgrund der gesetzlichen Gegebenheiten (MPG) der Vorzug zu geben. Instrumente sind meist für den Verbandwechsel notwendig. Sollte Einwegmaterial nicht zur Verfügung stehen, müssen die Instrumente desinfiziert werden.
- Abfall wird mit Ausnahme jenes Abfalls, von dem eine Verletzungsgefahr ausgeht (durchstichsichere Boxen), in normalen, haushaltsüblichen Restmüllbehältern entsorgt.
- Der Wäschewechsel orientiert sich im Wesentlichen an der Menge des zur Verfügung stehenden Vorrates und den Möglichkeiten, die Wäsche zu waschen. Eine Waschtemperatur von 40°C tötet viele Mikroben (insbesondere MRE) nicht ab, dagegen gilt 60°C als ausreichend. Waschverfahren mit über 75°C wirken massiv keimreduzierend. Der Trend zu niedrigen Waschtemperaturen bei Haushaltswaschmaschinen ist ökologisch sicherlich erfreulich, jedoch sollte bei pflegebedürftigen älteren Menschen mit offenen Wunden und Kathetern bzw. bei eitrigen Verletzungen mit mindestens 60°C gewaschen werden.
- Bettwäsche sollte aus waschbaren Materialien bestehen. Werden Decken und Pölster mit Federfüllung verwendet, so ist die Reinigung erfahrungsgemäß als problematisch einzuschätzen. Die Verwendung solcher Produkte ist im häuslichen Bereich jedoch als unbedenklich zu betrachten. Bei Bedarf können auch für Pölster entsprechende Schonbezüge verwendet werden. Der Einsatz von Matratzenschonbezügen ist aus hygienischen sowie wirtschaftlichen Aspekten angezeigt.
- Leibschüsseln (Steckbecken) und Harnflaschen werden manuell gereinigt und desinfiziert. Dazu werden gewöhnliche Haushaltsreiniger verwendet.
- Haushaltshandschuhe: Handschuhe nach Verwendung auf links drehen, Innenseite mit Wasser abspülen und zum Trocknen aufhängen. Abschließend Hände waschen.
- Reinigungstextilien: Mikrofasertücher haben viele Vorteile, sie können sowohl trocken als auch feucht verwendet werden. Unterschiedliche Farben für Küche, Badezimmer und Toilette verwenden. Die Nutzung von Küchenschwämmen vermeiden.
- Bei Haustierhaltung erweist sich die Verwendung von Dampfreiniger und Dampfsauger als hilfreich und wirkungsvoll.

Küchenhygiene

Mangelnde Sorgfalt beim hygienischen Umgang mit Lebensmitteln kann die Ursache für Lebensmittelinfektionen sein. Die wichtigsten Schutzmaßnahmen bestehen in der Einhaltung allgemeiner Küchenhygieneregeln: z. B. Schwämme und Geschirrtücher regelmäßig waschen, den Geschirrspüler mit mindestens 60°C in Betrieb nehmen, die Kühlschranktemperatur möglichst tief halten, den Kühlschrank regelmäßig reinigen und auf Frische und Haltbarkeit der Produkte achten. Außerdem ist die Einhaltung der Händehygiene (z. B. vor der Zubereitung von leicht verderblichen Nahrungsmitteln wie Geflügel oder Eiprodukten) und die sachgerechte Lagerung (um Schädlingsbefall vorzubeugen) von großer Bedeutung. Im Umgang mit Ernährungssonden (v. a. PEG-Sonden), Sondenkost und deren Zubehör sind anerkannte Regeln auch im Homecare-Bereich strikt einzuhalten.

Goldmedaille!
Ein unsauberer und feuchter Küchenschwamm enthält rund 100 000 000 Mikroben!

> **Messie-Syndrom**
>
> Als „Messies" werden Menschen bezeichnet, deren Leben durch das Sammeln von Dingen bestimmt ist. Die extremste Form des Sammelzwangs heißt „Vermüllungssyndrom". Dabei wird die Wohnung unbewohnbar und die häusliche und persönliche Hygiene vernachlässigt. Dieses Verhalten steht oft im Zusammenhang mit demenziellen Erkrankungen, tritt aber auch bei Zwangsstörungen, Schizophrenie und Borderline-Störungen auf. In Zusammenhang mit Unsauberkeit besteht das Risiko, ein ungepflegtes körperliches Erscheinungsbild falsch einzuschätzen und körperliche Erkrankungen, die durch Verschmutzung oder verdorbene Lebensmittel ausgelöst wurden, mit einer akuten Erkrankung zu verwechseln. Darüber hinaus droht die Gefahr der sozialen Isolation oder des Wohnungsverlustes.

22.4 Infektionsprävention in der Arztpraxis

Durch die zunehmende Verlagerung der Patientenversorgung (Multimorbidität, chronische Erkrankungen, invasive Diagnostik, operative Eingriffe) aus dem stationären in den extramuralen, ambulanten Bereich gestaltet sich die hygienische Situation in Arztpraxen immer anspruchsvoller. Im Prolog dieses Buches wurde bereits auf die häufigsten Infektionen/Infektionskrankheiten, mit denen Patient*innen zu praktischen Ärzt*innen/Fachärzt*innen kommen, hingewiesen (siehe Tab. 5). Dementsprechend wichtig sind auch infektionsprophylaktische Maßnahmen in einer Ordination. In Deutschland werden diese Maßnahmen in der BGR 250/TRBA 250 und im Infektionsschutzgesetz geregelt. In Österreich gilt die Verordnung der österreichischen Ärztekammer über die hygienischen Anforderungen von Ordinationsstätten und Gruppenpraxen.

Patient*innen werden immer kritischer. Die Mündigkeit von Patient*innen als Instrument der Infektionsprävention einzusetzen, ist besonders im niedergelassenen Bereich ein hilfreiches Instrument.

Als typische Mängel bei den Überprüfungen zeigen sich fehlende Hygienepläne, fehlende Schulungen, unzureichende Infrastruktur der Händehygiene, Mängel in der Aufbereitung der Arbeitskleidung und fehlende Schutzkleidung.

Fallbeispiel mit Urteil

Ein Arzt hatte keinen Hygieneplan für seine Praxis. Anlässlich einer Injektion kam es zu einem Staphylokokkenabszess bei einer Patientin. Der BGH hat in seinem Urteil (AZ: VI ZR 158/06) ausgeführt, das Fehlen des gesetzlich vorgeschriebenen Hygieneplanes stelle (neben anderen Hygienemängeln) einen erheblichen Mangel dar, der zur Beweiserleichterung (Beweislastumkehr) zugunsten der Patientin führte (Höfert, Schimmelpfennig, 2014).

Woran können Patient*innen eine „hygienische Ordination" erkennen?

- Ist die Garderobe ausreichend dimensioniert?
- Beinhaltet das Wartezimmer einen HDM-Spender?
- Wird mit Postern auf die Notwendigkeit der Händehygiene hingewiesen?
- Beinhaltet die Kinderzone im Wartezimmer Plüschtiere?
- Ist in jedem Behandlungsraum ein Handwaschbecken vorhanden?
- Sind beim Handwaschbecken wandmontierte Spender für HDM, Flüssigseife und Papierhandtücher vorhanden?
- Gibt es getrennte Sanitärräume für Personal und Patient*innen?
- Sind die Fußböden fugendicht und feucht wischbar?
- Besteht das Inventar aus geschlossenen Schränken oder offenen Regalen?
- Desinfiziert sich das Personal vor dem Kontakt mit Patient*innen die Hände?
- Ist in Eingriffsräumen/OPs ein Fliegengitter montiert?
- Erhalten infektiöse Patient*innen einen Termin zu Beginn oder am Ende der Ordinationszeiten?

Aus der Perspektive der Mitarbeiter*innen und der Betreiber*innen der Ordination gelten weitestgehend dieselben Richtlinien wie im Krankenhaus. Der Fokus ist ebenso gerichtet auf die Händehygiene, die Medikamentenlagerung, die Instrumentenaufbereitung, die Flächendesinfektion, die kontaminierte Wäsche und die Müllentsorgung. Nicht zu vergessen die epidemiologische Infektionsprävention – die gesetzliche Meldepflicht der meldepflichtigen Erkrankungen an das jeweilige Gesundheitsamt.

Zum Kapitelabschluss

One Minute Wonder

- Privathaushalte sind mit mehr als der Hälfte der Fälle der **häufigste Ausgangsort für epidemiologisch bedeutsame Ausbrüche** von Infektionskrankheiten.
- Aufgrund der immer **frühzeitigeren Entlassungen** aus dem Krankenhaus treten HAI oftmals erst zu Hause auf.
- Neben älteren und abwehrgeschwächten Menschen gelten v. a. Babys, Kinder und Schwangere als **Risikogruppen**.
- Das Risiko konzentriert sich auf den Umgang mit **Lebensmitteln und Wunden**.
- Ein besonderes Augenmerk ist auf die artgerechte, **hygienische Haltung von Tieren** zu legen. Haustiere gelten als Überträger bzw. Reservoir für Toxoplasmose, Salmonellosen und Campylobacter-Infektionen.

Fragen zur selbstständigen Wissensüberprüfung

1. Sie stehen unmittelbar vor dem Beginn Ihres extramuralen Praktikums: Welche Basismaßnahmen/Richtlinien aus der Krankenhaushygiene werden Sie nicht antreffen und warum nicht?
2. Auf welche Hygienemaßnahmen im Rahmen der mobilen Pflege darf auch zu Hause nicht verzichtet werden?
3. Erfüllt Ihr eigener Haushalt die hygienischen Grundanforderungen?
4. Woran können Patient*innen eine „hygienische Arztpraxis" erkennen?

Ärztekammer Nordrhein (o. J.): RhÄ-Checkliste – Hygiene in der Arztpraxis. https://www.aekno.de/downloads/aekno/checkliste-hygiene-praxis.pdf (25.03.2014).

AGES (2012): Lebensmittelsicherheit und Hygiene im Privathaushalt. https://www.ages.at/fileadmin/AGES2015/Themen/Lebensmittel_Dateien/Lebensmittelsicherheit_und_Hygiene_im_Privathaushalt_13_12_2013.pdf (25.03.2014).

AWMF (2015): Arbeitskreis Krankenhaus- & Praxishygiene: Hygienische Anforderungen an Hausreinigung und Flächendesinfektion. Expertenkonsens, Fassung 09/2015. AWMF-Register 029/030.

Bundesarbeitsgemeinschaft Freie Wohlfahrt (Hrsg.) (2022): Hygienehandbuch Mobiler Pflege- und Betreuungsdienste. 5. Auflage. Wien: ÖRK.

Desinfektionsmittel-Kommission im VAH (2021): Praxisnahe Tipps für eine sachgerechte Reinigung und Desinfektion im privaten Umfeld. Hygiene & Medizin, Volume 46, 1-6/2021.

Home Hygiene & Health. The Leading Source of Scientific, Professional & Consumer Information. http://www.ifh-homehygiene.org (25.03.2014).

Kramer, A., Assadian, O., Exner, N., Hübner, N.-O. & Simon, A. (Hrsg.) (2022): Krankenhaus- und Praxishygiene. Hygienemanagement und Infektionsprävention in medizinischen und sozialen Einrichtungen. 4. Auflage. München: Urban & Fischer.

KRINKO (2016): Händehygiene in Einrichtungen des Gesundheitswesens. Empfehlungen der Kommission für Krankenhaushygiene und Infektionsprävention (KRINKO) beim Robert-Koch-Institut (RKI). Bundesgesundheitsbl. 59, S. 1189–1220. https://www.rki.de/DE/Content/Infekt/Krankenhaushygiene/Kommission/Downloads/Haendehyg_Rili.pdf?__blob=publicationFile (09.11.2016).

Liu, M. (2016): Protective effect of hand-washing and good hygiene habits against seasonal influenza. https://www.ncbi.nlm.nih.gov/pmc/articles/PMC4839906/ (20.09.2020).

Österreichische Ärztekammer (2015): Hygieneverordnung. Verordnung der Österreichischen Ärztekammer über die hygienischen Anforderungen von Ordinationsstätten und Gruppenpraxen (Hygiene-V 2014). http://www.aerztekammer.at/kundmachungen/-/asset_publisher/ZHk4/content/id/27669 (25.01.2016).

Popp, W., Hilgenhöner, M., Dogru-Wiegand, S., Hansen, D. & Daniels-Haardt, I. (2006): Hygiene in der ambulanten Pflege. Eine Erfassung bei Anbietern. Bundesgesundheitsbl. 49 (12), S. 1195–1204.

Swanson, Y. & Jeanes, A. (2011): Infection control in the community: a pragmatic approach. British Journal of Community Nursing 16 (6), S. 282–288.

23 Infektionspotenziale in Krankenhaus-Risikozonen
Stirbst du oder schläfst du hier?

> **Fast Facts – das erwartet Sie in diesem Kapitel:**
> - Risikozonen
> - OP-Trakt
> - Intensivbehandlungsstation
> - Neonatologische Abteilung
> - Dialysestation
> - Endoskopische Abteilung
> - ZSVA/AEMP
>
> **Differenzierende Lesezeit: 15 Minuten**

Krankenhausabteilungen werden zum Schutz aller Personengruppen in verschiedene Risikobereiche eingestuft, woraus sich bauliche Maßnahmen und Verhaltensweisen sowie Präventivmaßnahmen ableiten:

- Risikobereich 1: **hohe Anforderung an die Mikrobenarmut** (OP-Trakt, Intensivstation, Dialysestation, Endoskopie, geburtshilfliche Abteilung, Zentralküche, Zentralsterilisationsabteilung, neonatologische Abteilung)
- Risikobereich 2: **normale Anforderung an die Mikrobenarmut** (Normalpflegestation, Ambulanzbereich)
- Risikobereich 3: **erhöhte Gefahr der Freisetzung pathogener Mikroben** (das Risiko besteht nur für das Personal: Infektionsstation, Pathologie, Labor, Zentralwäscherei)

Zum Schutz von Patient*innen, Besucher*innen und Mitarbeiter*innen werden in Risikozonen eines KH strengere hygienische Maßstäbe angesetzt.

23.1 OP-Trakt

Das Ziel ist es, die Mikrobenverbreitung im OP-Trakt und die intraoperative Wundinfektion zu verhindern. Der OP-Trakt ist vom „Durchzugsverkehr" des übrigen KH abgetrennt. Der Zugang erfolgt für Personal und Patient*innen getrennt: für das Personal über Personalschleusen, für Patient*innen über eine Umbettungsschleuse. Innerhalb des OPs gibt es reine Bereiche (Patientenversorgung) und unreine Bereiche (Materialentsorgung/-wiederaufbereitung). Die Raumzuteilung erfolgt nach Operationsregion; in der OP-Abfolge werden, soweit planbar, die aseptischen vor den septischen Eingriffen durchgeführt. Die Luftversorgung erfolgt über eine raumlufttechnische Anlage. Oftmals ist dem OP ein Aufwachraum direkt angeschlossen (siehe Abb. 101). Das gesamte Personal trägt Bereichskleidung/-schuhe, Haube und Maske und führt die hygienische HD durch. Das OP-Team (direkt am OP-Tisch) führt zusätzlich die chirurgische HD durch und trägt sterile Handschuhe sowie Sterilmäntel. Patient*innen erhalten vor dem Betreten des OP-Traktes ein sauberes „OP-Kleid" und eine Haube. Nach jeder OP werden patientennahe und kontaminierte Flächen wischdesinfiziert. Die Entsorgung des Abfalls und die Wiederaufbereitung der Instrumente erfolgt in unreinen Arbeitsräumen.

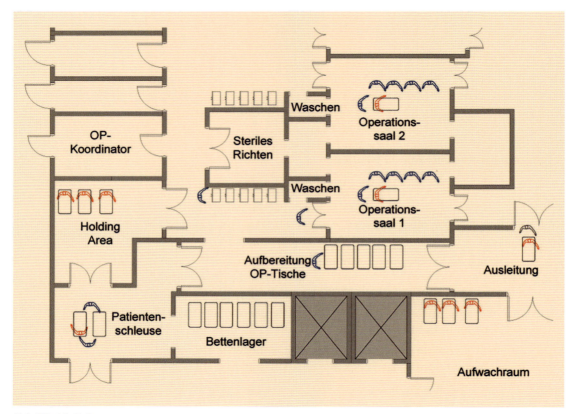

Abb. 101: **OP-Trakt: Ablaufsimulation (rote Symbole = Patient*innen, blaue Symbole = Personal)**

23.2 Intensivbehandlungsstation

Ziel ist es, meist abwehrgeschwächte Intensivpatient*innen vor nosokomialen Infektionen zu schützen. Das Risiko, eine nosokomiale Infektion zu erleiden, ist hier fünfmal höher als in anderen Abteilungen, die Patientenzimmer werden möglichst klein gehalten (Kojen mit 1–4 Betten, siehe Abb. 102), um die Gefahr von Kreuzinfektionen zu reduzieren und eine Trennung der Patient*innen nach Risiko zu ermöglichen. Im Gegensatz zu Normalpflegestationen besteht auf Intensivstationen ein infektionspräventiver Vorteil von Einzelzimmern gegenüber Mehrbettzimmern. Raumlufttechnische Anlagen wären wünschenswert. Die Arbeitsräume werden in reine und unreine Bereiche getrennt. Das Personal trägt Bereichs- und bei direktem Patientenkontakt Schutzkleidung. Die hygienische HD ist hier besonders wichtig, streng aseptisches Arbeiten steht im Mittelpunkt. Die Arbeitsabläufe des Personals orientieren sich an der Verhinderung von HAI. Besucher*innen müssen beim Betreten der IBST die Hände desinfizieren und einen Schutzmantel oder eine PE-Schürze tragen. Desinfektionsmaßnahmen werden intensiver und häufiger als auf Normalpflegestationen durchgeführt.

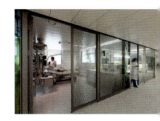

Abb. 102: **Intensivstation: Patientenzimmer**

23.3 Neonatologische Abteilung

Ziel ist es, Frühgeborene und Risikogeburten aufgrund der noch nicht ausgereiften Immunabwehr oder nach Geburtskomplikationen vor Infektionen zu schützen. Grundsätzlich gelten dieselben Hygieneregeln wie auf anderen Intensivstationen, das Keimspektrum ist jedoch ein anderes als bei Erwachsenen. Im Mittelpunkt stehen hier Maßnahmen rund um den Inkubator (siehe Abb. 103), die Säuglingsnahrung und den intensiven Körperkontakt mit den Eltern.

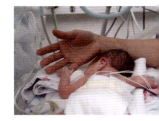

Abb. 103: **Frühgeborenes im Inkubator**

23.4 Dialysestation

Ziel ist es, Dialysepatient*innen, welche aufgrund ihrer chronischen Erkrankung und der Invasivität der Dialysebehandlung ein erhöhtes Infektionsrisiko haben, vor Infektionen zu schützen. Das Risiko beruht vor allem auf der Invasivität der unterschiedlichen Dialyseverfahren, der oftmaligen Punktion des Dialyseshunts und auf mikrobiologisch sensiblen Geräten (siehe Abb. 104). Für das Personal stehen das Nadelstichrisiko bei der Punktion des Shunts und der Umgang mit dem extrakorporalen Kreislauf im Vordergrund. Die wichtigsten Hygienemaßnahmen bestehen in regelmäßigen mikrobiologischen Untersuchungen der technischen Anlagen, der Durchführung der Händedesinfektion und der Verwendung von Handschuhen, der HBV-Schutzimpfung für Personal und Patient*innen und in der korrekten Desinfektion und Entsorgung der potenziell infektiösen Materialien.

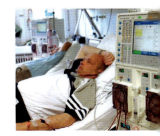

Abb. 104: **Patient mit Shuntzugang während der Dialysebehandlung**

23.5 Endoskopische Abteilung

Ziel ist es, die Infektionsgefahren durch nicht ausreichend aufbereitete und aufbewahrte Endoskope zu reduzieren. Die Endoskopie wird aufgrund der technischen Weiterentwicklung (fiberoptische, temperatur- und chemieempfindliche Geräte) zunehmend häufiger für Diagnose und Therapie auch bei abwehrgeschwächten Personen eingesetzt. Vor allem endoskopische Untersuchungen von physiologisch keimfreien Bereichen wie Gallenwegen, Pankreassystem, Harnblase oder Lunge bringen ein erhöh-

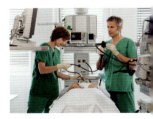

Abb. 105: **Endoskopische Untersuchung**

tes Risiko mit sich. Das Personal trägt ein Kontaminationsrisiko durch Kontakt mit Körpersekreten wie Sputum, Blut, Erbrochenem oder Stuhl. Das Tragen von Schutzkleidung ist daher besonders wichtig. Das Ausmaß der Schutzkleidung ist davon abhängig, ob es sich um einen aseptischen Eingriff handelt bzw. ob die Gefahr des Verspritzens erregerhältigen Materials besteht (siehe Abb. 105). Für die Aufbereitung sind aus hygienischer Sicht maschinelle, vollautomatische Desinfektionsgeräte zu bevorzugen. Reine und unreine Arbeitsflächen müssen strikt getrennt werden und die Aufbewahrung in Schränken muss unter strengen Kriterien erfolgen.

23.6 ZSVA/AEMP

In einer Zentralen Sterilgutversorgungabteilung (ZSVA) oder einer Aufbereitungseinheit für Medizinprodukte (AEMP) wird der gesamte Arbeitsprozess von der Funktionsprüfung bis zur nachverfolgbaren Dokumentation von Sterilgütern und Medizinprodukten durchgeführt. Meist ist eine solche Versorgungseinheit für das gesamte (oder mehrere) KH oder auch für andere Gesundheitseinrichtungen zuständig und/oder einer OP-Abteilung direkt angeschlossen. Das Risiko für Patient*innen liegt in einer möglicherweise fehlerhaften Versorgung des Sterilguts, daher wird nach strengen Normen und Richtlinien gearbeitet. Das Risiko für das Personal liegt in der Verletzungs- und Infektionsgefahr durch potenziell infektiöse Instrumente. In der unreinen Zone erfolgen Reinigung und Desinfektion, in der reinen Zone die Verpackung und Sterilisation (siehe Abb. 106). Diese Zonen sind aufgrund der genannten Risiken räumlich und personell voneinander getrennt. Die zum Einsatz kommenden Verfahren werden in Kapitel 16.4 und 16.5 thematisert.

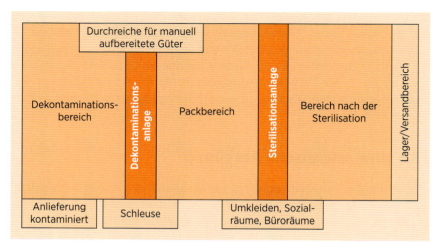

Abb. 106: **Baulich-funktioneller Aufbau der ZSVA/AEMP**

Zum Kapitelabschluss

One Minute Wonder
▶ Intensivstation, Dialysestation, Endoskopie, AEMP und neonatologische Abteilung zählen zum Risikobereich 1 – bauliche Maßnahmen und Verhaltensmaßnahmen zur Aufrechterhaltung einer Mikrobenarmut werden strenger als an anderen Abteilungen angesetzt.

Fragen zur selbstständigen Wissensüberprüfung
1. Mit welchen bautechnischen, organisatorischen und personellen Maßnahmen im OP-Trakt versucht man, Mikrobenverbreitung und Wundinfektionen zu verhindern?
2. Welche Personengruppen tragen welches Infektionsrisiko auf Intensivstationen, neonatologischen Abteilungen, Dialysestationen, endoskopischen Abteilungen und in der AEMP?

Deutsche Gesellschaft für Krankenhaushygiene (2022): Leitlinie der DGKH. Notwendigkeit von Einzelzimmern in Krankenhäusern. Hygiene & Medizin., Volume 47. 3/2022. S. 36–41.

Girndt, M. (2020): Hygiene in der Nephrologie. Der Nephrologe (15 (4), S. 321–331.

KH-HYG-AG Wien in Zusammenarbeit mit dem Arbeitskreis für Hygiene in Gesundheitseinrichtungen des Magistrats der Stadt Wien (MA 15) (2016): Richtlinie zur Aufbereitung von flexiblen Endoskopen und Hygienemaßnahmen in der Endoskopie, Richtlinie Nr. 15. https://www.wien.gv.at/gesundheit/strukturen/hygiene/richtlinien.html (25.03.2018).

KH-HYG-AG Wien in Zusammenarbeit mit dem Arbeitskreis für Hygiene in Gesundheitseinrichtungen des Magistrats der Stadt Wien (MA 15) (2011): Hygieneplan für operativen Bereich, Richtlinie Nr. 17. https://www.wien.gv.at/gesundheit/strukturen/hygiene/richtlinien.html (25.03.2018).

Kramer, A., Assadian, O., Exner, N., Hübner, N.-O. & Simon, A. (Hrsg.) (2022): Krankenhaus- und Praxishygiene. Hygienemanagement und Infektionsprävention in medizinischen und sozialen Einrichtungen. 4. Auflage. München: Urban & Fischer.

V
Hygienemanagement

24 Strategie und Organisation der Krankenhaushygiene
Yes, we can?!

> **Fast Facts – das erwartet Sie in diesem Kapitel:**
> ▶ Schlüsselfaktoren zur Infektionsprävention
> ▶ Hygieneteam
> ▶ Aufgabenbereiche der KH-Hygiene
> ▶ Hygieneplan
>
> **Differenzierende Lesezeit: 15 Minuten**

„Was ist Patient*innen im KH wichtig?" Bei Befragungen zum Thema Patientenvertrauen rangiert das Thema Hygiene im Krankenhaus immer auf den vordersten Rängen, oftmals noch vor der pflegerischen Betreuung oder der Schmerztherapie. Trotz intensiver Kontrollbemühungen ist die Belastung durch HAI in Europa hoch. In den vergangenen Jahren wurden mehrere **evidenzbasierte Leitlinien zur Infektionsprävention** erstellt. Wie aber kann man sie praxisgerecht umsetzen? Aus über 48 000 Studien wurden 90 Reviews ausgewählt – die Auswertung der Ergebnisse mit hoher oder mittlerer Evidenzqualität ergab (Zingg et al., 2015):

24.1 Zehn Schlüsselfaktoren zur Infektionsprävention

1. Organisation der Infektionskontrolle auf Krankenhausebene
2. Stationsbelegung und Arbeitsbelegung (keine Kapazitätsüberschreitungen)
3. Materialien, Ausrüstungen und Ergonomie
4. Richtlinien, Ausbildung und Schulung (praktische Schulung der Stationsrichtlinien)
5. Ausbildung und Schulung (aufgabenorientiert, kombiniert mit Wissens- und Kompetenzbewertungen)
6. Standardisierung von Audits (systematische Überprüfungen mit zeitnahem Feedback)
7. Prospektive Surveillance (Teilnahme an nationalen und internationalen Netzwerken)
8. Entwicklung multimodaler Strategien und Instrumente (Checklisten erstellen, Messung/Veröffentlichung von z. B. MRE-Infektionsraten)
9. Identifikation und Einbindung von Vorreitern (Vorbilder, Interviews mit Personal vor Ort)
10. Schaffung einer positiven Unternehmenskultur (stationsübergreifende Arbeitsbeziehungen, Krisenmanagement, Fehlzeiten, Fluktuation des Personals)

Yes, we can!

Sehr bekannt wurde die Michigan-Kampagne in den USA. Konkret handelte es sich um ein Reduktionsprogramm für katheterassoziierte Septikämien. Bei mehr als 100 teilnehmenden Krankenhäusern sank innerhalb von 18 Monaten die Septikämie-Rate pro 1000 Venenkathetertage innerhalb der ersten drei Monate nach Implementierung von 2,7 auf 0 (!). Der Erfolg ist auf die Bündelung von nur acht Maßnahmen zurückzuführen. Diese Maßnahmen wurden durch Schulungen vermittelt, von Hygienefachkräften überprüft, dokumentiert und die Ergebnisse unmittelbar an die Anwender*innen rückgemeldet. Diese Rückkoppelung trug zur Motivation der Mitarbeiter*innen wesentlich bei. Das Konzept aus Michigan wurde in England zur „Matching-Michigan-Kampagne" weiterentwickelt (www.patientsafetyfirst.nhs.uk).

Wie bereits erläutert, benötigt die Prävention von HAI Rahmenbedingungen („Hygienerichtlinien"). Diese dienen dem Schutz der Patient*innen, der Mitarbeiter*innen und der Umwelt.

Die deutsche Rechtsordnung kennt kein einheitliches Hygienerecht. Vielmehr findet sich eine Vielzahl von Einzelvorschriften. Vorrangig gelten die Empfehlungen der Kommission für Krankenhaushygiene (KRINKO), verbindlich gestellt im IfSG (Infektionsschutzgesetz), darüber hinaus aber auch Unfallverhütungsvorschriften, die Biostoffverordnung, Desinfektionslisten oder das Medizinproduktegesetz.

In Österreich ist seit 1974 die Krankenhaushygiene im Bundeskrankenanstaltengesetz (Bundes KAG) definiert. Die Ausführungsgesetzgebung und Vollziehung ist im jeweiligen Landeskrankenanstaltengesetz geregelt. PROHYG ist ein österreichweiter Standard für die Organisation und Strategie der Krankenhaushygiene. Es gibt Überlegungen, den derzeitigen Empfehlungscharakter von PROHYG auf die Ebene eines Gesetzes zu heben. Eine wichtige Forderung darin ist die Zusammenführung der epidemiologischen Daten zu HAI.

24.2 Hygieneteam

In Österreich führt das Hygieneteam seine Tätigkeit hauptamtlich aus. Die Anzahl der Teammitglieder richtet sich nach dem Institutionstyp, dem Umfang der Aufgabenbereiche und der Bettenzahl. Je nach Krankenhausgröße und Infektionsrelevanz von Abteilungen wird eine Hygienefachkraft (DGKP) für 300–600 Betten empfohlen; für Alten- und Pflegeheime beträgt der Schlüssel 1:400. Das Team setzt sich aus folgenden Berufsgruppen zusammen: einem*einer **Krankenhaushygieniker*in** (idealerweise Fachärztin für Hygiene und Mikrobiologie), einer **Hygienefachkraft** (DGKS/P, idealerweise mit Weiterbildung als Hygienefachkraft) und einem*einer Angehörigen anderer Berufsgruppen (idealerweise biomedizinische*r Analytiker*in).

Laut einer Befragung der ÖGKH (Österreichische Gesellschaft für Krankenhaushygiene) ist die typische Hygienefachkraft weiblich und älter als 45 Jahre, wobei mehr als 60 % der Hygienefachkräfte diese Tätigkeit in Form einer Teilzeitbeschäftigung ausüben. Dabei führen mehr als 70 % der Hygienefachkräfte eine standardisierte Surveillance durch.

In Deutschland müssen Krankenhäuser über **hygienebeauftragte Ärzt*innen und Hygienefachkräfte** mit einer definierten Mindestanwesenheitszeit von je vier Stunden pro Woche verfügen. Das Hygieneteam bildet in Zusammenarbeit mit der kollegialen Führung des Krankenhauses die Hygienekommission, welche für die Umsetzung der „Hygienepolitik" zuständig ist (z. B. Erlass von Richtlinien und Vorschriften). Das Hygieneteam ist als beratendes, überwachendes Organ konzipiert (siehe Abb. 107).

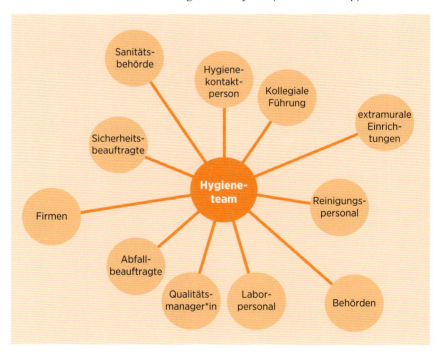

Abb. 107: **Hygieneteam – beratend und überwachend**

Hygienebeauftragte Pflegekräfte sind eine wichtige Ergänzung des Hygieneteams, um zur Stationsebene durchzudringen. Für die Umsetzung der Empfehlungen sind entsprechend der Hierarchie andere Funktionsträger*innen zuständig. Diese **„Hygienekontaktpersonen"** beschäftigen sich mit hygienerelevanten Fragen. Sie arbeiten im stationären Bereich, identifizieren dort Hygieneprobleme und stehen in engem Kontakt mit dem Hygieneteam (siehe Abb. 107). Für die korrekte Ausführung der Empfehlungen ist jede einzelne Mitarbeiterin verantwortlich.

Aufgabenfelder der Krankenhaushygiene

Zu den Basisaufgaben eines Hygieneteams im Krankenhaus gehört es, Entwicklungen, die trotz medizinischer Fortschritte die Gesundung der Patient*innen negativ beeinflussen, aufzuzeigen und ihnen entgegenzuwirken:

Aufgabe	Instrument
Erkennen (der Infektionsquellen)	**Hygienevisite,** technisch-hygienische Überprüfungen, **Fehlermeldesysteme**
Verhindern (der Übertragung)	Hygieneplan, Beratungen, Anreizsysteme, Mündigkeit/ Aufmerksamkeit der Patient*innen
Schützen (der Gesundheit der Menschen)	
Bekämpfen (der Infektionskrankheiten)	**Fortbildungen** (E-Learning-Module oder „Microtrainings"), **Leitlinien/Richtlinien/Standards/SOPs, Ausbruchsmanagement, Grippekonzept** ...
Überwachen (der Infektion, des Desinfektionsmittelgebrauchs und des Antibiotikagebrauchs)	lokale **epidemiologische Überwachung,** Zusammenarbeit mit dem mikrobiologischen Labor, **Antibiotika-Stewardship-Programm, KH-interne „Fluboards",** Zusammenarbeit mit Referenzzentren, internationale Surveillance-Netzwerke (KISS, ANISS ...)

Tab. 37: **Aufgaben und Instrumente der Krankenhaushygiene**

Surveillance von HAI

Das in Deutschland genutzte System des Nationalen Referenzzentrums für Surveillance nosokomialer Infektionen heißt KISS (Krankenhaus-Infektions-Surveillance-System). Die Infektionserfassung erfolgt prospektiv anhand von vorgegebenen Definitionen ausgewählter Krankheitsbilder. Dabei werden fortlaufend klinische Daten zu HAI erfasst, analysiert und interpretiert mit dem Ziel, HAI zu reduzieren. Die Pflicht zur Surveillance ist im Infektionsschutzgesetz festgelegt – also keine Sache „can be", sondern „must have".

24.3 Hygieneplan

Der Hygieneplan ist ein Abbild der laufenden Hygienearbeit in einem Krankenhaus oder einer anderen Gesundheitseinrichtung. Er gilt als zentrales Element der Qualitätssicherung. Darin werden Verhaltens- und Vorgehensweisen für Arbeitsabläufe festgelegt, die der Erkennung, Verhütung und Bekämpfung von Infektionen dienen. Der Hygieneplan muss in allen Funktionsbereichen aufliegen und hat somit die Bedeutung einer Dienstanweisung für die Mitarbeiter*innen aller Berufsgruppen. **Desinfektionspläne** und **SOPs** (Standardvorgehensweisen) sind Teil des Hygieneplanes. Die Kommunikation mit vielen verschiedenen Berufen und Funktionsträgern ist unabdingbar. Laut Empfehlungen der Joint Commission on Accreditation of Healthcare Organizations (JCAHO) beruhen die häufigsten schwerwiegenden Hygienefehler auf Kommunikationsfehlern.

Zum Kapitelabschluss

One Minute Wonder
- Infektionsprävention ist eine herausfordernde **Managementaufgabe** für eine gesamte Organisation.
- **Das Hygieneteam** ist als beratendes, überwachendes Organ tätig.
- **Hygienekontaktpersonen** sind im stationären Bereich tätig und für alle hygienerelevanten Fragen zuständig.
- Die Aufgaben der Krankenhaushygiene sind nur im **multiprofessionellen Team** zu bewältigen.

Fragen zur selbstständigen Wissensüberprüfung
1. Worin liegen die Aufgabenbereiche des Hygieneteams zur Prävention von HAI?
2. Aus wem, wie vielen Personen und welchen Berufsgruppen setzt sich das Hygieneteam Ihres Krankenhauses zusammen?
3. Ist der Hygieneplan Ihres Krankenhauses für Sie einsehbar? Aus welchen Teilen setzt sich dieser zusammen?

Assadian, O. (2023): Personalbedarf bei Hygienefachkräften. Universum Innere Medizin. 1/2023. S. 68–71.

BMG – Bundesministerium für Gesundheit (2011): PROHYG 2.0 „Organisation und Strategie der Krankenhaushygiene". https://www.bmgf.gv.at/cms/home/attachments/8/0/6/CH1664/CMS1499263426843/prohyg2_2015.pdf (20.02.2018).

Huesmann, Ch. (2009): Der Hygienemanager. Das neue Tätigkeitsprofil der Hygienefachkraft. Krankenhaushygiene + Infektionsverhütung 31 (6), S. 233.

KRINKO (2020): Surveillance von nosokomialen Infektionen. Empfehlungen der Kommission für Krankenhaushygiene und Infektionsprävention (KRINKO) beim Robert-Koch-Institut (RKI). Bundesgesundheitsbl. 63, S. 228–241. https://www.rki.de/DE/Content/Infekt/Krankenhaushygiene/Kommission/Downloads/Surv_NI_Rili.pdf?__blob=publicationFile (09.09.2020).

Schreiber, PW. et al (2018): The preventable proportion of healthcare-associated infections 2005–2016: systematic review and meta-analysis. Infect Control Hosp Epidemiol 2018, S. 1–19.

Zingg, W. et al. (2015): Hospital organisation, management and structure for prevention of health-care-associated infections: A systematic review and expert consensus. Lancet Infectious Diseases 15 (2), S. 212–224.

25 Patientensicherheit
Alles, was Recht ist!?

Fast Facts – das erwartet Sie in diesem Kapitel:
- Fehlerkultur – Fehlermanagement
- Patientensicherheit
- Hygienerecht
- Zukunftsprojekte

Differenzierende Lesezeit: 30 Minuten

Worauf es Patient*innen ankommt?
Fragt man Patient*innen nach ihren Sorgen beim Gedanken an einen Krankenhausaufenthalt, steht mittlerweile im deutschsprachigen Raum die Ansteckungsgefahr mit multiresistenten Mikroben an erster Stelle. Gefolgt von Behandlungsfehlern, OP-Komplikationen und Personalmangel.

25.1 Hygiene und Patientensicherheit

Unerwünschte Ereignisse in Gesundheitseinrichtungen sind nicht immer, jedoch in vielen Fällen vermeidbar. Oft entstehen Fehler bei Tätigkeiten im Zusammenhang mit Medikamenten und bei hygienisch sensiblen Maßnahmen. Ein bereits identifiziertes Risiko, bei dem diese zwei häufigen Fehler aufeinandertreffen, ist die räumliche Gestaltung der Medikamentenzubereitung. Zur Verringerung dieses Risikos stehen mehrere Lösungsansätze zur Verfügung: ein eigener Medikamentenzubereitungsraum, ein abgetrennter Arbeitsraum oder die Regel, Personal bei der Medikamentenzubereitung nicht zu stören, also auch nicht anzusprechen. In der Gestaltung risikoarmer Arbeitsabläufe, wie z. B. der Möglichkeit, in jedem Patientenzimmer das Händedesinfektionsmittel (HDM) in Griffweite zu haben, liegt ein großes Verbesserungspotenzial. Durch weitere systemische bzw. organisatorische Vorkehrungen („Fangnetze") können die Risiken von Hygienefehlern reduziert werden. Dies setzt voraus, dass der Weg **von der Nullfehlerkultur zur Fehlerkultur der vertrauensvollen Kommunikation** beschritten wird. Da das Risikomanagement als Teil des Qualitätsmanagements zu sehen ist, bedarf es einer intensiven Zusammenarbeit des Qualitätsmanagement-Teams und des Hygieneteams.

Eine systematische Identifizierung, Bewertung und Minderung von Hygienerisiken kann erfolgen mittels:

> **Das Spital – eine Blackbox?**
> Konsequente Erhebung und Transparenz sind erforderlich! Jeder Fehler, jede Rückmeldung ist ein Geschenk!

> Hygienefehler resultieren häufig aus mangelnder Kommunikation und risikoreichen Arbeitsabläufen. Hygienearbeit ist Qualitätsarbeit!

- EDV-gestützter, berufsgruppenübergreifender, anonymisierter Fehlerberichte- und Lernsysteme (z. B. CIRS – Critical Incident Reporting-System),
- anonymisierter Veröffentlichungen häufiger Fehler („Fall des Monats" inkl. Fachkommentar und Vermeidungsstrategien),
- regelmäßig stattfindender Hygieneaudits (Hygieneteam),
- Anreizsysteme (Funkchips, Armbänder …),
- Kooperation mit der Arzneimittelkommission bzw. den Verantwortlichen bei der Anschaffung von Medizinprodukten.

Der Nutzen liegt in der Steigerung der Sicherheit von Patient*innen und Personal, in der Reduktion von finanziellen Aufwendungen und in der Schärfung des Bewusstseins für risikoreiche Situationen. Großes Verbesserungspotenzial liegt auch in der Mündigkeit, Aufmerksamkeit und Mitarbeit der Patient*innen selbst. Mehr Augen sehen mehr …

Hygiene-Copilot bei Visiten

Sorgfältige Händehygiene ist die wichtigste Maßnahme zur Vermeidung von HAI. Um dieses zu gewährleisten, wurde in einigen österreichischen Krankenhäusern der „Hygiene-Copilot" eingeführt. Vor jeder Visite wird eine Person gewählt, welche darauf achtet, dass nach jedem Patientenkontakt eine HD durchgeführt wird. Das Resultat kann sich sehen lassen – mit anderen Maßnahmen gemeinsam konnte die HD-Compliance gesteigert und die HAI-Rate gesenkt werden (Penzinger, 2018).

Ein offener, transparenter Umgang mit HAI, ein anonymes, aber verbindliches Meldesystem, die öffentliche Darstellung der Infektionshäufigkeit und verbindliche Qualitätsstandards sind unabdingbar. Kaum ein Krankenhaus veröffentlicht seine Infektionsdaten, anhand derer das Risiko bzw. die Wahrscheinlichkeit für eine HAI abgeleitet werden kann. Diese Parameter als Benchmarks einzusetzen, ist berechtigterweise umstritten. Die Zukunft der Digitalisierung in der Hygiene wird in der verbesserten Datenüberwachung liegen.

Zurück in die Zukunft?

Ein US-Startup hat tragbare Sensorsysteme entwickelt, die Mitarbeiter*innen motivieren sollen, die Händedesinfektion korrekt durchzuführen. Ein mit chemischen Sensoren ausgestatteter Chip ist an die Dienstkleidung geheftet und prüft, ob Desinfektionsmittel verwendet wurde. Andere Lösungen nutzen RFID-Funkchips, welche auf der Dienstkleidung getragen werden und auch auf Desinfektionsmittelspendern angebracht sind. So kann die Häufigkeit der Anwendung protokolliert werden. Eine andere Variante ist ein Sensorarmband, das vibriert, wenn nicht ausreichend geschrubbt wurde. Einige Krankenhäuser in Deutschland testen diese Methoden bereits.

Es ist das Recht jeder Patientin, dass alles getan wird, um Infektionen zu verhindern und unvermeidliche Infektionen fachgerecht zu behandeln. Der durch Infektionen erschwerte Heilungsprozess muss als Behandlungsfehler betrachtet werden. Die betreuende Organisation und das betreuende Personal schulden den Patient*innen „sorgfältige Bemühungen".

> **Dies sei dargestellt am Beispiel der Zubereitung einer Infusion:**
>
> Die Mitarbeiterin trägt die Sorgfaltspflicht über die direkt-applikative Tätigkeit und die Einhaltung des Standards (Dienstanweisung), die Klinik trägt Sorge dafür, dass die Infusion erst unmittelbar vor der Anwendung vorbereitet wird, so wie dies im schriftlich veröffentlichten Standard (SOP, Dienstanweisung) vermerkt ist. Bei bewiesener Einhaltung aller hygienischen Verhaltensmaßregeln gilt im Falle einer nosokomialen Infektion (HAI) für Patient*innen ein allgemeines Lebensrisiko, für welches nicht gehaftet wird. Die Beweislast liegt dann im Regelfall beim Geschädigten. Aber: Wie soll ein*e Patient*in beweisen, dass bereits Stunden vor dem Anschließen einer Infusion ein Hygienefehler begangen wurde?

25.2 Alles, was Recht ist!?

In dem Ausmaß, in dem Patient*innen HAI nicht mehr als eine schicksalhafte Begleiterscheinung eines Spitalsaufenthaltes akzeptieren, sondern Sicherheit einfordern, wird es künftig wohl verstärkt zu Klagen und Schadensersatzbegehren kommen.

Die Zahl der Haftungsfälle hat sich in den letzten Jahren vervielfacht. Im Vordergrund stehen Ansprüche auf Schadenersatz. Als Anspruchsteller treten neben den Patient*innen zunehmend häufiger Krankenkassen auf, die entstandene Behandlungskosten gegenüber der Klinik/Pflegeeinrichtung geltend zu machen versuchen.

In Deutschland gilt in § 23 IfSG (Infektionsschutzgesetz) daher auch eine Beweiserbringungspflicht zulasten der Klinik. Bei Verstößen gegen Hygienestandards führt deren Aufdeckung fast automatisch zur Haftung der Ärztin bzw. der Klinik. Die Kausalität des Schadenseintritts eines Behandlungsfehlers muss von der klagenden Partei erbracht werden. Allerdings werden Hygienemängel durch die höchstrichterliche Rechtsprechung als „voll beherrschbares Risiko" eingestuft, was zu einer Beweislasterleichterung für die Patient*innen führt.

Der*die klagende Patient*in muss drei Tatsachen darlegen:
1. dass die Infektion aus der Klinik/Praxis hervorgegangen ist,
2. dass die Infektion bei Einhaltung der Hygienestandards vermeidbar gewesen wäre,
3. dass die Hygienestandards nicht eingehalten wurden.

Ist nachgewiesen, dass Hygienestandards nicht eingehalten wurden, so muss die Klinik die Nichtursächlichkeit des festgestellten Fehlers für den eingetretenen Schaden beweisen. Diese Beweiserleichterung wurde mit drei Grundsatzentscheidungen des Bundesgerichtshofes (AZ: VI ZR 102/90, AZ: VI ZR 158/06, AZ: VI ZR 118/06) bekräftigt und voraussichtlich werden sich die Instanzgerichte weiterhin daran orientieren. Angesichts des sehr hohen Gewichts von Empfehlungen, Leitlinien und Expertenstandards in der forensischen Praxis wird man bei Nichtbeachtung der Empfehlungen in der Praxis nur sehr schwer den Nachweis führen können, dass das Hygienemanagement gleichwohl „lege artis" war. Seit 2013 ist auch das Patientenrechtegesetz (PatRG) in Kraft. Damit wurde jedoch keine Verschärfung der Haftung für Hygienefehler erreicht. Kliniken sind dazu angehalten, den Hygieneplan nicht nur umzusetzen, sondern auch die Kontrollmaßnahmen zu dokumentieren.

Schlampt das Pflegepersonal in punkto Hygiene, muss das Krankenhaus dafür juristisch geradestehen. Unter Umständen kehrt sich bei Schadenersatzklagen die Beweislast jedoch um – zum Nachteil des Krankenhausträgers.

In Österreich orientiert sich die Judikatur sehr häufig an deutschen Entscheidungen. Nach österreichischem Recht gilt der Widerstreit zwischen schicksalhafter Komplikation und haftungsrelevantem Behandlungsfehler. Steht der begangene Hygienemangel fest, gilt auch in Österreich Beweiserleichterung für Geschädigte. Auch das Medizinproduktegesetz (MPG) sieht strafrechtliche Konsequenzen vor. Zivilrechtliche Schadenersatzforderungen in haftungsrechtlichen Entscheidungen sind also möglich und gar nicht so selten, persönliche und organisatorische Mängel können aber derzeit kaum als Systemfehler nachgewiesen werden. Patient*innen haben meist keine Chance, Schadenersatz zu erhalten. Entschädigungsfonds der Bundesländer stehen in solchen Fällen zur Verfügung. Allerdings werden diese Fonds durch Steuergelder befüllt. Somit bezahlen geschädigte Patient*innen ihren (hygienebedingten) Schaden selbst. Die Patientenanwaltschaft unterstützt bei der Durchsetzung der Rechte bzw. überbrückt bei vermutlich langwierigem Prozessverlauf oder schwieriger Nachweisbarkeit und sozialer Bedürftigkeit. Diese Härtefonds entsprechen einer Vorauszahlung, d. h. für den Bezug ist kein rechtsgültiges Urteil erforderlich.

Sorgfaltspflicht
Der Maßstab bei der Beurteilung ist, ob alle notwendigen Organisations- und Sorgfaltspflichten eingehalten wurden. Wenn eine nosokomiale Infektion und damit eine Gesundheitsschädigung des*der Patient*in auf eine Sorgfaltswidrigkeit zurückzuführen ist, haftet der Krankenanstaltenträger. Erkrankt ein*e Patient*in infolge von Hygienemängeln, so kann der*die Patient*in neben Schmerzensgeld auch Verdientsentgang, Behandlungskosten, Folgeschäden u. ä. geltend machen.

Ein Pflegefehler ist ein vorsätzlicher oder fahrlässiger Verstoß gegen die pflegerische Sorgfaltspflicht im Rahmen professioneller Pflege. Dies kann ein Tun (fehlerhaft) oder Unterlassen sein. Fehlerhaft bedeutet dabei: nicht dem aktuellen Kenntnisstand von Wissenschaft und Technik entsprechend oder mangelhaft in Bezug auf Sorgfalt, Fachkenntnis und Geschicklichkeit. Durch die Nichteinhaltung von Hygienevorschriften wird eine Infektionsgefährdung in Kauf genommen.

Beispiel 1: Ein anerkannter Verstoß gegen die Sorgfaltspflicht wäre die Verabreichung einer unsterilen Infusionslösung, weil die Lösung nicht unmittelbar vor der Verabreichung, sondern länger als eine Stunde vorher zubereitet wurde.

Beispiel 2: Eine Verletzung der Sorgfaltspflicht gegenüber Mitpatient*innen stellt die Nichteinhaltung von Hygienevorschriften bei Isolierungsmaßnahmen dar.

In den folgenden Kapiteln werden immer wieder Fallbeispiele mit **Gerichtsurteilen** angeführt, die Fehlverhalten nachweisen oder auch nicht nachweisen konnten.

Integriertes Risikomanagement am AKH Wien zeigt Wirkung

Das seit Jahren aus mehreren Komponenten bestehende Risikomanagement hat zu einer deutlichen Verbesserung der Situation geführt: Die Zahl der Patientenschäden ist trotz wachsender Patientenzahlen und steigender Leistungserbringung um mehr als 50 % gesunken. Im Mittelpunkt stehen dabei die retrospektive Schadensanalyse, aus der präventive Maßnahmen abgeleitet werden können (z. B. die langfristige Reduktion von Zwischenfällen an bestimmten Wochentagen oder zu bestimmten Tageszeiten), und der aus Checklisten bestehende „juristische Notfallkoffer", das Instrument für die Akutsituation, um juristisch nichts zu übersehen. Dieses integrierte Risikomanagement ist auch ein Beitrag zur Mitarbeiterzufriedenheit und vor allem: menschliches und „juristisches Leid" konnte reduziert werden (Marzi, 2018).

Zum Kapitelabschluss

One Minute Wonder

- **Hygienefehler** kommen häufig vor, sind jedoch in vielen Fällen durch gezieltes Risikomanagement vermeidbar.
- **Organisatorische Fangnetze und eine positive Fehlerkultur** reduzieren Hygienefehler.
- **Ein einheitliches Hygienerecht existiert nicht,** eine Vielzahl an Regelungen muss berücksichtigt werden.
- Zukünftig wird es verstärkt zu **Klagen, Haftungs- und Schadensersatzbegehren** kommen.

Fragen zur selbstständigen Wissensüberprüfung

1. Die Initiative „Aktion Saubere Hände" empfiehlt die Verwendung von Erinnerungsfoldern, Aufklebern, Tischkärtchen etc. zur Steigerung der Patientensicherheit. Welche Maßnahmen setzt Ihre Organisation bzw. Ihr Ausbildungspartner?

Aktionsbündnis Patientensicherheit e. V. www.aktionsbuendnis-patientensicherheit.de (22.02.2018).

Böhme, H. (2012): Auswirkungen des neuen Infektionsschutzgesetzes. Die Schwester/Der Pfleger 51 (9), S. 945–948.

Hardt, H. (2013): Die Königsdisziplin. Hygiene ist in der Betreiberverantwortung der moderne Fünfkampf des Anstands. ÖKZ Extra: Hygiene 54, S. 8–10.

Höfert, R. & Schimmelpfennig, M. (2014): Hygiene – Pflege – Recht. Fallbeispiele. Urteile. Praxistipps von A bis Z. Berlin: Springer.

Klein, M. (2008): Hygienemängel: „Voll beherrschbare Risiken". Deutsches Ärzteblatt 105 (17), A915 f.

Marzi, L. M. (2018): Notfall der anderen Art. Das österreichische Gesundheitswesen. ÖKZ, Heft 1–2, S. 14–15.

Middendorf, M. (2015): Hygiene und Haftung. Die Rechtslage nach der Reform durch das Patientenrechtegesetz. Management und Krankenhaus kompakt (Supplement 4), S. 26.

Penzinger, R. (2018): Händehygiene hochhalten! Eine interdisziplinäre Innovation! Letter des NÖ Patienten- und Pflegeanwalts: Laut gedacht. https://www.patientenanwalt.com/download/Expertenletter/Gesundheitswesen/Hygiene-Co-Pilot_Penzinger_Expertenletter_Gesundheitswesen.pdf (29.03.2018).

Plattform Patientensicherheit (2017): Haftung bei nosokomialen Infektionen: Wie Krankenanstalten ihre Patienten, ihre Mitarbeiter und sich selbst schützen können. Klinik 5, S. 39.

Ploier, M. (2022): Haftung bei nosokomialen Infektionen. ÖKZ. 10/2022. 63. Jhg, S. 24.

Sprachta, K. (2011): Hygiene im Fokus der Rechtsprechung. 16. Pflege-Recht-Tag. Hygiene, Organisation und Recht. http://heilberufe.de/kongress/rueckblick/berlin2011/abstracts/Sprachta-Vortrag.pdf (22.02.2018).

Sprachta, K. (2011): Fallstrick Hygienefehler. Heilberufe 63 (5), S. 48 f.

VI
Vertiefende Maßnahmen zur Infektionsprävention

> Im Bereich der Infektionsprävention existieren noch viele auf Traditionen und hierarchischen Strukturen basierende Richtlinien.

Im folgenden Abschnitt werden die häufigsten HAI vertiefend fokussiert: **Harnwegs-, Atemwegs-, Wund- und Gefäßkatheter-, gastrointestinale und blutübertragbare Infektionen sowie Infektionen mit multiresistenten Erregern.**

In Abschnitt IV (Kap. 14–23) wurden die Grundlagen dargestellt. Nun sollen diese durch die Erläuterung spezifischer Maßnahmen vertieft und vernetzt werden. Aufgrund dessen stehen nachfolgend überprüfte Empfehlungen für diese „Problemzonen" mit breitestem Konsens unter Expert*innen besonders im Fokus.

Wissenschaftliche Empfehlungen

Aufgabe der weltweit renommiertesten Institute auf dem Gebiet der Infektionsprävention – des deutschen Robert-Koch-Instituts (RKI) und der CDC in den USA – ist es, allgemeingültige Empfehlungen auszuarbeiten und diese nach streng wissenschaftlichen Kriterien kategorisierend zu bewerten.

> **Systematic Review**
> die kritische Interpretation und Zusammenfassung möglichst aller Informationen zu einem bestimmten Thema (Übersicht)
>
> **RCT**
> = Randomized Controlled Trial; „Goldstandard", bestes Design einer einzelnen Studie in der medizinischen Forschung

Die **RKI-Kategorien 2010** lauten wie folgt:

- IA: Empfehlungen basierend auf **Systematic Reviews** und hochwertigen **RCTs**
- IB: Empfehlungen basierend auf hochwertigen klinischen und epidemiologischen Studien
- II: Empfehlungen basierend auf hinweisenden Studien
- III: keine Empfehlung, widersprüchliche Hinweise
- IV: rechtliche Vorgaben

Rechtlich gesehen sind veröffentlichte Positionen des RKI als vorweggenommene Sachverständigengutachten anzusehen, die gerichtlich verwendet werden können und im Falle einer Nichtbeachtung zur Beweislastumkehr führen.

Insbesondere werden im folgenden Abschnitt jene hygienischen Maßnahmen und Pflegetechniken angeführt, die vom RKI mit „IA" oder „IB" eingestuft wurden, d. h. nach derzeitigem Wissensstand als wissenschaftlich hochqualitativ abgesichert gelten und denen allgemeine Gültigkeit zugesprochen wird. In Einzelfällen werden zur Veranschaulichung (bzw. wenn keine höhere Evidenz vorhanden ist) auch niedriger kategorisierte Empfehlungen angeführt.

> **Leitlinien**
> systematisch entwickelte Aussagen, die den aktuellen Erkenntnisstand wiedergeben, um die Entscheidungsfindung anhand klarer Handlungsempfehlungen zu unterstützen

Leitlinien anerkannter wissenschaftlicher Fachgesellschaften werden ebenso vorrangig berücksichtigt. Leitlinien unterscheiden sich von anderen Quellen (z. B. Evidenzberichten, Systematic Reviews, RCTs etc.) durch die Formulierung von klaren Handlungsempfehlungen. Ihr vorrangiges Ziel ist die Verbesserung der medizinischen Versorgung durch die Vermittlung von aktuellem Wissen. In den folgenden Kapiteln werden die „Brennpunkte" der Krankenhaushygiene thematisiert. Die jeweiligen Stufenklassifikationsschemata spiegeln wider, wie viel Aufwand und Legitimation dahinterstehen.

26 Prävention von Harnwegsinfektionen (CAUTI)

CAUTI (catheter-associated urinary tract infections) stellen **rund 25% aller HAI** dar, das entspricht rund 80% aller HAI-Harnwegsinfekte. Ein wichtiger erregerunabhängiger Risikofaktor ist neben chronischen Vorerkrankungen und dem Lebensalter die Dauer der Hospitalisierung. In Deutschland erhält jede*r zehnte stationäre Patient*in einen **Blasenverweilkatheter**, nach zehn Tagen haben 25% davon eine Bakteriurie entwickelt. Als Indikationen für einen Blasenverweilkatheter gelten: Harnverhalten, Notwendigkeit der Flüssigkeitsbilanzierung, perioperative Immobilität, offene Wunden im Sakralbereich bei Inkontinenz, instabile Verletzungen/Bettlägerigkeit und Palliativversorgung.

> Das wichtigste Reservoir für Erreger von Harnwegsinfekten sind primär die endogene Darmflora aus der nahegelegenen Anal-/Genitalregion. Sekundär handelt es sich auch um exogene Infektionen, verursacht durch das Personal.

Durch den Harnkatheter verändert sich das **Mikrobenspektrum**, das physiologischerweise durch grampositive Bakterien gekennzeichnet ist, zugunsten gramnegativer Bakterien. Der Harnwegsinfekt bei nicht katheterisierten Menschen wird zu rund 80% von E. coli verursacht. Dagegen ist das Spektrum bei CAUTI deutlich breiter: Pseudomonas, Klebsiella, Enterobacter u.a. Sind MRE nachweisbar, sollte überhaupt auf das Legen eines Katheters verzichtet werden. Der Nachweis erfolgt über einen Urinstix-Schnelltest, eine Harnkultur oder Uricult® (siehe Kap. 10). Die Gefahren bestehen in „aufsteigenden Infektionen" des Harntraktes – von der Urethritis bis zur Urosepsis.

70% aller CAUTI gelten als vermeidbar! Dauerkatheter so kurz wie möglich belassen!

26.1 Empfehlungen für präventive Hygienemaßnahmen/ Pflegetechniken (Auszug)

- **Katheterisierungen** nur durch geschultes Personal vornehmen lassen (IB)
- jeden Harnkatheter nur nach **strenger Indikationsstellung** legen (IB) und weitere Notwendigkeit täglich überprüfen

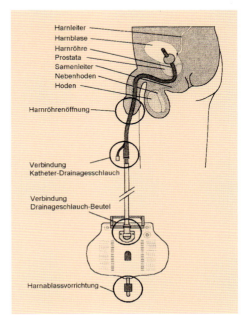

Abb. 108: **geschlossenes Harnableitungssystem, Eintrittspforten**

- vor jeder Anwendung eines Blasenverweilkatheters überprüfen, ob alternativ nicht ein intermittierender Einmalkatheterismus oder eine suprapubische Blasendrainage in Frage kommen (II)
- **Kathetermaterialien:** aus infektionspräventiver Sicht kann keine Empfehlung eines bestimmten Materials (PVC, Latex, Silikon, Hydrogel, antimikrobiell beschichtet) ausgesprochen werden (III), bei einer Liegedauer von mehr als fünf Tagen wird Silikon empfohlen.
- Die Verwendung **industriell gefertigter Kathetersets** zum Legen oder eigener „Katheterwagen" mit allen Utensilien wird empfohlen.
- **Katheterstärke** dem Harnröhrendurchmesser anpassen (IB)
- **Händedesinfektion** vor und nach Manipulationen am Katheter oder am Ableitungssystem, zusätzlich Verwendung von Einweghandschuhen (IB)
- **aseptische Katheterisierung** mit sterilen Handschuhen, sterilem Instrumentarium und Schleimhautdesinfektion vornehmen (IB)
- **geschlossene Harnableitungssysteme** verwenden, Diskonnektion vermeiden (IA), bei erforderlicher Diskonnektion vorher und nachher Wischdesinfektion (IB)
- Für die **bakteriologische Untersuchung** darf der Harn nur nach vorhergehender Wischdesinfektion der patientennahen Entnahmestelle am Schlauchsystem aspiriert werden.
- **Blasenspülungen** nicht zur Infektionsprophylaxe anwenden (IB)
- **Harnabfluss sicherstellen**, Ableitungssystem unter Blasenniveau ohne Bodenkontakt fixieren (IB), rechtzeitige Entleerung des Auffangbehälters mit Handschuhen (IB), Befestigung der Auffangbeutel an der der Tür zugewandten Bettseite, Vermeidung von Schlaufenbildung im Schlauchsammelsystem
- **Katheterklemmen** zwecks Blasentrainings unterlassen (IB)
- **tägliche Intimpflege** mit Wasser und Seife ohne Desinfektionsmittel, Zug am Katheter vermeiden (IB)
- **Verkrustungen** am Harnröhrenausgang mit Schleimhaut-Desinfektionsmittel wischdesinfizieren (II)
- **Harnableitungssysteme** nicht regelmäßig, sondern nur symptomorientiert wechseln und immer das komplette Harndrainagesystem austauschen (IB)
- Bei diagnostiziertem Harnwegsinfekt muss neben einer Antibiotikatherapie auch immer der **Katheter gewechselt** werden (antibiotikaresistente Biofilmbildung).
- Kontrolle über die Durchführung von Maßnahmen („**Interventionsbündel**") durch die Verwendung von Checklisten (IB)
- **Suprapubische Harndrainage:** kann bei erforderlicher Langzeitdrainage (mehr als fünf Tage) über Monate, auch nach größeren Operationen, empfohlen werden. Duschen und Baden sind damit erlaubt. Bei Infek-

tion, Obstruktion etc. kann die Drainage gewechselt werden, dabei ist stets das gesamte Harnableitungssystem auszutauschen.
- Für den **intermittierenden Selbstkatheterismus** (durch die Patient*innen selbst) im häuslichen Bereich gilt ebenfalls das Prinzip der Asepsis ohne Handschuhe und Abdeckung. Die Intervalle sind so zu wählen, dass eine Füllung der Blase von mehr als 400 ml vermieden wird.

In den USA erhalten Krankenhäuser seit 2008 keinerlei Kostenerstattung für die Komplikation „CAUTI" mehr, da diese als „reasonably preventable" eingestuft wird. Diese Finanzierungsänderung führte seither zu einem signifikanten Rückgang der dauerkatheterassoziierten Infekte (Vavrovsky, 2015).

Vergleiche von Kernempfehlungen der letzten 30 Jahre konstatieren eine bemerkenswerte Konstanz dieser Empfehlungen. Die Bündelung möglichst vieler unterschiedlichster Interventionen führt zum Erfolg.

Zum Kapitelabschluss

AWMF Arbeitskreis Krankenhaus- & Praxishygiene (2015): AWMF-Register 029/007, S1-Leitlinie: Die Harndrainage. http://www.awmf.org/uploads/tx_szleitlinien/029-007l_S1_Harndrainage_2015-02_01.pdf (29.01.2017).

European Association of Urology Nurses – EAUN (2012): Evidence guidelines for best practice in urological health care. Catheterisation in dwelling catheters in adults. http://nurses.uroweb.org/guideline/catheterisation-indwelling-catheters-in-adults-urethral-and-suprapubic/ (29.01.2017).

KRINKO – Kommission für Krankenhaushygiene und Infektionsprävention am Robert-Koch-Institut (2015): Prävention und Kontrolle katheterassoziierter Harnwegsinfektionen. Empfehlungen der KRINKO. Bundesgesundheitsbl. 6, S. 641–650. http://edoc.rki.de/documents/rki_ab/redxxRIKkYLEU/PDF/220QQ8Itoi1ME.pdf (29.01.2017).

Pichota, H. J. & Brühl, P. (2022): Urologie. In: Kramer, A., Assadian, O., Exner, N., Hübner, N.-O. & Simon, A. (Hg.): Krankenhaus- und Praxishygiene. Hygienemanagement und Infektionsprävention in medizinischen und sozialen Einrichtungen. 4. Auflage. München: Urban & Fischer.

Versorgungsforschung. Urol Urogynäkol 22, S. 4.

27 Prävention von Krankenhauspneumonien (HAP)

„Hospital-aquired pneumonia" (HAP) meint nosokomiale Pneumonien, die im Krankenhaus erworben wurden, **insbesondere die beatmungsassoziierte Pneumonie** von Intensivpatient*innen. Die meisten Daten liegen zur beatmungsassoziierten Pneumonie vor, aber auch auf Normalstationen ist vermehrt mit dieser Erkrankung zu rechnen. Eine HAP liegt vor, wenn der*die Patient*in länger als 48 Stunden hospitalisiert war, bevor die ersten Zeichen der Pneumonie aufgetreten sind. Die beatmungsassoziierte Pneumonie (VAP) zeigt sich definitionsgemäß 48–72 Stunden nach endotrachealer Intubation. Tritt die im Krankenhaus erworbene HAP in den ersten vier Tagen auf, verläuft sie meist günstiger. Je später sie auftritt, desto ungünstiger ist der Verlauf und desto häufiger muss mit MRE (siehe Kap. 33) gerechnet werden. Durchschnittlich verlängert sich der Krankenhausaufenthalt bei einer HAP um 7–9 Tage. Als Risikofaktoren für eine HAP gelten Bewusstseinsstörung, Aspiration, Immobilität, Schluckstörungen, abdominelle und thorakale Eingriffe und Beatmung. Die VAP stellt **im Intensivbereich die häufigste HAI** dar. Darauf kann an dieser Stelle allerdings nicht näher eingegangen werden. Als Untersuchungsmaterial stehen Sputum, Trachealsekret, bronchoalveoläre Lavage und Blutkultur zur Verfügung (siehe Kap. 10). Bei HAP kommt es häufiger als bei anderen HAI zu tödlichen Verläufen.

Im Mittelpunkt sollen nun jene präventiven Maßnahmen stehen, die für alle HAPs gültig sind. Aktuelle internationale Leitlinien beziehen sich dabei immer noch auf eine Quelle – die KRINKO-Empfehlung aus dem Jahr 2000 und ihre aktualisierte Fassung von 2013.

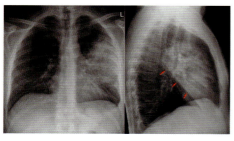

Abb. 109: **Lobärpneumonie links**

27.1 Empfehlungen zu präventiven Hygienemaßnahmen/Pflegetechniken (Auszug)

- **Händedesinfektion** vor und nach jedem Kontakt mit Schleimhäuten, respiratorischen Sekreten und kontaminierten Gegenständen (IA)
- **Verwendung von Handschuhen** bei jedem geplanten Kontakt mit Schleimhäuten, respiratorischen Sekreten und kontaminierten Gegenständen (IV)
- **Sauerstoffbefeuchtung/Insufflation**: Zubehörwechsel alle 48 Stunden (IB)
- **Medikamentenvernebler**: Händedesinfektion vor Manipulationen, täglicher Systemwechsel, vor jedem Patientenwechsel zusätzlich desinfizieren, nur aus Einzelampullen befüllen (IA)

- **Raumluftbefeuchtung/Ultraschallvernebler**: nur patientenbezogen und mit sterilen Flüssigkeiten betreiben, Systemwechsel alle 48 Stunden (auch bei Einwegbehältern) (IB)
- **Oberkörperhochlagerung von 30–45°**, sofern keine Kontraindikationen bestehen, frühzeitige Mobilisation (IB)
- **Ernährungszufuhr** der Darmtätigkeit anpassen, Sondenlage vor jeder Nahrungszufuhr kontrollieren, Sonde so rasch wie möglich entfernen (IB); zum Lageort der Sonde existiert keine Empfehlung
- **präoperative Reduktion** endogener Risiken bei bestehenden Atemwegserkrankungen: Atemgymnastik, Beendigung des Rauchens, Optimierung des Ernährungszustandes (IB)
- **perioperative Reduktion der Aspirationsrisiken** während der Narkose (IA–IB)
- **postoperatives endotracheales Absaugen**: bei Nichtintubierten nur in Ausnahmefällen notwendig, exogene Kontamination der Atemwege vermeiden: Händedesinfektion vor der Absaugung (IA), kontaminationsfreie Verwendung steriler Absaugkatheter (IA), Mehrfachverwendung eines Katheters pro Absaugvorgang möglich, Spülung mit sterilem Wasser (IA), Verwendung von Einmalhandschuhen (IB–IV)
- **postoperative Anleitung** zum Abhusten und tiefen Atmen und Atemgymnastik (IB), Schmerztherapie zur Vermeidung OP-bedingter Schonatmung (IB)

Fallbeispiel: Legionellenpneumonie auf der HNO-Station

Das Gesundheitsamt erhält die Meldung einer Legionellenpneumonie. Recherchen ergeben, dass der Patient mit einem Ultraschallvernebler behandelt worden war. Es handelte sich um ein Gerät, das im Lagerraum seine Ausmusterung überlebt hatte. Dieses Gerät arbeitet mit einem Mehrwegwasserbehälter, der mit Leitungswasser befüllt wurde. Das Gerät wurde nicht häufig benutzt, dabei war es üblich, das Gerät bis zum nächsten Einsatz, auch mit Restwasser im Behälter, in das Lager zurückzustellen. Die mikrobiologische Untersuchung des Gerätes ergab den Nachweis von Legionella pneumophila, genotypisch ident mit den Legionellen beim Patienten. Trotz eindeutiger Sachlage, nämlich die schuldhafte Verursachung durch das Krankenhaus, kam es hier nicht zum Prozess, der Patient erfuhr auch nicht die Ursache seiner Pneumonie (Höfert, Schimmelpfennig, 2014).

Die Legionellose wurde in Kapitel 6 bereits vorgestellt. Die Letalität der **nosokomialen Legionellose** liegt deutlich über der im privaten Umfeld erworbenen Variante, da sie vorwiegend immunsupprimierte Personen betrifft.

Als Lösungswege zur Prävention gelten v. a. die thermische Dekontamination, sprich: periodisches „Aufheizen" auf 70°C und/oder dauerhafter Betrieb des Speichers mit mindestens 80°C. Das regelmäßige, tägliche

Spülen aller Waschbecken und Duschen zählt zu den effektivsten Präventivmaßnahmen. Des Weiteren besteht die Möglichkeit der chemischen Desinfektion und baulicher Änderungsmaßnahmen wie der Einbau von Filtern, der Austausch von Leitungen oder die Entfernung von Totleitungen, d. h. nicht mehr benutzten Leitungsrohren.

Zum Kapitelabschluss

AWMF (2015): Arbeitskreis Krankenhaus- & Praxishygiene, AWMF-Register 020/013, S3-Leitlinie: Epidemiologie, Diagnostik und Therapie erwachsener Patienten mit nosokomialer Pneumonie. http://www.awmf.org/leitlinien/detail/ll/020-013.html (29.01.2017).

Dalhoff, K. et al. (2012): Epidemiologie, Diagnostik und Therapie erwachsener Patienten mit nosokomialer Pneumonie. Pneumologie 66, S. 707–765. https://pneumologie.de/fileadmin/user_upload/Leitlinien/s-0032-1325924.pdf (29.01.2017).

Granninger, W. & Gattringer, R. (2022): Nosokomiale beatmungsassoziierte Pneumonie. In: Kramer, A., Assadian, O., Exner, N., Hübner, N.-O. & Simon, A. (Hrsg.): Krankenhaus- und Praxishygiene. Hygienemanagement und Infektionsprävention in medizinischen und sozialen Einrichtungen. 4. Auflage. München: Urban & Fischer.

KRINKO – Kommission für Krankenhaushygiene und Infektionsprävention am Robert-Koch-Institut (2013): Prävention der nosokomialen beatmungsassoziierten Pneumonie. Bundesgesundheitsbl. 56, S. 1578–1590. https://www.rki.de/DE/Content/Infekt/Krankenhaushygiene/Kommission/Downloads/Pneumo_Rili.pdf?__blob=publicationFile (29.01.2017).

KRINKO – Kommission für Krankenhaushygiene und Infektionsprävention am Robert-Koch-Institut (2000): Prävention der nosokomialen Pneumonie. Bundesgesundheitsbl. 43, S. 302–309. http://edoc.rki.de/documents/rki_ab/reKNpBgNk2ng/PDF/28b1eD9HXSlU.pdf (29.01.2017).

28 Prävention von postoperativen Wundinfektionen (SSI)

Die Inzidenz von SSI (Surgical Site Infections) liegt je nach Operation bei 1–10 % (z. B. Hüftendoprothesen ca. 1 %, Viszeralchirurgie ca. 10 %). Unterschiedliche Risikofaktoren gilt es bei der Prävention von SSI zu berücksichtigen: die **prädisponierenden Risikofaktoren** (z. B. Übergewicht, Rauchen etc.) und die **expositionellen Faktoren** wie die Operation selbst (Technik, Dauer, Elektivität, Implantate, Fremdkörper …) bzw. die Risiken in bestimmten Phasen wie der prä-, der intra- und der postoperativen Phase:

- **präoperativ**: möglichst kurzer Krankenhausaufenthalt, MRSA-Screening
- **perioperativ**: Antibiotikaprophylaxe, Antiseptik, Handschuhwechsel
- **postoperativ**: Drainagekontrolle, Verbandwechsel

Als Verursacherin einer SSI tritt eine Mikrobe nicht einzeln auf; meist handelt es sich um ein **polymikrobielles Geschehen**, vor allem um Mikroben der Haut- und der Darmflora (am häufigsten: S. aureus, P. aeruginosa, E. coli). Am häufigsten tritt eine SSI zwischen dem 3. und dem 8. postoperativen Tag auf. Die Diagnostik mittels Wundabstrich leidet unter einer limitierten Aussagekraft – einerseits weil aus dem Wundgrund oftmals kein Material zu entnehmen ist und andererseits weil ein **Biofilm** die Identifizierung verhindert. Als Ausnahmen gelten MRE – hier ist ein Wundabstrich immer relevant (siehe Kap. 33). Aus Sicht der Prävention ist es wichtig, zu wissen, welche Maßnahmen das Risiko minimieren.

> Verbandwechsel müssen immer aseptisch durchgeführt werden!
>
> MRSA erhöht das SSI-Risiko um das 7-Fache!

Fallbeispiel: Verbandwechsel – alles falsch

Im Rahmen der Visite auf einer Station für plastische Chirurgie wird bei einem Patienten mit Lappenplastik an der rechten Ferse ein Verbandwechsel durchgeführt. Die ausführende Assistenzärztin trägt ihre langen Haare offen, an der Hand glitzert ein locker sitzendes Armband. Aus ihrer Kitteltasche nimmt sie eine unsterile Verbandschere, mit der sie den Verband öffnet und die sie danach im Bett ablegt. Die sterile Fettgaze wird anschließend mit derselben Schere in Streifen geschnitten. Der alte Verband wird in den offenen Mülleimer geworfen und über die Schere lässt sie zweimal Händedesinfektionsmittel laufen. Es ist kaum verwunderlich, dass einige Tage später im Wundabstrich MRSA nachgewiesen wurde. Im vorliegenden Fall wurde gegen alle Regeln der Hygiene verstoßen und er ist deswegen so gut dokumentiert, weil die Ehefrau des Patienten Krankenschwester war und ihr erlaubt wurde, während der Pflegetätigkeiten im Zimmer zu bleiben. Dabei fertigte sie Fotos und Gedächtnisprotokolle an. Dieser Fall wurde außergerichtlich „gelöst", indem der Chefarzt sich verpflichtete, auch die anschließende ambulante Behandlung in seiner Privatordination kostenfrei zu übernehmen, obwohl es sich nur um einen Kassenpatienten handelte (Höfert, Schimmelpfennig, 2014).

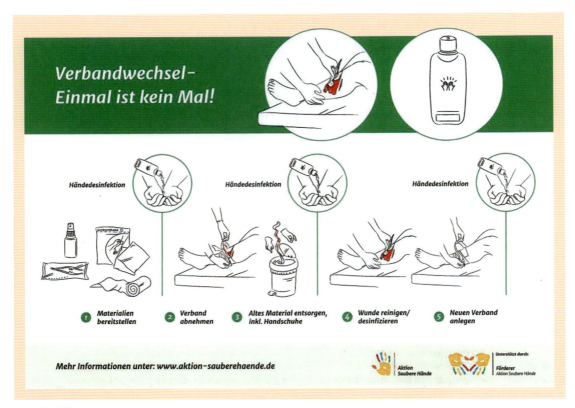

Abb. 110: **Händedesinfektion während eines Verbandwechsels**

28.1 Empfehlungen zu präventiven Hygienemaßnahmen/Pflegetechniken (Auszug)

- **präoperative Verweildauer** im Krankenhaus so kurz wie möglich halten (II)
- **präoperatives MRSA-Screening** bei Risikopatient*innen durchführen (IB); bei einer Kolonisation mit MRSA ist eine Eradikation mit antibakteriellen Wirkstoffen anzustreben (IB)
- **präoperative Rasur** wegen Mikroläsionen möglichst vermeiden (IA), übliche Körperhygiene am Abend vor dem OP-Tag durchführen (IB)
- **Ein normaler prä- und postoperativer Blutzuckerspiegel** senkt das Risiko einer SSI.
- Prä-, peri- und postoperativ soll der Zustand der **Normothermie** aufrechterhalten werden, sofern nicht aus therapeutischen Gründen eine Hypothermie erforderlich ist (II).
- **perioperative gründliche, alkoholbasierte Hautantiseptik im OP**, danach sterile Abdeckung des OP-Gebietes unter aseptischen Bedingungen (IB)
- **Bereichskleidung, Haar- und Mund-Nasen-Schutz sind von allen Personen im gesamten OP-Bereich** zu tragen (II). Das OP-Team führt zusätz-

lich eine chirurgische Händedesinfektion durch (IB) und trägt einen sterilen OP-Mantel sowie sterile Handschuhe (IB).
- Bei invasiven Eingriffen mit hoher Verletzungs-/Perforationsgefahr der Handschuhe wird das Tragen von zwei Paar **Handschuhen** empfohlen (II). Bei intraoperativer Handschuhbeschädigung erfolgt ein Handschuhwechsel (IB).
- Zur perioperativen Verabreichung einer erhöhten Konzentration von **Sauerstoff** zwecks Reduktion der SSI kann aufgrund der unklaren Studienlage gegenwärtig keine Empfehlung abgegeben werden (III).
- den **primären Wundverband** bei nicht sezernierender Wunde für 24–48 Stunden belassen (IB)
- Bei **primärer trockener Wundheilung ohne Drainage** besteht nach 48 Stunden keine exogene Gefährdung und es kann auf eine sterile Wundabdeckung verzichtet werden (II).
- **sofortiger Verbandwechsel** bei Durchfeuchtung, Durchblutung, Verschmutzung, Lageverschiebung oder Anzeichen einer Infektion (IB) unter aseptischen Bedingungen (IB)
- Die **Entfernung des Verbandes**, des Nahtmaterials sowie der Drainagen bzw. alle gegebenenfalls erforderlichen Verbandwechsel erfolgen unter aseptischen Bedingungen (IB). Kontaminationsfreies Arbeiten vom Verbandwagen oder Tablettsystem (II).
- **Wunddrainagen** möglichst frühzeitig entfernen (II); offene Drainagen sollen aus infektionspräventiven Gründen vermieden werden (IB); Drainagen sollen nicht über die OP-Wunde, sondern über eine separate Inzision gelegt werden (IB); Drainage nicht über Wundniveau anheben (IB); kein routinemäßiger Wechsel der Auffangbehälter, da bei häufiger Manipulation die Kontaminationsgefahr steigt (IB)

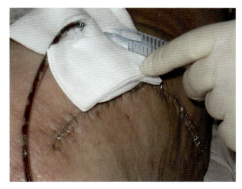

Abb. 111: **Aseptische Wunde, postoperativ**

- **Die unterschiedliche Wischrichtung bei der Versorgung septischer und aseptischer Wunden** muss als nicht mehr zeitgemäßes Ritual bezeichnet werden, dazu existieren keine evidenzbasierten Untersuchungen. Bei Wunden und auf Schleimhäuten sind Jodpräparate und Octenidin zu bevorzugen, da sie keine Schmerzen verursachen.
- **Postoperatives Duschen** ist bei ungestörter primärer Wundheilung ohne mechanische Belastung ab dem dritten postoperativen Tag ohne negative Auswirkungen für die Wundheilung möglich.
- **Surveillance postoperativer Wundinfektionen** reduziert SSI (IA), ganz abgesehen von deren Verankerung in § 23 Infektionsschutzgesetz (IV). Regelmäßige Compliance-Überprüfungen und Schulungen können die SSI-Rate um ein weiteres Drittel reduzieren.

Zum Kapitelabschluss

Alefelder, C. (2017): Verbandwechsel. Krankenhaushygiene up2date 12 (4), S. 399–411.

Assadian, O. et al. (2022): Wundinfektionen. In: Kramer, A., Assadian, O., Exner, N., Hübner, N.-O. & Simon, A. (Hrsg.): Krankenhaus- und Praxishygiene. Hygienemanagement und Infektionsprävention in medizinischen und sozialen Einrichtungen. 4. Auflage. München: Urban & Fischer.

AWMF Arbeitskreis Krankenhaus- & Praxishygiene (2014): AWMF-Register 029/031, S1-Leitlinie: Strategien zur Prävention von postoperativen Wundinfektionen. http://www.awmf.org/uploads/tx_szleitlinien/029-031l_S1_Postoperative_Wundinfektionen_Praevention_2014-01.pdf (29.02.2017).

KRINKO – Kommission für Krankenhaushygiene und Infektionsprävention am Robert-Koch-Institut (2018): Prävention postoperativer Wundinfektionen. Bundesgesundheitsbl. 61, S. 448–473. https://www.rki.de/DE/Content/Infekt/Krankenhaushygiene/Kommission/Downloads/Empf_postopWI.pdf?__blob=publicationFile (29.09.2020).

Sack, A. (2018): SOP postoperativer Wundverbandwechsel. Krankenhaushygiene up2date 13, S. 127–133.

Schwarzkopf, A. (2018): Die Reinigung und Versorgung von Wunden aus hygienischer Sicht. Krankenhaushygiene und Infektionsverhütung 40 (1), S. 5–9.

29 Anforderungen an die Hygiene bei chronischen und sekundär heilenden Wunden

Als chronische Wunden werden, je nach Literaturquelle, jene Wunden bezeichnet, welche nach 4–12 Wochen keine Heilungstendenz zeigen. Meist liegen die Ursachen bei Durchblutungs- und Stoffwechselstörungen. In Deutschland liegt die jährliche Inzidenzrate bei acht Patient*innen pro 1000 Einwohner. Das bedeutet, dass jährlich rund 650 000 zu den bestehenden rund 4 Millionen Fällen mit chronischen Wunden hinzukommen.

1. In der ersten Phase werden alle chronischen Wunden zunächst als **kontaminiert** klassifiziert.
2. In der zweiten Phase (**Kolonisation**) vermehren sich die Bakterien zwar, es ist aber kein Einfluss auf die Wundheilung erkennbar.
3. In der dritten Phase ist klinisch entscheidend (**kritische Kolonisation**), ob aufgrund bakterieller Toxine eine Heilungsverzögerung eintritt. Erkennbar wird dies durch erhöhte Blutungsneigung, Exsudationszunahme und Wundgeruch.
4. In der letzten Phase (**Infektion**) folgt die klinische Wirtsreaktion (meist ab 10^5 Bakterien/g Gewebe).

> Der mikrobiologische Wundabstrich bringt nur dann interpretierbare Befunde mit therapeutischer Konsequenz, wenn sich der Zustand einer Wunde ohne Infektionszeichen verschlechtert.

Obwohl fast alle **chronischen Wunden polymikrobiell** sind, werden am häufigsten S. aureus und P. aeruginosa, E. coli u. a. als Hauptverursacher geführt. Jedoch korreliert das Vorhandensein von S. aureus nicht zwingend mit einer daraus folgenden Infektion. Umgekehrt kann ein wenig virulenter Stamm von z. B. P. aeruginosa sofort zu einer Infektion führen. Nicht nur die unmittelbar wirksame Virulenz des Bakteriums, auch andere Faktoren wie die Haftbarkeit an der Wunde sind entscheidend.

> **Bakterien, diese Schleimer!**
> *(Welche Rolle spielen Biofilme bei der Wundheilung?)*
>
> Biofilme sind mikrobielle Lebensgemeinschaften, die sich aus Bakterien und Pilzen zusammensetzen. Diese sezernieren eine schützende Schleimschicht, welche überwiegend aus Polysacchariden und Proteinen besteht. Wie auf Oberflächen von Kathetern oder Implantaten finden sich diese Biofilme auch auf Wunden. Untersuchungen von Biopsiematerial konnten bei 60 % der chro-

> nischen Wunden Biofilmstrukturen nachweisen. Die Reduktion dieser Schleimschicht ist – so lässt sich aus bisherigen Erkenntnissen schlussfolgern – durch physikalisches Entfernen, d.h. durch starkes Auswischen oder Debridement, erreichbar. Aufgrund der Schwierigkeit, Biofilme zu visualisieren, kann noch keine „beste Methode" zur Eliminierung empfohlen werden.

Es besteht vorwiegend das Risiko der Übertragung von Bakterien aus chronischen Wunden, aber v.a. der Besiedelung der chronischen Wunde mit Bakterien aus dem Patientenumfeld. Dabei ist der **Verbandwechsel als kritischer Moment** anzusehen.

29.1 Empfehlungen zu präventiven Hygienemaßnahmen/Pflegetechniken (Auszug)

- sind **mehrere Verbandwechsel** erforderlich, immer mit aseptischen Wunden beginnen und MRE-Patient*innen am Ende ansetzen
- **Anzahl der Durchführenden** möglichst auf zwei Personen begrenzen
- **kurzärmelige Dienstkleidung**, Händedesinfektion, Verwendung von Handschuhen, Verwendung einer flüssigkeitsdichten Schürze (evtl. weitere Schutzkleidung)
- **Flächendesinfektion** und Vorbereitung der Materialien und der Umgebung
- Entfernen des Verbandes, danach Händedesinfektion und Handschuhwechsel
- Als Reinigungsmethoden stehen zur Verfügung: **mechanische Wundreinigung, Debridement oder Ausduschen der Wunde** mit sterilen Spülflüssigkeiten.
- **Auftrocknung** mit sterilem Verbandmaterial mittels Non-Touch-Technik, anschließend Handschuhwechsel und Händedesinfektion
- Auswahl, Anlegen bzw. Fixierung eines **neuen Wundverbandes** entsprechend der Wundheilungsphase. Alle Materialien, welche in direkten Kontakt mit der Wunde und der unmittelbaren Wundumgebung kommen, müssen steril sein.
- **Wundantiseptika**, die in der modernen Wundbehandlung empfohlen werden können, werden nachfolgend in Tabelle 38 aufgelistet.

Jod	Octenidin
Die Vorteile liegen in einem breiten Wirkungsspektrum (das auch sporozid ist), mittelschnellem Wirkungseintritt und lange anhaltender Wirkung. Die Nachteile liegen in der hohen Rate an Jodallergien, der eingeschränkten Beobachtungsmöglichkeit aufgrund der Färbung und in der Inaktivität in Verbindung mit Blut, Eiter oder Exsudat („Eiweißfehler"). Bei oberflächlichen Wunden wird PVP-Jod unverdünnt angewendet. Spülungen von Wund- und Körperhöhlen sind aufgrund der Resorptionstoxizität nur verdünnt anzuwenden.	ist nur zur oberflächlichen Anwendung bestimmt. Die Vorteile liegen im breiten Wirkungsspektrum (Ausnahme: Sporen), der lediglich einminütigen Einwirkzeit, der länger anhaltenden Remanenzwirkung, der ungestörten Wundbeobachtung und der geringen Gefahr eines Eiweißfehlers. Als Nachteile gelten die Kristallbildung bei gemeinsamer Anwendung mit 0,9 % NaCl sowie die Tatsache, dass Octenidin nicht für Spülungen von Harnblase und Bauchhöhle verwendet werden darf und von einigen Herstellern nicht mehr für die Pflege von PEG-Sonden zugelassen wird. Bei der Spülung von tieferen Wunden kann es zu toxischen Gewebeschäden kommen, daher ist Octenidin dabei verdünnt anzuwenden.
Polyhexanid	**Chlorhexidin**
ist Desinfektionsmittel und Spüllösung gleichzeitig und wird u.a. als Spülung in der Chirurgie, bei der Versorgung von Verbrennungen und bei schlecht heilenden, chronischen Wunden angewendet. Seit einigen Jahren werden polyhexanidgetränkte Wundauflagen zur Dekontamination bei kritisch kolonisierten und infizierten Wunden verwendet (Wirkstoffgruppe Biguanide). Polyhexanid zeichnet sich durch eine große Bandbreite in der Wirksamkeit aus (auch gegen MRSA), es besitzt keinen Eiweißfehler und Resistenzen sind nicht bekannt. Als Nachteile gelten der etwas langsamere Wirkungseintritt und die fehlende Wirkung gegen Viren und Sporen.	wird derzeit bei Intensivpatient*innen zur Mundpflege und bei MRE-Patient*innen zur Körperwaschung verwendet (siehe Kap. 33). Es zeigt allerdings eine Wirkungslücke im gramnegativen Bereich und keine Wirkung bei Sporen, HBV und anderen Viren.

Tab. 38: **Wundantiseptika**

Wundantiseptika gelten als Arzneimittel, Wundspüllösungen als Medizinprodukte. Als Wundspüllösungen kommen neuerdings auch z. B. Natriumhypochlorit (NaOCl) oder Hypochlorit (HOCl) zum Einsatz. Nicht ganz so neu ist die Idee der Wundspülung mit Leitungswasser.

29.2 Leitungswasser zur Wundbehandlung – *Smoke on the Water?*

In der KRINKO-Empfehlung „Infektionsprävention in Heimen" wird festgehalten, dass jede Spülflüssigkeit steril sein muss. Leitungswasser ist nicht frei von Mikroben. Anderseits ist es in der ambulanten Betreuung von Klient*innen mit chronischen Wunden zu Hause weit verbreitet, Leitungswasser zu verwenden.

Die Deutsche Gesellschaft für Krankenhaushygiene konkretisiert die KRINKO-Empfehlungen mit dem Hinweis, dass Leitungswasser niemals den Standard eines Arzneimittels oder Medizinproduktes erfüllen könne und seine Anwendung zur Wundspülung nur im Notfall vertretbar sei (aufgrund der üblicherweise halbjährlichen mikrobiologischen Überprüfung des Leitungswassers in Gesundheitseinrichtungen kann in der Zwischenzeit eine Kontamination des Leitungswassers nicht ausgeschlossen werden). Die erforderliche Sicherheit kann alternativ durch die Anwendung eines endständigen **Sterilfilters** erreicht werden, allerdings auch nur dann, wenn dieser täglich gewechselt wird, weil andernfalls der Endotoxingehalt im Filtrat signifikant ansteigen kann.

Die Notwendigkeit des Einsatzes von sterilem Wasser zur Behandlung chronischer Wunden wird jedoch in der Literatur kontrovers diskutiert. So kommen Fernandez et al. (2010) zu dem Ergebnis, dass Wasser aus der Leitung in Trinkqualität für akute und chronische Wunden in der Lage ist, die Infektionsrate zu senken (Cochrane Database of Systematic Reviews 2010, Issue 5).

29.3 Honig zur Wundbehandlung –
Sweet Dreams (Are Made of This)?

Schon die alten Ägypter verwendeten Honigverbände zur Wundheilung. In den letzten Jahrzehnten waren derartige „Hausmittel" verpönt, aber seit das Problem der Antibiotikaresistenzen nicht mehr zu leugnen ist, erlebt der Honig eine Renaissance. **Manuka-Honig** heißt das Zauberwort.

Der echte Manuka-Honig stammt ausschließlich aus Neuseeland und kleinen Teilen im südöstlichen Australien, er wird aus den Blüten der Südseemyrte (Manukastrauch) hergestellt. Das Besondere am Manuka-Honig liegt hierbei in dem natürlich enthaltenen Methylglyoxal (MGO). Dieser Inhaltsstoff ist ein Zuckerabbauprodukt. Je höher der MGO-Gehalt, desto höher die antibakterielle, antivirale und antiseptische Wirkung und damit auch die Wirkung bei Entzündungen. Für Wundbehandlungen wird ein MGO-Gehalt von mindestens 250 mg pro kg empfohlen.

Es besteht eine hohe Evidenz dafür, dass Verbrennungen 2. Grades mit Honig schneller heilen. Es besteht eine moderate Evidenz dafür, dass Honig wirksamer für die Heilung von infizierten, postoperativen Wunden ist als Antiseptika. Es bestehen jedoch Unklarheit und Zweifel darüber, ob Honig einen besseren Wundheilungsverlauf bei chronischen Wunden aller Art ermöglicht.

29.4 Maden als Wund(er)heiler – Heal the World?

Die **Larven der Goldfliege Lucilia sericata** – steril gezüchtete, lebende Fliegenmaden – erlangen in der Wundversorgung insbesondere chronischer

Wunden zunehmend Bedeutung. Sie verflüssigen und fressen ausschließlich **nekrotisches Gewebe** (gesundes Gewebe bleibt unberührt), schwemmen Mikroben aus, töten sie durch ihre sauren Verdauungssäfte und stimulieren die Wundheilung durch die Abgabe von Allantoin, Ammoniak und Kalziumkarbonat. Die Maden krabbeln nicht frei in der Wunde herum, sondern befinden sich in einem teebeutelähnlichen BioBag® (siehe Abb. 112). Je nach Größe des Biobags sind darin 50–300 Maden enthalten und können bis zu sechs Tage auf der Wunde belassen werden. So profitiert der Mensch auch von Schädlingen. Auch hier lautet die zentrale Frage: Können Maden die Wundheilung bei akuten oder chronischen Wunden beschleunigen? Auch wenn die gründliche Reinigung wichtig für den Heilungsprozess ist, scheint es derzeit jedoch keine fundamentalen Hinweise darauf zu geben, dass Wunden nach der Madentherapie schneller heilen.

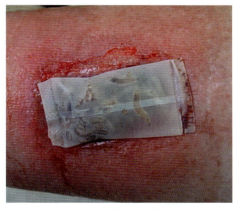

Abb. 112: **BioBag® – Verbandstoff enthält Fliegenmaden zur Wundreinigung**

Zum Kapitelabschluss

AWMF – Arbeitskreis Krankenhaus- & Praxishygiene (2014): AWMF-Register 029/042, S1-Leitlinie: Anforderungen der Hygiene bei chronischen und sekundär heilenden Wunden. http://www.awmf.org/uploads/tx_szleitlinien/029-042l_S1_Chronische_Wunden_Hygieneanforderungen_2014-01.pdf (29.02.2017).

Hübner, N. O. et al. (2007): Anforderungen an die Wundereinigung mit Wasser. http://www.egms.de/static/de/journals/dgkh/2007-2/dgkh000094.shtml (20.02.2017).

Jull, A. B. et al. (2015): Honey as a topical treatment for wounds. Review. Cochrane Database of Systematic Reviews, 2, Art. No.: CD005083.

KRINKO – Kommission für Krankenhaushygiene und Infektionsprävention am Robert-Koch-Institut (2005): Infektionsprävention in Heimen. Bundesgesundheitsbl. 48 (9), S. 1061–1080. https://www.rki.de/DE/Content/Infekt/Krankenhaushygiene/Kommission/Downloads/Heimp_Rili.pdf?__blob=publicationFile (20.02.2017).

30 Prävention von gefäßkatheterassoziierten Infektionen (CABSI)

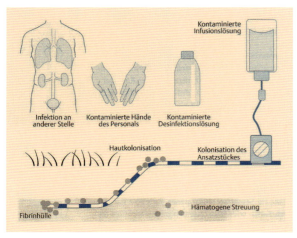

Abb. 113: **Kontaminationsquellen intravasaler Katheter**

CABSI/CRBSI (Catheter Associated/Related Blood Stream Infections) gehören zu den häufigsten HAI, vorwiegend auf Intensiv- und onkologischen Stationen. Das geringste Risiko für eine CRBSI oder Septikämie besteht bei peripheren Venenverweilkanülen (PVK). Ein vielfach höheres Risiko besteht bei **zentralen Venenkathetern** (ZVK). In Betracht kommen drei Infektionswege: **hämatogen** (ca. 5% der Fälle), **intraluminal** (ca. 30%) und **extraluminal** (ca. 65%), wobei Infektionen durch den extraluminalen Infektionsweg meist bis zum zehnten Tag und durch den intraluminalen Infektionsweg meist ab dem zehnten Tag auftreten. Das Grundprinzip lautet: intra- und extraluminale Kolonisation vermeiden. Zum diagnostischen Nachweis werden Blut und Katheterspitze kultiviert (siehe Kap. II).

30.1 Empfehlungen zu präventiven Hygienemaßnahmen/Pflegetechniken bei Zentralvenenkatheter (ZVK) (Auszug)

▸ **Händedesinfektion** vor jeder Manipulation erforderlich (IA)
▸ **Kathetermaterialien**: Silikon und Polyurethan sind zu favorisieren (IA), antimikrobiell (mit Silber oder Kohlenwasserstoffen) beschichtete Katheter werden nur empfohlen, wenn andere Maßnahmen keinen ausreichenden Erfolg erzielen (IB).
▸ **Single-Lumen-Katheter** sind gegenüber Mehrfachlumenkathetern zu bevorzugen (IB).
▸ Aus infektionspräventiver Sicht ist die V. subclavia als **Punktionsstelle** zu empfehlen (IB).
▸ Zum **Setzen eines ZVK gelten OP-Bedingungen**: Händedesinfektion, sterile Handschuhe, Sterilmantel, Mund-Nasen-Haar-Schutz, Abdeckung der Punktionsstelle, steriles Instrumentarium (IA).
▸ **Verbandwechsel**: unter aseptischen Bedingungen, Gazeverbände mindestens alle 3 Tage und wasserdampfdurchlässige Folienverbände spätestens nach 7 Tagen wechseln, sofortiger Verbandwechsel bei Verschmutzung, Ablösung, Durchfeuchtung oder Infektverdacht (IB)

Hygienemaßnahmen/Pflegetechniken bei Zentralvenenkatheter (ZVK)

- **Zur Hautantiseptik** – sowohl bei der Anlage als auch beim Verbandwechsel werden wegen einer geringeren Rate an CRBSI alkoholische Desinfektionsmittel, kombiniert mit Chlorhexidin oder Octenidin, als Mittel der Wahl empfohlen (IB).
- **Steriler Gazeverband versus steriler semipermeabler Folienverband** – zwischen diesen Varianten besteht bei sachgerechter Anwendung vermutlich kein Unterschied in Bezug auf das Risiko einer CRBSI (II).
- **Chlorhexidin-freisetzende/-beschichtete Verbandstoffe** sollen vorrangig verwendet werden (IA).
- **keine Empfehlung** für nadelfreie Konnektionsventile/Ventilmembransysteme (IB)
- **Konnektionsstellen** an Gefäßkathetern müssen vor jeder Manipulation wischdesinfiziert werden: „Zu der sehr häufig gestellten Frage der Desinfektion am Dreiwegehahn ist festzustellen, dass dieser allein durch Wischdesinfektion nicht ausreichend desinfiziert werden kann, wenn die innere Oberfläche des Konus vorher kontaminiert wurde. Eine Möglichkeit der Desinfektion des Konus besteht in einer Sprühdesinfektion, bei der Reste des Hautantiseptikums nach Ablauf der Einwirkzeit aus dem Konus auf eine sterile Kompresse herausgeschüttelt werden" (II).

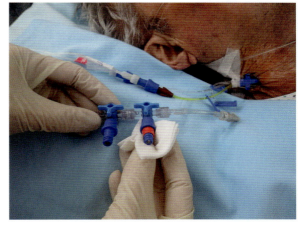

Abb. 114: **Ventilmembransystem und Mehrfachkonnektionsstellen am ZVK**

- **Häufiges Diskonnektieren** und andere Manipulationen am ZVK sind so weit wie möglich zu vermeiden (IA).
- Ein **routinemäßiger Wechsel** des ZVK wird nicht empfohlen (IB).
- Bei Verdacht auf eine vom ZVK ausgehende Infektion sollten **zwei Blutkulturensets** (je ein Set vom ZVK und ein Set aus einem frisch punktierten peripheren Gefäß) abgenommen werden, um eine etwaige CABSI identifizieren zu können.
- ZVK sollen mit mindestens 10 ml steriler 0,9 %-Natriumchlorid(Kochsalz)-Lösung ohne Heparin-Zusatz **gespült und/oder geblockt** werden. Fertigspritzen sind zu bevorzugen (II).

Je häufiger die Manipulation (an der Einstichstelle oder am Katheterkonus/ Dreiwegehahn), desto höher die Infektionsgefahr!

30.2 Empfehlungen zu präventiven Hygienemaßnahmen/Pflegetechniken bei peripherer Venenverweilkanüle (PVK) (Auszug)

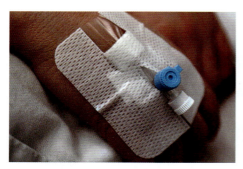

Abb. 115: **PVK-Einstichstelle unter Folienverband**

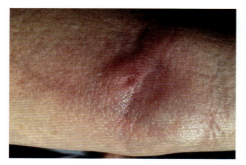

Abb. 116: **PVK-Einstichstelle Ellenbeuge: Phlebitis nach Entfernung des PVK**

- PVK möglichst am **Handrücken oder Unterarm** anlegen, Ellenbeuge vermeiden (II)
- zum Setzen eines PVK **hygienische Händedesinfektion** durchführen (IA), Haut desinfizieren (IB), danach nicht mehr palpieren (IB), Handschuhe zum Selbstschutz verwenden (IV)
- **Verbandwechsel**: nur bei Verschmutzung, Ablösung, Durchfeuchtung oder Infektverdacht erforderlich, tägliche Inspektion (bei Gazeverband durch Palpation) (II), Verbandwechsel unter aseptischen Bedingungen (IB); Einstichstelle aseptisch mit Octenidin oder Chlorhexidin desinfizieren (II), die Verwendung von Gaze- oder Folienverbandstoffen ist möglich (IA), der Wechsel des Gazeverbands erfolgt ohne Verdacht auf eine lokale Komplikation nicht häufiger als alle 72 Stunden (II)
- Ein **routinemäßiger Wechsel** der PVK wird bei sorgfältiger Umsetzung eines PVK-Präventionsbündels (SOP, Standard) nicht empfohlen (IB).
- Die Indikation für die weitere Nutzung einer PVK ist **täglich zu überprüfen**, nicht mehr benötigte PVKs sind sofort zu entfernen (IB).

30.3 Empfehlungen zu präventiven Hygienemaßnahmen/Pflegetechniken bei Portkatheter

Bei Portsystemen handelt es sich um **vollständig im Körper implantierte venöse Kathetersysteme**, die bei korrekter Handhabung mehrere Jahre benutzt werden können (siehe Abb. 117). Als häufigste Indikationen gelten die Infundierung von Chemotherapie sowie von parenteraler Ernährung und die Infusionstherapie bei problematischen Venenverhältnissen. Implantierte Systeme bieten die Möglichkeit eines permanenten Zugangs mit einer dokumentierten niedrigen Infektionsrate. Eine Kontamination des Portkatheters ist selten; wenn sie jedoch auftritt, dann ist sie oft nicht zu beherrschen, weil es sich um eine Fremdkörperinfektion mit Biofilmbildung handelt. Die Komplikations-/Infektionsrate korreliert direkt mit dem Wissen und den Fertigkeiten des hantierenden Personals.

Nachfolgend werden jene Empfehlungen erwähnt, welche sich von den Empfehlungen zum ZVK unterscheiden:

- Die **Implantation** von Portsystemen hat unter aseptischen Bedingungen im OP oder im Eingriffsraum zu erfolgen (IB).
- Die **Punktionsstelle** ist großflächig und unter Beachtung der vorgeschriebenen Einwirkzeit des Desinfektionsmittels zu desinfizieren (IB).
- Für die **Punktion**, bei der eine Palpation und Fixierung der Portkammer zwischen den palpierenden Fingern erfolgt, müssen sterile Handschuhe getragen werden (IB).
- Es dürfen nur geeignete, speziell geschliffene Kanülen verwendet werden (IB).
- **Aseptisches Konnektieren** des Infusionssystems ist erforderlich (IB). Eine Mindesteinwirkzeit des Desinfektionsmittels von 30 Sekunden wird empfohlen.
- Es gibt keine Empfehlung zur **maximalen Liegedauer** von Portnadeln (III). Es hat sich eine Liegedauer von bis zu 10 Tagen als realistisch herausgestellt.
- Die **Plombierung** des Portkatheters mit Fertigspritzen wird bei Therapiepausen, die länger als 24 Stunden dauern, empfohlen.
- „Ruhende", d. h. nicht in Gebrauch befindliche Portsysteme benötigen keinen Verband (IB).
- Nicht zu beherrschende Komplikationen erfordern die Entfernung des Portsystems. Umgehende Entfernung des Portsystems bei Infektion, Beschädigung oder Dislokation (IB)!

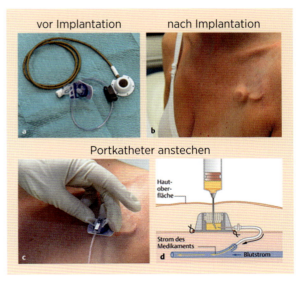

Abb. 117: **Portkatheter**

Neben den erwähnten ZVK, PVK und Port-Kathetern kommen als Verursacher von CABSI ebenfalls in Betracht: **PICC** (peripherally inserted central catheter), **Arterienkatheter, Pulmonalarterienkatheter, Dialysekatheter und partiell implantierte Katheter.**

Zum Kapitelabschluss

KRINKO – Kommission für Krankenhaushygiene und Infektionsprävention (KRINKO) beim Robert-Koch-Institut (2017): Prävention von Infektionen, die von Gefäßkathetern ausgehen, Teil 1. Bundesgesundheitsbl. 60, S. 171–206. http://www.rki.de/DE/Content/Infekt/Krankenhaushygiene/Kommission/Downloads/Gefaesskath_Inf_Teil1.pdf?__blob=publicationFile (11.02.2017).

KRINKO – Kommission für Krankenhaushygiene und Infektionsprävention (KRINKO) beim Robert-Koch-Institut (2017): Prävention von Infektionen, die von Gefäßkathetern ausgehen, Teil 2 – Periphervenöse Verweilkanülen und arterielle Katheterempfehlung. Bundesgesundheitsbl. 60, S. 207–215. http://www.rki.de/DE/Content/Infekt/Krankenhaushygiene/Kommission/Downloads/Gefaesskath_Inf_Teil2.pdf?__blob=publicationFile (11.02.2017).

KRINKO – Kommission für Krankenhaushygiene und Infektionsprävention (KRINKO) beim Robert-Koch-Institut (2002): Prävention gefäßkatheterassoziierter Infektionen. Bundesgesundheitsbl. 45, S. 907–924. https://www.rki.de/DE/Content/Infekt/Krankenhaushygiene/Kommission/Downloads/Gefaesskath_Inf_Teil2.pdf?__blob=publicationFile (11.02.2017).

Trautmann, M. & Kramer, A. (2022): Blutgefäßkatheter-assoziierte Infektionen. In: Kramer, A., Assadian, O., Exner, N., Hübner, N.-O. & Simon, A. (Hrsg.): Krankenhaus- und Praxishygiene. Hygienemanagement und Infektionsprävention in medizinischen und sozialen Einrichtungen. 4. Auflage. München: Urban & Fischer.

31 Infektionsprävention bei Punktionen, Injektionen und Infusionen (PUKII)

Die Abkürzung PUKII ist eine infantile Erfindung meinerseits aus Liebe zur Abkürzung, ohne jegliche Evidenz in der Literatur – so viel Selbstironie muss sein. Nun aber weiter mit vertrauenswürdiger Literatur: Injektionen und Punktionen gehören zu den häufigsten invasiven Eingriffen im Krankenhaus. Der intravenöse Verabreichungsweg muss als wesentliche Quelle von HAI angesehen werden.

Das **Risiko punktionsassoziierter Infektionen** ist von **verschiedenen Faktoren** abhängig:

- **Das geringste Risiko besteht bei subcutanen (s.c.) Injektionen.** Möglich wären ein Abszess oder Phlegmone. Es sind dazu allerdings nur Einzelfälle beschrieben, die absolute Häufigkeit ist nicht bekannt. Die Notwendigkeit der Hautdesinfektion vor s.c. Injektionen und bei der Blutzuckerbestimmung gilt als umstritten. Das RKI und die DGKH (Deutsche Gesellschaft für Krankenhaushygiene) empfehlen, sofern die Patientin die Maßnahme nicht selbst durchführt, aus haftungsrechtlichen Gründen nicht darauf zu verzichten. Die immer wieder auftauchende Frage, ob Hautantiseptik den Blutzuckerwert bei der Messung an der Fingerbeere beeinflusst, kann eindeutig mit Nein beantwortet werden – sofern die Einwirkzeit eingehalten wird und die Haut vollständig aufgetrocknet ist.
- **Das höchste Risiko besteht bei Punktion zur externen Ventrikeldrainage** von Liquor mit einer postpunktionellen lokalen Infektionsrate von 3–11 %. In abgegrenzten, sterilen Körperhöhlen (z. B. Liquorraum oder Gelenke) besteht eine eingeschränkte Infektionsabwehr, weshalb bereits eine geringe Mikrobenmenge für eine Infektion ausreicht.
- **Haut- bzw. Schleimhautdesinfektion:** Vor Punktionen und Injektionen empfiehlt sich die Wischmethode zur Desinfektion der Punktionsstelle. Aufsprühen ist möglich, sofern anschließend ein Tupfer benutzt wird. Die minimale Einwirkzeit ist die Zeit bis zur vollständigen Verdunstung. Die korrekte Einwirkzeit ist abhängig vom verwendeten Produkt, von der Körperregion, aber auch vom Infektionsrisiko. Bei Hautpunktionen wie Blutabnahmen sind 15 Sekunden ausreichend, bei tieferen Punktionen von Gelenken oder Körperhöhlen ist mindestens 1 Minute erforderlich und beim Setzen eines zentralen Venenkatheters (ZVK) sollten 3 Minuten eingehalten werden.

Weitere Einflussfaktoren sind:
- räumliche Bedingungen bei der Zubereitung (Reinraum versus Pflegestation),
- Erfahrung der Ausführenden,
- Durchmesser und Tiefe des Stichkanals,
- Liegedauer des Katheters.

Risikogruppe 1	Risikogruppe 2	Risikogruppe 3	Risikogruppe 4
i. c., s. c. und i. m. Injektionen, i. v. Blutabnahme/Injektion/Infusion	Lumbal-, Pleura-, Shunt-, Blasen-, Aszitespunktion u. Ä.	Organ-, Gelenks- und suprapubische Punktion	Bülau-Drainage, Periduralkatheter oder PEG-Sonde
keimarme Tupfer zur Desinfektion (Einwirkzeit 30 Sekunden) und Schutzhandschuhe werden empfohlen	sterile Tupfer zur Desinfektion (Einwirkzeit 1 Minute) und sterile Handschuhe werden empfohlen	die Einwirkzeit beträgt 5 Minuten, zusätzlich werden ein steriles Lochtuch und ein Mund-Nasen-Schutz empfohlen	die Einwirkzeit beträgt ebenfalls 5 Minuten, zusätzlich wird ein steriler Schutzmantel empfohlen

Tab. 39: **Richtlinien zur Desinfektion bei Punktionen**

31.1 Empfehlungen zu präventiven Hygienemaßnahmen/Pflegetechniken (Auszug)

▸ **Vor der Zubereitung von Medikamenten** sind eine hygienische Händedesinfektion, die Desinfektion der Arbeitsfläche sowie eine aseptische Arbeitstechnik im Umgang mit Medizinprodukten umzusetzen (IA).

▸ Die Zubereitung von Medikamenten zur Injektion soll **unmittelbar vor der geplanten Applikation** erfolgen (II/IV). Die zeitliche Latenz zwischen der Öffnung der Infusionslösung und dem Beginn der i. v. Verabreichung darf eine Stunde nicht überschreiten (IV). Antibiotika sollten innerhalb von 20 Minuten verabreicht werden. Infusionen möglichst immer dunkel lagern.

▸ Einen Dauerbrenner unter den strittigen Fragen der angewandten Krankenhaushygiene stellt die Desinfektion der **Gummisepten von Infusionslösungen** dar. Derzeit lautet die Empfehlung: Ein alkoholisches Desinfektionsmittel in Form der Sprüh- und Wischdesinfektion darf verwendet werden, die Punktion ist erst nach Auftrocknung unter Verwendung von sterilen Tupfern, keimarm hergestellten Zellstofftupfern bzw. einzeln verpackten, mit Desinfektionsmittel vorgetränkten Tupfern erlaubt (IV).

▸ Werden Teilmengen aus einem **Mehrdosenbehältnis** mittels einer Einmalkanüle entnommen, ist für jede Entnahme eine neue Spritze und Kanüle zu verwenden. Wird eine Mehrfachaspirationskanüle verwendet (siehe Abb. 118), muss für jede Entnahme eine neue Spritze verwendet werden. Einmalkanülen dürfen nicht im Mehrdosenbehältnis verbleiben (II). Mehrfachentnahmen aus einem Einzeldosisbehältnis für unterschiedliche Patient*innen sind nicht zulässig (IV = rechtliche Vorgabe). Mehrere Entnahmen aus einem Einzeldosisbehältnis für die gleiche Patientin (z. B. Spülspritzen mit steriler, physiologischer Kochsalzlösung) haben in einem aseptischen Arbeitsvorgang zu erfolgen, der nicht durch andere Tätigkeiten unterbrochen werden darf.

▸ **Eröffnete Mehrdosenbehältnisse** müssen datiert bei Kühlschranktemperaturen zwischengelagert und noch am selben Tag aufgebraucht oder verworfen werden (Ausnahme: Lösungen mit Konservierungsmitteln dürfen bis zu 72 Stunden verwendet werden).

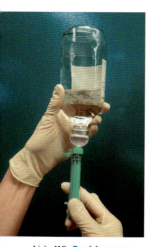

Abb. 118: **Problemzone Mehrfachaspirationskanüle**

- Die Verwendung von **Fertigspritzen** senkt das Infektionsrisiko.
- **Infusionssysteme** (Infusionsschlauch, Dreiwegehahn, Konnektionsventil), über die keine Lipidlösungen, Blut oder Blutprodukte verabreicht werden, sollen nicht häufiger als alle 96 Stunden gewechselt werden (IA).
- Infusionssysteme, über die **Lipidlösungen** verabreicht werden, sind mindestens alle 24 Stunden zu wechseln (IB).
- **Blut und Blutprodukte** werden über Transfusionssysteme infundiert, welche maximal 6 Stunden verwendet werden dürfen. Diese Richtlinie ist gesetzlich geregelt (IV).
- **Bakterien- und Endotoxinfilter** (0,2 µm) im Infusionssystem werden aus infektionspräventiver Sicht nicht empfohlen (III).
- Richtlinien zum Umgang mit Infusionssystemen (Zuleitungsschläuche) gelten als umstritten und sind ständigen Änderungen unterworfen. Infusionssysteme bei der Applikation von Kurzinfusionen sind nach vollendeter Infusion zu verwerfen. Bei mehreren, direkt hintereinander zu infundierenden Kurzinfusionen wird derselbe Zuleitungsschlauch empfohlen. Bei geschlossenen Dauerinfusionssystemen können Mikroben aufgrund des ständigen Flows schwerer anhaften, Dauerinfusionssysteme werden daher mindestens 4 Tage und bis zu maximal 7 Tage verwendet.
- **Risikoreiche, komplexe Zubereitungen**, die pharmazeutisches Fachwissen erfordern (v. a. komplexe, individuell rezeptierte Mischinfusionen für die parenterale Ernährung), sollen in der zuständigen Krankenhausapotheke zubereitet/hergestellt werden (IB).
- Vor Punktionen ist eine ausreichend große, leicht zu **desinfizierende Arbeitsfläche** abseits von Spritzwassergefahr (Waschbecken) erforderlich (II).
- Bei **ultraschallgeführten Punktionen**, bei denen der Schallkopf die Punktionsstelle berührt oder mit der Punktionsnadel in Kontakt kommen kann, ist der Schallkopf mit einem sterilen Überzug zu versehen.

Fallbeispiel Multiorganversagen nach Analgetikainjektion

Ein Patient musste wegen seiner Beschwerden im Sprunggelenk regelmäßig zum Arzt. Dort bekam er wöchentlich eine analgetische Injektion. Der Patient erkrankte eines Tages nach einer dieser Injektionen so stark, dass das behandelte Bein amputiert werden musste. Wochen später verstarb er an einem Multiorganversagen. Wie sich später herausstellte, war die Arzthelferin mit Streptokokken infiziert gewesen und hatte zusätzlich die Injektion unsachgemäß vorbereitet. Zur Entscheidung: Die Vorbereitung der Spritzen am Morgen und die anschließende ungekühlte Lagerung stellen einen Verstoß gegen die Hygienevorschriften dar. Die Richtlinien sehen eine Ampullenöffnung erst kurz vor der Injektion vor. Die tödliche Infektion wurde als unmittelbare Folge der mangelnden Hygiene angesehen. Den Hinterbliebenen des Patienten steht deshalb angemessener Schadenersatz zu (LG München I, AZ: 9O 18834/00) (Höfert, Schimmelpfennig, 2014).

Die aseptische Vorbereitung und das aseptische Handling von Infusionen, Injektionen und bei Punktionen ist eine zwingende Grundvoraussetzung, um CABSI zu vermeiden.

Zum Kapitelabschluss

KRINKO – Kommission für Krankenhaushygiene und Infektionsprävention am Robert-Koch-Institut (2011): Anforderungen an die Hygiene bei Punktionen und Injektionen. Bundesgesundheitsbl. 54, S. 1135–1144. https://www.rki.de/DE/Content/Infekt/Krankenhaushygiene/Kommission/Downloads/Punkt_Inj_Rili.pdf?__blob=publicationFile (29.01.2017).

Trautmann, M. & Kramer, A. (2022): Injektionen und Punktionen. In: Kramer, A., Assadian, O., Exner, N., Hübner, N.-O. & Simon, A. (Hrsg.): Krankenhaus- und Praxishygiene. Hygienemanagement und Infektionsprävention in medizinischen und sozialen Einrichtungen. 4. Auflage. München: Urban & Fischer.

Universitätsspital Basel, Spital-Pharmazie (2014): Liste: Haltbarkeit nach Anbruch. https://www.unispital-basel.ch/fileadmin/unispitalbaselch/Bereiche/Querschnittsfunktionen/Spital-Pharmazie/Haltbarkeit_Anbruch.pdf (16.11.2016).

32 Prävention von gastrointestinalen Infektionen

Durchfallerkrankungen sind in Kliniken und Langzeitpflegeeinrichtungen häufig anzutreffen. Einerseits als HAI; hierbei haben **Durchfallerkrankungen in den letzten Jahren an Bedeutung** gewonnen. Vor allem Rota- und Noroviren gelten wegen ihrer zusätzlichen aerogenen Übertragbarkeit und der hohen Kontagiosität als für HAI prädestiniert. Die Übertragung erfolgt über direkten oder indirekten Kontakt. Stuhlkontaminierte Gegenstände wie Bettschüssel, Bett oder Bettwäsche, aber auch Lebensmittel oder die enterale Ernährungskost kommen in Betracht. Hauptverantwortlich dafür sind die Hände des Personals und der Patient*innen.

Anderseits treten GI-Infektionen v. a. **bei älteren Menschen gehäuft** auf. Da die Schutzfunktion der Magensäure durch die altersbedingte Erhöhung des pH-Wertes reduziert ist, steigt auch das Risiko für lebensmittelbedingte gastrointestinale Infektionen. Deshalb ist auch die besondere Beachtung notwendiger Hygienemaßnahmen bei der Verarbeitung und Lagerung von Nahrungsmitteln sowie bei der Aufbewahrung von Speisen erforderlich.

Die häufigsten bakteriellen Verursacher wie **Campylobacter** oder **Salmonellen** entstammen meist kontaminierten Lebensmitteln (siehe Kap. 6, Tab. 7) oder sind antibiotikaassoziiert, wie im Fall von CDI. Infektiöse Durchfallerkrankungen stehen an der Spitze meldepflichtiger Erkrankungen. Viren dominieren als Verursacher von Durchfallerkrankungen: **Rotaviren**, **Noroviren**, **Hepatitis-A-Viren** und Adenoviren, welche meist zu Hause behandelt werden (siehe Kap. 22). Im Folgenden werden zwei häufige nosokomiale gastrointestinale Infektionen näher erläutert.

32.1 Norovirus-Infektionen

Noroviren sind „Global Player" – weltweit verbreitet in vielen verschiedenen Genotypen, verursachen sie rund 50 % der akuten Gastroenteritiden bei Erwachsenen, auch schwer beherrschbare Ausbrüche. Diese Ausbrüche kommen v. a. in Langzeitpflegeeinrichtungen vor, gefolgt von Kinderbetreuungseinrichtungen, Krankenhäusern und Restaurants (oder Kreuzfahrtschiffen). 2014 kam es in deutschen Kliniken zu 850 Ausbrüchen mit über 9 000 Infektionen, in Österreich zu 478 Infektionen. Untersuchungen des Robert-Koch-Instituts konnten belegen, dass die unerwartet hohe Anzahl an Norovirus-Erkrankungen im Winter 2016/2017 in Zusammenhang mit dem Auftreten eines neuen, rekombinanten Norovirus-Typs steht.

Die Virusausscheidung findet Stunden vor dem Krankheitsausbruch und bis zu zwei Wochen nach dem Abklingen der Symptome statt. Typisch sind plötzlich auftretende, heftige, selbstlimitierende **Brechdurchfälle** mit einer saisonalen Häufung im Herbst und Winter, verursacht durch sich verändernde Virusstämme. Die hohe Viruskonzentration im Stuhl und im Erbrochenen führt neben der fäkal-oralen Übertragung zusätzlich über **Aerosolbildung** zu einer hohen Kontagiosität. Der Virusnachweis erfolgt mittels Stuhlprobe, die Therapie symptomatisch.

Hohe Kontagiosität
Hohes Ansteckungspotenzial: Weniger als 100 Noroviren sind in der Lage, einen Ausbruch auszulösen!

Im Vordergrund stehen ausbruchseindämmende Maßnahmen:
- Der **Händedesinfektion** kommt die bedeutsamste Rolle zu. Seit Kurzem ist eine neue Gruppe von HDM am Markt („begrenzt viruzid plus"), wirksam gegen Noroviren, Rotaviren und Adenoviren.
- **Schutzkleidungen** wie Handschuhe, Mund-Nasen-Schutz, Mantel oder Schürze sind unbedingt erforderlich.
- **Einzelisolierung oder Kohortierung** mit eigener Toilette bis 48 Stunden nach Abklingen der klinischen Symptome.
- Strengste Hygienestandards sind bei der **Essensausgabe** bzw. beim Hantieren mit Speisen notwendig. Lebensmittel dürfen nicht offen gelagert werden (z. B. Frühstücksbuffet).
- **Kontakte** wie Händeschütteln, Besuche (v. a. von Kindern), Transferierungen und Transporte sind auf das Mindestmaß zu beschränken.
- Mehrmals täglich ist eine **Flächendesinfektion** mit Einmaltüchern erforderlich, die Abschlussreinigung und Schlussdesinfektion darf frühestens 72 Stunden nach Abklingen der Durchfälle erfolgen.
- Eine **Aufnahmesperre** empfiehlt sich bei einer – trotz aller Kontrollmaßnahmen – nicht beherrschbaren Ausbruchssituation und/oder bei logistischen Problemen wie ausbruchsbedingter Personalreduktion.
- **Erkranktes Personal** sollte zumindest zwei Tage über das Abklingen der Symptome hinaus zu Hause bleiben.

32.2 Clostridioides-difficile-Infektion (CDI)

Bei CDI handelt es sich um eine typische HAI. Den anaeroben Sporenbildner Clostridium difficile kennzeichnen besonders umweltresistente Sporen und Toxinbildung. Die Toxine verursachen Symptome wie **massiven Durchfall, Schmerzen und Fieber bis hin zu schweren Darmentzündungen und Multiorganversagen**. Früher nur als antibiotikaassoziiert angesehen, muss heute auch die Übertragung auf Patient*innen ohne Antibiotikatherapie und auf Mitarbeiter*innen beobachtet werden (siehe Kap. 19.6). Die fäkal-orale Übertragung erfolgt über Lebensmittel oder Gegenstände wie Toilette, Bettschüssel u. a.

Empfehlungen zu Hygienemaßnahmen/Pflegetechniken (Auszug)

- **Einzelisolierung bei schweren Durchfällen** ist unbedingt erforderlich, Kohortierung unter Umständen möglich (II).
- Ein langärmeliger Schutzmantel (II) bzw. Handschuhe (Ib) sind grundsätzlich bei jedem Patientenkontakt und Kontakt zu erregerhältigem Material zu tragen.
- Eine **sporozid wirksame Händehygiene** erfordert die **Händedesinfektion MIT anschließendem Händewaschen** – erst nach dem Auftrocknen des Desinfektionsmittels dürfen die Hände mit Wasser und Seife gewaschen werden (II). Ziel: Das Desinfektionsmittel tötet die vegetative Form, die Seife entfernt die sporozide Form.

> Händedesinfektion MIT anschließender Händewaschung erforderlich!

- **Sporozide Flächendesinfektion** und patientenbezogener Einsatz von Stethoskop, Thermometer etc. sind unbedingt notwendig (II). Clostridien können bis zu vier Wochen persistieren (Patient*innen an einem Platz, an dem zuvor ein*e CDI-Patient*in lag, haben ein rund 2-fach erhöhtes Risiko, ebenfalls zu erkranken).
- **Nach der Entlassung:** Für Gesunde (Angehörige) stellen CDI in der Regel keine Gefährdung dar. Die wichtigste Maßnahme ist das sorgfältige Händewaschen nach dem Toilettenbesuch aller Mitbewohner*innen. Im Falle von Durchfällen beim CDI-Erkrankten ist eine gründliche Reinigung der Toilette/Badewanne/Dusche nach jeder Benützung durchzuführen.

Erstes fäkales Mikrobiotika-Therapeutikum zugelassen!
In den USA wurde 2022 erstmals ein Medikament, hergestellt aus Stuhl von menschlichen Spender*innen, zur Behandlung von CDI zugelassen.

Transplantation von Stuhl?

Klingt nicht einladend und ist auch nicht wirklich revolutionär – die chinesische Medizin, aber auch Nomadenstämme behandeln damit schon seit Jahrhunderten. Der Stuhl eines Gesunden (und die Bakterien darin) wird in den Darm eines Erkrankten übertragen, um die Darmflora („Mikrobiom") wiederherzustellen. Die fäkale Mikrobiota-Transplantation (FMT) ist nun auch bei uns ein neues, vielversprechendes Therapiekonzept, welches bei Versagen anderer Therapien bei CDI, aber auch bei Colitis ulcerosa, als gut etablierte Indikation gilt (bereits mehr als 17 000 Transplantationen in den USA). Als Spender*innen kommen bevorzugt verwandte, im selben Haushalt lebende, gesunde Menschen in Frage. Über ein Koloskop, einen Retentionseinlauf oder über eine nasogastrale/nasoduodenale Sonde wird die Suspension (verdünnter Stuhl) appliziert (Ehlermann, 2016; Van Nood et al., 2013).

Zum Kapitelabschluss

AWMF – Arbeitskreis Krankenhaus- & Praxishygiene (2013): AWMF-Register 029/037 S1-Leitlinie: Hygienemaßnahmen bei Gastroenteritis-Ausbrüchen durch Noroviren. http://www.awmf.org/uploads/tx_szleitlinien/029-037l_S1_Hygiene_Gastroenteritis_durch_Noro-Viren_2013-09.pdf (20.12.2016).

Ehlermann, P. (2016): Fäkaler Mikrobiomtransfer bei Clostridium-difficile-Infektion. Krankenhaushygiene + Infektionsverhütung 2, S. 155–163.

Robert-Koch-Institut (2017): Vermehrter Anstieg der Norovirus-Infektionen in der Winter-Saison 2016/2017. EpidBull 7, S. 67–70. https://www.rki.de/DE/Content/Infekt/EpidBull/Archiv/2017/Ausgaben/07_17.pdf?__blob=publicationFile (20.03.2017).

KRINKO (2019): Hygienemaßnahmen bei Clostridioides-difficile-Infektion. Empfehlungen der Kommission für Krankenhaushygiene und Infektionsprävention am Robert-Koch-Institut. Bundesgesundheitsbl. 62, S. 906–923. https://www.rki.de/DE/Content/Infekt/Krankenhaushygiene/ThemenAZ/C/Hygiene_CDI_BGBL_62-7-2019.pdf?__blob=publicationFile (29.09.2020).

Van Nood, E. et al. (2013): Duodenal infusion of donor feces for recurrent Clostridium difficile. N Engl J Med 368, S. 407–415.

33 Prävention bei multiresistenten Erregern (MRE)

MRE, MRGN, MRSA – tatütata! MfG – mit freundlichen Grüßen! Zunehmend häufiger begrüßen uns multiresistente Bakterien, Antibiotika sind gegen sie weitestgehend wirkungslos. Es ist an der Zeit, sich mit ihnen auseinanderzusetzen. In diesem Kapitel werden zunächst die Ursachen und Folgen der zunehmenden Resistenzentwicklungen analysiert. Anschließend werden unter dem **Sammelbegriff MRE** die derzeit wichtigsten multiresistenten Erreger als Verursacher von Infektionen und deren Auswirkungen für die pflegerische Versorgung unter die Lupe genommen.

MRE-Infektionen treten am ehesten in Krankenhäusern und Pflegeheimen auf, also in Einrichtungen mit Patient*innen mit vielen Risikofaktoren wie längerem stationärem Aufenthalt, Medical Devices, Immundefizienz, Multimorbidität, chronischen Wunden, Diabetes mellitus, Mangelernährung oder Auslandsanamnese. In Österreich sind jedes Jahr rund 3 000 Menschen betroffen, d. h. 6 von 100 HAI werden durch MRE ausgelöst.

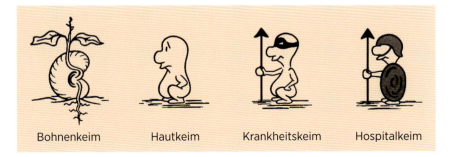

Abb. 119: **No drugs for bad bugs!**

Revolution oder Evolution?
Charles Darwin müsste heute nicht mehr auf die Galapagos-Inseln fahren, um das Prinzip Evolution zu entdecken. Nur einige Monate in einem modernen Krankenhaus verbringen und Bakterien beobachten, und der Evolutionsbeweis ist erbracht!

33.1 Resistenzproblematik – *No Drugs for Bad Bugs!*

Von der Revolution zur Resistenz: Antibiotika verlieren stetig ihre Wirksamkeit. Infektionen durch resistente Bakterien waren bisher hauptsächlich ein Problem stationärer Gesundheitseinrichtungen. Heute finden sich derartige Resistenzen zunehmend häufiger auch im extramuralen Bereich.

Wenn Barack Obama und Angela Merkel sich über Antibiotika unterhalten, kommt Folgendes heraus:

Priorität 1: kritisch	Priorität 2: hoch	Priorität 3: mittel
1. Acinetobacter baumannii	1. Enterococcus faecium	1. Streptococcus pneumoniae
2. Pseudomonas aeruginosa	2. Staphylococcus aureus	2. Haemophilus influenzae
3. Enterobacteriaceae	3. Helicobacter pylori	3. Shigella spp.
	4. Campylobacter spp.	
	5. Salmonella spp.	
	6. Neisseria gonorrhoeae	

Abb. 120: **Priorisierung des Resistenzrisikos**

Nach einem G7-Gipfelbeschluss präsentierte die WHO 2017 eine Liste mit 12 Bakteriengruppen – je nach Dringlichkeit der Entwicklung neuer Antibiotika (siehe Abb. 120). Es geht darum, die Forschung und Entwicklung neuer Antibiotika in die richtige Richtung zu führen, um damit auf das zunehmende Resistenzproblem zu reagieren. Die Bakterien der Priorität 1 sind resistent gegen eine Vielzahl von Antibiotika, darunter Carbapeneme und Cephalosporine der dritten Generation, welche oft die letzten noch wirksamen Antibiotika sind. Von hoher und mittlerer Priorität sind weitere antibiotikaresistente Bakterien, die klinisch relevante Krankheitsbilder erzeugen.

Als Ursachen gelten:

80 % der Antibiotika werden nicht im Krankenhaus, sondern zu Hause eingenommen – oftmals leider falsch!

- **der hohe Antibiotikaverbrauch** in der Human- und Veterinärmedizin und in der Landwirtschaft/Tierzucht. Rund 80 % aller Kühe in Deutschland erhalten regelmäßig Antibiotika, darunter auch Reserveantibiotika!
- **der Selektionsdruck**, erzeugt durch die unangemessene Verwendung von Antibiotika. Der Zusammenhang zwischen Antibiotikaverbrauch und Antibiotikaresistenzen ist eindeutig erwiesen.
- **die Übertragung von Mensch zu Mensch**, sei es direkt oder indirekt.
- **die erstaunliche Adaptionsfähigkeit der Mikroben:** Durch ihre Lernfähigkeit bzw. mittels neuer Mechanismen entziehen sie sich der Antibiotikawirkung.
- **Die Globalisierung, der Reiseverkehr und die Migration** verändern die bestehende Sachlage stetig.

Mit zukünftigen Auswirkungen/Folgen:

- längere Krankenhausaufenthalte bzw. rezidivierende Infektionen zu Hause,
- höhere Kosten für das Gesundheitssystem durch die Verwendung zusätzlicher und teurer Behandlungsmethoden und Medikamente,

- wenige neue Antibiotika in Entwicklung, da die Pharmabranche ihre Forschungsaktivitäten hin zu Medikamenten für chronische Erkrankungen verlagert.

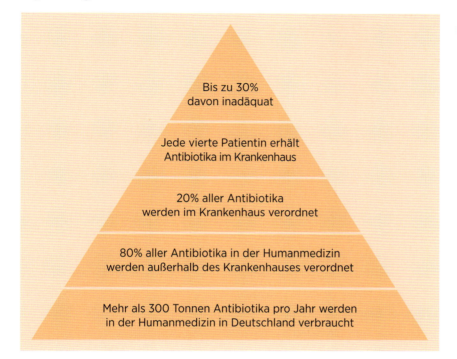

Abb. 121: **„Das Antibiotika-Pyramidenspiel"**

Vergleichbare Länder haben deutlich größere Schwierigkeiten. Viele Probleme sind dennoch „hausgemacht". Es ist eine der **zentralen Aufgaben für Hygieneteams** in Krankenhäusern, die lokale Resistenzlage und das Mikrobenspektrum zu beachten. Informationen aus internationalen „**Surveillance-Netzwerken**" können die eigenen Daten ergänzen und zu einem größeren Bild (analog einem Puzzle) führen. Nationale Referenzzentralen sind mit internationalen Organisationen (z. B. EARSS, KISS) zwecks epidemiologischer Überwachung von Infektionskrankheiten vernetzt.

Die österreichische und deutsche Resistenzsituation ist trotz höchst bedenklicher Entwicklungen nicht dramatisch.

Mit Viren gegen Bakterien vorgehen

Bakterienfresser, sogenannte **Phagen**, besitzen eine Eigenschaft, welche Antibiotika abhandengekommen ist – Bakterien zielgerecht zerstören. Entdeckt eine Phage eine Bakterienzelle, so dockt sie an diese an und übernimmt durch Einschleusen der eigenen Erbinformation die Kontrolle über das Bakterium. Als besonders erfolgversprechend gilt der Einsatz von Phagen zur Behandlung von Infektionen bei künstlichen Knie- oder Hüftgelenksimplantaten, welche häufig von multiresistenten Bakterien verursacht werden. Noch eine positive Nachricht: Phagen sind für den Menschen völlig ungefährlich.

Antibiotic Stewardship (ABS) – das ABS-Team

Das ABS-Team hat die Aufgabe, den Antibiotika-Einsatz zielgerichteter zu gestalten und die lokale Resistenzlage zu überwachen. Es besteht aus Vertreter*innen der Apotheke, der Bakteriologie, der Pathologie und dem Hygieneteam. Neben dem gezielten Einsatz von Antibiotika und der Einhaltung der Standardhygienemaßnahmen gehört das MRE-Screening (mikrobiologische Untersuchungen) zu den grundlegenden Maßnahmen zur Eindämmung von MRE-Infektionen in Gesundheitseinrichtungen. Als Lösungsansätze sind die „12 Gebote der Resistenzkontrolle" anerkannt (siehe Tab. 40).

Tab. 40: **„Die 12 Gebote der Resistenzkontrolle"**

„Die 12 Gebote der Resistenzkontrolle"	
Impfe!	
Entferne Katheter!	Verhüte Infektionen!
Ziele auf Bakterien!	
Frage Expert*innen! „Antibiotic Stewardship"	Diagnostiziere effizient!
Kontrolliere Antibiotika-Gebrauch!	
Beachte lokale Epidemiologie!	
Behandle Infektionen, nicht Kontaminationen!	Verwende Antibiotika klug!
Behandle Infektionen, nicht Kolonisationen!	
Vermeide Breitbandantibiotika!	
Beende die Therapie zeitig!	
Isoliere das Bakterium!	Vermeide Transmission!
Vermeide Übertragung!	

33.2 MRSA (methicillinresistenter Staphylococcus aureus)

LA-MRSA (lifestock-associated) – durch Nutztierhaltung erworben

CA-MRSA (community-aquired) – zu Hause erworben

HA-MRSA (healthcare-aquired) – im Krankenhaus erworben

Während die Besiedelung per se keinen Krankheitswert für das Personal besitzt, gilt für Träger*innen ein erhöhtes Risiko der Übertragung auf Patient*innen.

MRSA wird häufig auch als „multiresistenter Staphylococcus aureus" bezeichnet. Infektionen mit MRSA gelten als zentrales Problem der Krankenhaushygiene. Das Bakterium **besiedelt primär die Nasenschleimhaut**, weiterführend auch Rachen und Haut (Achseln, Leisten) **bei ca. 25 % der Bevölkerung**; meist sind dies jedoch nichtresistente Stämme. Häufig handelt es sich um Personen, die beruflich in der Nutztierhaltung tätig sind oder die in einem Krankenhaus behandelt wurden oder dort arbeiten und somit als Überträger*innen fungieren. Insbesondere für Mitarbeiter*innen ist dies von Bedeutung. In unterschiedlichen repräsentativen Untersuchungen weist das medizinische Personal in Europa eine MRSA-Gesamtprävalenz von ca. 2 % auf.

Ein Fallbeispiel: MRSA – *that´s the way (I don´t like it)*

Während der Pflege gelangt über den Kontakt mit der Haut eines MRSA-positiven Patienten (der noch nicht als MRSA-positiv bekannt ist) MRSA auf die Hand der Mitarbeiterin. Wie es nicht unüblich ist, fasst sich die Mitarbeiterin an ihre juckende Nase und damit wird ihre Nasenschleimhaut kolonisiert. Aufgrund der fehlenden Händedesinfektion wird der MRSA während der Essenseingabe auf die nächste Patientin übertragen. Diese zweite Patientin erhält seit Tagen eine Antibiotikatherapie aufgrund einer Pneumonie. Diese Antibiotika haben zwischenzeitlich auch die Bakterien der physiologischen Flora der Nasenschleimhaut weitestgehend eliminiert. Der nun in der Nasenschleimhaut eintreffende MRSA hat vor Ort keinen „physiologischen Gegner" und kann die Nase ungehindert kolonisieren. Nach einigen Tagen fasst die Patientin sich an die Nase und ergreift anschließend die Türklinke ... Die Mitarbeiterin fasst sich weiterhin regelmäßig an die Nase und beginnt ohne vorhergehende Händedesinfektion mit der bevorstehenden Wundversorgung ...

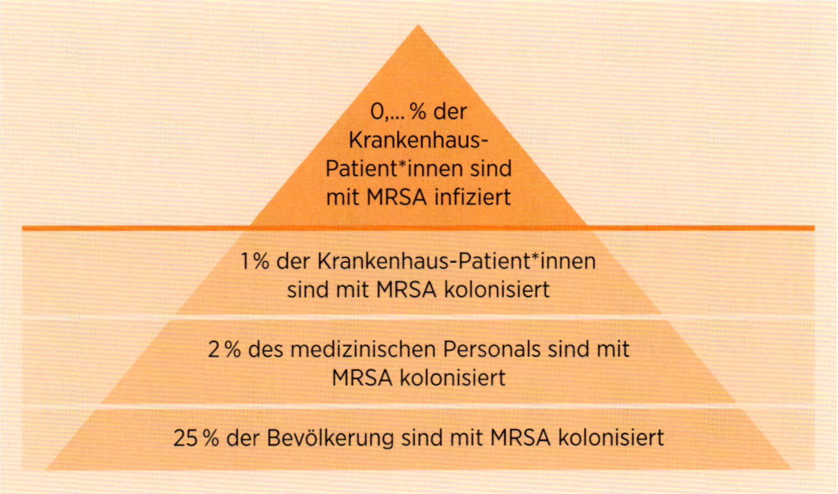

Abb. 122: **„Eisberg-Effekt" MRSA**

- 0,... % der Krankenhaus-Patient*innen sind mit MRSA infiziert
- 1 % der Krankenhaus-Patient*innen sind mit MRSA kolonisiert
- 2 % des medizinischen Personals sind mit MRSA kolonisiert
- 25 % der Bevölkerung sind mit MRSA kolonisiert

Die Übertragung erfolgt durch direkten Kontakt (Hände) oder indirekt über kontaminierte Gegenstände (z. B. Handtücher, Katheter u. v. m.). In unbelebter Umgebung kann MRSA bis zu vier Monate überleben. Zu einem symptomatischen Infektionsverlauf kommt es nach einigen Tagen, nach einigen Monaten oder aber überhaupt nicht. MRSA verursacht Infektionen wie andere Staphylokokken auch – Abszesse, Wundinfektionen, Pneumonien. Ebenso hat MRSA die Fähigkeit, intravasal und an Implantaten Biofilme (siehe Kap. 30) auszubilden und von dort ausgehend Septikämien zu verursachen.

"Search and destroy" – die Niederlande konnten die Ausbreitung von MRSA massiv reduzieren. Sie reagieren rasch und strikt. Der Verdacht genügt. So werden beispielsweise Patient*innen, die aus einer ausländischen Klinik kommen (z. B. ein Patient, der nach einem Skiunfall in einem österreichischen Krankenhaus behandelt wurde), sofort getestet und bis zum negativen Testergebnis isoliert. Diese Strategie konzentriert sich also nicht nur auf infizierte, sondern auch auf kolonisierte Patient*innen (und berücksichtigt auch das Krankenhauspersonal). Mit Erfolg – 2013 waren in den Niederlanden nur 1,2 % der Tests positiv, in Deutschland 13 % (ECDC).

Diagnose und Screening

- **Aufnahmescreening** bei positiver MRSA-Anamnese inkl. Warnsystem bei der stationären Wiederaufnahme von Risikogruppen wie Dialysepatient*innen, wenn die Wiederaufnahme innerhalb von 12 Monaten erfolgt, sowie bei chronischen Wunden, chronischer Pflegebedürftigkeit, Tätigkeit in der Nutztierhaltung oder bei Verlegung aus anderen Institutionen
- **Screening von Mitpatient*innen** (Nähe zu MRSA-Patient*innen)
- **Screening von Mitarbeiter*innen** (Nasen-/Rachenabstrich bei gehäuftem Auftreten)
- **Als Testmaterial stehen Abstriche** aus Nase, Rachen, Achseln, Leiste und Wunde bzw. Körperflüssigkeiten wie z. B. Trachealsekret zur Verfügung. Der mikrobiologische Nachweis kann nach 24–48 Stunden der Kultivierung abgelesen werden. Es stehen auch PCR-basierte Nachweisverfahren zur Verfügung, welche bereits nach drei Stunden ein Ergebnis vorweisen. Diagnostiziert wird MRSA letztendlich mittels Antibiogramm (siehe Kap. 11). Diese (anonymisierten) Testergebnisse sollten an MRSA-Referenzlabors zur epidemiologischen Überwachung weitergeleitet werden.

Prävention/Eradikation

Liegt eine Infektion vor, ist eine antibiogrammabhängige, spezielle antibiotische Behandlung erforderlich. Liegt eine Kolonisation vor („gesunde Träger*innen"), werden die Bakterien entfernt (= Sanierung). Als Sanierungsmaßnahmen sind anerkannt:

- **Isolierungsmaßnahmen** (strenge Isolierung bzw. Kohortierung – je nach baulichen Möglichkeiten)
- **Basishygienemaßnahmen:** Die Händedesinfektion ist und bleibt die wichtigste Einzelmaßnahme! Mit Schutzkleidungen (Handschuhe, Schutzmantel, Haar-, Mund- und Nasenschutz) wird nicht nur die Übertragungsrate reduziert, sondern auch die Gesamtcompliance des Personals erhöht. Oftmals wird auf Basis der Lokalisation der Besiedelung das Ausmaß der Schutzkleidung bemessen – wird beispielsweise MRSA nur im Blut nachgewiesen, wäre kein Mundschutz erforderlich.

- **Erweiterte Hygienemaßnahmen** (je nachdem, ob Kolonisation oder Infektion): **Dekolonisierung** (= kutane, orale und nasale Dekontamination) mit täglicher oder mehrmals täglicher Anwendung von speziellen Nasengels, Mundspüllösungen, Waschlotionen, Haarshampoos und Wundantiseptika. Während der mehrtägigen Dekolonisierung sollte auf Deoroller, Lippenstift, Schmuck etc. verzichtet werden. In Langzeitpflegeeinrichtungen müssen die genannten Maßnahmen dem reduzierten Infektionsrisiko angepasst werden. Dekolonisierung dient der Reduktion des Übertragungsrisikos auf das Personal und der Reduktion des Infektionsrisikos für Patient*innen selbst.
- **Organisatorische Maßnahmen:** Arbeitsabläufe so planen, dass die Pflege von MRSA-Träger*innen nach den Routinetätigkeiten stattfindet
- **Hygienemaßnahmen beim Transport** der Patientin (Untersuchung, Rettung etc.) und eine **Besuchsregelung** (z. B. ebenfalls Händedesinfektion) sind zu beachten.

Ein MRSA-Screening lohnt sich auch finanziell für ein Krankenhaus: Eine mikrobiologische Untersuchung kostet rund € 5. Mit einer einzigen Untersuchung können ein bis zwei Übertragungen verhindert werden. Jede Übertragung kostet rund € 4 000–5 000.

- **Die Kontrolle** des Sanierungserfolgs wird mittels Abstrichen von Nase und ursprünglicher Lokalisation zwei Tage nach Ende der (mindestens fünftägigen) Eradikationsmaßnahmen kontrolliert. Ist der Befund weiterhin positiv, müssen die Maßnahmen wiederholt werden. Erhält man drei negative Abstrichbefunde (im Abstand von mindestens 24 Stunden), können die Isolierungsmaßnahmen aufgehoben werden.
- **Die Entlassung** von MRSA-Patient*innen ist mit Bezugspersonen zu planen. Häufig liegt zu diesem Zeitpunkt noch eine Besiedelung mit MRSA vor, die aber ohne Symptome bleibt („importierter MRSA"). Im Bedarfsfall müssen die Sanierungsmaßnahmen fortgesetzt werden. Für Mitbewohner*innen und Angehörige besteht kein Anlass zu Sorge oder Angst. Die Ansteckungsgefahr ist für gesunde Menschen sehr gering. Durch Küssen oder engen Körperkontakt kann es aber zu einer vorübergehenden Besiedlung der Familienmitglieder kommen, die ohne Symptome vorübergeht. Die Hände sollten gründlich und regelmäßig, die Wäsche mit mindestens 60°C gewaschen und zunächst täglich gewechselt werden, und auf die gemeinsame Benutzung von Handtüchern, Haarbürsten etc. sollte verzichtet werden.
- **Bei Transferierungen** in Langzeitpflegeeinrichtungen muss das dortige Personal unmissverständlich und unverzüglich informiert werden (siehe Kap. 21.2, Fallbeispiel MRSA).

Seit einigen Jahren haben sich MRSA-Stämme auch im häuslichen Lebensraum etabliert (= community-aquired). CA-MRSA verursacht meist

Haut- und Weichteilinfektionen (z. B. Furunkel) und betrifft häufig junge, immunkompetente Klient*innen ohne Risikofaktoren.

Konsequenzen für eine ambulante Homecare-Versorgung bei CA-MRSA:

- Soziale Kontakte unterliegen keinerlei Einschränkungen.
- MRSA-Träger*innen sind am Ende einer „Tour", d. h. als letzte Klient*innen, zu besuchen.
- Auf das Händewaschen der Klient*innen mit Flüssigseife sowie einen oftmaligen Handtuchwechsel ist zu achten.
- Wäsche, Geschirr und Besteck benötigen keine besondere Behandlung.
- Bei pflegerischen Maßnahmen, z. B. Wundversorgung, gelten Richtlinien wie im Krankenhaus.
- Direkter Kontakt mit offenen Wunden oder Hautläsionen ist zu vermeiden.
- Haushaltsangehörige mit Abwehrschwäche wie Diabetiker*innen oder Dialysepatient*innen sollten ebenso den direkten Kontakt meiden.
- Alle an der Betreuung Beteiligten müssen informiert sein – Angehörige, Hausärztin, Rettungsdienst und das Krankenhauspersonal bei etwaiger Wiederaufnahme.

Die wissenschaftliche Evidenz für das MRSA-Management steht allerdings auf „schwachen Beinen" – im Sinne der österreichischen Bundeshymne: „*Heiß umfehdet, wild umstritten, liegst...*" ... *der Krankenhaushygiene du inmitten!*

Die Unterscheidung zwischen Kolonisation und Infektion ist wesentlich!

MRSA-Kolonisationen werden saniert, MRSA-Infektionen werden mit Antibiotika behandelt. Der Erfolg ist von der konsequenten Umsetzung der aufwändigen Eradikation abhängig.

33.3 VRE (vancomycinresistente Enterokokken)

Enterokokken sind grampositive Bakterien der Darmflora, die durch den Erwerb einer Vancomycinresistenz krankenhaushygienisch zum Problem wurden. **Gefährdet sind immunsupprimierte, insbesondere hämato-onkologische Patient*innen**. Die Übertragung erfolgt durch Kontakt mit Personal und Gegenständen. Als Reservoir gelten **Stuhl, Harn und Wunden**, wo auch die Kolonisierung bzw. Infektion stattfinden kann.

Die Prävention/Eradikation liegt in der konsequenten Umsetzung der Basishygienemaßnahmen und erweiterten Maßnahmen **wie bei MRGN**. Nach der Entlassung nach Hause stellen VRE für Gesunde in der Regel keine Gefährdung dar. Bei Durchfällen ist eine gründliche Reinigung der

Toilette/Badewanne/Dusche nach jeder Benützung durchzuführen. Sind die Atemwege betroffen: nach Husten, Niesen etc. die Hände waschen und immer frische Taschentücher benutzen.

33.4 MRGN (multiresistente gramnegative Bakterien)

Die Vielzahl an Resistenzen führte zunehmend zu einer komplexen und verwirrenden Situation. Um dieser zu begegnen, wurde eine neue Nomenklatur eingeführt – **3MRGN und 4MRGN** (= multiresistente gramnegative Bakterien, resistent gegenüber 3 oder 4 von insgesamt 4 Antibiotikagruppen).

> MRGN ist eine Sammelbezeichnung, die beispielsweise E.-coli-, Klebsiella-, Proteus-, Serratia-, Enterobacter-, Pseudomonas- und Acinetobacter-Bakterien umfasst.

> **Fallbeispiel**
> Auf der Abteilung für plastische- und Wiederherstellungschirurgie übernehmen Sie einen indischen Patienten, der schwere Brandverletzungen erlitten hat. Er trägt einen Acinetobacter baumannii in seinen Wunden und im Tracheostoma und war bereits in Indien wochenlang hospitalisiert. Bei dem Keim handelt es sich um einen 4MRGN nach der RKI-Klassifikation. Damit ist er isoliert unterzubringen. Selbstverständlich tragen Sie bei seiner Versorgung Schutzkittel, Handschuhe, Mund-Nasen- und Haarschutz und halten alle anderen Standardmaßnahmen ein (Höfert, Schimmelpfennig, 2014).

Epidemiologie

Etwa 50 % aller Kolonisationen mit MRGN führen zu einer tatsächlichen HAI. Am häufigsten treten sie im Krankenhaus in klinischer Form als Harnwegsinfektionen, Pneumonien, Wundinfektionen oder Septikämien auf (siehe Abb. 123). Während sich die MRSA-Raten europaweit einzupendeln scheinen, zeigen die Daten für MRGN einen rasanten Anstieg.

Übertragung

Als Reservoir von MRGN gelten Patient*innen und nicht ausreichend desinfizierte Flächen, Medizinprodukte und Pflegeprodukte. Die Übertragung erfolgt über den

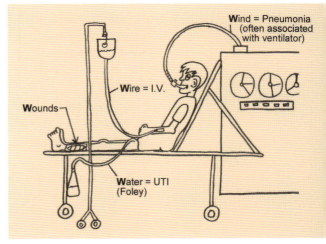

Abb. 123: **Die 4 W(ege) der gramnegativen Bakterien**

Kontakt mit Patient*innen und deren Ausscheidungen. Gramnegative Bakterien lieben feuchtkühle Bedingungen und sind darin über mehrere Monate lebensfähig. Bei Besiedelung der Atemwege kommt zusätzlich die aerogene Übertragung in Betracht. Aber auch das Personal gilt als Reservoir. Die hohe Umweltresistenz von z. B. Acinetobacter baumannii führt zu einer längeren Nachweisbarkeit auf den Händen. Insbesondere steigt das Risiko beim Tragen von Ringen und künstlichen Fingernägeln generell um das Dreifache.

Diagnose/Screening

Das Primärscreening wird mittels Wund-, Rektal- und Rachenabstrich bei Mitpatient*innen im selben Zimmer bzw. bei Kontakt mit Gesundheitseinrichtungen im Ausland, bei Wiederaufnahme und bei Ausbruchssituationen empfohlen.

Prävention/Eradikation

Die wichtigsten MRE stellen im grampositiven Spektrum MRSA und VRE, im gramnegativen Spektrum 3MRGN und 4MRGN dar.

In Abhängigkeit vom Resistenzausmaß (3MRGN oder 4MRGN) und dem Grad der Infektionsgefährdung von Patient*innen werden die Hygienemaßnahmen abgestimmt:

- **Die Händedesinfektion** stellt die wichtigste Präventionsmaßnahme dar. Das alleinige Tragen von Handschuhen birgt die Gefahr, dass dies zur Infektionsgefährdung einer zunächst nur kolonisierten Patient*in führt. Bei 4MRGN gelten im Wesentlichen dieselben Empfehlungen wie bei MRSA.
- **Schutzmantel und Handschuhe sind immer erforderlich, bei 4MRGN zusätzlich Augen-, Haar-, Mund- und Nasenschutz.**
- **Einzelzimmerunterbringung**: Die Evidenz der Wirksamkeit zur Eindämmung der Übertragung ist für einige MRE vorhanden, bei anderen wiederum mäßig oder gar nicht ausgeprägt. Daher ist die individuelle Risikoabschätzung sehr bedeutsam. Als Grundregel könnte gelten: Die strenge Einzelzimmerisolierung ist bei 4MRGN erforderlich, bei 3MRGN wäre eine Kontaktisolierung ausreichend bzw. wünschenswert. Eine Kohortierung ist nur bei identen Bakterien möglich (MRGN ist nur ein Sammelbegriff).
- **Pflege- und Medizinprodukte**: Es sollten möglichst nur Einwegprodukte verwendet bzw. die Produkte nach Gebrauch verworfen werden.
- **Antiseptische Ganzkörperwaschungen** mit Chlorhexidin können nicht empfohlen werden.
- **Nach der Entlassung nach Hause**: Für Gesunde stellen MRGN keine Gefährdung dar, eine angemessene Haushaltshygiene verhindert die Übertragung. Im Falle von Durchfällen der Erkrankten ist eine gründliche Reinigung der Toilette/Badewanne/Dusche nach jeder Benützung durchzuführen. Sind die Atemwege betroffen – nach Husten, Niesen etc. –, die Hände waschen und immer frische Taschentücher benutzen.

33.5 Tuberkulose

Literaturnobelpreis für Tuberkulose – TB or not TB?

Keine andere Infektion hat einen vergleichbaren Einfluss auf Kunst und Literatur. Künstler wie Molière, Schiller, Kafka, Orwell oder Bernhard verarbeiteten die Konfrontation mit der chronischen Krankheit und dem frühen (eigenen) Tod auf eindrucksvolle Weise. Auch die Oper (La Traviata), Bücher (Der Zauberberg) und Kinofilme (Moulin Rouge) thematisieren Tuberkulose.

Mycobacterium tuberculosis – ein altbekanntes Bakterium in neuem Gewande – **der Anteil von multiresistenten Stämmen steigt.** Etwa jeder*jede dritte (!) Bewohner*in unseres Planeten ist mit dem Mycobacterium-tuberculosis-Komplex infiziert, jährlich sterben rund 1,7 Mio. Menschen daran und das rund 140 Jahre nach der Entdeckung des Bakteriums durch Robert Koch. Warum ist das so? Einerseits weil noch immer viele Menschen nicht von den vorhandenen medizinischen Errungenschaften profitieren, anderseits weil die Forschung nach einem hochwirksamen Impfstoff und einem Bedside-Test in den letzten Jahrzehnten sträflich vernachlässigt wurde.

Niederösterreichische Landes-Heil- und Pflegeanstalten für Geistes- und Nervenkranke „am Steinhofe" in Wien, XIII.

Besondere Dienstesanweisung

für die Pavillons 19 u. 22

(für Tuberkulöse und Jnfektionskranke).

Abb. 124: **TBC-Hygieneplan vor 100 Jahren (1907–1921)**

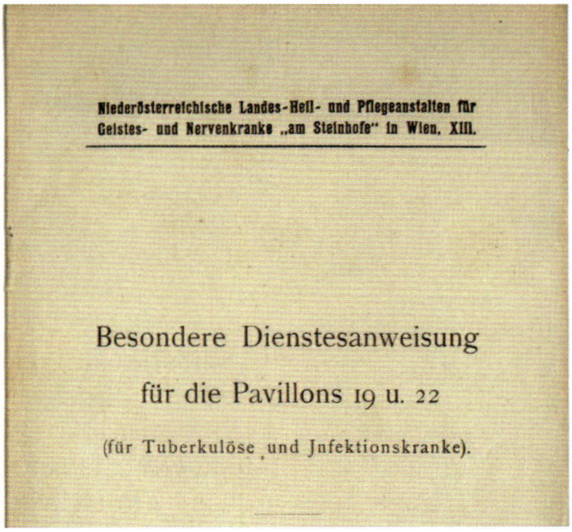

Tuberkulose ist und bleibt weiterhin eine Erkrankung von sozialen Randgruppen. Während früher der Anteil an Obdachlosen und Suchtkranken mehr als die Hälfte ausmachte, sind es nun Menschen, die als Asylwerber*innen oder aus sozioökonomischen Gründen aus Ländern mit hoher Tuberkuloserate gekommen sind. Der Anteil von Migrant*innen aus Osteuropa ist sehr hoch. 2019 erkrankten in Deutschland 4791 und in Österreich 479 Menschen an TBC.

TBC unterscheidet sich von anderen Infektionskrankheiten insofern, als eine Infektion nicht mit einer Erkrankung gleichzusetzen ist und es **verschiedene Stadien aktiver und inaktiver Formen** gibt (siehe Abb. 125). Der Infektionsverlauf ist abhängig von der aktuellen Abwehrlage und kann neben der Lunge auch viele andere Organe betreffen. Abgekapselte Herde können sich auch Jahrzehnte später reaktivieren. In den allermeisten Fällen handelt es sich um eine **„offene Lungentuberkulose"** (d. h. mit offener Verbindung zwischen TBC-Herd und der „Außenwelt").

Je mangelhafter die Ernährung, niedriger die Hygienestandards und größer die Populationsdichte, desto höher das Erkrankungsrisiko.

Abb. 125: **TBC: stadienhafter Verlauf und Erkrankungsrisiko**

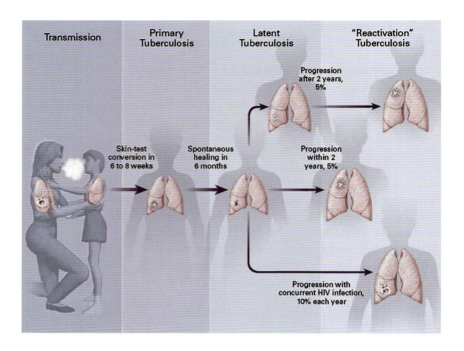

Bei Verdacht auf Erkrankung werden ein Thoraxröntgen und eine mikrobiologische Diagnostik (meist aus Sputum, Bronchialsekret, aber auch anderen Körpersekreten) durchgeführt (siehe Abschnitt II). Der Tuberkulin-Hauttest (Intrakutantest nach Mendel-Mantoux/MMT) kommt heute kaum noch zur Anwendung. Bedeutsam in der Diagnostik ist heute der Bluttest **IGRA** (Interferon-Gamma-Release-Assay, z. B. **QuantiFERON**) aufgrund seiner höheren Sensitivität und Spezifität. Jedoch kann auch hier keine Unterscheidung zwischen einer alten oder frischen Infektion bzw. einer aktiven oder inaktiven Form getroffen werden.

Kontakt mit Tuberkulosepatient*innen?

Alle Kontaktpersonen (Angehörige, Personal, Mitpatient*innen) eines Menschen mit „offener TBC" werden zum Ausschluss einer Infektion zu einer oder mehreren Umgebungsuntersuchungen der Gesundheitsbehörde eingeladen. Bei pflegerischen Kontakten wird meist der QuantiFERON-TB-Test durchgeführt. Ist dieses Ergebnis positiv, wird ein Lungenröntgen angeschlossen, ist das Lungenröntgen negativ, wird eine Wiederholung des QuantiFERON-Tests nach drei Monaten empfohlen. In Abhängigkeit vom Wiederholungsergebnis und von der Immunlage wird die Durchführung einer weiteren spezifischen Diagnostik und Therapie empfohlen.

Die Übertragung erfolgt aerogen beim Sprechen, Husten oder Niesen. Sputum, Bronchialsekret und Speichel sind bei der „offenen TBC" als infektiös zu betrachten. Bei Erkrankung anderer Organe sind deren Sekrete (z. B. Harn oder Liquor) ebenso infektiös. Eine Übertragung über kontaminierte Gegenstände ist fast unmöglich. Die Dauer der Infektiosität ist von der Wirksamkeit der Antibiotikatherapie abhängig. Eine Isolierungspflicht besteht in Abhängigkeit vom Sputumbefund (vgl. Tab. 29, Kap. 18.3). Bei Erkrankung und Tod besteht nach dem **Tuberkulosegesetz Meldepflicht**. In Österreich wurde das TBC-Gesetz aktualisiert – so kann nun bereits eine Krankheitsverdächtige, die sich der endgültigen Abklärung entzieht, in einer Krankenanstalt angehalten werden. Bei Nichterfüllung der Therapie werden auch Geldstrafen ausgesprochen.

Manifeste Infektionen werden standardmäßig mit einer Kombination verschiedener Antibiotika über 6 Monate behandelt. Ein stationärer Aufenthalt inklusive strenger Isolierung ist meist 4–8 Wochen lang erforderlich. Eine Reinfektion ist möglich. Die internationale Resistenzproblematik TBC-wirksamer Antibiotika ist in Deutschland und Österreich eher gering. Bei resistenten Fällen erhält der*die Betroffene eine Kombinationstherapie von Reservemedikamenten über 1–2 Jahre, die Erfolgschancen stehen gut. Patient*innen mit „offener TBC" bedürfen einer strengen Isolierung. Der vorhandene Tuberkuloseimpfstoff (BCG) wird aufgrund seiner sehr begrenzten Wirksamkeit nicht mehr eingesetzt. An der Entwicklung eines neuen Universalimpfstoffes wird gearbeitet.

Zum Kapitelabschluss

AMWF (2022): s2k-Leitlinie Tuberkulose im Erwachsenenalter. https://register.awmf.org/de/leitlinien/detail/020-019 (02.11.2023).

Ärztliches Zentrum für Qualität in der Medizin. www.aezq.de (23.02.2018).

BMGF Bundesministerium für Gesundheit und Frauen (2016): Österreichische Empfehlungen zur Durchführung der Umgebungsuntersuchung bei Tuberkulose. https://www.bmgf.gv.at/cms/home/attachments/1/6/6/CH1644/CMS1493292922387/tuberkulose_leitlinie_umgebungsuntersuchung.pdf (20.12.2016).

EARS-Net – European Antimicrobial Resistance Surveillance Network. https://ecdc.europa.eu/en/about-us/partnerships-and-networks/disease-and-laboratory-networks/ears-net (20.12.2016).

Forstner, C. & Pletz, W. (2016): Multiresistente Erreger – Therapiestrategien. Krankenhaushygiene + Infektionsverhütung 2, S. 187–198.

HICARE – Gesundheitsregion Ostseeküste. Aktionsbündnis gegen multiresistente Bakterien. Projektlaufzeit 2011–2015. Abschlussdokumentation. http://www.hicare.de/fileadmin/hicare/user_upload/materialien/HICARE-Abschlussdokumentation.pdf (19.12.2016).

KRINKO (2018): Hygienemaßnahmen zur Prävention der Infektion durch Enterokokken mit speziellen Antibiotikaresistenzen. Empfehlungen der Kommission für Krankenhaushygiene und Infektionsprävention am Robert-Koch-Institut. Bundesgesundheitsbl. 61, S. 1310–1361.
https://www.rki.de/DE/Content/Infekt/Krankenhaushygiene/Kommission/Downloads/Enterokokken_Rili.pdf?__blob=publicationFile (29.09.2020).

Korczak, D. & Schöffmann, Ch. (2010): Medizinische Wirksamkeit und Kosteneffektivität von Präventions- und Kontrollmaßnahmen gegen Methicillin-resistente Staphylococcus aureus(MRSA)-Infektionen im Krankenhaus. Köln: DIMDI.

Medizinische Universität Wien, Klinische Abteilung für Krankenhaushygiene am AKH Wien (2014): Hygienerichtlinie Isolierungsmaßnahmen bei Infektionen. https://www.meduniwien.ac.at/hp/fileadmin/krankenhaushygiene/HygMappe/Richtlinien/071_Isolierungsmassnahmen_bei_Infektionen.pdf (19.12.2011).

Nationales Referenzzentrum für Surveillance von nosokomialen Infektionen: KISS-Newsletter. http://www.nrz-hygiene.de/nrz/newsletter/ (20.12.2016).

Reichard, U., Rettkowski, R. & Scheithauer, S. (2016): Multiresistente Erreger – Prävention und Diagnostik. Krankenhaushygiene + Infektionsverhütung 2, S. 171–182.

Robert-Koch-Institut (2016): Welttuberkulosetag 2016: Gemeinsam gegen Tuberkulose. Epidemiologisches Bulletin 10–11, S. 81 f. https://www.rki.de/DE/Content/Infekt/EpidBull/Archiv/2016/Ausgaben/10_11_16.pdf?__blob=publicationFile (20.12.2016).

Schulz-Stübner, S. (2022): Hygiene und Infektionsprävention. Fragen und Antworten. 1000 Fakten für die Klinik und Praxis. 3. Auflage. Berlin: Springer.

Schultz-Stübner, S., Dettenkofer, M., Mattner, F., Meyer, E. & Mahlberg, R. (Hrsg.) (2016): Multiresistente Erreger. Diagnostik – Epidemiologie – Hygiene – Antibiotika – Stewardship. 2. Auflage. Berlin: Springer.

WHO (2017): WHO publishes list of bacteria for which new antibiotics are urgently needed. http://www.who.int/mediacentre/news/releases/2017/bacteria-antibiotics-needed/en/ (20.03.2017).

VII
Fallbeispiele

34 Ereignisfallstudien

Die folgenden Fallbeispiele orientieren sich vorrangig an dem Prinzip der **Case-Incident-Methode** („**Ereignisfallstudie**"). Diese zeichnet sich durch folgende Punkte aus:

- Falldarstellung unvollständig und lückenhaft,
- Informationsbeschaffung und Ermittlung benötigter Daten im Mittelpunkt,
- Varianten ermitteln,
- Arbeitsvarianten begründen,
- größere Praxisnähe als andere Methoden,
- zeitaufwändiger als andere Methoden,
- taxonomischer Anspruch variierbar.

34.1 Fallbeispiel „Hände weg!"

Pflegefachassistent Martin hat die Körperpflege bei Patient R. abgeschlossen, er zieht sich die Handschuhe aus und möchte nun den Venflonverband erneuern. Die Materialien für den Verbandwechsel liegen schon zur Entnahme/Durchführung vorbereitet neben dem Bett. Zunächst geht Martin zum Pflegewagen, der in der Mitte des Zimmers steht, um die Pflegeutensilien der abgeschlossenen Körperpflege abzulegen. Nach der Durchführung des Verbandwechsels am Venflon entsorgt er die verwendeten Materialien.

Währenddessen betritt seine Kollegin Diplomkrankenpflegerin Marit das Zimmer: „Martin, bitte hole dir einen Verschlusskonus aus der Schublade des Verbandwagens, hänge die leere Infusion ab und verschließe den Venflon bei Nachbarpatient W. Übrigens, der Venflon hat keinen Dreiweghahn angeschlossen – Vorsicht!"

PFA Martin führt dies anordnungsgemäß durch und verlässt anschließend das Zimmer.

Beantworten Sie folgende Fragen:
1. Welche Maßnahmen zur Händehygiene (Händewaschen, Händedesinfektion, Verwendung von Handschuhen) sind zwischen diesen Handlungsschritten notwendig?
2. Wie oft ist die Händewaschung, wie oft die Händedesinfektion anzuwenden und wie viele Paar Handschuhe werden benötigt?
3. Mit welchen Indikationen sind diese Maßnahmen erforderlich? Begründen Sie Ihre Vorgehensweise!

Antworten:

In folgenden Buchkapiteln wird die Beantwortung argumentiert:

34.2 Fallbeispiel „Bitte belassen!"

Herrn Maricevic, 66 Jahre, wurde vor 13 Tagen operativ eine Hüftendoprothese (TEP) auf der unfallchirurgischen Abteilung eingesetzt. Seit dem Operationstag trägt er einen Blasenverweilkatheter. Der Versuch, diesen Katheter am 3. postoperativen Tag zu entfernen, funktionierte nicht wegen Harnverhaltens. Seit einer Woche führt Hr. Maricevic seine Körperpflege völlig selbstständig durch. Er besteht nun weiterhin auf den Verbleib eines Harnkatheters, er wehrt sich gegenüber den Versuchen der Pflegenden, diesen zu entfernen: „Ich möchte den Katheter noch bis zur Entlassung behalten, sonst müsste ich in der Nacht ständig aufstehen und wäre dann nicht ausgeschlafen!". Der Entlassungszeitpunkt ist aufgrund der Infektionsparameter erhöhter CRP-Wert, Leukozytose und erhöhte Körpertemperatur mit ungeklärter Ursache derzeit nicht absehbar.

Beantworten Sie folgende Fragen:
1. Welches infektiologische Problem könnte sich hier entwickeln?
2. Welche Risikofaktoren haben dieses begünstigt?
3. Welche mikrobiologisch-diagnostischen Maßnahmen zur Abklärung wären zunächst denkbar?
4. Worin läge nun die vorrangige therapeutische/prophylaktische Maßnahme?

Antworten:

In folgenden Buchkapiteln wird die Beantwortung argumentiert:

34.3 Fallbeispiel „Schlechte Luft!"

Frau Lampion, 79 Jahre, wurde vor fünf Tagen wegen Durchfall, Erbrechen und Exsikkose in einem somnolenten Zustandsbild auf der IV. Medizinischen Abteilung aufgenommen. Die Durchfälle und das Erbrechen sind abgeklungen, der Allgemeinzustand von Fr. Lampion ist aber weiterhin reduziert. Der Flüssigkeitsmangel wurde und wird weiterhin mit Infusionen ausgeglichen. Die geplante Mobilisierung, zweimal täglich, außerhalb des Bettes ist nicht möglich, Fr. Lampion bewegt sich aktiv kaum noch und reagiert bei Ansprache soporös. Seit gestern fiebert sie zwischen 38,0 und 38,5°C. Ihre Atemtätigkeit strengt sie zunehmend an, Dyspnoe ohne Zyanose ist beobachtbar. Ihre Zwillingsschwester weint neben dem Bett sitzend und schluchzt: *„Du warst immer so sparsam, du schaffst es einfach nicht, abgelaufene Lebensmittel wegzuwerfen! Bitte nicht sterben, Schwester!"*

Beantworten Sie folgende Fragen:
1. Welches infektiologische Problem könnte sich hier entwickelt haben?
2. Welche Risikofaktoren haben dieses begünstigt?
3. Welche diagnostischen (auch mikrobiologischen) Maßnahmen wären zunächst denkbar?
4. Was wäre nun die vorrangige therapeutische/prophylaktische Pflegemaßnahme?

Antworten:

In folgenden Buchkapiteln wird die Beantwortung argumentiert:

34.4 Fallbeispiel „Schikurs war leider geil!"

Der 16-Jährige Manuel kommt in Begleitung seiner Freundin am Montagmorgen in die Notaufnahme Ihres Krankenhauses. Seit Freitag klagt er über Müdigkeit, zunehmende Kopfschmerzen, oftmaliges Erbrechen und hohes Fieber. Die Kontrolle der Körpertemperatur ergibt 39,6°C. Er berichtet, immer gesund zu sein, nimmt keine Medikamente und verneint Drogenkonsum. Seinen Impfpass hat er nicht bei sich. Vor zwei Tagen ist er vom Schulschikurs zurückgekehrt. Beim Abnehmen seiner Sonnenbrille können Sie beobachten, dass er seine Augen vor Licht schützt. Während der klinischen Untersuchung bemerken Sie ein rötliches, punktförmiges Exanthem an beiden Beinen. Die aufnehmende Ärztin entschließt sich zu einer stationären Aufnahme. Seine Freundin fragt ängstlich: *„In der Jugendherberge war es in der Küche so schmutzig – hat er eine Lebensmittelvergiftung?"*

Beantworten Sie folgende Fragen:
1. Welche Verdachtsdiagnose sollte aufgrund der Anamnese und Symptomatik erwogen werden?
2. Welche Mikroben kommen differenzialdiagnostisch in Frage?
3. Welche diagnostischen Maßnahmen sollten eingeleitet werden?
4. Welche therapeutischen Schritte sind primär indiziert?
5. Bis zum Eintreffen der Befunde zu der mittlerweile durchgeführten Diagnostik – wie sollte der Patient untergebracht werden?
6. Bis zum Eintreffen der Befunde zu der mittlerweile durchgeführten Diagnostik – welche Maßnahmen müssen Pflegende treffen?
7. Zu welchem Verhalten sollten Kontaktpersonen und Angehörige angehalten werden?

Antworten:

In folgenden Buchkapiteln wird die Beantwortung argumentiert:

34.5 Fallbeispiel *"Visite, bitte!"*

Sie sind auf der chirurgischen Abteilung Ihres Krankenhauses tätig. Sie erwarten die diensthabende Chirurgin zur Visite bei drei Patientinnen:

- Fr. Gross ist nach einem Schlaganfall halbseitig gelähmt, harn- und stuhlinkontinent und weist einen infizierten, drittgradigen, sakralen Dekubitus auf.
- Fr. Klein wurde gestern, nach einem Sturz, eine künstliche Hüftprothese (TEP) operativ eingesetzt.
- Fr. Durchschnitt wurde vor zehn Tagen ein maligner Knoten in der Brust entfernt. Sie soll heute entlassen werden, es muss nur noch die Wundkontrolle durchgeführt und der morgige Vorstellungstermin zur Strahlentherapie an der onkologischen Ambulanz bestätigt werden.

Die visitierende Chirurgin ordnet bei Fr. Gross einen Wundabstrich und die anschließende Wunddesinfektion an. Bei Fr. Klein und Fr. Durchschnitt möchte sie den Wundheilungsfortschritt mit einem Blick unter den Verband beurteilen. Allerdings möchte Fr. Durchschnitt die Wundkontrolle in der onkologischen Ambulanz durchführen lassen: *"Heute auch den Verband wechseln? Gestern war ja eh alles in Ordnung und morgen wollen sie in der Ambulanz auch wieder hineinschauen!"*

Beantworten Sie folgende Fragen:

1. In welcher Reihenfolge würden Sie der Chirurgin empfehlen, die Visite durchzuführen?
2. Welche Maßnahmen hinsichtlich Händehygiene und Schutzkleidungen treffen Sie für sich selbst und empfehlen der Chirurgin?
3. Wie ist die Vorgehensweise beim Wundabstrich, welche Schritte sind bis zur Abholung in das mikrobiologische Labor erforderlich?
4. Welche Mikroben sind in der Wunde von Fr. Gross zu erwarten?
5. Wonach richtet sich die Auswahl des Wunddesinfektionsmittels? Welche Wunddesinfektionsmittel bereiten Sie vor?
6. Benötigen Sie sterile oder saubere Instrumente und Verbandstoffe für die infizierte, septische Wunde?
7. Wie versorgen Sie die gebrauchten Mehrweginstrumente, in welchem Entsorgungsbehältnis landet die Einwegpinzette?
8. Unterstützen Sie Fr. Durchschnitt bei ihrem Anliegen, die Wundkontrolle in der Ambulanz durchführen zu lassen? Begründen Sie Ihre Entscheidung.

Antworten:

In folgenden Buchkapiteln wird die Beantwortung argumentiert:

34.6 Fallbeispiel „Fahndung eröffnet!"

Am ersten Arbeitstag nach einem zweiwöchigen Weihnachtsurlaub stellt das Hygieneteam Ihres Krankenhauses fest, dass seit dem 22. Dezember bei fünf Patient*innen an der Station für Frührehabilitation der neurologischen Abteilung 4MRGN nachgewiesen wurde. Konkret wurde die Spezies Acinetobacter baumannii im Bronchialsekret und in Wunden gefunden. Es wird umgehend ein 4MRGN-Screening für alle Patient*innen dieser Station angeordnet. Die pflegerische und ärztliche Stationsleitung sind entsetzt und überrascht zugleich. Bei der Begründung sind sie sich einig: *„Wir haben einfach zu wenig Personal! Wer soll hier noch den Überblick behalten?"* Es wird eine Aufnahmesperre ausgesprochen.

Beantworten Sie folgende Fragen:
1. Wie wird das Primärscreening durchgeführt?
2. Welche Form der Isolierung ist bei den Infizierten nun erforderlich? Wie ist die Isolierung zu organisieren?
3. Welche Schutzkleidungen sind von wem in welchen Situationen zu tragen?
4. Worin könnten die Fehler für diesen Ausbruch gelegen haben?
5. Das Hygieneteam bringt eine Checkliste/einen Hygieneplan bei MRE in Erinnerung – was steht darin geschrieben?
6. Welche Präventionsmaßnahmen sind zu treffen, um zukünftig auch Einzelfälle zu verhindern?

Antworten:

In folgenden Buchkapiteln wird die Beantwortung argumentiert:

VIII
Umwelthygiene

35 Umwelthygiene in Gesundheitseinrichtungen

Fast Facts – das erwartet Sie in diesem Kapitel:
- Auswirkungen von Klima und Wetter
- Auswirkungen von Luftverunreinigung
- Auswirkungen des Raumklimas
- Belastungen durch radioaktive Strahlung
- Belastungen durch hoch- und niederfrequente Felder
- Smartphone-Nacken und Schlafräuber
- Qualitätsanforderungen und Überprüfung von Trinkwasser
- Badewasser
- Abwasser/Abwasserklärung
- Abfallwirtschaft
- Lärmquellen/gesundheitliche Auswirkungen von Lärm
- Soundteppich
- Lärm und Musik im Krankenhaus

Differenzierende Lesezeit: 60 Minuten

Die Gesamtheit aller Wechselbeziehungen zwischen den Lebewesen und dem Lebensraum – der Biosphäre – bildet unser Ökosystem.

Umwelthygiene befasst sich mit der Erforschung, Verhütung und Früherkennung umweltbedingter Gesundheitsrisiken und umweltassoziierter Aspekte der Gesundheitsförderung. Dabei wird angestrebt, die Existenz solcher Wirkungen nachzuweisen, die Beziehungen zwischen Dosis und Wirkung aufzuklären und die Wirkmechanismen zu analysieren.

Gesundheit und Umwelt

Der Mensch ist Teil verschiedener kleinerer Ökosysteme, welche er vorwiegend selbst destabilisiert. Im Bevölkerungswachstum, dem ungezügelten Verbrauch begrenzt vorhandener, erneuerbarer und nicht erneuerbarer Ressourcen und der Freisetzung von Stoffen, die das Ökosystem nicht mehr verarbeiten kann, liegt der Sprengstoff für die nächsten Jahrzehnte. Die Situation ist ernst, Resignation und Pessimismus sind aber nicht angezeigt, der Mensch hat schon in der Vergangenheit lebensfeindliche Perioden überlebt. Die Gesundheit des Menschen wird beeinflusst von inneren und äußeren Faktoren. Als innere Faktoren gelten z. B. erbliche

Gesundheitseinrichtungen haben auch eine Verantwortung der Umwelt gegenüber. Umweltmanagement als Teil des Qualitätsmanagements wirkt sich auch positiv auf Mitarbeitermotivation, Image und Budgetlage aus.

Disposition oder das Alter. Als äußere Faktoren gelten natürliche Einflüsse (Luft, Wasser, Klima etc.) und zivilisatorische Einflüsse (Abfall, Lärm, Stress, Umweltverschmutzung oder psychosoziale Aspekte wie Familie, Freundeskreis, Wohnen und Arbeitsplatz).

35.1 Luft – *Love is in the Air?*

Die Atmosphäre ist für die Existenz von Leben auf der Erde von entscheidender Bedeutung. Sie dient dem Schutz vor schädlicher Strahlung aus dem Weltall, der Wärmedämmung vor zu großen Temperaturschwankungen, als Hauptreservoir für Stickstoff und Speicher für Kohlendioxid und Sauerstoff, der Aufrechterhaltung des Wasserkreislaufes, dem Transport von Energie und Feuchtigkeit und als Energiequelle aufgrund der Durchlässigkeit von Sonnenlicht.

> **Impfung gegen Wolken?**
>
> Während der Olympischen Winterspiele in Sotschi wurden während der Nacht die Wolken mit Jod (ausgebracht mit Kampfjets) „geimpft" – die Wassertropfen werden dadurch größer, was zum Einsetzen von Regen führt, damit verschwinden die Wolken und morgens scheint die Sonne vom blauen Himmel! Wäre da nicht der Nebel, gegen den ist allerdings auch der russische Wettergott machtlos …

Auswirkungen von Klima und Wetter

Die direkten und indirekten Wechselbeziehungen zwischen Atmosphäre und der Gesundheit des Menschen werden **Biometeorologie** genannt. Meteorologisch induzierte oder verstärkte **Krankheiten oder Beschwerden** sind:

- Kälte: Erkältungen, Erfrierungen, Unterkühlung
- Hitze: Wärmestau, Hitzekollaps, Hitzschlag, Sonnenstich
- Elektrizität: Niederfrequente elektromagnetische Strahlungen bei bevorstehenden Gewitterfronten führen z. B. zu Mattigkeit oder Konzentrationsstörungen.
- Verminderter Sauerstoffpartialdruck ab ca. 2 500 m über dem Meeresspiegel: Hypoxie
- UV-Strahlung: zu geringe oder zu hohe UV-Intensitäten
- Ozon-Belastung: Vor dem Hintergrund der Klimaerwärmung ist wieder mit mehr Ozon-Episoden zu rechnen.
- Pollenallergie: Klimatische Veränderungen führen auch zu häufigeren extremen Gewitterereignissen, diese können zu einem massenhaften Auftreten von asthmatischen Beschwerden führen („Thunderstorm-Asthma").

Natürliche Auswirkungen der Atmosphäre werden für die Menschen durch Klima und Wetter spürbar, zivilisatorische Auswirkungen wie radioaktive Strahlenbelastung und Elektrosmog stehen aktuell im Fokus.

Befindlichkeitsstörungen korrelieren mit bestimmten Wetterlagen:

- **Inversionswetterlage:** Eine Sperrschicht verhindert den Abtransport bodennaher kälterer Luftmassen bei fehlendem Wind, wodurch die Entstehung von Smog begünstigt wird.
- **Föhn:** Aufgetrocknete Luftmassen erwärmen sich während der Höhenabnahme an der Alpennordseite, es entstehen warm-trockene Fallwinde, auf die viele Menschen mit Kopfschmerzen, Reizbarkeit und Schlaflosigkeit reagieren.

> Zeigen Patient*innen unterschiedliche Tagesverfassungen? – Denken Sie auch an die Wetterlage …

Grundsätzlich werden **drei Reaktionen** auf das Wetter unterschieden:

- **Wetterreaktion:** Der Organismus passt sich Wetterveränderungen an.
- **Wetterfühligkeit:** Wettersensible Menschen zeigen eine eingeschränkte Anpassungsfähigkeit gegenüber Veränderungen in Form von z. B. Kopfschmerzen oder Schlafstörungen.
- **Wetterempfindlichkeit:** Pathologische Symptome bei bestehenden Vorerkrankungen, z. B. chronische Bronchitis oder Asthma bronchiale.

Klimawandel und Hitzestress

Der Klimawandel sorgt dafür, dass höhere Temperaturen und Hitzewellen deutlich häufiger auftreten werden. Hitzetage und Tropennächte sind schon heute deutlich spürbar. 2022 starben in Österreich zweimal so viele Menschen an der Hitze wie im Straßenverkehr. Unter der Hitze leiden vor allem einkommensschwache, ältere Personen über 65 Jahren und Kleinkinder bzw. Säuglinge stärker. **Die Hitzetage mit über 30° C und die Tropennächte mit Tiefsttemperaturen über 20° C haben sich in den letzten 20 Jahren verdoppelt. 2050 werden für Wien Sommertemperaturen wie derzeit in Athen üblich erwartet.** Hitzestress bei Mensch und Tier und bei den Pflanzen ist zu erwarten. Fehlt die Abkühlung in der Nacht, leidet der Schlaf, das Herz-Kreislaufsystem wird belastet und somit werden die Regenerations- und Leistungsfähigkeit vermindert. In der Arbeitswelt kommt es zu massiven Belastungen, insbesondere für kranke Menschen sowie auch für Pflegende. Gereiztheit, Agressivität und Unkonzentriertheit nehmen zu. Viele Kliniken und andere Gesundheitseinrichtungen sind nicht mit Klimaanlagen ausgestattet. Ideen und Konzepte gegen den Hitzestress sind vorhanden, die Umsetzung schreitet langsamer voran als der Klimawandel selbst.

Mehr Hitzetote, neue und vermehrt auftretende Infektionskrankheiten, erhöhte Allergiebelastung, Zunahme von Antibiotikaresistenzen, mehr Lungenerkrankungen als Folge der Feinstaubbelastung, mehr Hautkrebs durch erhöhte UV-Strahlung – das sind einige der negativen Folgen des Klimawandels.

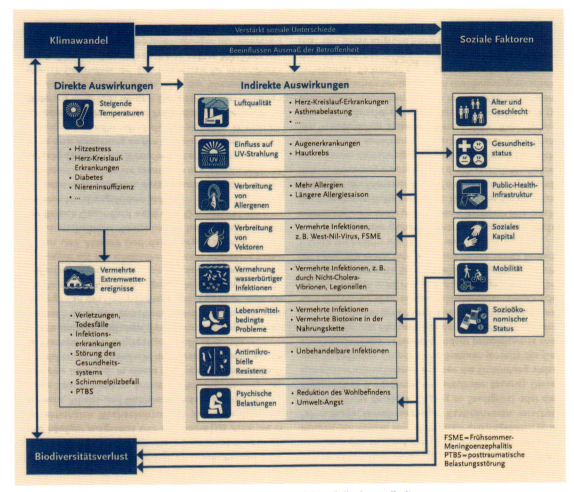

Abb. 126: **Direkte und indirekte Auswirkungen des Klimawandels auf die Gesundheit**

Klimawandel und Hitzebelastung
Der Trend zu mehr Hitzewellen wird sich fortsetzen und Pflegende bei der Patientenversorgung verstärkt fordern.

Auswirkungen von Luftverunreinigung

Als vorrangige Auswirkungen von Luftverunreinigung auf die globale Klimasituation gelten der Treibhauseffekt und Ozonlöcher in der Stratosphäre. In Form von Dämpfen, Gasen und Staub wirken Luftverunreinigungen auf den Menschen ein. Deren Freisetzung wird als **Emission** bezeichnet, die Verteilung/Verdünnung in der Atmosphäre als **Transmission** und die Einwirkung auf Menschen, Tiere, Pflanzen, Boden und Sachgüter als

Sick in the City?
In Europa verbringen die Menschen die überwiegende Zeit in Innenräumen, Stadtbewohner*innen sogar mehr als 22 Stunden (Indoor Generation Report).

Immission. Der überwiegende Anteil der Verunreinigungen stammt aus menschlichen Quellen wie Industrie, Verkehr und Hausbrand. Ein geringer Anteil resultiert aus natürlichen Quellen wie Vulkanen oder Waldbränden. Der größte Anteil besteht aus anorganischen Gasen (Kohlendioxid, Kohlenmonoxid, Stickoxide und Schwefeldioxid), die bei der Verbrennung von fossilen Brennstoffen entstehen. **Gesundheitlich von höherer Relevanz** sind organische Stoffe (v. a. aromatische Kohlenwasserstoffe) aus dem Straßenverkehr und Feinstaub (PM10).

Feinstaub

Bei **PM10** (Partikelgröße < 10 Mikrometer) liegt der Fokus auf dem einatembaren Anteil der Immissionen. Je kleiner die Partikel, umso gefährlicher sind sie für Menschen. Riesige Mengen stammen aus Verbrennungsprozessen aus Heizöfen, Automotoren und Kraftwerken wie auch aus Industrie, Bergbau, Autoreifenabrieb, Rollsplitt, Landwirtschaft oder sind biogene Partikel wie saisonale Pilzsporen. Als Auswirkungen gelten **Atemwegsbeschwerden** bis zu Lungenkrebs und **Herz-Kreislauf-Erkrankungen**. Bereits wenige Tage nach erhöhten PM10-Belastungen steigt die KH-Aufnahmerate mit Diagnosen wie Asthma und Bronchitis. **PM2,5** (Partikel < 2,5 Mikrometer) können auch in den Blutkreislauf eindringen. Langfristig sinkt die Lebenserwartung in Europa um 8,5 Monate aufgrund chronischer Lungen-, Herz-Kreislauf- und Krebserkrankungen (Escape-Studie, Beelen et al., 2014). Laut WHO sterben in Österreich jährlich rund 2400 Menschen an den Folgen der Feinstaubbelastung.

Auswirkungen des Raumklimas

Das Gefühl der thermischen Behaglichkeit in Innenräumen ist von objektiven Parametern wie der Temperatur von Luft und Umgebungsflächen, Luftbewegung und der relativen Luftfeuchtigkeit abhängig. Als subjektive Faktoren gelten Bekleidung, Intensität der körperlichen Tätigkeit, Nahrungsaufnahme, Geschlecht und Alter. Kinder und jüngere Menschen bevorzugen niedrigere Raumtemperaturen, Frauen bevorzugen aufgrund ihres niedrigeren Grundumsatzes höhere Temperaturen. Raum-Solltemperaturen sind normativ geregelt: Für Unterrichtsräume gelten 17–20 °C, für Krankenhäuser und Pflegeheime 17–22 °C.

Idealtemperaturen
Für Unterrichtsräume gelten 17–20 °C, für Krankenhäuser und Pflegeheime 17–22 °C.

> **„Hitzefrei"**
>
> Bei hohen Außentemperaturen soll gemäß Arbeitsstättenverordnung eine Raumtemperatur von 25 °C nicht überschritten werden. Einen Rechtsanspruch auf „hitzefrei" gibt es aber weder am Arbeitsplatz noch an Schulen. Aber: Arbeitgeber*innen müssen für gesunde Arbeitsverhältnisse sorgen!

Das Wohlbefinden und die Behaglichkeit können aber auch in engem Zusammenhang mit dem Aufenthalt in bestimmten Gebäuden stehen. Die meisten Beschwerden sind unspezifischer Natur – Atemwegsbeschwerden, Konzentrationsstörungen, depressive Verstimmungen, Dauerschnupfen u. v. m. –, zusammengefasst werden sie unter dem Begriff **Sick-Building-Syndrom**.

Die Luftqualität wird auch beeinflusst von menschlichen Absonderungen (Ausatemluft, Hautschuppen oder Mikroben) oder Haushaltsgegenständen, Pilzsporen, Schädlingen im Haushalt, Feinstaub (Rauchen, Laserdrucker, Kopiergeräte) und der künstlichen Raumluftklimatisierung. In geschlossenen Räumen kontrolliert das Arbeitsinspektorat gesetzlich festgelegte **MAK-Werte** (**m**aximale **A**rbeitsplatz**k**onzentration) von 8 Stunden lang einwirkenden Luftschadstoffen. Demgegenüber misst der **MIK-Wert** (**m**aximale **I**mmissions**k**onzentration) die höchstzulässige Konzentration einer Substanz, gemessen 1,5 m über dem Boden. Die Luftqualität kann positiv beeinflusst werden durch Nichtrauchen, richtiges Lüften (Stoß-/Querlüften) und Heizen, die Verwendung von feuchtigkeitsdurchlässigen Anstrichen und Tapeten, Feuchtreinigung bzw. Staubsauger mit Filter und möglichst naturbelassene Möbel.

Sick-Building-Syndrom
Störung des Wohlbefindens in Gebäuden, bedingt durch giftige Ausdünstungen von Baumaterialien und Möbeln

> **Kohlendioxid (CO_2) – Sonderfall Schule**
> Bereits vor 150 Jahren hat sich Pettenkofer (siehe Kap. 2) mit der Luftqualität, insbesondere mit der CO2-Konzentration in Klassenräumen beschäftigt. Die Pettenkofer-Zahl von 1000 ppm gilt seither als akzeptabler Standard. Bis heute gilt CO_2 als geeigneter Indikator für schlechte, verbrauchte Luft. Bei höheren Konzentrationen kommt es zu pH-Verschiebungen im Blut, einhergehend mit einer zu geringen Sauerstoffkonzentration im Blut. In der Folge können Abgeschlagenheit, Müdigkeit und Kopfschmerzen auftreten. Wenn kein technisch kontrollierter Raumluftaustausch stattfindet, bleibt nur das altbekannte Stoßlüften in den Pausen und auch während des Unterrichts und die Anschaffung eines kostengünstigen CO_2-Alarmsystems.

Auswirkungen durch radioaktive Strahlenbelastung

Alle Lebewesen sind natürlicher radioaktiver Strahlung ausgesetzt. Grundsätzlich unterscheidet man elektromagnetische Strahlung und Teilchenstrahlung. Die **natürliche Strahlung** setzt sich aus Weltraumstrahlung, Erdstrahlung und der Inhalation von Radon zusammen und unterliegt geografischen Schwankungen. Durch die Kernenergie und Kernwaffen entstand eine zusätzliche **zivilisatorische Strahlung**. In Österreich registriert das automatische **Strahlenfrühwarnsystem** an 335 Messstationen etwa zwischen 70 und 200 Nanosievert pro Stunde (nSv/h), dies bedeutet umgerechnet ca. 2,4 Millisievert pro Jahr (mSv/Jahr).

> **Keine Angst vor Atombomben ...**
>
> ... hat *Deinococcus radiodurans*, wohnhaft im Kot von Alpaka-Kamelen. Dieses Bakterium übersteht mehr als das 1000-Fache der radioaktiven Strahlung, die für den Menschen tödlich wäre. Im Falle eines Atomkrieges würden auch alle Festplatten aufgrund des elektromagnetischen Impulses gelöscht – bis auf jene Daten, welche in der DNA des Bakteriums D. radiodurans gespeichert wurden. Wie kann das sein? Diese Frage gilt noch als ungeklärt. Denn auf der Erde braucht man diese Fähigkeit nicht, aber vielleicht hat das Bakterium eine Reise durch das Weltall gemacht ... mit einem bereits vor Jahrtausenden gelandeten Außerirdischen? (Gruber, Oberhummer, Puntigam, 2010)

Strahlenbelastung aus medizinischen Quellen

Durch Röntgendiagnostik, Strahlentherapie und nuklearmedizinische Verfahren kommt es ebenfalls zu Strahlenbelastungen (siehe Tab. 41). Im Normalfall stammt jedoch der Großteil der Strahlenbelastung aus der natürlichen Umgebungsstrahlung.

Tab. 41: **Strahlenbelastung durch Röntgendiagnostik**

Untersuchung	Effektivdosis	Entsprechende Umgebungsstrahlung
CT Abdomen	ca. 10 mSv	4,5 Jahre
Röntgen Lendenwirbelsäule	ca. 1,3 mSv	7 Monate
Thoraxröntgen	ca. 0,02 mSv	3 Tage
Röntgen periphere Extremität	ca. 0,01 mSv	1,5 Tage

Bei beruflich Exponierten wird die Strahlenbelastung mittels am Körper getragener **Dosimeter** gemessen, welche monatlich ausgewertet werden, der **Maximalwert von 50 mSv/Jahr** ist gesetzlich festgelegt. Zusätzlich erfolgt eine jährlich stattfindende ärztliche **Strahlenschutzuntersuchung**. Jugendliche unter 18 Jahren, Schwangere und stillende Mütter dürfen in Strahlenbereichen nicht tätig sein.

Gesundheitsrisiken bei Strahlenbelastung

Die Folgen von Strahleneinwirkung treten häufig (Ausnahme: akute Strahlenerkrankung) erst Jahre bis Jahrzehnte später auf: **Mutationen von Keimzellen** (Missbildungen, Fehlgeburten), **Organschäden** (Blut- und Knochenmarkschädigung, Hautgeschwür) und **maligne Tumore** (Leukämien, Lungen- und Schilddrüsenkarzinome).

Auswirkungen durch hoch- und niederfrequente Felder („Elektrosmog")

Mit dem Fortschritt der technischen Entwicklung nehmen elektromagnetische Felder, verursacht durch **Bildschirme**, **WLAN-Netzwerke** und **Mobiltelefone** und ihre **Basisstationen**, zu (siehe Abb. 125). Menschliche Zellen kommunizieren über chemische Botenstoffe wie auch über elektrische Signale. Die Messung derartiger Felder erfolgt über die spezifische Absorptionsrate (SAR), welche angibt, wie hoch die im Kopf und Rumpf der Benutzerin aufgenommene elektromagnetische Leistung maximal ist. Der **SAR-Wert** wird in Watt pro Kilogramm Körpermasse (W/kg) gemessen und muss bei Mobiltelefonen unter 2 W/kg liegen. Durch die Hochfrequenzexposition kann u. a. das **vegetative und zentrale Nervensystem** negativ beeinflusst werden – EHS, v. a. bei elektromagnetisch hypersensiblen Personen. Die Studienlage zu Folgeerkrankungen wie z. B. bösartigen Gehirntumoren oder Meningeomen wird kontrovers diskutiert. Auf Basis des derzeitigen Wissensstandes gelten folgende **Empfehlungen des Obersten Sanitätsrates** zur Strahlenreduktion bei Mobiltelefonen und Smartphones:

- Möglichst nicht bei schlechtem Empfang telefonieren
- Möglichst nicht im Auto telefonieren
- Bei Wahlmöglichkeit immer das Festnetz nutzen
- Headset und Freisprecheinrichtung benutzen
- Mobiltelefon nicht direkt am Körper tragen
- Mobiltelefon mit möglichst geringem SAR-Wert kaufen
- SMSen statt telefonieren

> **„Elektrosmog"**
> Umweltverschmutzung durch technische Felder und Strahlung, ausgehend von elektrischen Leitungen, Geräten, Sendern und elektromagnetisch geladenen Oberflächen
>
> **EHS**
> = Elektromagnetische Hypersensibilität; Syndrom, bestehend aus einer Vielzahl unspezifischer Symptome wie Kopfschmerzen, Müdigkeit, Hautveränderungen, Konzentrationsstörungen, Übelkeit, Herzklopfen u. v. m., die zu keinem bekannten Krankheitsbild passen

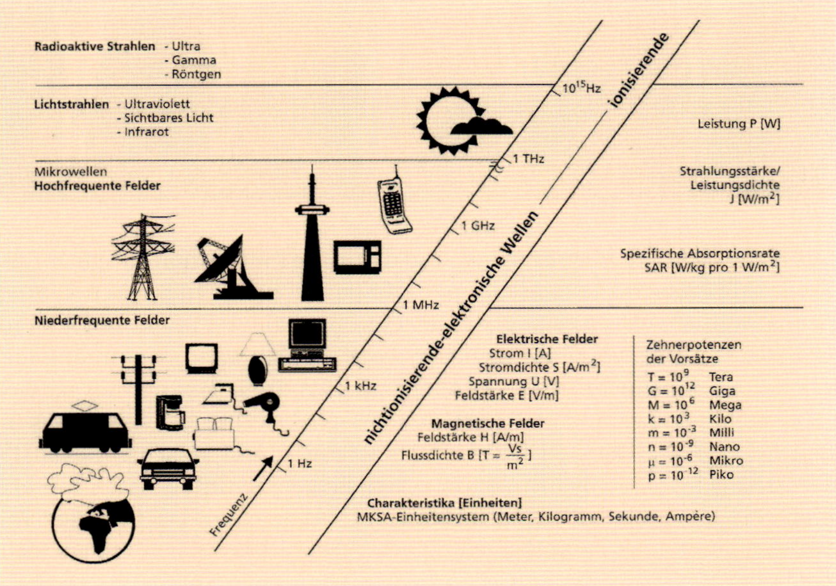

Abb. 127: **Quellen elektromagnetischer Wellen, unterteilt nach Frequenz und Feldstärken**

> Drei „**A**" des Strahlenschutzes: **A**bstand halten, **A**ufenthaltsdauer beschränken, **A**bschirmung verwenden

Smartphone-Nacken und Schlafräuber

Die Befürchtungen hinsichtlich der Auswirkungen des Umgangs mit Smartphones haben sich in den letzten Jahren gewandelt. Standen jahrelang die gesundheitlichen Auswirkungen der Strahlenbelastung im Mittelpunkt, so ist es jetzt die Verwendung selbst – beim Gehen und beim Schlafen. Dass die Generation „Kopf unten" immer mehr Unfälle verursacht, weil sie beim Gehen mit dem in Richtung Smartphone gebeugten Kopf nicht mehr auf den Verkehr achtet, hat sich herumgesprochen. In manchen Städten warnen aufs Pflaster geschriebene Hinweise „Kopf heben" vor der Gefahr. Weniger bekannt ist, wie schädlich diese Verhaltensweise für jede*n ist, der*die aus Gewohnheit ständig mit dem Smartphone beschäftigt ist. In Mitleidenschaft gezogen wird vor allem die Halswirbelsäule. Denn bei einer Beugung der **Halswirbelsäule** von circa 15 Grad nach vorn wirken statt der 4–6 kg Kopfgewicht zusätzlich 12 kg auf den Rücken. Je weiter der Kopf nach vorn geneigt wird, desto stärker ist die Belastung. Beim Blick auf das Handy senkt der*die Nutzer*in seinen/ihren Kopf meist um über 45 Grad – dann wirken Kräfte von über 20 kg (siehe Abb. 126).

 Lieber die Augen senken als Kopf und Nacken zum Handy beugen!

Abb. 128: **Smartphone-Nacken**

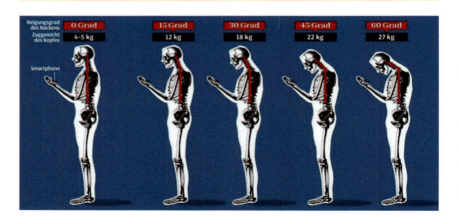

Das blaue Licht des Smartphones sorgt dafür, dass Menschen zu spät müde werden. Die Displays werden immer größer und heller. In Studien konnte gezeigt werden, dass dies zu einer höheren Bestrahlung mit kurzwelligem Licht führt. Dieser vom menschlichen Auge als blau wahrgenommene Teil des Lichtspektrums führt in den Abendstunden dazu, dass der Körper weniger Melatonin produziert. Das Hormon signalisiert dem Körper, dass es Zeit für's Bett ist. Zu viel kurzwelliges (blaues) Licht verschiebt deshalb das natürliche Schlafbedürfnis um mindestens eine Stunde nach hinten. Einige Smartphone-Hersteller bieten mittlerweile einen Nachtmodus an, der weniger blaues Licht darstellt. Noch besser – Menschen eignen sich viel besser als „Bettgefährten"!

Nicht die Lichtwellenlänge (Lichtfarbe) sondern der spätnächtliche digitale Medienkonsum scheint die Ursache für Schlafstörungen zu sein (Universität Basel/München, 2023).

35.2 Wasser – Smoke on the Water?

Der Boden ist als Teil der Biosphäre in seiner Reaktorfunktion mit dem Wasser eng verflochten (Niederschläge, Bewässerungswasser, Abwasserlandbehandlung, Sickerwasser, Grundwasser). Durch geologische Belastungen (Erdbeben, Vulkanausbrüche, Überschwemmungen) und Eingriffe des Menschen (Waldrodung, Bergbau, Monokulturen, Überdüngung) wird das Grundwasser verunreinigt, von den Pflanzen aufgenommen und über die Nahrungskette zu einer indirekten Gesundheitsgefährdung des Menschen rückgeführt.

Wasser gilt als DAS Lebenselixier:

- **Regenwasser** ist aufgrund der Verunreinigungen aus der Umwelt als Trinkwasser ungeeignet.
- **Grundwasser** – Die Qualität hängt von der Beschaffenheit der wasserdurchlässigen Filterschichten ab. Quellen befinden sich dort, wo wasserundurchlässige Schichten bis an die Erdoberfläche reichen. Je höher die Durchflussmenge, desto besser ist die Qualität des Quellwassers.
- **Oberflächenwasser** kann als Trinkwasser verwendet werden, wenn Seewasser aus der Tiefe entnommen wird, Flusswasser ist kaum verwendbar, Meerwasser bedarf einer technisch aufwändigen Entsalzung.

> Etwa 70 % der Erdoberfläche und etwa 70 % des menschlichen Körpers bestehen aus Wasser, etwa 70 Liter verbrauchen Herr und Frau Österreicher täglich nur für Baden/Duschen/Toilettenspülen.

Trinkwasser

Trinkwasser muss farblos, geruchlos, kühl und von gutem Geschmack sein, frei von bestimmten Mikroben (v. a. Fäkalkeimen wie **Salmonellen**, **E. coli**, **HAV** u. a.) und frei von gesundheitsgefährdenden Stoffen (v. a. aus Abwässern, wie Schwermetalle, Pestizide, Nitrate, Tenside, Radioaktivität u. a.). In Österreich stammen 99 % des Trinkwassers aus dem Grundwasser. Öffentliche Wasserleitungen werden regelmäßig überprüft. 15 % der Österreicher*innen beziehen ihr Trinkwasser aus privaten Hausbrunnen, welche keinen Überprüfungen unterliegen. Etwa 80 % dieser Hausbrunnen zeigen bakteriologische Verunreinigungen (Gruber, 2003). In Gesundheitseinrichtungen wird Wasser entweder in Mineralwasserflaschen oder in Form von **Trinkbrunnen** angeboten.

> **Trinkbrunnen** = an Wasserleitung angeschlossen – können bei jährlicher mikrobiologischer Überprüfung für Gesundheitseinrichtungen empfohlen werden
>
> **Wasserspender** = Gallonengeräte ohne Leitungsanschluss – werden in Gesundheitseinrichtungen aus hygienischer Sicht nicht empfohlen

Qualitätsanforderungen und Überprüfung
Die **Trinkwasserverordnung** regelt die Überprüfung des Trinkwassers nach physikalisch-chemischen Parametern (pH-Wert, Härtegrad, Eisen und andere Schwermetalle, Nitrit, Nitrat, Chlorid, Sulfat, Phosphat, Pestizide u. a.) und bakteriologischen Parametern (siehe Tab. 42). Eine Überschreitung weist auf unsachgemäßen Transport und unsachgemäße Speicherung hin. Wasser für **medizinische Zwecke**, wie z. B. für den Betrieb von Dialysemaschinen und für Injektionszwecke, wird anderen und strengeren Prüfkriterien unterzogen.

> **Leitungswasser zur Wundreinigung?** Für akute und chronische Wunden scheint Wasser aus der Leitung in Trinkqualität unter bestimmten Umständen in der Lage zu sein, die Infektionsrate zu senken. (siehe Kap. 29)

Tab. 42: **Bakteriologische Überprüfungsparameter von Trinkwasser**

Bakteriologischer Parameter	Bakteriologischer Grenzwert
Gesamtkeimzahl bei 22° C	< 100 KBE/ml (koloniebildende Einheiten)
Gesamtkeimzahl bei 36° C	< 20 KBE/ml
Escherichia coli/100 ml	nicht nachweisbar
Coliforme Bakterien/100 ml	nicht nachweisbar
Enterokokken/100 ml	nicht nachweisbar
Pseudomonas aeruginosa	nicht nachweisbar
Clostridium perfringens	nicht nachweisbar

coliforme Bakterien
Mikroben fäkalen Ursprungs wie Escherichia coli und andere Enterobakterien

Vom Mörder zum Kommissar!?

Arsenvergiftungen können durch „Kommissar E. coli" rasch und günstig erkannt werden. Dem Entwicklerteam dieser vereinfachten Nachweismethode wurde der Erwin-Schrödinger-Preis 2010 verliehen. Vielerorts ist Trinkwasser mit E. coli kontaminiert und mit Arsen vergiftet. Bestimmte Stämme des E. coli haben mittlerweile ein „Arsen-Resistenz-Gen" entwickelt. Ein eingesetztes „Lumineszenzgen" bringt Escherichia-coli-Bakterien zum Leuchten, wenn diese Arsen aufnehmen. (Wiener Zeitung, 20. Oktober 2010, S. 18)

Pfui Teufel, so ein Weihwasser!
Weihwasser ist oft stark verunreinigt – E. coli, Enterokokken und Campylobacter suchen die Nähe zum Überirdischen. In der Gnadenkapelle in Altötting war die Verunreinigung am höchsten, Testsieger wurde die Herrschinger St.-Nikolaus-Kirche. Lösungsversuche mit einem Edelstahlbecken im Steinbecken oder dem Zusatz von Salz helfen, führen aber nicht in den sauberen Himmel, sondern zu Problemen mit dem Denkmalschutz. Effektiv wäre das berührungslose Weihwasserbecken, sozusagen im Geiste ...

Wasseraufbereitung

Eine Aufbereitung ist erforderlich, wenn die genannten Parameter nicht erfüllt werden. Erlaubte Verfahren werden im österreichischen Lebensmittelbuch angeführt:

- ▶ **Belüftung** gegen Geruchsbeeinträchtigungen
- ▶ **Chemikalienzusatz** bei Wasserenthärtungsanlagen
- ▶ **Umkehrosmose- und Ionentauscheranlagen** bei Dialysemaschinen
- ▶ **Filteranlagen** aus Aktivkohle und/oder Sand gegen Schwebstoffe
- ▶ **Desinfektion** mit Chlorgas, Chlordioxid, Ozon, UV-Bestrahlung

Im Zweifelsfall gilt das Abkochen von Trinkwasser als schnellste und sicherste Methode – in Gesundheitseinrichtungen ist dies jedoch verboten.

Badewasser

Die Wasserqualität der heimischen **Badeseen und Flussbäder** ist – gemessen an den EU-Mindeststandards – sehr zufriedenstellend. 265 der 268 untersuchten Gewässer erfüllen die hygienischen EU-Mindestvorgaben. Im Gegensatz dazu stehen Untersuchungsergebnisse aus **Thermalbädern**.

Hallen-, Thermal- und Freibäder werden mit Wasser von Trinkwasserqualität gefüllt. Die Schmutzabgabe des Menschen (Schweiß, Harn, Stuhl, Hautmikroben, Sputum, Kosmetika etc.) erfordert eine kontinuierliche Aufbereitung. Diese erfolgt über eine Filteranlage und den Zusatz von Chlor. Auch Kaltwasseranwendungen (Sauna, Kneippbecken) müssten Trinkwasserqualität aufweisen. Wasser, das mehr als 100 coliforme Bakterien pro Milliliter enthält, ist stark fäkal verunreinigt und zum Baden ungeeignet. Als durch Badewasser übertragbare Erkrankungen gelten Schleimhautreizungen, Hautausschläge, Mykosen, Legionellose, HAV mittels Kontakt und Atemwegserkrankungen wie grippale Infekte oder Legionellose durch Aerosole, inkl. aller mit Trinkwasser übertragbaren Erkrankungen. **Badeanlagen innerhalb einer Gesundheitseinrichtung** (Medizinalbäder) werden aufgrund des erhöhten Gefährdungsgrades von abwehrgeschwächten Personen nach dem Krankenanstaltengesetz noch strenger geregelt.

Risikofaktor Therme?

Der Wellnessboom der letzten Jahre führt zu immer mehr risikoreichen Wasseranwendungen. In einer Untersuchung wurden in 20 von 28 österreichischen Thermalbädern Hygienemängel aufgedeckt, bei 43 % aller Beckenproben Grenzwerte überschritten und ungenügend funktionierende Filteranlagen vorgefunden. (Salomon, Kickinger, 2007)

Bakterienschleuder Whirlpool

Im Rohr- und Schlauchsystem des Wannenkreislaufes bilden sich Biofilme mit einer Vielzahl an Mikroben, welche atypische Pneumonien, Mittelohrentzündungen, Harnwegsinfekte u. v. m. hervorrufen können – Desinfektion ist daher nach jedem Badevorgang erforderlich. (Bäderhygieneverordnung, 2012)

Abwasser

Jede*r Österreicher*in produziert ca. 150 Liter Abwasser pro Tag, bei Regen entsprechend mehr. Regenwasser und Nutzwasser werden getrennt kanalisiert und entsorgt.

- **Haushaltsabwässer** und Abwässer aus kleineren gewerblichen Betrieben enthalten 30 % mineralische und 70 % organische Anteile.
- **Abwässer aus Krankenhäusern** werden im Wesentlichen wie Haushaltsabwässer behandelt.
- **Industrie- und Gewerbeabwässer** können organisch, mikrobiell, toxisch und radioaktiv belastet sein.
- **Abwässer in der Landwirtschaft** sind vorwiegend ein mikrobiologisches Problem, meist durch Massentierhaltung bedingt.
- **Abwässer aus Regenfällen** enthalten feste und gasförmige Verunreinigungen aus der Atmosphäre.

Abwasserklärung

Mit dem Anstieg des Anschlussgrades an das öffentliche Kanalnetz und dem Ausbau von Kläranlagen hat das Wasser in Österreich an Qualität gewonnen. Das Prinzip lautet: **absolute Trennung von Trink- und Abwasser**. Die Abwasserklärung verläuft in einem dreistufigen Prozess.

> **Smoke on the water, fire in the sky?**
>
> Sei es die Ölkatastrophe vor der Küste Alaskas (1989), im arabischen Golf (1990) oder im Golf von Mexiko (2010) – Bilder von treibenden Ölteppichen und ölüberzogenen Stränden und Tieren bleiben präsent. Nach dem Verschwinden aus den Medien verschwinden wenige Monate später auch große Anteile des ausgetretenen Öls. Wie das? Klimatische Bedingungen wie Windrichtung und Windstärke tragen das Ihre dazu bei, aber: Sofort aktiv wird der bakterielle Ölschlucker Alcanivorax borkumensis. Im Niger-Delta bildete sich auch ein ölaufnehmender Aspergillus-niger-Stamm, im arabischen Golf bildeten sich blaugrüne Matten von Mikroben, eingebettet in Schleim. Es ist noch immer unklar, ob Cyanobakterien Öl abbauen. Offensichtlich ist der Nutzen für diese Bakterien: Durch das Öl werden sie mit Sauerstoff versorgt, der Schleim hält sie zusammen und verhindert das Abtreiben ins offene Meer. Nicht bestimmte Bakterienstämme dürften die Umwelt reinigen, sondern enge Assoziationen verschiedener Organismen, wie in einer Kläranlage …

Abfallwirtschaft

Ziel einer modernen Abfallwirtschaft ist es, industriellen, gewerblichen und häuslichen Abfall weitestgehend zu verringern und nicht verwertbaren Müll umweltverträglich zu entsorgen. Sie muss als Kreislaufwirtschaft betrachtet werden – Abfall hat ein enormes Potenzial als wertvolle Ressource zu Düngung und Energiegewinnung. Der weltweit angesehene **österreichische Abfallwirtschaftsplan** sieht eine Aufteilung in 23 Abfallgruppen vor: Haushaltsabfälle, Restmüll, Sperrmüll, Problemstoffe, getrennt gesammelte Altstoffe und biogene Abfälle, Eigenkompostierung in Hausgärten, Grünabfälle, Marktabfälle, Küchen- und Kantinenabfälle, Straßenkehricht, kommunale Klärschlämme, getrennt gesammelte Altstoffe aus Gewerbe und Industrie, Aushubmaterialien, Abfälle aus dem Bauwesen, Aschen/Schlacke/Stäube, Altfahrzeuge, Elektro- und Elektronikaltgeräte, Holzabfälle, tierische Nebenprodukte, gefährliche Abfälle, sonstige Abfälle und medizinische Abfälle. Medizinische Abfälle werden in Kapitel 19.5 vertiefend dargestellt.

35.3 Lärm – *The Sound of Silence?*

Wir kommen nicht zur Ruhe, wir sind einem ständigen „Soundteppich" ausgeliefert. Erkenntnisse aus der Biochronologie zeigen ein differenziertes Bild von Lärmbelästigung. Dieses Kapitel beleuchtet die gesundheitlichen Auswirkungen von Lärm auf Menschen, insbesondere auf Patient*innen und Mitarbeiter*innen im Krankenhaus.

Am Beginn dieses Buches war von Robert Koch zu lesen – nun, am Ende dieses Buches, kommt er wiederum zu Wort:

> „Eines Tages wird der Mensch den Lärm ebenso unerbittlich bekämpfen müssen wie die Cholera und die Pest."

Soundteppich

Verkehrslawinen, Musikberieselung im Einkaufszentrum, Arbeiten in Großraumbüros – kaum noch ein Ort, an dem es wirklich ruhig ist („Soundteppich"), auch Gesundheitseinrichtungen bleiben nicht verschont. Lärm definiert sich über den Schalldruckpegel, in Dezibel (dB) gemessen, und über wahrgenommene Informationen, die ein Geräusch vermittelt (z. B. Straßenlärm bzw. Meeresrauschen). Manche Frequenzen belasten das menschliche Ohr besonders, man spricht von dB(A) (siehe Tab. 43).

Lärm gilt bereits ab 30 dB(A) als **psychovegetativer Stressor** und als **mentaler Störfaktor**. Für die Gesundheit eindeutig kritisch eingestuft wird Lärm ab 80 dB(A). Zunehmend in den Fokus geraten Schallmesswerte von 50–80 dB(A), da diese Dauergeräusche oftmals nicht bewusst als Lärm wahrgenommen werden (siehe Tab. 43). In der EU leben bereits 40 % der Bevölkerung in Dauerverkehrslärmzonen über 55 dB (Ahne, o. J.). Ein wesentlicher Faktor ist auch die Dauer der Lärmeinwirkung. Es wird empfohlen, die höchstzulässige wöchentliche Einwirkungszeit bei 90 dB(A) mit 20 Stunden und bei 110 dB(A) mit 15 Minuten zu begrenzen. Nächtlicher Lärm wirkt sich besonders negativ aus.

Tab. 43: **Quellen und Auswirkungen von Lärm**

Lärmpegel	Lärmquellen	Auswirkungen
> 110 dB(A)	Schmerzgrenze, Musik über Kopfhörer, Diskotheken, Rockkonzerte, Explosionen, Flugzeugstart	Schmerzen, irreversible Hörschäden
100–80 dB(A)	Einkaufszentrum in der Vorweihnachtszeit, Motorsäge, vorbeifahrender LKW, Verständigung in 1 m Abstand gerade noch möglich	erhöhte Aggressionsbereitschaft, Hörschäden ab 85 dB(A), Hörschutz bei Arbeit vorgeschrieben
80–60 dB(A)	Telefonieren wird schwierig, vorbeifahrende Autos, Ambulanz-Wartezimmer, Stationsstützpunkt vormittags	Merk- und Leseleistung sinken, Blutdruckanstieg, vermehrte Stresshormonausschüttungen, Herz-Kreislauf-Störungen
60–40 dB(A)	normale Gespräche, leises Radio	Konzentrationsstörungen bei der Arbeit, Nervosität
40–20 dB(A)	PC-Ventilatoren, tickende Uhren	beginnende Schlafstörungen
< 30 dB(A)	Flüstern, Rauschen des Waldes	

Lärm versus Musik im Krankenhaus

Als relevante Lärmemissionen im **Patientenzimmer** gelten die (notwendige) zwischenmenschliche Kommunikation, Lärm ausgehend von medizintechnischen Geräten, Geschirr, Transportwagen und Telefonen, schnarchende Mitpatient*innen, LKW-Transporte von Lieferant*innen bzw. üblicher Straßenverkehr und Radio-/TV-Empfang. Die Summe dieser Lärmquellen birgt die Gefahr von „Lärmstress". Die Beibehaltung von TV-/Radiogewohnheiten oder Telefonate mit Angehörigen sind andererseits auch im KH bedeutsame und heilungsfördernde Rituale, welche für Mitpatient*innen unter Umständen störend und bedrückend wirken. Hohe Lautstärken erhöhen u. a. die Schmerzsensibilität und verlangsamen die Wundheilung. **Mitarbeiter*innen** werden von einer Vielzahl unterschiedlicher Geräuschquellen begleitet. Auf Intensivstationen werden Lautstärken ständig über 60 dB(A) gemessen. Die WHO empfiehlt Maximalwerte von 45 dB(A) für den Tag und 35 dB(A) für die Nacht im Patientenzimmer.

Geräusche, angepasst der menschlichen **Chronobiologie**, haben auch ihre positiven Wirkungen. Pilotprojekte, die den Lärm in KH reduzierten und gleichzeitig die positive Wirkung von Musik nützten, zeigen messbare Veränderungen wie höhere Patientenzufriedenheit, geringere Krankenstandsraten bei Mitarbeiter*innen und weniger Komplikationen bei invasiver Diagnostik und Therapie (Brandes, Haas, 2009). Die Musikwirkungsforschung entwickelt Musikprogramme für die ambulante, stationäre und operative Versorgung. Musik kann jedoch nicht das Fehlen von **Ruhe** und **Stille** kompensieren.

Lärmminderungsmaßnahmen

Zur Verfügung stehen psychologische Anpassungsreaktionen und technische Maßnahmen:

- Anpassungsreaktionen (Rückzug, individuelle Schwellenwerte erhöhen, Abwarten und Hoffen)
- Schallentstehung reduzieren (z. B. Kauf leiser Geräte)
- Schallausbreitung reduzieren (z. B. Raumakustik verbessern, Räume abtrennen)
- Schalleinwirkung reduzieren (z. B. Ruhezeiten einhalten, Gehörschutz tragen)
- Zur Überprüfung der eigenen Hörfähigkeit steht die Audiometrie (Hörtest) zur Verfügung.

Die akustische Qualität ist ein wichtiges Indiz für die Humanität einer Gesundheitseinrichtung. Ruhezeiten sollten konsequent eingehalten werden.

Chronobiologie
Lehre von der zeitlichen Organisation in Physiologie und Verhalten von Organismen („innere Uhr")

Zum Kapitelabschluss

One Minute Wonder

- Zeigen Patient*innen **unterschiedliche Tagesverfassungen**? Denken Sie auch an die Wetterlage.
- Der **Trend zu mehr Hitzewellen** wird sich fortsetzen und Pflegende bei der Patientenversorgung verstärkt fordern.
- **Beruflich exponierte Mitarbeiter*innen** müssen zwecks Messung der Strahlenbelastung ein Dosimeter tragen.
- **Jugendliche unter 18 Jahren, Schwangere und Stillende** dürfen im Strahlenbereich nicht arbeiten.
- **Der SAR-Wert** gibt die Dosis der im Körper aufgenommenen elektromagnetischen Leistung von Smartphone & Co an.
- **Dem „Smartphone-Nacken"** kann man durch ausgleichende Bewegungen entgegentreten.
- **Wasserspender und Trinkbrunnen** werden für Gesundheitseinrichtungen nicht empfohlen.
- **Der Lärmpegel** ist ein hervorragender Indikator für die Humanität einer Gesundheitseinrichtung.

Fragen zur selbstständigen Wissensüberprüfung

1. Versuchen Sie, bei „wetterfühligen" Personen herauszufinden, welche meteorologischen Ereignisse in welcher Form gespürt werden.
2. Von welchen Berufsgruppen bzw. in welchen Tätigkeitsfeldern muss ein Dosimeter getragen werden?
3. Recherchieren Sie den SAR-Wert Ihres Mobiltelefons!
4. Wie lauten die Empfehlungen des Obersten Sanitätsrates zur Strahlenreduktion bei Mobiltelefonen?
5. Nach welchen Qualitätsanforderungen und Parametern wird Trinkwasser überprüft?
6. Womit wird Badewasser verunreinigt, welche Infektionskrankheiten drohen?
7. Halten Sie persönlich die empfohlene höchstzulässige wöchentliche Einwirkungszeit von Lärm ein?
8. Eine Patientin auf Ihrer Station klagt über ständige Lärmbelästigung. Welche lärmmindernden Maßnahmen können Sie anbieten?

Ahne, V. (o. J.): Zu wenig Lärm um den Lärm. In: ACT Greenpeace Österreich, Ausgabe unbekannt, S. 8–9.

Aspek, W. (2004): Begleitheft zur Demo-CD „Lärm macht schwerhörig". 2. Allgemeine Unfallversicherungsanstalt (AUVA).

Beelen, R. et. al (2014): Effects of long-term exposure to air pollution on natural-cause mortality: an analysis of 22 European cohorts within the multicentre ESCAPE project. The Lancet, Volume 383, Ausgabe 9919, S. 785–795.

Brandes, V. & Haas, R. (2009): Musik, die wirkt. Forschungsbeiträge aus Biologie, Chronobiologie, Neurophysiologie, Psychologie, Soziologie, Medizin und Musikwissenschaft. Wien, New York: Springer.

Bundesministerium für Gesundheit (2010): Gesichtspunkte zur aktuellen gesundheitlichen Bewertung des Mobilfunks. Empfehlungen des Obersten Sanitätsrates, Ausgabe 12(10). http://www.bmg.gv.at/cms/home/attachments/1/9/2/CH1238/CMS1202111739767/osr-empfehlung_mobilfunk_stand_17.12.2010.pdf (21.12.2011).

Bundesministerium für Land- und Forstwirtschaft, Umwelt und Wasserwirtschaft (2011): Bundesabfallwirtschaftsplan 2011, Teil 1: Medizinische Abfälle. http://www.bundesabfallwirtschaftsplan.at (21.12.2011).

Dott, W., Merk, H. F., Neuser, J. & Osieka, R. (2002): Lehrbuch der Umweltmedizin. Grundlagen, Untersuchungsmethoden, Krankheitsbilder, Prävention. Stuttgart: Wissenschaftliche Verlagsgesellschaft.

European Environment Agency (2010): Bathing water results 2010 – Austria. http://ec.europa.eu/environment/water/water-bathing/report2011/Austria.pdf (21.12.2011).

Fernandez, R., Griffiths, R. (2008): Water for wound cleansing. Cochrane Database of Systematic Reviews 2008, Issue 1. Art. No.: CD003861. DOI: 10.1002/14651858.CD003861.pub2.

Forum Mobilkommunikation: SAR-Werte. http://www.fmk.at/SAR (21.12.2011).

Halabi, M. et. al. (2019): Wasserhygiene in Gesundheitseinrichtungen: Das Praxishandbuch für den Umgang mit Wasser in Krankenhäusern, Praxen, Pflegeheimen, Kurzentren und anderen Einrichtungen des Gesundheitswesens. 2., aktualisierte Auflage. Verlag Austrian Standards plus.

Heudorf, U., Steul, K. (2021): Innenraumhygiene – Grundlagen: Messung und Bewertung von Innenraum-Kontaminationen. Hygiene & Medizin, Jahrgang 47. 1–2/2021. S. 10–15.

Hutter, H. P. (2017): Klimawandel und Gesundheit: Auswirkungen. Risiken. Perspektiven. Manz-Verlag.

Poglitsch, M. (2023): Pollenallergie und Erderhitzung. Universum Innere Medizin. 3/23. S. 89.

Puxbaum, H. & Winiwarter, W. (Hrsg.) (2011): Advances of Atmospheric Aerosol Research in Austria, Compendium prepared by the Clean Air Commission of the Austrian Acedemy Sciences, http://www.oeaw.ac.at/krl/publikation/documents/KRL_com-pendium_PM.pdf (21.12.2011).

Robert Koch Institut (2023): Auswirkungen des Klimawandels auf die Infektionskrankheiten und antimikrobielle Resistenzen – Teil 1 des Sachbestandsberichts Klimawandel und Gesundheit 2023. Journal of Health Monitoring. Special Issue S. 3. 2023.

Salomon, B. & Kickinger, H. (2007): Gefährliche Bäder, Risikofaktor Therme. Format. Österreichs Wochenmagazin für Wirtschaft und Geld, 39, S. 50–51.

World Health Organization (2005): Elektromagnetische Felder und öffentliche Gesundheit. Elektromagnetische Hypersensitivität (Elektrosensibilität). Factsheet Nr. 296. http://www.who.int/peh-emf/publications/facts/ehs_fs_296_german.pdf (21.12.2011).

Epilog
The times they are a-changin'!?

Dominierte in den letzten Jahrzehnten der Glaube an AAA (Antiseptik, Aseptik, Antibiotika), werden die Überwachung (nicht die der NSA!) von (sich verändernden) Mikroben und der Infektionen, die sie verursachen, sowie die Renaissance von präventiven Hygienemaßnahmen in Zukunft vermutlich an Bedeutung gewinnen.

In diesem Buch wurden einige Anekdoten erzählt. Über Anekdoten lacht man umso mehr, je realitätsnäher sie sind. So möchte ich mit dieser Kurzgeschichte, die den medizinischen Fortschritt über die Jahrhunderte lakonisch zusammenfasst, meine Ausführungen beenden (Quelle: WHO):

2000 v. Chr.:	Iss diese Wurzel!
1000 n. Chr.:	Diese Wurzel ist heidnisch – sprich dieses Gebet!
1850 n. Chr.:	Das Gebet ist Aberglaube – nimm diesen Trank!
1920 n. Chr.:	Diese Mixtur ist Betrug – nimm diese Pille!
1945 n. Chr.:	Diese Pille ist wirkungslos – nimm Penicillin!
1955 n. Chr.:	Die Keime sind mutiert – nimm ein anderes Antibiotikum!
bis 1999:	39-mal Huch, die Keime sind mutiert – nimm das stärkere Antibiotikum!
2000 n. Chr.:	Die Keime haben gesiegt – iss diese Wurzel!

Was nun? Machen wir zunächst dasselbe wie in den letzten Jahrzehnten, nur besser. Wirklich besser?

Seit Jahrzehnten ist es üblich, parasitäre Würmer medikamentös zu entwurmen. Demnächst umgekehrt? Im menschlichen Körper lebende parasitäre Würmer dämpfen die Reaktion des Immunsystems gegenüber allergischen Reaktionen und verhindern bei Kindern überhaupt die Allergieentstehung. Dies gilt als allgemein anerkannt und bewiesen. Ähnliches wird bei multipler Sklerose beforscht. Eier des Schweinepeitschenwurms bei Morbus Crohn und Colitis ulcerosa, die bakterizide Wirkung von Propolis bei grampositiven Bakterien, antimikrobielle Substanzen aus Termiten, die antivirale Wirkung von Alloferon aus der blauen Schmeißfliege – bioaktive Substanzen rücken immer mehr ins Blickfeld der Forschung. One-Night-Stand mit MRE oder Potenzial für eine fixe Beziehung? Aber die Ex, die alte Liebschaft Tuberkulose, der Tod im Liebestaumel, ist auch wieder da – womit wir wieder bei den ersten Zeilen dieses Buches wären – verdammt viele verhängnisvolle Affären...

„Das Leben wird vorwärts gelebt und rückwärts verstanden."
(Sören Kierkegaard)

Abkürzungsverzeichnis

3MRGN	multiresistente gramnegative Bakterien, resistent gegenüber 3 von insgesamt 4 Antibiotikagruppen
4MRGN	multiresistente gramnegative Bakterien, resistent gegenüber 4 von insgesamt 4 Antibiotikagruppen
AAA	Antiseptik, Aseptik, Antibiotika
AB	Antibiotikum
ABS	Antibiotic Stewardship
AEFI	Adverse Events Following Immunization
AEMP	Aufbereitungseinheit für Medizinprodukte
AK	Antikörper
ANISS	Austrian Nosocomial Infection Surveillance System – Österreichisches Überwachungssystem nosokomialer Infektionen
ASchG	Arbeitnehmerschutzgesetz
ASH	Aktion Saubere Hände
AUVA	Allgemeine Unfallversicherungsanstalt
AWMF	Arbeitsgemeinschaft der Wissenschaftlichen Medizinischen Fachgesellschaften
BAL	bronchoalveoläre Lavage
BCG	Bacillus Calmette-Guérin (Tuberkulose-Impfstoff)
BK	Blutkultur
BMG	Bundesministerium für Gesundheit
Bundes KAG	Bundeskrankenanstaltengesetz
CABSI/CRBSI	Catheter-Associated/Related Blood Stream Infections – katheterassoziierte Blutstrominfektionen
C-MRSA, CA-MRSA	Community-Aquired Methicillin-Resistant Staphylococcus Aureus – zu Hause erworbener methicillinresistenter Staphylococcus aureus
cART	combined antiretroviral therapy
CAUTI	Catheter-Associated Urinary Tract Infections – katheterassoziierte Harnwegsinfektionen
CDI	Clostridioides-difficile-Infektion
CDC	Centers for Disease Control and Prevention
CIRS	Critical Incident Reporting System – Berichtssystem über kritische Vorkommnisse
CMV	Zytomegalie-Virus
COVID-19	Coronavirus-Krankheit 2019
CRP	C-reaktives Protein
DAIG	Deutsche AIDS-Gesellschaft
DGHM	Deutsche Gesellschaft für Hygiene und Mikrobiologie
DGKH	Deutsche Gesellschaft für Krankenhaushygiene
DGKS/P	Diplomierte*r Gesundheits- und Krankenpfleger*in
EARSS	European Antimicrobial Resistance Surveillance Network
EBV	Epstein-Barr-Virus
ECDC	European Centre for Disease Prevention and Control
Ehec	enterohämorrhagische Escherichia coli
EHS	elektromagnetische Hypersensibilität
ELISA	Enzyme-linked Immunosorbent Assay
EN	Euro-Norm
EO	Ethylenoxid
ESBL	Extended-Spectrum-Lactamasen
EWZ	Einwirkzeit
FFP	Filtering Face Piece
FMT	fäkale Mikrobiota-Transplantation
FSME	Frühsommer-Meningoenzephalitis
GI-Infektionen	gastrointestinale Infektionen
HA-	Healthcare-Aquired – im Krankenhaus erworben
HACCP	hazard analysis and critical control points (Gefahrenanalyse und kritische Kontrollpunkte)
HAI	Hospital-Aquired Infection – im Krankenhaus erworbene Infektion, Krankenhausinfektion
HAP	Hospital-Aquired Pneumonia – im Krankenhaus erworbene Atemwegsinfektionen (v. a. beatmungsassoziiert)
HAV	Hepatitis-A-Virus
HBV	Hepatitis-B-Virus
HCAI	Healthcare-Associated Infection
HCV	Hepatitis-C-Virus
HDV	Hepatitis-D-Virus
HDM	Händedesinfektionsmittel
HEV	Hepatitis-E-Virus
HHV	Humanes Herpesvirus
HiB	Hämophilus influenzae B
HIV	Humanes Immundefizienz-Virus
HLA	Humanes Leukozyten-Antigen
HPV	Humane Papillomaviren
HSV	Herpes-simplex-Virus
IBST	Intensivstation
i. c.	intrakutan
IfSG	Infektionsschutzgesetz
IgA, IgG, IgM	Immunglobulin A, G und M
IGRA	Interferon-Gamma-Test
i. m.	intramuskulär
i. v.	intravenös
JCAHO	Joint Commission on Accreditation of Healthcare Organizations
KISS	Krankenhaus-Infektions-Surveillance-System
KRINKO	Kommission für Krankenhaushygiene
KrWG	Kreislaufwirtschaftsgesetz

LA-	Lifestock-Associated – durch Nutztierhaltung erworben	PUKII	Punktionen, Injektionen und Infusionen
LED	Light-Emitting Diode – Leuchtdiode	PVK	periphere Venenverweilkanüle
LGV	Lymphogranuloma venereum	PVP	Polyvinylpyrrolidon (z. B. PVP-Jod)
MAK	Maximale Arbeitsplatzkonzentration	QAV	quartäre Ammoniumverbindungen
MALDI-TOF	Matrix-assistierte Laser-Desorptions-Ionisierung – Time of Flight (= eine Methode der Massenanalyse chemischer Verbindungen)	RCT	Randomized Controlled Trial – randomisierte kontrollierte Studie
		RFID	Radio Frequency Identification – Identifizierung mithilfe elektromagnetischer Wellen
MDD	Medical Device Directive – Medizinprodukterichtlinie Deutschland	RKI	Robert-Koch-Institut
		RSV	Respiratorisches Synzytial-Virus
MERS	Middle East Respiratory Syndrome	SAE	Serious Adverse Events
MIK	Maximale Immissionskonzentration	SAR	Spezifische Absorptionsrate
MMR	Masern, Mumps, Röteln (Impfstoff)	SARS	Schweres Akutes Respiratorisches Syndrom
MMT	Mendel-Mantoux-Test	s. c.	subkutan
MP	Medizinprodukt	SIV	Simianes Immundefizienz-Virus
MPG	Medizinproduktegesetz	SOP	Standard Operating Procedure – Standardvorgehensweise (Papiere, die eine Standardvorgehensweise festhalten, im Bereich der Hygiene z. B. ein Desinfektionsplan)
MRE	multiresistente Erreger		
MRGN	multiresistente gramnegative Bakterien		
mRNA	messenger Ribonukleidsäure		
MRSA	methicillinresistenter Staphylococcus aureus		
NastV	Nadelstichverordnung	SSI	Surgical Site Infections – chronische Wundinfektionen
NTDF	Niedertemperaturdampf mit Formaldehyd		
NTP	Niedertemperaturplasmasterilisation	SSPE	subakute sklerosierende Panenzephalitis
OECD	Organisation for Economic Co-operation and Development (Organisation für wirtschaftliche Zusammenarbeit und Entwicklung)	STI	Sexually Transmitted Infection
		STIKO	ständige Impfkommission
		TB, TBC	Tuberkulose
		TEP	Total-Endoprothese
ÖGKH	Österreichische Gesellschaft für Krankenhaushygiene	TRBA	technische Regeln für biologische Arbeitsstoffe (Richtlinie)
OSR	Oberster Sanitätsrat Österreich	VAH	Verbund für Angewandte Hygiene
PatRG	Patientenrechtegesetz	VAP	Ventilator-Associated Pneumonia – beatmungsassoziierte Pneumonie
PcP	Pneumocystis-Pneumonie		
PCR	Polymerase Chain Reaction – Polymerase-Kettenreaktion (z. B. PCR-Untersuchung)	VRE	vancomycinresistente Enterokokken
		VZV	Varizella-Zoster-Virus
PE	Polyethylen (z. B. PE-Schürze)	WHO	World Health Organization – Weltgesundheitsorganisation
PEG	perkutane endoskopische Gastrostomie (z. B. PEG-Sonde)		
		ZNS	Zentralnervensystem
PEP	postexpositionelle Prophylaxe	ZVK	zentraler Venenkatheter
PICC	Peripherally Inserted Central Catheter	ZSVA	Zentrale Sterilgutversorgungsabteilung

Stichwortverzeichnis

3MRGN .... 138, 200, 299 f.
4MRGN .... 109, 138, 200, 299 f., 313

A

Abfallkategorien .... 217 f.
Abfallwirtschaft ....
  .... 217, 328
Abfälle, medizinische 217, 328
Absaugen, endotracheales .... 184 f., 267
Abstrich .... 59, 69, 101 f., 111, 227, 269, 273, 296 f., 300, 311
Abszess 42, 48, 102, 117, 119, 128, 183, 240, 283, 295
Abwasser .... 23 f., 26, 31, 218, 316, 325, 327 f.
Acinetobacter 47, 56, 181, 299
Acinetobacter baumannii .... 292, 299 f., 313
Adenoviren .... 42, 68, 174, 231, 287 f.
AEMP (Aufbereitungseinheit für Medizinprodukte) 159,
  162 f., 167, 195, 198, 246 f.
AGES 31, 54
AIDS .... 26, 30 ff., 71 f., 81, 93, 95 f., 115, 209 f.
Aktion Saubere Hände 176, 179, 187, 260
Aldehyde .... 153 f.
Alkohole .... 150, 152 f., 160, 168, 174, 184, 187
Allergie 16, 20, 22, 182
Altersheim 229
Alzheimer 20, 67
Amöbenruhr 92
Angehörige .... 176, 228, 251, 289, 297 f., 302, 310, 330
Anthrax 77, 79
Antibiogramm .... 100, 108 ff., 296
Antibiotic Stewardship/Antibiotika-Stewardship 294
Antibiotikatherapie 101, 110, 200, 264, 288, 295, 303
Antikörper .... 17, 67, 93, 107 f., 120, 123 f., 126, 206
Antiseptik 16, 26, 27, 32, 148, 152, 154, 269, 336
Anziehen steriler Handschuhe 171, 188
Arbeitnehmerschutzgesetz (ASchG) 204
Arbeitskleidung/Arbeitsbekleidung 145, 237, 240
Arbeitsschuhe 146
Arterienkatheter 281
Arthropoden .... 86 f., 96
Arztpraxis 234, 239, 241
Ascariden 91
Aseptik .... 16, 22, 26 f., 32, 336
Aspergillose 84
Aspergillus flavus 95
Aspiration 266
Atemwegsbeschwerden 219, 320, 321
Atemwegsinfektionen 70, 138, 174, 229, 233
Auflösen von Antibiotika 186
Aufnahmescreening 296
Aufnahmesperre 288, 313
Augenschutz 160, 193, 196, 201
Autoimmunerkrankungen 17, 20, 123
automatische Spendersysteme 179

B

Bacillus cereus 55
Badewasser 316, 326, 327, 331
Bakterien, sporenbildende 50, 60
Bakterien- und Endotoxinfilter 285
Bakteriophagen .... 45 f.
Bandwürmer .... 87, 91 f., 96, 104
Bazillen 47, 50, 60, 106
Beatmung 75, 138, 208, 266
Befund, mikrobiologischer 100, 109, 111
Behandlungsfehler 179, 183, 184, 255, 257, 258
Bereichsschuhe 198, 201
Bereichskleidung .... 193 f., 201, 244, 270
Betreutes Wohnen 229
Betriebsarzt .... 182, 189, 207, 212 ff.
Bettenaufbereitung 156
Bettwanzen 88
Bettwäschewechsel 177, 185
BioBag® 94, 277
Biofilm .... 38, 45, 60 f., 151, 269, 273 f., 295, 327
biologische Kampfstoffe 77, 94
Biowaffenangriff 78, 81
Blasenspülungen 264
Blutabnahme, intravenöse 185
Blutabnahmekanülen 216
Blutegel, medizinische 94, 97
Blutkonserve 72
blutübertragbare Infektionen 208, 210, 215, 220, 262
Blutzuckermessgerät 157
Blutzuckerspiegel 270
B-Lymphozyten 120, 122, 123
Borrelien 47, 56, 60, 87
Botulismus 116
Brechdurchfall 76, 287
Bronchitis 42, 51, 70, 104, 115, 318, 320
BSE 42, 54
Buffetbetrieb .... 223 ff., 228
Butterflykanüle 216

C

Campylobacter 47, 60, 231, 241, 287, 292, 326
Campylobacter spp 292
Campylobacteriose 31, 55, 117
CA-MRSA .... 294, 297 f.
Candida albicans 42, 84, 85, 138, 148
Candidose 42, 84, 117
CDAD 184, 185, 231
CDC .... 32, 78 f., 176, 262
Cestoden 91
Chagas-Krankheit 92
Chlamydia trachomatis 58
Chlamydien 42, 57, 58, 59, 63
Chlorhexidin .... 153, 168, 174, 275, 279 f., 300

Cholera 25, 27, 28, 55, 115, 218, 329
Choleraepidemie 24, 28
CIRS (Critical Incident Reporting System) 256
Clostridien 38, 47, 50, 60, 289
Clostridium botulinum 50, 80
Clostridium difficile 148, 175, 178, 219, 220, 288
Clostridium perfringens 50, 326
Clumpingfaktor 48
coliforme Bakterien .... 326 f.
Colitis 50, 94, 289, 336
Cook & Chill 225
Cook & Freeze 225
Cook & Hold 225
Cook & Serve 225
Coronavirus 18, 26, 29, 64, 70, 78, 81, 175
Covid-19 .... 28, 30, 31, 32, 70, 81, 102, 194 f., 200, 201
Coxsackie-Virus 64, 76
Creutzfeldt-Jakob-Krankheit 42, 54
CRP 100, 121, 308

D
Dampfsterilisation .... 148, 163 f., 166, 168
Dekolonisierung 297
Dengue 27, 86, 92
Depression 20
Dermatophyten 83, 85
Desinfektionsmittelwischtücher 159
Desinfektionsplan ..... 154 f., 157, 158, 159, 160, 168, 224, 253
Desinfizierbarkeit von Einmalhandschuhen 171, 186
Dialysegeräte/Dialysemaschinen 161, 325, 326
Dialysekatheter 281
Dialysepatient*innen 245, 296, 298
Dienstkleidung, kurzärmelige 274
Diphtherie 126, 205
Disposition 114, 317
Dosimeter 322, 331
Duschen, postoperatives 271
Durchfallerkrankungen 81, 104, 196, 204, 217, 225, 231, 235, 287

E
E. coli 47, 53, 55, 60, 117, 138, 140, 152, 174, 184, 263, 269, 273, 299, 325, 326
Ebola-Virus 58, 64
ECDC 32, 130, 296
Echo-Virus 64
EHEC (enterohamorrhagisches Escherichia Coli) 27, 29, 53, 54
Einweg-PE-Schürzen 197
Einwirkzeit .... 90, 101, 150 f., 153 f., 162 f., 168, 175, 182, 275, 279, 281, 283 f.
Einzelisolierung 199, 201, 288, 289
Einzelzimmerisolierung 78, 300
Ekel 16, 94
Endemie 30, 33
Endokarditis .... 48 f.
Endoskopie 162, 195, 243, 245, 247
Enterobacter 263, 299

Enterobacteriaceae 292
Enterococcus faecium 292
Enterokokken 47, 49, 138, 140, 298, 326
Enterovirus 64
Entlassungen, frühzeitige .... 139 f., 236
Entnahme von sterilen Medizinprodukten 167
Epidemie 22, 29, 30, 33, 66, 70, 75
Epidemiegesetz .... 31 f., 201
Epstein-Barr-Virus .... 64, 66 f., 95
Erkältung 73, 75, 81, 317
Ernährungssonden 226, 239
Ernährungszufuhr 267
Erysipel 42, 48, 117
Escherichia coli 29, 53, 54, 148, 326
Essensausgabe 226, 288
Ethylenoxid .... 163 f.

F
Färbemethode nach Gram 60, 106
Feinstaub 19, 194, 320, 321
Fertigspritzen 216, 279, 281, 285
Feuchtblattern 67
FFP 196, 205
Fieberthermometer 157, 218
Filzlaus 88, 89
Fingernägel, künstliche 143, 144, 146
First in first out-Prinzip 167, 224
Flächendesinfektion, sporozide 289
Fleming, Alexander 25
Fliegenmaden 94, 276
Flöhe .... 37, 86, 87 f., 90, 96
Folienverband 278, 279, 280
Formaldehyd .... 126, 128, 150, 153, 163 f.
Frühgeborene 219, 245
FSME 56, 64, 68, 86, 126, 128
Furunkulose 42

G
Gasbrand 50
Gassterilisation 164, 165
Gazeverband .... 278 f., 280
Gebärmutterhalskrebs 68, 80, 95, 130
Geburt 36
Gelbfiebervirus 64
Genitalwarzen 130
Geschirrtuch 18, 55, 234, 239
Geschlechtskrankheitengesetz 31, 59
Gliederfüßler 41, 87
Gonokokken 47, 49, 60
Gonorrhoe 31, 49, 58, 59, 102, 115, 117
Gram-Färbung 46
Granulozyten 120, 121
Grippe .... 206 ff., 222
   – pandemische (aviäre) 73
   – saisonale 73, 206
Gruselkäfer 90, 91
Gürtelrose 67

H

Haarschutz 194, 200, 226
HACCP 227
Haemophilus influenzae 126, 292
Halogene 152
Händedesinfektion
    – hygienische 178, 280, 284
    – Einreibemethoden 175
    – chirurgische 172, 178, 271
    – Compliance 179
Händedesinfektionsmittel 174, 179, 182, 255, 269
Händewaschen .... 89, 172 f., 178, 189, 237, 289, 298, 306
Hand-Fuß-Mund-Krankheit 76
Hantavirus 64
Harnableitungssysteme 263
Harndrainage 264
Harnflasche 160, 238
Harnwegsinfektion 299
Haushaltshygiene 237, 300
Haut- bzw. Schleimhautdesinfektion 283
Hautantiseptik 159, 212, 270, 279
Hautdesinfektion 101, 152, 154, 283
Hautflora
    – residente 38, 154, 174, 178
    – transiente 38, 174, 178
Hautirritation 182
Hautschutz 172
HBV .... 59, 65, 174, 196, 208 ff.
HCAI 136
HCV .... 65, 111, 174, 196, 209 ff.
Hefen 55
Helicobacter pylori 26, 39, 52, 95, 292
Helminthen 87, 91
Hepatitis A .... 64 ff., 115 ff., 126, 205 ff., 287
Hepatitis B .... 31, 58 f., 65, 95, 115 ff., 206, 208
Hepatitis C .... 26, 31, 64 f., 208
Hepatitis D 65
Hepatitis E .... 65 f.
Hepatitis-B-Schutzimpfung 206, 215
Herdenimmunität .... 129 f.
Herpes genitalis 59, 66
Herpes labialis 66
Herpes-simplex-Virus .... 58 f., 64, 66
Herzinfarkt 20
Homecare 237, 298
Honig 276
HPV 59, 68, 130
HPV-Impfung 68, 130
humane Herpesviren 95
humane Papillomaviren 58, 64, 68, 95
Hygienefachkraft .... 251 f.
Hygienefehler .... 253, 255 f.
Hygienehypothese 20
Hygienekommission 252
Hygienemangel .... 257 f., 327
Hygieneplan 240, 253
Hygienerecht 251, 259

Hygieneteam .... 255 f., 293 f.
Hygienevisite 253

I

Immunisierung .... 111, 123 f., 206, 213
Immunität .... 69, 123 ff., 206
Impfkrankheit 127
Impfnebenwirkung 127, 129
Impfpflicht 129, 205
Impfplan 125
Impfverweigerer 207
Impfreaktionen .... 127 f.
Impfschaden 127
Impfstoffe .... 25, 28, 50, 74, 79, 111, 124, 126 ff., 208
Implantate 161, 269, 281
inapparent 93, 119, 124
Infektionen
    – gastrointestinale 117, 138, 223, 231, 262, 287
    – katheterassoziierte .... 105, 138, 278 ff.
    – nosokomiale .. 27, 48, 136 f., 153, 158, 160, 162, 174, 176
    – opportunistische 71, 115
Infektionsdiagnostik 100
Infektionsschutzgesetz 30, 142, 201, 257, 271
Infektionskette .... 115 ff., 149
Infektionsverlauf 71, 119, 209, 301
Influenza .. 42, 64, 70, 73 ff., 174, 195, 200, 206 f., 230, 235, 237
Influenzaausbrüche 230
Influenza-Schutzimpfung 206
Influenzavirus 64, 74
Infusionslösung 218, 259, 284
Infusionssystem 281, 285
Injektionen, subcutane (s. c.) 283
Inkubator 196, 201, 245
Inokulum 114
Instrumente, sichere 215
Intensivpatient*innen 137, 244, 266, 275
Intensivstation 193, 245, 330
Interferone 121
Interleukine 121, 123
Intoxikation 53, 55, 79
Isolierung, strenge 200, 296

J

Jod 150, 152, 275

K

Kaiserschnitt 37
Katheter, periphervenöser 216
Kathetermaterialien 264, 278
Kathetersepsis 101
Keuchhusten 51, 235
Kinderkrankheit .... 67 ff., 125, 235
Kinderlähmung 27, 75
Kittelflaschen 179
Klebsiella 39, 56, 138, 148
Kleiderlaus .... 88 f.
Klimawandel .... 318 f.

Koch, Robert.................................... 25, 51, 123, 301
Kohortenisolierung... 199
Kohortierung................................... 74, 288 f., 300
Kolonisation............ 103, 114, 270, 273, 278, 296, 298
Kommensalismus.. 39
Konkurrenzprinzip.. 38 f.
Kontagiosität................................ 69, 76, 114, 288
Kontaktisolierung.. 200
Kontamination........... 102, 105, 114, 144 f., 149, 155, 172, 193,
    195, 213, 217, 267, 271, 278, 294
Kopflaus.. 88 f.
Körperverletzung.. 231
Krankenhauswäsche.. 156
Krätzmilbe... 90
Küchenhygiene... 55, 239
Küchenschwamm.. 234, 239
Kühlkette... 224
Kühlschrank................ 19, 55, 89, 104 f., 226, 234, 239
Kühlschranktemperatur............ 46, 102, 224, 239, 284
Kuhstalleffekt... 20

L

Laktobazillen.. 39, 55
Lassavirus... 64
Latent... 119, 131
Latex.. 183 ff., 188 ff., 264
Latexallergie............................... 184, 186, 189 f.
Lebensmittelinfektionen........................ 53, 223, 239
Lebensmittelreifung.. 53
Legionellen.......................... 47, 51 f., 60, 104, 267
Legionellose........................ 26, 51 f., 61, 267, 327
Leibschüssel... 160, 238
Leishmaniose.. 92
Leitungswasser............ 52, 160, 212, 267, 275 f., 325
Lepra.. 22 f., 50
Leptospirose... 56
Leukozytose.. 100, 308
Lipidlösungen... 285
Liquor............. 68, 71, 101 f., 209, 211, 283, 303
Lister, Joseph.. 25 f., 152
Listerien........................... 47, 51, 54 f., 60, 224
Listeriose.. 27, 55
Lues... 31, 57 f., 60

M

Maden.................................. 17, 40, 94, 96, 276 f.
Madenwürmer................... 36, 87, 91 f., 96, 104
Malaria................................. 29 f., 32, 92 ff., 96 f.
MALDI-TOF... 107
Manifest........................ 49, 75, 93, 119, 124, 131, 303
Männerschnupfen... 75
Marburgvirus.. 64, 78
Masern.................. 22, 24, 69, 81, 115, 125 f., 128 f.,
    132, 195, 200, 205 f., 220, 235
Masernimpfung.. 127 f., 131
Masernvirus.. 64, 69, 125
Medikamentenvernebler.................................... 266

Medikamentenzubereitung................................ 177, 238, 255
Medizinprodukt .... 139, 155, 160 ff., 167 f., 183, 224,
    246, 256, 275, 284, 299 f.
Medizinproduktegesetz (MPG)............ 167, 183, 238, 251, 258
Mehrfachaspirationskanüle................................ 284
Meldepflicht.......................... 30, 57, 59, 74, 240, 303
Meningitis....... 27, 42, 49, 51, 68, 73, 102, 108, 127, 201, 230
Meningokokken.................. 47, 49, 200 f., 205, 208, 220
Meningokokkenimpfung............................. 206, 208
Meningokokken-Infektion.......................... 60, 235
MERS (Middle East Respiratory Syndrome).......... 26, 70
Messie-Syndrom.. 239
Mikrobiom......................... 20, 33, 37, 40, 52, 289
Milzbrand............................ 25, 50, 78 f., 115 f.
Mischinfektion....................................... 115, 219
Mobiltelefon... 323, 331
Mononukleose.. 67
MRE............ 102, 138, 144, 159, 173, 180, 200, 230 f., 238, 250,
    263, 266, 269, 274 f., 291, 294, 300, 313, 336
MRGN... 230, 291, 298 ff.
mRNA.. 126, 131
MRSA........................ 48, 138, 151, 181, 184, 196, 200,
    230 f., 269 f., 275, 291, 294 ff.
Multiorganversagen............................ 49, 285, 288
Mumps...................... 64, 69, 126, 205 f., 220, 235
Mund-Nasen-Schutz.......... 193 ff., 201 f., 270, 284, 288
Mundsoor.. 38, 42, 84
Musik.. 329 f.
Mycobacterium tuberculosis............................. 50, 301
Mykoplasmen... 42, 58, 81
Mykosen............................... 83, 85, 115, 233, 327

N

Nadelstichverordnung (NastV)................... 204, 215
Nagellack.. 143 f.
Neisseria gonorrhoeae.............................. 47, 292
Nitril.. 183 ff., 187, 189 f.
Norovirus............................... 64, 76, 232, 287

O

Oberkörperhochlagerung................................... 267
Octenidin.............. 150, 153, 168, 174, 271, 275, 279 f.
Offene Lungentuberkulose (Lungen-TBC)........ 301
Okklusionseffekt... 186
OP-Trakt............................... 178, 193 ff., 198, 243 f.
Ordination.......................... 129, 161, 239 f., 269
Otitis media.......................... 42, 48, 51, 69, 73, 102
Oxyuren.. 91

P

Pandemie............ 18, 28 ff., 70, 81, 107, 129, 194, 205
Pandemieplan.. 32
Parasiten.......... 20, 41 f., 86 ff., 90 ff., 96 f., 104, 110
Parvovirus.. 64, 68
Pasteur, Louis.. 25, 163
Patientenrechtegesetz (PatRG).......................... 258
Patientenmündigkeit...................................... 27

Patientensicherheit 182, 255, 260
PCR (Polymerase Chain Reaction) .... 69, 72, 100, 105 ff.,
111, 205, 209, 213 f., 296
Penkanülen 161
Peritonitis 53, 79
Persistenz 148, 171
Pertussis 31, 47, 51, 60, 102, 126, 205
PE-Schürze 197, 200, 226, 245
Pest .... 22 f., 28, 30, 77 f., 86, 329
Pettenkofer, Max von 25, 321
Pfeiffer'sches Drüsenfieber 67, 95
Pflegediagnose 118, 131
Pflegefehler 259
Pflichtimpfungen 125, 131, 205, 211, 220
Phagozytose .... 100, 120 f.
Pharyngitis 42, 51
Phenole .... 126, 150, 152 f.
PICC 281
Piercing 144, 209
Plasmakoagulase 48
Plasmasterilisation .... 164 f.
Plasmide 45
Plasmodien 87, 93
Plastikschürze 197
Plombierung 281
PM10 320
PM2,5 320
Pneumokokken (IPE) .... 31, 47, 49, 205 f., 220, 230
Pocken .... 22 ff., 28, 77 ff.
Poliomyelitis .... 75, 125 f., 205
Poliovirus 64
Polyhexanid 275
Port-Katheter 281
Postexpositionelle Prophylaxe (PEP) 78, 205, 213, 215
Postexpositionsprophylaxe 208, 213, 235
Prionen .... 41 ff., 54, 63, 81, 150
Privatkleidung 145, 237
PROHYG 251
Proteus .... 38 f., 299
Protozoen .... 39, 41 f., 87, 92, 96 f., 106
Pseudomonas .... 38 f., 47, 56, 138, 140, 263, 292, 326
Pseudomonas aeruginosa 269, 273, 292, 326
Pulmonalarterienkatheter 281
Punktat .... 101 f.
Punktion .... 101 f., 121, 154, 156, 216, 245, 281, 283 ff.
PVK .... 216, 278, 280 f.

Q

Quellenisolierung 200

R

Rassenhygiene 17
Rasur 270
Raumluftbefeuchtung 267
Recapping 211, 215
Reinigungs- und Desinfektionsplan .... 154 f., 157 f.,
168, 224, 253

Resistenzproblematik 110, 291, 303
Respiratorisches Synzytial-Virus (RSV) 70
Rheuma 20, 94
Rhinovirus 64, 73, 75, 81
Rickettsien 42, 63, 81, 87, 89
Risikomanagement 255, 259
Robert-Koch-Institut (RKI) .... 32, 125 f., 129, 171, 176, 190,
205, 207, 235, 262, 283, 287
Roboterchirurgie 162
Röntgendiagnostik 322
Rotavirus 64, 76, 81, 117, 126, 151, 174,
200, 220, 231, 235, 287 f.
Röteln/Rötelvirus ..... 64, 68 f., 80 117, 125 f., 205 f., 220, 235
Rückstellproben .... 227 f.
Ruhr, bakterielle 55

S

Sachverständigengutachten 184, 262
Salmonellen .... 30, 47, 224, 231 f., 235, 287, 325
Salmonellose .... 31, 55, 115 f., 241
SARS .... 26, 28 ff., 70, 78, 81, 107 f., 116, 126
Sauerstoffbefeuchtung 266
Sauerstofftoleranz 46, 60
Säuglinge 49, 60, 68, 70, 76, 118, 318
Scabies 58, 90
Schadenersatz .... 257 f., 285
Scharlach 24, 42, 48, 115, 235
Schimmelpilz .... 25, 55, 83 ff.
Schizophrenie 20, 239
Schlafkrankheit 92
Schlussdesinfektion 155, 159, 200, 288
Schmuck .... 142 ff., 297
Schnelltest .... 54, 107 f., 213, 263
Schutzhandschuh .... 172, 182 f., 185, 189 f., 237, 284
Schutzkittel 193, 196, 202, 299
Schutzkleidung .... 78, 89, 118, 139, 145, 193 ff., 201, 210,
215, 240, 245 f., 274, 288, 296, 311, 313
Schutzmantel .... 193, 196, 198, 200 ff., 205,
245, 284, 289, 296, 300
Schweinegrippe .... 27 f., 30, 74, 207
Sekundärinfektion 51, 88
Selbstkatheterismus 265
Semmelweis, Ignaz Philipp 24, 26, 174
Seniorenheim 229
Sepsis 25, 48, 51, 53, 66, 84, 101, 119, 137, 161, 230
Septikämie 138, 251, 278, 295, 299
Serratia 144, 299
Seuche .... 23, 28 ff., 54, 57, 73, 78, 90
Shigellen-Infektion 55, 60, 201, 292
Sicherheitsbehälter 216
Sicherheitsprodukte .... 210, 215 f.
Sick-Building-Syndrom 321
Sinusitis 42, 48, 51, 73, 102, 137
Smartphone .... 158, 177, 323 f., 331
Sommergrippe 76
Sorgfaltspflicht .... 257 ff.
Soundteppich .... 328 f.

sous vide 226
Spanische Grippe 28
Sporen .... 45, 50, 55, 60, 77, 79 f., 85, 148, 150,
152, 163, 165, 224, 275, 288, 320 f.
Sprosspilze .... 83 ff.
Sprühdesinfektion .... 159 f., 279
Spülspritzen 284
Spulwürmer .... 87, 91 f., 96, 104
Standardvorgehensweise (SOP) 253, 257, 280
Staphylococcus aureus .... 42, 48 f., 79, 109, 138, 140, 174,
183, 224, 227, 230, 269, 273, 292, 294
Staphylokokken ..... 47 f., 55, 60, 109, 115, 138, 140, 240, 295
Staphylokokken-Enterotoxikosen 55
Steckbecken 160, 238
Sterblichkeitsrate 19
Sterilfilter 276
Sterilgutverpackung .... 166 f.
Sterilisationsgut 163, 166
Stethoskop 157, 161, 181, 200, 289
Stich- und Schnittverletzungen 49, 72, 117, 132,
186, 210 ff., 215 f.
Strahlensterilisation 164
Strahlung, radioaktive .... 317, 321 f.
Streptococcus pneumoniae 47, 49, 174, 292
Streptokokken .... 47 ff., 55, 60, 114 f., 285
Stuhluntersuchung 104, 219
Superinfektion 69, 81, 115, 199
Surveillance .... 139, 176, 250, 252 ff., 271, 293
Symbiose .... 39 f., 46
Syphilis .... 23 f., 31, 57 ff., 60, 219

T
Tabuthemen .... 16 f., 24
Tauchbad 161
Tetanus 50, 116, 124, 126, 205
Thermalbäder .... 326 f.
Typhus 24, 27, 201
Tierbisse 219
Tierhaltung .... 23, 232 f., 238, 294, 296, 327
Titer 107, 206
T-Lymphozyten 120, 122
Tollwutvirus 25, 64, 116, 219
Tonsillitis 42, 48
Toxine .... 45, 48, 55, 60, 79 f., 83, 126, 136, 224, 273, 288
Toxoplasmose .... 72, 92 f., 97, 210, 241
Traditionen 262
Transplantation 67, 72, 118, 196, 201, 206, 289
TRBA 142, 144, 182, 204, 239
Trichomoniasis 92, 96
Trinkbrunnen 77, 325, 331
Trinkwasser .... 23, 32, 78, 325 ff., 331
Tripper .... 58 f.
Tuberkulose .... 22, 24 f., 27, 29, 31 f., 50, 60, 104,
106, 115 f., 123, 218, 301 ff., 336
Tuberkulosegesetz 31, 303
Türschnalle 153

U
Untersuchungshandschuh, medizinischer .... 182 f., 187
Uricult® 103, 112, 263

V
VAH-Liste 151
Variolavirus .... 64, 78 f.
Varizella-zoster-Viren .... 64, 66 f.
Varizellen .... 67, 80, 115, 126, 205 f., 220, 235
Ventrikeldrainage 283
Verbandschere 157, 269
Verbandwechsel 177, 184, 194, 238, 269 ff., 274, 278 ff., 306
Virulenz 45, 48, 114, 119, 273
Virushepatitis .... 64 f.
Virustatika .... 59, 66 f., 73, 78 f., 110 f.
Visiten 253, 256, 269, 311
Visiten-Laptop 158
Vogelgrippe .... 27 ff., 74, 201
VRE 138, 298, 300

W
Wäschewechsel 88, 177, 185, 238
Waschlotion .... 172 f., 182, 297
Waschmittel 21
Wasserspender 325, 331
Wasserstoffperoxid 153, 159, 163, 165
West-Nile-Virus 28, 86
WHO 17, 26, 28, 32, 58, 75, 127, 176, 292, 320, 330
Windpocken 67
Wischdesinfektion .... 155 ff., 264, 279, 284
Wischrichtung 271
WLAN-Netzwerk 323
Wundabstrich 102, 227, 269, 273, 311
Wundantiseptika .... 274 f., 297
Wunddrainage 271
Wundinfektion, postoperative 102, 269, 271
Wundreinigung 94, 118, 274, 277, 325
Wundspüllösung 275
Würmer .... 20, 41, 87, 91 f., 94 ff., 104, 336

Z
Zecken .... 56, 60 f., 68, 87
Zentralsterilisation 155, 243
Ziehl-Neelsen-Färbung 106
Zika-Virus 27, 58, 86
Zoonosen .... 28 f., 50, 232
ZSVA 162, 246
Zubereitung von Medikamenten 155, 177, 185, 238,
255, 257, 259, 283 ff.
Zusammenleben, parasitäres .... 39 f.
ZVK .... 278 f., 281, 283
Zytokine 121
Zytomegalie-Virus .... 64, 66 f., 210

Abbildungsverzeichnis

Abb. 1: Müllsammler in Manila: Energiehunger und Armut treffen aufeinander. *Veröffentlicht in der gedruckten Ausgabe der Badischen Zeitung, Sa, 25. April 2009. http://www.badische-zeitung.de/wirtschaft-3/90-000-000-mehr-menschen-extrem-arm--14225805.html* 19

Abb. 2: Hygieia von Gustav Klimt (1907). *http://uploads4.wikipaintings.org/images/gustav-klimt/hygeia-detail-of-medicine-1907.jpg* 22

Abb. 3: Aseptik versus Antiseptik. *Langstein-Rott, Atlas der Hygiene des Säuglings und Kleinkindes, Tafel 26* 27

Abb. 4a: SARS-Pandemie 2003 – „Der große Tag im Schatten der Seuche". *Foto Reuters, Kronenzeitung Sonntagsbeilage Frühjahr/Sommer 2003* 28

Abb. 4b: H1N1-Pandemie 2009. *Horror oder Hysterie, Kurier, Titelblatt, August 2009* 28

Abb. 4c: „Covid-19-Pandemie 2020: Sind Versammlungsfreiheit und Infektionsschutz vereinbar?". *www.lto.de © Jacob Lund/stock.adobe.com* 28

Abb. 5: Das erste Geschenk im Leben? Die Bakterien der Mutter! Unbezahlbar. Unkäuflich. *Handl, G.* 36

Abb. 6: Wer wohnt wo? Auszug aus dem Mikrobenatlas des Menschen. *www.istockphoto.com* 39

Abb. 7: Aufbau Bakterium. *Bode: Hygiene Almanach, Fachbegriffe von A–Z, S. 15; http://www.at.hartmann.info* 44

Abb. 8: Vermehrungsgeschwindigkeit: theoretische Vermehrung einer einzigen Bakterie unter günstigen Bedingungen. *Wundforum 4/2000, S. 24, http://www.at.hartmann.info* 45

Abb. 9a: Streptococcus pneumoniae. *www.uphs.upenn.edu* .. 47

Abb. 9b: Neisseria gonorrhoeae. *www.microbeonline.com* .. 47

Abb. 9c: Listeria moncytogenes. *https://pictures.doccheck.com/de/* 47

Abb. 9d: E. coli. *www.alibaba.com* 47

Abb. 9e: Treponema pallidum. *www.deutschlandfunk.de* ... 47

Abb. 10: Panaritium (Nagelbettentzündung) – Verursacher ist meist Staphylococcus aureus (oder A-Streptokokken). *Handl, G.* 48

Abb. 11: Verwandt, aber andere Gewohnheiten: Vom Vielfraß zum Feinschmecker. *Gladwin 2016, S. 32* 48

Abb. 12: Nekrotisierende Fasziitis (ausgehend vom Abdomen). *www.ispub.com* 49

Abb. 13: Neurotoxische Wirkungen von Clostridium botulinum und Clostridium tetani. *Gladwin 2016, S. 52* 50

Abb. 14a: Rindfleisch. *www.diewelt.de* 54

Abb. 14b: Quargel. *www.derstandard.at* 54

Abb. 14c: Sprossen. *www.derspiegel.de* 54

Abb. 15: Erythema migrans („Wanderröte") bei Borreliose an der Einstichstelle, typischerweise lokalisiert an der Innenseite des Oberschenkels. *Handl, G.* 56

Abb. 16: Sexually Transmitted Infections, weltweite Inzidenz. *Stary 2017, S. 53* 58

Abb. 17: Größenvergleich menschliches Haar mit Viren. *www.tagblatt.de (24.8.2020)* 63

Abb. 18: DNA- und RNA-Viren im Größenvergleich mit Bakterien, Chlamydien und Rickettsien. *Gladwin 2011* 63

Abb. 19: Hepatitis. *Bildquelle unbekannt* 64

Abb. 20: Herpes genitalis. *www.medmedia.at* 66

Abb. 21: mögliche HPV-bedingte Veränderungen am Anus. *www.iht.health/hpv-human-papilloma-virus* 68

Abb. 22: Nicht jede Party ist eine Masernparty, aber ... *www.istockphoto.com* 69

Abb. 23: Infektionsverlauf HIV. *Jassoy 2013, Kap. 29.1* 71

Abb. 24: Die Physik des Niesens: Mit der Geschwindigkeit eines Orkans von bis zu 45 Metern pro Sekunde können sich tausende winzige Tröpfchen auf einen Umkreis von acht Metern verteilen. *Profil Wissen, 9/2016, S. 40* 74

Abb. 25: Das Rhinoceros trinkt Coronabier – Rhinoviren und Coronaviren sind für die „Erkältung" verantwortlich. *Gladwin 2011, S. 302* 75

Abb. 26: „Biohazard": internationales Symbol für biologische Gefährdung. *http://www.suite101.com/view_image_articles.cfm/442407 [25.1.2012]* 77

Abb. 27: In den Wochen nach „9/11" wurden Briefe, mit Anthraxsporen versehen, an US-Politiker und Nachrichtensender versandt. Fünf Menschen starben. *http://www.yenra.com/anthrax-letters-pictures/anthraxletter-picture-1a.jpg* 79

Abb. 28a und b: Pockenimpfstoff der CDC in Atlanta und ein pockenerkranktes Kind. *https://www.welt.de/gesundheit/article13374402/* 79

Abb. 29: Fußpilz. *JANSSEN-CILAG: Gemeinsam erfolgreich gegen Mykosen, State of the art in der Mykologie, Broschüre* 83

Abb. 30: Nagelpilz. *JANSSEN-CILAG: Gemeinsam erfolgreich gegen Mykosen, State of the art in der Mykologie, Broschüre* ... 83

Abb. 31: Typischer Candida-albicans-Zungenbelag. *Bildquelle unbekannt* 84

Abb. 32: Mundsoor. *JANSSEN-CILAG: Gemeinsam erfolgreich gegen Mykosen, State of the art in der Mykologie, Broschüre* 84

Abb. 33: „Windeldermatitis". *JANSSEN-CILAG: Gemeinsam erfolgreich gegen Mykosen, State of the art in der Mykologie, Broschüre* 84

Abb. 34: Bettwanze – gar nicht klein und doch so günstig. *http://www.focus.de/fotos/klein-aber-biestig-eineausgewachsene-bettwanze-nebeneinem-geldstueck_mid_594224.html [26.4.2011]* 88

Abb. 35: Typisches Hautzeichen bei Floh- und Wanzenbiss – „breakfast, lunch, dinner". *Spectrum Dermatologie 3/2019, S. 36* 88

Abb. 36: Filzlaus, sich an Schamhaare klammernd. *http://dermatoweb.net* 89

Abb. 37: Krätzmilbe: Austrittsstelle im Fingerzwischenraum. *https://derma.plus/haut/kraetze/* 90

Abb. 38: Die Hand als Prädilektionsstelle des neu entdeckten Käfers Blaps mortisaga virtualis. *Falter, 47/2016, S. 25* ... 90

Abb. 39: Madenwurm im Stuhl eines Kindes, makroskopisch sichtbar. *Handl, G.* 91

Abb. 40: Totenmaske von Tutenchamun. *Handl, G.* 94
Abb. 41: Blutegeltherapie bei Arthrose. *http://www.naturheilzentrum-rotherbaum.de/content/tag/blutegeltherapie/?doing_wp_cron=1399230046.1415669918060302734375* 94
Abb. 42: BioBag® – Verbandstoff enthält Fliegenmaden zur Wundreinigung. *BioMonde GmbH, www.biomonde.de* ...94
Abb. 43: Blutabnahme von je zwei BK-Flaschen zur mikrobiologischen Untersuchung. *Handl, G.* 101
Abb. 44: Abstrichmedium. *Handl, G.* 102
Abb. 45: Uricultwachstum auf drei verschiedenen Nährböden, welche der Nährmediumträger auf beiden Seiten enthält. CFU/ml = Koloniezahl der koloniebildenden Einheiten. *Uricult Gebrauchsanweisung, Orion Diagnostica: www.oriondiagnostica.com [4.3.2024]* 103
Abb. 46: Kultivierung einer Gefäßkatheterspitze. *Handl, G.* 105
Abb. 47: Antibiotika-Empfindlichkeitstestung. *Jassoy 2005, S. 57* 108
Abb. 48: „Eisberg-Effekt". *Handl, G.* 114
Abb. 49: Infektionskette. *Handl, G.* 115
Abb. 50: Aerosolgeschwindigkeiten. *Positionspapier der Gesellschaft für Aerosolforschung, www.infogaef.de* 116
Abb. 51: Eintrittspforten und Infektionsorte. *Handl, G.* 117
Abb. 52: Zeitlicher Verlauf einer Infektion. *Handl, G.* 119
Abb. 53: Akuter, manifester Infektionsverlauf. *Jassoy 2013, S. 30* 119
Abb. 54: Hierarchische Struktur körpereigener Abwehrmechanismen. *Handl, G.* 120
Abb. 55: Stammbaum der Immunzellen. *www.dasimmunsystem.de* 122
Abb. 56: Varianten zur Erreichung von Immunität. *Handl, G.* 124
Abb. 57: Impfreaktionen und öffentliche Aufmerksamkeit. *Bundesministerium für Gesundheit (2013): Reaktionen und Nebenwirkungen nach Impfungen. In: http://bmg.gv.at/cms/home/attachments/1/5/3/CH1100/CMS1386342769315/impfungen-reaktionen_nebenwirkungen.pdf [14.3.2014]* ...127
Abb. 58: Entstehung nosokomialer Infektionen am Beispiel einer Intensivpatientin. *Modifiziert nach Fussle 2001. Procare 1-2/2004, S. 18* 137
Abb. 59: Schematische Darstellung der normalen Flora (1) und der Mikrobenreduktion nach Reinigung (2), Desinfektion (3) und Sterilisation (4). *Handl, G.* 149
Abb. 60: Beispiel eines DGHM-geprüften Desinfektionsmittels inkl. Angabe der Einwirkzeiten. *Handl, G.* 151
Abb. 61, 1–4: Bakterizide Wirkung, unter dem Mikroskop betrachtet. *Fa. Henkel/Ecolab* 152
Abb. 62: Auszug eines exemplarischen Desinfektionsplanes im klinischen Bereich. *Hygieneteam Wilhelminenspital KAV Wien* 155
Abb. 63: Patientennahe Flächen (mit häufigem Händekontakt von Personal und Patient*in). *Bode Science Center, Hartmann AG* 157
Abb. 64: Hot-Spot Visitenwagen. *Standard Systeme Hamburg/St. Pölten, CareVan V10* 158
Abb. 65: Smartphone – fast jeder benutzt es, kaum jemand desinfiziert es. *Bode Science Center, Hartmann AG* 158

Abb. 66: Verbandwagen – viele Produkte, viele Händekontakte. *Handl, G.* 158
Abb. 67: Automatischer Dosierautomat zur Beimischung von Flächendesinfektionsmitteln. *Fa. Bode-Science-Competence, http://www.at.hartmann.info* 160
Abb. 68: Leibschüssel- (Steckbecken) automat. *Bode Science Center, Hartmann AG* 160
Abb. 69: Aufbereitungspflichtige Medizinprodukte. *Fa. Bode-Science-Competence, http://www.at.hartmann.info* 161
Abb. 70: Medizinproduktekreislauf. *http://www.stusche.de/aufbereitung.htm* 161
Abb. 71: Manuelle Instrumentendesinfektion. *Handl, G.* ..161
Abb. 73: Ablaufschema der Dampfsterilisation. *Jassoy 2005, S. 225* 164
Abb. 74: Sterilgutverpackung mit Papier und Klebeband vor der Beladung des Sterilisators. *Fa. Bode-Science-Competence, http://www.at.hartmann.info* 166
Abb. 75: Indikatorfelder vor der Sterilisation. *Handl, G.* ...166
Abb. 76: Entladung eines Dampfsterilisators. *WEBECO GmbH & Co.KG (Stephan Trispel)* 166
Abb. 77: beispielhafter Auszug der Kennzeichnung von Einwegprodukten (MPG). *Handl, G.* 167
Abb. 78: Öffnen von Sterilgut – so nicht! (rechte untere Ecke der Verpackung mitsamt Verbandstoff abgeschnitten). *Handl, G.* 167
Abb. 79: Händehygiene anno 1850: Ignaz Semmelweis demonstriert seinen Assistenten die Händewaschung mit Chlorkalklösung vor der Untersuchung einer Schwangeren. Ob der Monolog so oder ähnlich stattfand, ist nicht überliefert. *von R. Thom, aus dem Bildarchiv des Instituts für Geschichte der Medizin, Wiedergabe mit freundlicher Genehmigung der Firma Parke Davis & Co* 174
Abb. 80: Händehygiene anno 2021: Waschplatz State of the art (ohne überlieferte Waschtisch-Monologe). *Handl, G.* ..174
Abb. 81: Einreibemethode: Die Compliance wird Schritt für Schritt schlechter. *Hartmann Desinfacts Bode Science Center, Ausgabe 2/2014, S. 14* 175
Abb. 82: Problemzonen der Händedesinfektion: Daumen, Fingerspitzen, Nagelfalz. *Bode Science Center, Hartmann AG* ..176
Abb. 83: 5 Momente (Indikationen) der Händedesinfektion. *Bode: Hygiene Almanach, Fachbegriffe von A–Z, S. 50* ... 177
Abb. 84: Tischkärtchen als Erinnerungshilfe. *Handl, G.* ... 180
Abb. 85: Einsatz von Handschuhen. *https://me.me/i/nursing-school-survival-ruleif-its-wetandnotyours-18464107* 183
Abb. 86: Anziehen steriler Handschuhe. *Lohmann & Rauscher* 188
Abb. 87: Allergische Reaktion nach Exposition mit einem Latex-Handschuh. *www.ansell.com* 189
Abb. 88: Bereichs- und Schutzkleidungen (nicht nur im OP). *Fa. Dach Schutzbekleidung GmbH & Co KG* 193
Abb. 89a–d: Maskentypen nach Schutzfunktionen. *Reuters, Imago, Grafik die Presse GK* 195
Abb. 90: Korrektes Aufsetzen von FFP-Masken. *honeywellsafety.com* 196
Abb. 91: Schutzmantel. *Handl, G.* 196
Abb. 92: Anziehen eines Sterilmantels, korrekte Abfolge. *Lohmann & Rauscher* 197

Abbildungsverzeichnis

Abb. 93: Plastik (PE)-Schürze. *Handl, G.* 198
Abb. 94a und b: Korrekte Reihenfolge des An- und Ausziehens von Schutzkleidung. *Krankenhaushygiene, Universitätsklinikum Essen* 198
Abb. 95: Standardisolierzimmer: häufig gebraucht, selten vorhanden. *Hygienemonitor 6-6/2012. Jahrgang 18, Verlag Universimed, S. 2* 199
Abb. 96: Dialyse – Risikosituation für blutübertragbare Infektionen für Patient*innen und Personal. *www.klinikum.uni-heidelberg.de [20.8.2011]* 210
Abb. 97: Sofortmaßnahmen bei Stich- und Schnittverletzungen. *Handl, G.* 213
Abb. 98: Hierarchiepyramide der Maßnahmen zur Vermeidung blutübertragbarer Infektionen. *Handl, G.* 215
Abb. 99: Sicherheitsprodukte zur Vermeidung von Nadelstichverletzungen. a) https://extra.suva.ch/webshop/4D/4DA4ED853C8C0D60E10080000A630358.pdf b) www.bd.picturepark.com c, d, e): http://www.bvmed.de/de/bvmed/mediathek/bilder-medizinprodukte/?t=87166 216
Abb. 100: Top 10 der Hygiene-Problemzonen in Haushalten. *Burgdorff 2010, S. 49* 234
Abb. 101: OP-Trakt: Ablaufsimulation (rote Symbole = Patient*innen, blaue Symbole = Personal). http://upload.wikimedia.org/wikipedia/commons/0/01/Simulationsmodell.png [20.8.2011] 244
Abb. 102: Intensivstation: Patientenzimmer. http://www.ichv.chfrnewsPublishingImagesips_sz0_2.jpg 245
Abb. 103: Frühgeborenes im Inkubator. In: www.promotec-neonatologie.detl_filespictures Neo-Nadel100615_PROMOTEC_Fruehchen_gross_web.jpg [20.8.2011]" 245
Abb. 104: Patient mit Shuntzugang während der Dialysebehandlung. www.klinikum.uni-heidelberg.de [20.8.2011] .. 245
Abb. 105: Endoskopische Untersuchung. *ECOLAB GMBH* ...245
Abb. 106: Baulich-funktioneller Aufbau der ZSVA/AEMP. *Kramer 2001, S. 325* 246
Abb. 107: Hygieneteam – beratend und überwachend. *Handl, G.* 252
Abb. 108: geschlossenes Harnableitungssystem, Eintrittspforten. *Bergen 2004, S. 113* 263
Abb. 109: Lobärpneumonie links. *Hellerhoff (Own work) [CC-BY-SA-3.0 (http://creativecommons.org/licenses/by-sa/3.0) or GFDL (http://www.gnu.org/copyleft/fdl.html)],via Wikimedia Commons* 266

Abb. 110: Händedesinfektion während eines Verbandwechsels. *Aktion Saubere Hände* 270
Abb. 111: Aseptische Wunde, postoperativ. *Handl, G.* 271
Abb. 112: BioBag® – Verbandstoff enthält Fliegenmaden zur Wundreinigung. *BioMonde GmbH, www.biomonde.de* .. 277
Abb. 113: Kontaminationsquellen intravasaler Katheter. *Wilson & Dettenkofer, S. 162* 278
Abb. 114: Ventilmembransystem und Mehrfachkonnektionsstellen am ZVK. *Handl, G.* 279
Abb. 115: PVK-Einstichstelle unter Folienverband. *Handl, G.* 280
Abb. 116: PVK-Einstichstelle Ellenbeuge: Phlebitis nach Entfernung des PVK. *Handl, G.* 280
Abb. 117: Portkatheter. *Georg Thieme 2015* 281
Abb. 118: Problemzone Mehrfachaspirationskanüle. *Handl, G.* 284
Abb. 119: No drugs for bad bugs!. *Czichos 2004, S. 136* 291
Abb. 120: Priorisierung des Resistenzrisikos. *Handl, G.* ...292
Abb. 121: „Das Antibiotika-Pyramidenspiel". *Kramer et al. 2016, S. 101* 293
Abb. 122: „Eisberg-Effekt" MRSA. *Handl, G.* 295
Abb. 123: Die 4 W(ege) der gramnegativen Bakterien. *Gladwin et al. 2011* 299
Abb. 124: TBC-Hygieneplan vor 100 Jahren (1907–1921). *NO Landes-Heil- und Pflegeanstalten „am Steinhofe"* 301
Abb. 125: TBC: stadienhafter Verlauf und Erkrankungsrisiko. *www.doc-player.org* 302
Abb. 126: Direkte und indirekte Auswirkungen des Klimawandels auf die Gesundheit. *Handl, G.* 319
Abb. 127: Quellen elektromagnetischer Wellen, unterteilt nach Frequenz und Feldstärken. *Dott et al. 2002, S. 276* 323
Abb. 128: Smartphone-Nacken. *Bildquelle unbekannt* 324

Abbildungen in Tabelle 27: Handschuh hält Harnflasche/Einsatz von Handschuhen. *Handl, G.* 184
Abbildungen in Tabelle 43: Lärmampel. *ORG-DELTA GmbH* 329

Tabellenverzeichnis

Tab. 1: Zuletzt entdeckte klinisch relevante Mikroorganismen 26
Tab. 2: „Top 10" der meldepflichtigen Infektionskrankheiten in Österreich 2023 31
Tab. 3: Mikrobenflora des Menschen 38
Tab. 4: Einteilung von Mikroben nach deren Stoffwechselabhängigkeit 42
Tab. 5: Klinisch relevante und häufig vorkommende Mikroben und ihre Infektionskrankheiten 42
Tab. 6: Einteilung der Bakterien nach Form und Gramfärbung, unter dem Mikroskop betrachtet 47
Tab. 7: Lebensmittelskandale der letzten Jahre 54
Tab. 8: Lebensmittelbedingte Erkrankungen 55
Tab. 9: Systematik der Viren 64
Tab. 10: Formen der Virushepatitis 65
Tab. 11: Unterscheidungsmerkmale zwischen Influenza und Erkältung 73
Tab. 13: Einteilung von humanmedizinisch relevanten Parasiten 87
Tab. 14: Human-medizinisch relevante Protozoen 92
Tab. 15: Beispiele für einen mikrobiologischen Befund ... 109
Tab. 16: Unterscheidung der aktiven, passiven und simultanen Immunisierung 124
Tab. 17: Möglichkeit der Risikoabwägung 128
Tab. 18: Ursachen und Risikofaktoren von HAI 137
Tab. 19: Die häufigsten HAI und ihre internationalen Abkürzungen 138
Tab. 20: Persistenz von Mikroben 148
Tab. 21: Unterscheidung von Reinigung, Desinfektion und Sterilisation 149
Tab. 22: Wirkungsspektren von Desinfektionsverfahren 150

Tab. 23: Auswirkungen einer falschen Konzentration von Desinfektionslösungen 151
Tab. 24: Strategien der Händehygiene 172
Tab. 25: Händepflegeplan 172
Tab. 26: Hygienische versus chirurgische Händedesinfektion 178
Tab. 27: Handschuhtypen und ihre Verwendung 184
Tab. 28: Schutzklassen von Mund-Nasen-Schutz 195
Tab. 29: Maßnahmen bei Kontaktisolierung und strenger Isolierung im Überblick 200
Tab. 30: Arbeitnehmerschutz als Balanceakt 205
Tab. 31: Impfempfehlungen für Personal mit Patientenkontakt (STIKO, RKI, OSR/BMG) 205
Tab. 32: Die „Blutbadewanne" – Gegenüberstellung von Hepatitis B, Hepatitis C und HIV 210
Tab. 33: Abfallkategorien für Gesundheitseinrichtungen (ÖNORM S2014: 2020-04-01) 218
Tab. 34: Speiseversorgungssysteme in Gesundheitseinrichtungen 224
Tab. 35: Einfluss der Temperatur auf die Überlebensfähigkeit von Mikroorganismen 225
Tab. 36: Auszug aus: Empfehlungen zur Wiederzulassung in Schule und Kindergarten 235
Tab. 37: Aufgaben und Instrumente der Krankenhaushygiene 253
Tab. 38: Wundantiseptika 275
Tab. 39: Richtlinien zur Desinfektion bei Punktionen ... 284
Tab. 40: „Die 12 Gebote der Resistenzkontrolle" 294
Tab. 41: Strahlenbelastung durch Röntgendiagnostik 322
Tab. 42: Bakteriologische Überprüfungsparameter von Trinkwasser 326
Tab. 43: Quellen und Auswirkungen von Lärm 329

Literaturverzeichnis

Adam, D., Doerr, H. W., Link, H. & Lode, H. (2004): Die Infektiologie. Berlin, Heidelberg: Springer.

AGES (2012): Lebensmittelsicherheit und Hygiene im Privathaushalt. https://www.ages.at/fileadmin/AGES2015/Themen/Lebensmittel_Dateien/Lebensmittelsicherheit_und_Hygiene_im_Privathaushalt_13_12_2013.pdf [25.3.2014].

Ahne, V. (o. J.): Zu wenig Lärm um den Lärm. In: ACT Greenpeace Österreich, Ausgabe unbekannt, S. 8–9.

Aktion Saubere Hände, Nationales Referenzzentrum für Surveillance von nosokomialen Infektionen (2015): Positionspapier Desinfizierbarkeit von medizinischen Untersuchungshandschuhen in Absprache mit der Abteilung Prävention der DGUV, hrsg. vom wissenschaftlichen Beirat der „Aktion Saubere Hände". Überarbeitete Version vom 6.7.2015. http://www.aktion-sauberehaende.de/fileadmin/ash/downloads/pdf/ergebnisse/Positionspapier_Handschuh_Desinfektion_Stand_06.07.2015.pdf [9.11.2015].

Aktion Saubere Hände, Nationales Referenzzentrum für Surveillance von nosokomialen Infektionen. Charité Berlin. Institut für Hygiene und Umweltmedizin. http://www.aktion-sauberehaende.de/ash/ [19.07.2016].

Aktionsbündnis Patientensicherheit e. V. www.aktionsbuendnis-patientensicherheit.de [22.2.2018].

Arbeitnehmerinnenschutzgesetz (ASchG), BGBL Nr. 450/1994, geändert durch Nr. 60/2015.

Arbeitskreis für Hygiene in Gesundheitseinrichtungen des Magistrats der Stadt Wien (2016): Sterilgutversorgung und Aufbereitung von flexiblen Endoskopen. https://www.wien.gv.at/gesundheit/strukturen/hygiene/pdf/hygiene-nr18.pdf [16.12.2016].

Arbeitskreis für Hygiene in Gesundheitseinrichtungen des Magistrats der Stadt Wien MA 15 (2016): Richtlinie Nr. 16: Gewinnung, Lagerung und Transport von Untersuchungsmaterial für die mikrobiologische Infektionsdiagnostik, Stand: 16. März 2016.

Arrowsmith, V. a & Taylor, R. (2014): Removal of nail polish and finger rings to prevent surgical infection. Cochrane Database of Systemic Reviews, Issue 8, Ar. No. CD003325.

Ärztekammer Nordrhein (o. J.): RhÄ-Checkliste – Hygiene in der Arztpraxis. https://www.aekno.de/downloads/aekno/checkliste-hygiene-praxis.pdf [25.3.2014].

Ärztliches Zentrum für Qualität in der Medizin. www.aezq.de [23.2.2018].

Aspek, W. (2004): Begleitheft zur Demo-CD „Lärm macht schwerhörig". 2. Allgemeine Unfallversicherungsanstalt (AUVA).

Aspöck, C. (2017): Therapiehunde im Spital. In: Hygienemonitor, 23 (4–6), S. 4. www.universimed.com/files/grafik/HygieneMonitor/2017/Hygienemonitor_4-6_2017.pdf [26.6.2017].

Aspöck, C. (2020): Coronavirustests: Positiv bedeutet nicht unbedingt infektiös. In: Hygienemonitor, Nr. 7–9/2020. Wien: Universimed.

Aspöck, C. (2020): Hinweise zu verschiedenen Coronafragen. In: Hygienemonitor, Nr. 4–6/2020. Wien: Universimed.

Aspöck, C. & Auer, H. (2016): Krankenhaushygienische Aspekte bei Ektoparasiten. In: Hygiene Monitor, Nr. 7–9, S. 2–4.

Aspöck, H. (Hrsg.) (2010): Krank durch Arthropoden. Linz: Biologiezentrum der Oberösterreichischen Landesmuseen.

Assadian, O. (2017): Latexallergie im operativen Bereich. In: Hygienemonitor, 23 (4–6), S. 3–4. www.universimed.com/files/grafik/HygieneMonitor/2017/Hygienemonitor_4-6_2017.pdf [26.6.2017].

Assadian, O. (2023): Personalbedarf bei Hygienefachkräften. Universum Innere Medizin. 1/2023. S. 68–71.

Assadian, O. et al. (2016): Wundinfektionen. In: Kramer, A., Assadian, O., Exner, N., Hübner, N.-O. & Simon, A. (Hrsg.): Krankenhaus- und Praxishygiene. Hygienemanagement und Infektionsprävention in medizinischen und sozialen Einrichtungen. 3. Auflage. München: Urban & Fischer.

AMWF (2022): s2k-Leitlinie Tuberkulose im Erwachsenenalter. https://register.awmf.org/de/leitlinien/detail/020-019

AWMF – Arbeitskreis Krankenhaus- & Praxishygiene (2013): AWMF-Register 029/037 S1-Leitlinie: Hygienemaßnahmen bei Gastroenteritis-Ausbrüchen durch Noroviren. http://www.awmf.org/uploads/tx_szleitlinien/029-037l_S1_Hygiene_Gastroenteritis_durch_Noro-Viren_2013-09.pdf [20.12.2016].

AWMF – Arbeitskreis Krankenhaus- & Praxishygiene (2014): AWMF-Register 029/042, S1-Leitlinie: Anforderungen der Hygiene bei chronischen und sekundär heilenden Wunden. http://www.awmf.org/uploads/tx_szleitlinien/029-042l_S1_Chronische_Wunden_Hygieneanforderungen_2014-01.pdf [29.2.2017].

AWMF – Arbeitskreis Krankenhaus- & Praxishygiene (2017): AWMF-Register 029/206: Prävention blutübertragbarer Virusinfektionen. In: Hygiene & Medizin, 43 (4), S. 78–81.

AWMF (2009): Arbeitskreis Krankenhaus- & Praxishygiene der AWMF. Leitlinie zur Hygiene in Klinik und Praxis. Anforderungen an Handschuhe zur Infektionsprophylaxe im Gesundheitswesen. http://www.awmf.org/uploads/tx_szleitlinien/029-021l_S1_Handschuhe_zur_Infektionsprophylaxe_im_Gesundheitswesen.pdf [18.2.2018].

AWMF (2014): Arbeitskreis Krankenhaus- & Praxishygiene, AWMF-Register 029/013 S1-Leitlinie: Infektionsprophylaxe in der minimalinvasiven Chirurgie. http://www.awmf.org/leitlinien/detail/ll/029-013.html [20.12.2016].

AWMF (2014): Arbeitskreis Krankenhaus- & Praxishygiene. AWMF-Register 029/018, Entwicklungsstufe 1: Gewinnung, Lagerung und Transport von Proben zur mikrobiologischen Diagnostik. http://www.awmf.org/uploads/tx_szleitlinien/029-018l_S1_Gewinnung_Lagerung_Transport_von_Proben.pdf [20.2.2017].

AWMF (2015): Arbeitskreis Krankenhaus- & Praxishygiene, AWMF-Register 020/013, S3-Leitlinie: Epidemiologie, Diagnostik und Therapie erwachsener Patienten mit nosokomialer Pneumonie. http://www.awmf.org/leitlinien/detail/ll/020-013.html [29.1.2017].

AWMF (2015): Arbeitskreis Krankenhaus- & Praxishygiene, AWMF-Register 029/030 S1-Leitlinie: Hygienische Anforderungen an Hausreinigung und Flächendesinfektion. In: HygMed, 40 (10), S. 418–421.

AWMF (2015): Arbeitskreis Krankenhaus- & Praxishygiene: Hygienische Anforderungen an Hausreinigung und Flächendesinfektion. Expertenkonsus, Fassung 09/2015. AWMF-Register 029/030.

AWMF (2015): Empfehlung des Arbeitskreises Krankenhaus- und Praxishygiene der AWMF. Händedesinfektion und Händehygiene. AWMF-Register Nr. 029/027, S1-Leitlinie. Aktuelle Fassung 08/2015. In: HygMed, 40 (9), S. 369–385.

AWMF (2016): Arbeitskreis Krankenhaus- & Praxishygiene, AWMF-Register 029/023 S1-Leitlinie: Hygienische Aufbereitung von Patientenbetten. http://www.awmf.org/leitlinien/detail/ll/029-023.html [20.12.2016].

AWMF Arbeitskreis Krankenhaus- & Praxishygiene (2014): AWMF-Register 029/031, S1-Leitlinie: Strategien zur Prävention von postoperativen Wundinfektionen. http://www.awmf.org/uploads/tx_szleitlinien/029-031l_S1_Postoperative_Wundinfektionen_Praevention_2014-01.pdf [29.2.2017].

AWMF Arbeitskreis Krankenhaus- & Praxishygiene (2015): AWMF-Register 029/007, S1-Leitlinie: Die Harndrainage. http://www.awmf.org/uploads/tx_szleitlinien/029-007l_S1_Harndrainage_2015-02_01.pdf [29.1.2017].

Bankl, H. (1997): Der Pathologe weiß alles … aber zu spät. Heitere und ernsthafte Geschichten aus der Medizin. München: Goldmann.

Bartens, W. (2016): „Flüchtlinge sind nicht gefährlich, sondern gefährdet". http://www.süddeutsche.de/gesundheit/medizin-gefaehrdet-1.2800980 [7.1.2016].

Beelen, R. et. al (2014): Effects of long-term exposure to air pollution on natural-cause mortality: an analysis of 22 European cohorts within the multicentre ESCAPE project. In: The Lancet, Volume 383, Ausgabe 9919, S. 785–795.

Bergen, P. (2004): Hygiene in Altenpflegeeinrichtungen, 1. Auflage. München: Urban & Fischer.

Berger, S. (2009): Bakterien in Krieg und Frieden. Eine Geschichte der medizinischen Bakteriologie in Deutschland 1890–1933. Göttingen: Wallstein.

Blank, I. (2007): Wundversorgung und Verbandwechsel. 2., überarb. und erw. Auflage. Stuttgart: Kohlhammer.

Blech, J. (2010): Leben auf dem Menschen. Die Geschichte unserer Besiedler. Reinbek bei Hamburg: Rowohlt.

Bloß, R. et. al (2013): Ist eine Schnelldesinfektion von mobilen elektronischen Geräten ohne Schäden möglich? In: HygMed, 38 (10), S. 420–426.

BMASK – Bundesministerium für Arbeit, Soziales und Konsumentenschutz (2010): Information zur Richtlinie 2010/32/EU zur Vermeidung von Verletzungen durch scharfe/spitze Instrumente. GZ: BMASK-464.201/0013-VII/6/2010 (E-Mail-Information).

BMG – Bundesministerium für Gesundheit (2011): PROHYG 2.0 „Organisation und Strategie der Krankenhaushygiene". https://www.bmgf.gv.at/cms/home/attachments/8/0/6/CH1664/CMS1499263426843/prohyg2_2015.pdf [20.2.2018].

BMG – Bundesministerium für Gesundheit (2015): Hygiene-Leitlinie für Großküchen, Küchen des Gesundheitswesens und vergleichbare Einrichtungen der Gemeinschaftsverpflegung. https://www.verbrauchergesundheit.gv.at/lebensmittel/buch/hygieneleitlinien/Kuechenhygiene.pdf [16.11.2016].

BMG – Bundesministerium für Gesundheit (Hrsg.) (2012): Impfungen für MitarbeiterInnen des Gesundheitswesens. Empfehlungen als Erweiterung des Österreichischen Impfplans. http://www.oeginfekt.at/download/impfungen_fuer_hcw.pdf [20.2.2018].

BMG – Bundesministerium für Gesundheit (Hrsg.) (2016): Impfungen des Gesundheitspersonals. Rechtliche Aspekte. Version 1.1. http://www.bmgf.gv.at/cms/home/attachments/0/0/8/CH1100/CMS1350977396698/impfungen_gesundheitspersonal_recht.pdf [20.2.2018].

BMGF Bundesministerium für Gesundheit und Frauen (2016): Österreichische Empfehlungen zur Durchführung der Umgebungsuntersuchung bei Tuberkulose. https://www.bmgf.gv.at/cms/home/attachments/1/6/6/CH1644/CMS1493292922387/tuberkulose_leitlinie_umgebungsuntersuchung.pdf [20.12.2016].

Bogousslavsky, J. & Boller, F. (Hrsg.) (2005): Neurological disorders in famous artists. Frontiers of Neurology and Neuroscience, Vol. 19, Basel: Karger.

Böhme, H. (2012): Auswirkungen des neuen Infektionsschutzgesetzes. In: Die Schwester/Der Pfleger, 51 (9), S. 945–948.

Brady, E. et al. (2012): NHS connecting for health: healthcare professionals, mobile technology, and infection control. In: Telemedicine and Health, 18 (4), 289–291. doi: 10.1089/tmj.2011.0147.

Brandes, V. & Haas, R. (2009): Musik, die wirkt. Forschungsbeiträge aus Biologie, Chronobiologie, Neurophysiologie, Psychologie, Soziologie, Medizin und Musikwissenschaft. Wien, New York: Springer Verlag.

Bundesanstalt für Arbeitsschutz und Arbeitsmedizin – BAuA (2014): TRBA 250. Biologische Arbeitsstoffe im Gesundheitswesen und in der Wohlfahrtspflege. https://www.baua.de/DE/Angebote/Rechtstexte-und-Technische-Regeln/Regelwerk/TRBA/pdf/TRBA-250.pdf?__blob=publicationFile [7.5.2016].

Bundesanstalt für Arbeitsschutz und Arbeitsmedizin – BAuA (2014): TRBA 250. Biologische Arbeitsstoffe im Gesundheitswesen und in der Wohlfahrtspflege. Regelwerk/TRBA/pdf/TRBA-250.pdf?__blob=publicationFile [7.5.2016].https://www.baua.de/DE/Angebote/Rechtstexte-und-Technische-Regeln/

Bundesarbeitsgemeinschaft Freie Wohlfahrt (Hrsg.) (2016): Hygienehandbuch Mobiler Pflege- und Betreuungsdienste. 4. Auflage. Wien: ÖRK.

Bundesgesetzblatt für die Republik Österreich (2013): Nadelstichverordnung – NastV, CELEX-Nr. 32010L0032. https://www.ris.bka.gv.at [23.1.2013].

Bundesministerium für Arbeit, Soziales, Gesundheit und Konsumentenschutz (Hrsg.) (2013): Reaktionen und Nebenwirkungen nach Impfungen. In: https://www.bmgf.gv.at/cms/home/attachments/1/5/5/CH1100/CMS1386342769315/impfungen-reaktionen_nebenwirkungen.pdf [2.2.2018].

Bundesministerium für Arbeit, Soziales, Gesundheit und Konsumentenschutz (Hrsg.) (2018): Impfplan Österreich 2018: Allgemein empfohlene Impfungen. In: https://www.bmgf.gv.at/cms/home/attachments/3/3/1/CH1100/CMS1515753153756/impfplan_2018.pdf [20.2.2018].

Bundesministerium für Arbeit, Soziales, Gesundheit und Konsumentenschutz (Hrsg.) (2020): Impfplan Österreich 2020: Allgemein empfohlene Impfungen. In: https://www.sozialministerium.at/Themen/Gesundheit/Impfen/Impfplan-%C3%96sterreich.html [19.01.2021].

Bundesministerium für Gesundheit (2010): Gesichtspunkte zur aktuellen gesundheitlichen Bewertung des Mobilfunks. Empfehlungen des Obersten Sanitätsrates, Ausgabe 12/10, http://www.bmg.gv.at/cms/home/attachments/1/9/2/CH1238/CMS1202111739767/osr-empfehlung_mobilfunk_stand_17.12.2010.pdf [21.12.2011].

Bundesministerium für Gesundheit (2018): Statistik meldepflichtiger Infektionskrankheiten, Jahresbericht 2017, Stand per 30.1 2018. In: https://www.bmgf.gv.at/cms/home/attachments/2/2/7/CH1647/CMS1492763803854/vorl._jahresbericht_2017.pdf [7.2.2018].

Bundesministerium für Land- und Forstwirtschaft, Umwelt und Wasserwirtschaft (2011): Bundesabfallwirtschaftsplan 2011, Teil 1, Medizinische Abfälle. In: http://www.bundesabfallwirtschaftsplan.at [21.12.2011].

Burgdorff, M.: Unser Mikrobenzoo daheim. In: Die Zeit, Nr. 46, 11.11.2010.

CDC – Centers for Disease Control and Prevention (2007): Guideline for isolation precautions: preventing transmission of infectious agents in healthcare settings. https://www.cdc.gov/infectioncontrol/pdf/guidelines/isolation-guidelines.pdf [19.12.2016].

Chen, L. F. et al (2019): Kontaminierte Flächen in Patientenzimmern. In: HygMed, 44 (4), S. 68–70.

Cieplik, F. (2020): Die Rolle der Zahnpasta bei der häuslichen Mundhygiene. In: Prophy. 1/2020, S. 12–13.

Czichos, J. (2004): What's so FUNNY about Microbiology? Deutsche, erweiterte Neuauflage, S. 136.

Dalhoff, K. et al. (2012): Epidemiologie, Diagnostik und Therapie erwachsener Patienten mit nosokomialer Pneumonie. In: Pneumologie, 66, S. 707–765. https://pneumologie.de/fileadmin/user_upload/Leitlinien/s-0032-1325924.pdf [29.1.2017].

Dettenkofer, M., Wenzler, S., Amthor, S., Antes, G., Motschall, E. & Daschner, F. (2004): Does disinfection of environmental surfaces influence nosocomial infection rates? A systemic review. American Journal of Infection Control, 32 (2), S. 84–89.

Desinfektionsmittel-Kommission im VAH (2021): Praxisnahe Tipps für eine sachgerechte Reinigung und Desinfektion im privaten Umfeld. Hygiene & Medizin, Volume 46, 1–6/2021.

Deutsche AIDS-Gesellschaft (DAIG e. V.) und Österreichische AIDS-Gesellschaft (ÖAG) (2013): Deutsch-Österreichische Leitlinien zur Postexpositionellen Prophylaxe der HIV-Infektion. https://www.aidshilfe.de/sites/default/files/documents/Deutsch-Osterreichische%20Leitlinien%20zur%20Postexpositionellen%20Prophylaxe%20der%20HIV-Infektion.pdf [20.7.2016].

Deutsche Aidshilfe: Für die HIV-Prävention wichtige sexuelle übertragbare Infektionen (STIs). In: https://www.aidshilfe.de/shop/archiv/fur-hiv-pravention-wichtige-sexuelle-ubertragbare-infektionen-stis-0 [27.3.2018].

Deutsche Gesellschaft für Krankenhaushygiene (2022): Leitlinie der DGKH. Notwendigkeit von Einzelzimmern in Krankenhäusern. Hygiene & Medizin., Volume 47. 3/2022. S. 36–41.

DGHM – Deutsche Gesellschaft für Hygiene und Mikrobiologie (2017): Mikrobiologisch-infektiologische Qualitätsstandards (MiQ). München: Urban & Fischer.

DGKH – Deutsche Gesellschaft für Krankenhaushygiene e. V., Sektion Hygiene in der ambulanten und stationären Kranken- und Altenpflege/Rehabilitation (2008): Kleidung und Schutzausrüstung für Pflegeberufe aus hygienischer Sicht. http://www.krankenhaushygiene.de/pdfdata/sektionen/kleidung2008.pdf [19.2.2016].

DGKH – Deutsche Gesellschaft für Krankenhaushygiene e. V., Sektion Hygiene in der ambulanten und stationären Kranken- und Altenpflege/Rehabilitation (2015): Schutzkittel bei medizinischen und pflegerischen Tätigkeiten sowie bei Barrieremaßnahmen und Isolierungen. In: HygMed, 40 (1–2), S. 59 f.

DGKH – Deutsche Gesellschaft für Krankenhaushygiene, Sektion Hygiene in der ambulanten und stationären Kranken- und Altenpflege/Rehabilitation (2013): Konsenspapier Blutzuckermessung. In: HygMed, 38 (6), S. 250.

Dixon, B. (2009): Der Pilz, der John F. Kennedy zum Präsidenten machte und andere Geschichten aus der Welt der Mikroorganismen. Heidelberg: Spektrum Akademischer Verlag.

Dott, W., Merk, H. F., Neuser, J. & Osieka, R. (2002): Lehrbuch der Umweltmedizin. Grundlagen, Untersuchungsmethoden, Krankheitsbilder, Prävention. Stuttgart: Wissenschaftliche Verlagsgesellschaft.

Dusl, A. M. (2020): Corona-Etikette für U-Bahn, Bim und Bus. In: Falter, Heft 12, 54.

EARS-Net – European Antimicrobial Resistance Surveillance Network. https://ecdc.europa.eu/en/about-us/partnerships-and-networks/disease-and-laboratory-networks/ears-net [20.12.2016].

ECDC – European Centre for Disease Prevention and Control (2012): Surveillance report. Point prevalence survey of healthcare-associated infections and antimicrobial use in European acute care hospitals 2011–2012. https://ecdc.europa.eu/sites/portal/files/media/en/publications/Publications/healthcare-associated-infections-antimicrobial-use-PPS.pdf [20.2.2018].

Ehlermann, P. (2016): Fäkaler Mikrobiomtransfer bei Clostridium-difficile-Infektion. In: Krankenhaushygiene + Infektionsverhütung, 2, S. 155–163.

Eiff, W. (2012): Von der Due Diligence zum Change Management. In: Health & Care Management, 5, S. 28–31.

Empfehlung der Kommission für Krankenhaushygiene und Infektionsprävention am Robert-Koch-Institut. In: Bundesgesundheitsblatt, 58, S. 1151–1170. https://www.rki.de/DE/Content/Infekt/Krankenhaushygiene/Kommission/Downloads/Infektionspraev_Pflege_Diagnostik_Therapie.pdf?__blob=publicationFile [9.11.2016].

EUCAST – The European Committee on Antimicrobial Susceptibility Testing, European Society of Clinical Microbiology and Infectious Diseases. http://www.eucast.org [20.2.2017].

European Association of Urology Nurses – EAUN (2012): Evidence guidelines for best practice in urological health care. Catheterisation indwelling catheters in adults. http://nurses.uroweb.org/guideline/catheterisation-indwelling-catheters-in-adults-urethral-and-suprapubic/ [29.1.2017].

European Environment Agency (2010): Bathing water results 2010 – Austria. In: http://ec.europa.eu/environment/water/water-bathing/report2011/Austria.pdf [21.12.2011].

Faulde, M. (2019): Global Warming? – Parasiten im Krankenhaus. In: HygMed Spezial, 44, Supp., S. 26–29.

Fehling, P. (2016): Das Impfverhalten Pflegender. Kleiner Pikser – hoher Nutzen? In: Pflegezeitschrift, 69 (7), S. 410–413.

Ferenci, P. (2019): Heilung der chronischen Hepatitis C. In: Universum Innere Medizin, 10, 2019, S. 24–26.

Fernandez, R., Griffiths, R. (2008): Water for wound cleansing. Cochrane Database of Systematic Reviews 2008, Issue 1. Art. No.: CD003861. DOI: 10.1002/14651858.CD003861.pub2.

Fleischhacker, M. (2020): Home Office Newsletter, 20.4.2020.

Focus Ektoparasiten (2019): Spectrum Dermatolog 3/2019, S. 8–41.

Forstner, C. & Pletz, W. (2016): Multiresistente Erreger – Therapiestrategien. In: Krankenhaushygiene + Infektionsverhütung, 2, S. 187–198.

Forum Mobilkommunikation: SAR-Werte. In: http://www.fmk.at/SAR [21.12.2011].

Frauenwallner, A. (2023): Der Darm. Unser Jungbrunnen. Kneipp-Verlag.

Fritsche, O. (2013): Die neue Schöpfung. Wie Gen-Ingenieure unser Leben revolutionieren. Hamburg: Rowohlt.

Fuchs, G. (2007): Allgemeine Mikrobiologie. 8., vollständig überarbeitete und erweiterte Auflage. Stuttgart, New York. Thieme.

Georg Thieme Verlag (Hg.) (2015): I care Pflege. Stuttgart: Thieme.

Geng, V. (2019): Beurteilung der bakteriellen Belastung von Gelnägeln, Standard-Nagellack und Naturnägeln auf den Händen von Gesundheitspersonal. In: Krankenhaushygiene + Infektionsverhütung, 41 (2), S. 40–43.

Gesundheitsdienst der Stadt Wien. Arbeitskreis für Hygiene in Gesundheitseinrichtungen des Magistrats der Stadt Wien MA 15 (2021): Entsorgung von Abfall aus Gesundheitseinrichtungen. https://www.wien.gv.at/gesundheit/strukturen/hygiene/pdf/hygiene-nr10.pdf (26.09.2023).

Geusau, A. (2019): Sexuell übertragbare Infektionen. In: Dermatologie Spektrum, 2, 2019, S. 26–29.

Girndt, M. (2020): Hygiene in der Nephrologie. Der Nephrologe 15 (4), S. 321–331.

Gschwandtler, M. (2021): „Let´s end hepatitis" – der Weg zur Elimination der Virushepatitis. Universum Gastroenterologie 10, S. 28–30.

Gladwin, M. & Trattler, B. (2011): Clinical Microbiology, made ridiculously simple. Edition 5. MedMaster, Inc. Miami, S. 302.

Gladwin, M., Trattler, B. & Mahan, S. (2016): Clinical microbiology made ridiculously simple. Edition 6. Miami: MedMaster.

Gould, D. & Brooker, Ch. (2008): Infection prevention and control. Applied microbiology for healthcare. 2nd Edition. Basingstoke: Palgrave, S. 97–148.

Granninger, W. (2004): Infektionen der Niere und der ableitenden Harnwege. In: Suttorp, N., Mielke, M., Kiehl, W. & Stück, B. (Hrsg.): Infektionskrankheiten verstehen, erkennen, behandeln. Stuttgart: Thieme, S. 291–306.

Granninger, W. & Gattringer, R. (2016): Nosokomiale beatmungsassoziierte Pneumonie. In: Kramer, A., Assadian, O., Exner, N., Hübner, N.-O. & Simon, A. (Hrsg.): Krankenhaus- und Praxishygiene. Hygienemanagement und Infektionsprävention in medizinischen und sozialen Einrichtungen. 3. Auflage. München: Urban & Fischer.

Grüntzig, J.W. & Mehlhorn, H. (2010): Robert Koch. Seuchenjäger und Nobelpreisträger. Heidelberg: Spektrum Akademischer Verlag.

Halabi, M. et. al. (2012): Wasserhygiene in Gesundheitseinrichtungen: Das Praxishandbuch für den Umgang mit Wasser in Krankenhäusern, Praxen, Pflegeheimen, Kurzentren und anderen Einrichtungen des Gesundheitswesens. Verlag Austrian Standards plus.

Handl, G. (2007): (Elektro-)Smog durch Clogs? In: Pflegenetz, 05, S. 30–31.

Handl, G. (2007): Das Fleisch ist willig, nur der Geist ist schwach. Ist die Wirkung der Händedesinfektion von unserer Compliance abhängig? Antwortsuche per EBN. In: Procare, 5, S. 16–17.

Handl, G. (2007): Nadelstichverletzungen. Zusammenfassung einer aktuellen Meta-Analyse. In: Pflegenetz, 02, S. 28–30.

Handl, G. (2014): Angewandte Hygiene, Infektionslehre und Mikrobiologie. Ein Lehrbuch für Pflegeberufe und medizinische Assistenzberufe. 2. Auflage. Wien: Facultas.

Hardt, H. (2013): Die Königsdisziplin. Hygiene ist in der Betreiberverantwortung der moderne Fünfkampf des Anstands. ÖKZ Extra: Hygiene, 54, S. 8–10.

Herlihey, T.A. et al. (2017): The impact of environmental design of doffing personal protective equipment in a healthcare environment: a formative human factors trial. In: Infect Controll Hosp Epidemiol, 38, S. 712–717.

Herzog, A. et al. (2015): Neue Wege bei der Verbesserung der Händehygiene. In: Krankenhaushygiene und Infektionsverhütung, 37 (3), S. 94–97.

Heudorf, U. et al. (2016): Surveillance von 2015 in Deutschland angekommenen, unbegleiteten minderjährigen Asylsuchenden auf Parasiten. GMS Hygiene and Infection Control, 11.

Heudorf, U., Steul, K. (2021): Innenraumhygiene – Grundlagen: Messung und Bewertung von Innenraum-Kontaminationen. Hygiene & Medizin, Jahrgang 47. 1–2/2021. S. 10–15.

HICARE – Gesundheitsregion Ostseeküste. Aktionsbündnis gegen multiresistente Bakterien. Projektlaufzeit 2011–2015. Abschlussdokumentation. http://www.hicare.de/fileadmin/hicare/user_upload/materialien/HICARE-Abschlussdokumentation.pdf [19.12.2016].

Himmelreich, H. et al. (2013): Management von Nadelstichverletzungen. In: Deutsches Ärzteblatt, 5, S. 61–70.

Hirschmann, H. (2010): Darf die OP-Bereichskleidung auch außerhalb des OP-Funktionsbereiches getragen werden? Inkl. Kommentar der Herausgeber. In: Krankenhaushygiene + Infektionsverhütung, 32, S. 9–11.

Hirschmann, H. (2015): Haustierhaltung in Alten- und Pflegeheimen. In: Krankenhaushygiene + Infektionsverhütung, 37 (4), S. 145–146.

Hirschmann, H. & Bauer, N. (2015): Beeinflusst die Hautantiseptik den Blutzuckerwert bei der Messung mittels Blutentnahme aus der Fingerbeere? In: Krankenhaushygiene + Infektionsverhütung, 37 (2), S. 63–64.

Höfert, R. & Schimmelpfennig, M. (2014): Hygiene – Pflege – Recht. Fallbeispiele. Urteile. Praxistipps von A bis Z. Berlin: Springer.

Holzmann, H. (2018): Kein Ende des Masernproblems in Europa. In: Universum Innere Medizin. 06/2018, S. 85–87.

Holzmann, H. & Bobkowski, M. (2008): Medizinische Mikrobiologie, Virologie und Hygiene. München: Urban & Fischer.

Home Hygiene & Health. The Leading Source of Scientific, Professional & Consumer Information. http://www.ifh-homehygiene.org [25.3.2014].

Hübner, N.O. et al. (2007): Anforderungen an die Wundereinigung mit Wasser. http://www.egms.de/static/de/journals/dgkh/2007-2/dgkh000094.shtml [20.2.2017].

Huesmann, Ch. (2009): Der Hygienemanager. Das neue Tätigkeitsprofil der Hygienefachkraft. In: Krankenhaushygiene + Infektionsverhütung, 31 (6), S. 233.

Hutter, H. P. (2017): Klimawandel und Gesundheit: Auswirkungen. Risiken. Perspektiven. Manz-Verlag.

Hyun-Ju, S. et al. (2019): Interventions to improve hand hygiene compliance in emergency departments: A systemic review. In: Journal of Hospital Infection, 2019 Aug; 102(4): 394–406.

Incognito, F.N. (2016): Das Killerinsekt tötet uns. Natürlich alles Blödsinn, der einzige Ausbreitungsweg ist die virtuelle Verbreitung. Fake News. Die medizinische Bezeichnung dafür: „Trypophobie" – die Angst vor Löchern. In: Falter, 47/16, S. 25.

Jassoy, C. & Schwarzkopf, A. (2005): Hygiene, Mikrobiologie und Ernährungslehre für Pflegeberufe. Stuttgart: Thieme.

Jassoy, C. & Schwarzkopf, A. (2013): Hygiene, Infektionslehre und Mikrobiologie, 2. Auflage. Stuttgart: Thieme, Kap. 29.1.

Jull, A.B. et al. (2015): Honey as a topical treatment for wounds. Review. Cochrane Database of Systematic Reviews, 2, Art. No.: CD005083.

Kampf, G. (2013): Flächendesinfektion. In: Krankenhaushygiene up2date, 8, S. 273–286.

Kampf, G. et al. (2008): Influence of rub-in technique on required application time and hand coverage in hygienic hand disinfection. In: BMC Infectious Diseases 8, S. 149. https://bmcinfectdis.biomedcentral.com/articles/10.1186/1471-2334-8-149 [15.1.2018].

Kampf, G. et al. (2018): Desinfektion behandschuhter Hände. In: Krankenhaushygiene up2date 2018; 13 (01), S. 27–40.

Khaljani, E. (2019): Sicher und wirtschaftlich? – Nutzen unterschiedlicher Ansätze des Monitorings von Händehygiene. In: Krankenhaushygiene + Infektionsverhütung, 41, (3–4), S. 77–80.

KH-HYG-AG Wien in Zusammenarbeit mit dem Arbeitskreis für Hygiene in Gesundheitseinrichtungen des Magistrags der Stadt Wien (MA 15) (2011): Hygieneplan für operativen Bereich, Richtlinie Nr. 17. In: https://www.wien.gv.at/gesundheit/strukturen/hygiene/richtlinien.html [25.3.2018].

KH-HYG-AG Wien in Zusammenarbeit mit dem Arbeitskreis für Hygiene in Gesundheitseinrichtungen des Magistrags der Stadt Wien (MA 15) (2016): Richtlinie zur Aufbereitung von flexiblen Endoskopen und Hygienemaßnahmen in der Endoskopie, Richtlinie Nr. 15. In: https://www.wien.gv.at/gesundheit/strukturen/hygiene/richtlinien.html [25.3.2018].

Kieffer, D. et al (2019): Betten- und Nachttisch-Aufbereitung im Krankenhaus nach Entlassung – eine Pilotstudie. In: HygMed, 44 (11), S. 114–117.

Klein, M. (2008): Hygienemängel: „Voll beherrschbare Risiken". In: Deutsches Ärzteblatt, 105 (17), A915 f.

Korczak, D. & Schöffmann, Ch. (2010): Medizinische Wirksamkeit und Kosteneffektivität von Präventions- und Kontrollmaßnahmen gegen Methicillin-resistente Staphylococcus aureus(MRSA)-Infektionen im Krankenhaus. Köln: DIMDI.

Kotrschal, K. (2020): Viren treiben Evolution, Viren töten. In: DiePresse, https://www.diepresse.com/5802768/viren-treiben-evolution-viren-toten [07.04.2020].

Kramer, A. et al (2001): Krankenhaus- und Praxishygiene, 1. Auflage. München: Urban & Fischer.

Kramer, A. (2011): Konsequenzen aus der irreführend als Hygienehypothese bezeichneten Infektionshypothese für die Lebensweise. HygMed, 36 (1/2), S. 19–24.

Kramer, A., Assadian, O., Exner, N., Hübner, N.-O. & Simon, A. (Hrsg.) (2022): Krankenhaus- und Praxishygiene. Hygienemanagement und Infektionsprävention in medizinischen und sozialen Einrichtungen. 4. Auflage. München: Urban & Fischer.

KRINKO (2022): Anforderungen an die Hygiene bei der Reinigung und Desinfektion von Flächen. Empfehlung der Kommission für Krankenhaushygiene und Infektionsprävention beim Robert-Koch-Institut. Bundesgesundheitsbl. 65, S. 1074–1115. https://www.rki.de/DE/Content/Infekt/Krankenhaushygiene/Kommission/Downloads/Flaeche_Rili.pdf?__blob=publicationFile

KRINKO – Kommission für Krankenhaushygiene und Infektionsprävention (2016): Empfehlung für die Infektionsprävention im Rahmen der Pflege und Behandlung von Patienten mit übertragbaren Krankheiten. In: Krankenhaushygiene + Infektionsverhütung, 38 (1), S. 4–25.

KRINKO – Kommission für Krankenhaushygiene und Infektionsprävention (KRINKO) beim Robert-Koch-Institut (2002): Prävention gefäßkatheterassoziierter Infektionen. In: Bundesgesundheitsbl, 45, S. 907–924. https://www.rki.de/DE/Content/Infekt/Krankenhaushygiene/Kommission/Downloads/Gefaesskath_Inf_Teil2.pdf?__blob=publicationFile [11.2.2017].

KRINKO – Kommission für Krankenhaushygiene und Infektionsprävention (KRINKO) beim Robert-Koch-Institut (2017): Prävention von Infektionen, die von Gefäßkathetern ausgehen, Teil 1 – Nichtgetunnelte zentralvenöse Katheter. Empfehlung. In: Bundesgesundheitsbl, 60, S. 171–206. http://www.rki.de/DE/Content/Infekt/Krankenhaushygiene/Kommission/Downloads/Gefaesskath_Inf_Teil1.pdf?__blob=publicationFile [11.2.2017].

KRINKO – Kommission für Krankenhaushygiene und Infektionsprävention (KRINKO) beim Robert-Koch-Institut (2017): Prävention von Infektionen, die von Gefäßkathetern ausgehen, Teil 2 – Periphervenöse Verweilkanülen und arterielle Katheterempfehlung. In: Bundesgesundheitsbl, 60, S. 207–215. http://www.rki.de/DE/Content/Infekt/Krankenhaushygiene/Kommission/Downloads/Gefaesskath_Inf_Teil2.pdf?__blob=publicationFile [11.2.2017].

KRINKO – Kommission für Krankenhaushygiene und Infektionsprävention am Robert-Koch-Institut (2000): Prävention der nosokomialen Pneumonie. In: Bundesgesundheitsbl, 43, S. 302–309. http://edoc.rki.de/documents/rki_ab/reKNpBgNk2ng/PDF/28b1eD9HXSlU.pdf [29.1.2017].

KRINKO – Kommission für Krankenhaushygiene und Infektionsprävention am Robert-Koch-Institut (2005): Infektionsprävention in Heimen. In: Bundesgesundheitsblatt, 48 (9), S. 1061–1080. https://www.rki.de/DE/Content/Infekt/Krankenhaushygiene/Kommission/Downloads/Heimp_Rili.pdf?__blob=publicationFile [20.2.2017].

KRINKO – Kommission für Krankenhaushygiene und Infektionsprävention am Robert-Koch-Institut (2007): Prävention postoperativer Infektionen im Operationsgebiet. In: Bundesgesundheitsbl, 50 (3), S. 377–393. http://edoc.rki.de/documents/rki_ab/reKNpBgNk2ng/PDF/297Gug15o1A.pdf [29.2.2017].

KRINKO – Kommission für Krankenhaushygiene und Infektionsprävention am Robert-Koch-Institut (2011): Anforderungen an die Hygiene bei Punktionen und Injektionen. In: Bundesgesundheitsbl, 54, S. 1135–1144. https://www.rki.de/DE/Content/Infekt/Krankenhaushygiene/Kommission/Downloads/Punkt_Inj_Rili.pdf?__blob=publicationFile [29.1.2017].

KRINKO – Kommission für Krankenhaushygiene und Infektionsprävention am Robert-Koch-Institut (2013): Prävention der nosokomialen beatmungsassoziierten Pneumonie. In: Bundesgesundheitsbl, 56, S. 1578–1590. https://www.rki.de/DE/Content/Infekt/Krankenhaushygiene/Kommission/Downloads/Pneumo_Rili.pdf?__blob=publicationFile [29.1.2017].

KRINKO – Kommission für Krankenhaushygiene und Infektionsprävention am Robert-Koch-Institut (2015): Infektionsprävention im Rahmen der Pflege und Behandlung von Patienten mit übertragbaren Krankheiten.

KRINKO – Kommission für Krankenhaushygiene und Infektionsprävention am Robert-Koch-Institut (2015): Prävention und Kontrolle katheterassoziierter Harnwegsinfektionen. Empfehlungen der KRINKO. In: Bundesgesundheitsblatt, 6, S. 641–650. http://edoc.rki.de/documents/rki_ab/redxxRIKkYLEU/PDF/220QQ8Itoi1ME.pdf [29.1.2017].

KRINKO – Kommission für Krankenhaushygiene und Infektionsprävention am Robert-Koch-Institut (2016): Empfehlungen zur Händehygiene. Mitteilung der Kommission für Krankenhaushygiene und Infektionsprävention am Robert-Koch-Institut. In: Bundesgesundheitsbl, 59, S. 1189–1220. https://www.rki.de/DE/Content/Infekt/Krankenhaushygiene/Kommission/Downloads/Haendehyg_Rili.pdf?__blob=publicationFile [9.11.2016].

KRINKO (2012): Anforderungen an die Hygiene bei der Aufbereitung von Medizinprodukten. Empfehlung der Kommission für Krankenhaushygiene und Infektionsprävention beim Robert-Koch-Institut. In: Bundesgesundheitsblatt, 10, S. 1244–1310. https://www.rki.de/DE/Content/Infekt/Krankenhaushygiene/Kommission/Downloads/Medprod_Rili_2012.pdf?__blob=publicationFile [18.12.2016].

KRINKO (2016): Händehygiene in Einrichtungen des Gesundheitswesens. Empfehlungen der Kommission für Krankenhaushygiene und Infektionsprävention (KRINKO) beim Robert-Koch-Institut (RKI). In: Bundesgesundheitsbl, 59, S. 1189–1220. https://www.rki.de/DE/Content/Infekt/Krankenhaushygiene/Kommission/Downloads/Haendehyg_Rili.pdf?__blob=publicationFile [9.11.2016].

Krug, D. (2020): Der Krieg, den niemand sieht. DerStandard, 2.5.2020, A7.

Lanz, T. (2022): Clonally expanded B-cells in multiple sclerosis bind EBV EBNA1 and GlialCAM. https://www.nature.com/articles/S41586-022-04432-7

Lengerke, T. et al. (2022): Psychologie der Händehygiene-Compliance. Psychologie und Förderung der Händehygiene-Compliance. Krankenhaushygiene up2date 17 (1), S. 57–79.

Lloyd-Price, J. et al. (2017): Strains, functions and dynamics in the expanded Human Microbiome Project. Nature, 550 7674 (2017), S. 61–66.

Liu, M. (2016): Protective effect of hand-washing and good hygiene habits against seasonal influenza. In: https://www.ncbi.nlm.nih.gov/pmc/articles/PMC4839906/ [20.9.2020].

Löffler, H. (2008): Sauber macht krank. Das Zusammenspiel von Händehygiene und Handekzemen. In: Aktuelle Dermatologie, 34 (10), S. 371–375.

Marzi, L.M. (2018): Notfall der anderen Art. Das österreichische Gesundheitswesen. In: ÖKZ, Heft 1–2, S. 14–15.

Mehlhorn, H. (2010): Ungeziefer im Krankenhaus und Pflegeheim. In: Krankenhaushygiene up2date, Nr. 5, S. 9–20.

Middendorf, M. (2015): Hygiene und Haftung. Die Rechtslage nach der Reform durch das Patientenrechtegesetz. In: Management und Krankenhaus kompakt Supplement, 2015 (4), S. 26.

Mölzer, A. (2018): Nationales Gewissen Sozialer Fortschritt. Wiener Zeitung, 30. Jänner 2018, S. 1.

National Guideline Clearinghouse, Initiative des U.S. Department of Health and Human Services: Evidenzbasierte klinische Richtlinien. http://guideline.gov [18.12.2011].

Nationales Referenzzentrum für Surveillance von nosokomialen Infektionen: KISS-Newsletter. http://www.nrz-hygiene.de/nrz/newsletter/ [20.12.2016].

O'Flaherty, N. et al. (2015): The stethoscope and healthcare-associated infection: A snake in the grass or innocent bystander? In: Hosp Infect, 91 (1), S. 1–7.

Österreichische Ärztekammer (2015): Hygieneverordnung. Verordnung der Österreichischen Ärztekammer über die hygienischen Anforderungen von Ordinationsstätten und Gruppenpraxen (Hygiene-V 2014). http://www.aerztekammer.at/kundmachungen/-/asset_publisher/ZHk4/content/id/27669 [25.1.2016].

Panek, B. (2008): Grippeimpfung: Impfraten und Motivationsfaktoren bei medizinischem Personal. In: Krankenhaushygiene up2date, 3, S. 200.

Panzenböck, S. (2020): Österreich bei Masern-Impfrate im Schlusslicht. In: Falter, 31.03.2020.

Park, H. Y. et al. (2014): Assessment of the appropriateness of hand surface coverage for health care workers according to World Health Organization hand hygiene guidelines. In: Am J Infect Control, 42 (5), S. 559–561.

Penzinger, R. (2018): Händehygiene hochhalten! Eine interdisziplinäre Innovation! Letter des NÖ Patienten- und Pflegeanwalts: Laut gedacht. https://www.patientenanwalt.com/download/Expertenletter/Gesundheitswesen/Hygiene-Co-Pilot_Penzinger_Expertenletter_Gesundheitswesen.pdf [29.3.2018].

Pichota, H. J. & Brühl, P. (2016): Urologie. In: Kramer, A., Assadian, O., Exner, N., Hübner, N.-O. & Simon, A. (Hrsg.): Krankenhaus- und Praxishygiene. Hygienemanagement und Infektionsprävention in medizinischen und sozialen Einrichtungen. 3. Auflage. München: Urban & Fischer.

Pieper, W. (1987): Das Scheiß-Buch: Entstehung, Nutzung, Entsorgung menschlicher Fäkalien. Löhrbach: Werner Pieper & The Grüne Kraft.

Plattform Patientensicherheit (2017): Haftung bei nosokomialen Infektionen: Wie Krankenanstalten ihre Patienten, ihre Mitarbeiter und sich selbst schützen können. In: Klinik, 2017 (5), S. 39.

Ploier, M. (2022): Haftung bei nosokomialen Infektionen. ÖKZ. 10/2022. 63. Jhg, S. 24.

Poglitsch, M. (2023): Pollenallergie und Erderhitzung. Universum Innere Medizin. 3/23. S. 89.

Poland, G. A., Tosh, P. & Jacobson, R. M. (2005): Requiring influenza vaccination for health care workers: seven truths we must accept. In: Vaccine, 23, S. 2251–2255.

Popp, W., Hilgenhöner, M., Dogru-Wiegand, S., Hansen, D. & Daniels-Haardt, I. (2006): Hygiene in der ambulanten Pflege. Eine Erfassung bei Anbietern. In: Bundesgesundheitsblatt, 49 (12), S. 1195–1204.

Puxbaum, H. & Winiwarter, W. (Hrsg.) (2011): Advances of Atmospheric Aerosol Research in Austria, Compendium prepared by the Clean Air Commission of the Austrian Acedemy Sciences, in: http://www.oeaw.ac.at/krl/publikation/documents/KRL_com-pendium_PM.pdf [21.12.2011].

Rabenau, H. F. et al. (2012): Prävention der nosokomialen Übertragung von humanem Immunschwächevirus (HIV) durch HIV-positive Mitarbeiterinnen und Mitarbeiter im Gesundheitswesen. Empfehlung der Deutschen Vereinigung zur Bekämpfung der Viruskrankheiten und der Gesellschaft für Virologie. In: Bundesgesundheitsblatt, 55, S. 937–943.

Reichard, U., Rettkowski, R. & Scheithauer, S. (2016): Multiresistente Erreger – Prävention und Diagnostik. In: Krankenhaushygiene + Infektionsverhütung, 2, S. 171–182.

Reiss, I. (2000): Disinfact contaminated with klebsiella oxytoca as a source of sepsis in babies. In: Lancet 356, S. 310.

Robert-Koch-Institut (2006): Anforderungen an die Hygiene bei der Lebensmittelversorgung und ihre Qualität. Epidemiologisches Bulletin 29, S. 228–229, http://edoc.rki.de/documents/rki_ab/reKNpBgNk2ng/PDF/21QbVTe329V1tg.pdf [21.2.2018].

Robert Koch Institut (2023): Auswirkungen des Klimawandels auf die Infektionskrankheiten und antimikrobielle Resistenzen – Teil 1 des Sachbestandsberichts Klimawandel und Gesundheit 2023. Journal of Health.

Robert-Koch-Institut (2012): Epidemiologisches Bulletin. Virushepatitis B, C und D im Jahr 2011. https://www.rki.de/DE/Content/Infekt/EpidBull/Archiv/2012/Ausgaben/38_12.pdf?__blob=publicationFile [28.2.2017].

Robert-Koch-Institut (2016): Infektionsepidemiologisches Jahrbuch 2016. In: https://www.rki.de/DE/Content/Infekt/Jahrbuch/Jahrbuecher/2016.html?nn=2374622 [18.2.2018].

Robert-Koch-Institut (2016): RKI-Ratgeber für Ärzte Skabies (Krätze). Vollständig aktualisierte Fassung vom Juni 2016. In: https://www.rki.de/DE/Content/Infekt/EpidBull/Merkblaetter/Ratgeber_Skabies.html [18.2.2018].

Robert-Koch-Institut (2016): Welttuberkulosetag 2016: Gemeinsam gegen Tuberkulose. In: Epidemiologisches Bulletin, 10–11, S. 81 f. https://www.rki.de/DE/Content/Infekt/EpidBull/Archiv/2016/Ausgaben/10_11_16.pdf?__blob=publicationFile [20.12.2016].

Robert-Koch-Institut (2017): Vermehrter Anstieg der Norovirus-Infektionen in der Winter-Saison 2016/2017. In: EpidBull, 7, S. 67–70. https://www.rki.de/DE/Content/Infekt/EpidBull/Archiv/2017/Ausgaben/07_17.pdf?__blob=publicationFile [20.3.2017].

Robert-Koch-Institut (2019): Impfquoten bei Schulanfängern weiterhin zu niedrig. In: Hygiene & Medizin, 44/2019, S. 82–83.

Salomon, B. & Kickinger, H. (2007): Gefährliche Bäder, Risikofaktor Therme. In: Format. Österreichs Wochenmagazin für Wirtschaft und Geld, Nr. 39, S. 50–51.

Schmid, D. (2020): Statistik meldepflichtiger Infektionskrankheiten, vorläufiger Jahresbericht 2019. In: Hygiene Monitor Nr. 1–3, 2–4.

Schneider, A. & Bierling, G. (2011): Hygiene und Recht. Entscheidungssammlung – Richtlinien mit 18. Ergänzungslieferung. Wiesbaden: mhp.

Schultz-Stübner, S., Dettenkofer, M., Mattner, F., Meyer, E. & Mahlberg, R. (Hrsg.) (2016): Multiresistente Erreger. Diagnostik – Epidemiologie – Hygiene – Antibiotika – Stewardship. 2. Auflage. Berlin: Springer.

Schulz-Stübner, S. (2015): Hygiene und Infektionsprävention. Fragen und Antworten. Über 950 Fakten für die Klinik und Praxis. 2. Auflage. Berlin: Springer.

Schwarzkopf, A. (2018): Die Reinigung und Versorgung von Wunden aus hygienischer Sicht. In: Krankenhaushygiene und Infektionsverhütung, 40 (1), 2018, S. 5–9.

Schweizer Berufsverband der Pflegefachfrauen und Pflegefachmänner (2008): Ethische Standpunkte 3. Pflegefachpersonen und Grippeimpfung. Bern: SBK-ASI, S. 1–2.

Siddartha, V. (2020): Visualizing droplet dispersal for face shields and masks with exhalation valves Cite as: Phys. Fluids 32, 091701 (2020); https://doi.org/10.1063/5.0022968.

Simon, A.-C. (2019): Todkrank durch ein verseuchtes Buch? In: DiePresse, 22.09.2020.

Sprachta, K. (2011): Fallstrick Hygienefehler. In: Heilberufe, 63 (5), S. 48 f.

Sprachta, K. (2011): Hygiene im Fokus der Rechtsprechung. 16. Pflege-Recht-Tag. Hygiene, Organisation und Recht. http://heilberufe.de/kongress/rueckblick/berlin2011/abstracts/Sprachta-Vortrag.pdf [22.2.2018].

Sprenger, M. (2013): Update HPV-Impfung. In: ÖKZ, 01–02, S. 10–13.

Stary, A. (2017): Sexually transmitted diseases. Gestern – heute – morgen. In: Dermatologie Spektrum, 1, 2017, S. 52–55.

Steininger, C. & Klymiuk, I. (2018): Das Magenmikrobiom und Helicobacter pylori. In: Universum Innere Medizin, 02, 2018, S. 43–45.

STIKO (2016): Empfehlungen der Ständigen Impfkommission (STIKO) am Robert-Koch-Institut. http://www.rki.de/DE/Content/Infekt/EpidBull/Archiv/2016/Ausgaben/34_16.pdf?__blob=publicationFile [2.2.2017].

STIKO am Robert-Koch-Institut: Empfehlungen der Ständigen Impfkommission (STIKO). 24. August 2017/Nr. 34: https://www.rki.de/DE/Content/Infekt/EpidBull/Archiv/2017/Ausgaben/34_17.pdf?__blob=publicationFile [20.2.2018].

STIKO am Robert-Koch-Institut: Empfehlungen der Ständigen Impfkommission beim Robert-Koch-Institut 2019/22. August 2019/Nr. 34: https://www.rki.de/DE/Content/Infekt/EpidBull/Archiv/2019/Ausgaben/34_19.pdf?__blob=publicationFile [18.8.2020].

Swanson, Y. & Jeanes, A. (2011): Infection control in the community: a pragmatic approach. In: British Journal of Community Nursing, 16 (6), S. 282–288.

Tatzel, J. (2019): Desinfektion behandschuhter Hände. In: HygMed, 44 (11), S. 193–195.

Thomas, M. E. et al. (2015): Contamination of health care personnel during removal of personal protective equipment. In: JAMA, 175 (12), S. 1904–1910. https://www.ncbi.nlm.nih.gov/pubmed/26457544 [22.11.2016].

Trautmann, M. & Kramer, A. (2022): Blutgefäßkatheter-assoziierte Infektionen. In: Kramer, A., Assadian, O., Exner, N., Hübner, N.-O. & Simon, A. (Hrsg.): Krankenhaus- und Praxishygiene. Hygienemanagement und Infektionsprävention in medizinischen und sozialen Einrichtungen. 4. Auflage. München: Urban & Fischer.

Trautmann, M. & Kramer, A. (2022): Injektionen und Punktionen. In: Kramer, A., Assadian, O., Exner, N., Hübner, N.-O. & sA. (Hrsg.): Krankenhaus- und Praxishygiene. Hygienemanagement und Infektionsprävention in medizinischen und sozialen Einrichtungen. 4. Auflage. München: Urban & Fischer.

Universitätsspital Basel, Spital-Pharmazie (2014): Liste: Haltbarkeit nach Anbruch. https://www.unispital-basel.ch/fileadmin/unispitalbaselch/Bereiche/Querschnittsfunktionen/Spital-Pharmazie/Haltbarkeit_Anbruch.pdf [16.11.2016].

VAH – Verbund für Angewandte Hygiene/Desinfektionsmittel-Kommission, Heeg, P. (2014): Desinfizierbarkeit von Einmalhandschuhen. In: HygMed, 39 (3), S. 92 f.

VAH – Verbund für Angewandte Hygiene/Desinfektionsmittel-Kommission (2019): Verkürzung der Einwirkzeit der hygienischen Händedesinfektion auf 15 Sekunden. In: HygMed, 44 (7–8), S. 121–123.

Van Nood, E. et al. (2013): Duodenal infusion of donor feces for recurrent Clostridium difficile. In: N Engl J Med, 368, S. 407–415.

Vavrovsky, A. J. (2015): Intermittierender Selbstkatheterismus aus Sicht der Versorgungsforschung. In: Urol Urogynäkol, 22, S. 4.

von Bredow, R. et al: (2019): Stich fürs Leben. In: Spiegel, Nr. 14, 30.3.2019, S. 13–19.

Werner, H. P. & Gebel, J. (2020): Sichere Masken. In: HygMed, 45 (7–8), S. 133–135.

WHO (2017): WHO publishes list of bacteria for which new antibiotics are urgently needed. http://www.who.int/mediacentre/news/releases/2017/bacteria-antibiotics-needed/en/ [20.3.2017].

Wicker, S. & Rabenau, H. (2010): Saisonale Influenza und Neue Grippe (Influenza A H1N1/2009) im Gesundheitswesen: Betrachtung aus arbeitsmedizinischer Sicht. In: Krankenhaushygiene + Infektionsverhütung, 32/2, S. 42–45.

Wicker, S. & Rabenau, H. (2017): Rasch und sicher handeln. Unfall bei Blutabnahme. In: Procare, 2017 (9), S. 16–17.

Wiener Zeitung (2019): Österreich bei Masern-Impfrate im Schlusslicht. 5.5.2019. https://www.wienerzeitung.at/nachrichten/chronik/europa/2007683-Oesterreich-bei-Masern-Impfrate-im-Schlusslicht.html (18.08.2020).

Wilson, C. & Dettenkofer, M. (2008): Hautdesinfektion bei Anlage und Versorgung intravasaler Katheter. In: Krankenhaushygiene up2date 3/2008.

World Health Organization (2005): Elektromagnetische Felder und öffentliche Gesundheit. Elektromagnetische Hypersensitivität (Elektrosensibilität). Factsheet Nr. 296. http://www.who.int/peh-emf/publications/facts/ehs_fs_296_german.pdf [21.12.2011].

Zentrum für Reisemedizin (o. J.): Malaria. In: http://www.reisemed.at/malaria.html [18.12.2017].

Zentrum für Reisemedizin: Impfreaktionen und Impfnebenwirkungen. In: http://www.reisemed.at/impfreaktion.html [18.12.2011].

Zentrum für Reisemedizin (2020): Impfreaktionen und Impfnebenwirkungen. In: https://reisemed.at/impfreaktion-nebenwirkung/ [18.8.2020].

Zingg, W. et al. (2015): Hospital organisation, management and structure for prevention of health-care-associated infections: A systematic review and expert consensus. In: Lancet Infectious Diseases, 15 (2), S. 212–224.

Zittlau, J. (2009): Matt und elend lag er da. Berühmte Kranke und ihre schlechten Ärzte. Berlin: Ullstein.

Lösungen zu den Übungsfragen

Kapitel 1
1. Unter dem Begriff „Hygienehypothese" wird verstanden:
richtige Antwort: a
Vertiefung: Buchseite 20

Kapitel 2
2. VIPs der modernen Hygiene:
richtig: c
Vertiefung: Buchseiten 24–25

Kapitel 3
3. Seuchenbekämpfung:
richtig a+b+c
Vertiefung: Buchseiten 28–31

4. Zu den Top 10 der häufigsten meldepflichtigen Infektionserkrankungen in Österreich 2023 zählen:
Richtig: a+b
Vertiefung: Buchseite 31

Kapitel 4
5. Hautflora:
richtig: a+b
Vertiefung: Buchseite 38

6. Unter Konkurrenzprinzip versteht man:
Richtig: d
Vertiefung: Buchseite 38

7. Folgende Körperareale sind beim Gesunden mikrobenfrei:
richtig: c
Vertiefung: Buchseite 39

Kapitel 5
8. Unterscheiden Sie Bakterien und Viren:
richtig: a+b+c+d+e
Vertiefung: Buchseiten 42, 62–63

9. Mikrobeneinteilung nach deren Stoffwechselaktivität:
Richtig: a+b+c
Vertiefung: Buchseite 42

Kapitel 6
10. Die Virulenz eines Bakteriums ist abhängig von:
Richtig: a+b+c+d
Vertiefung: Buchseite 45

11. Merkmale von Bakterien:
Richtig: d
Vertiefung: Buchseite 44–46

12. Eigenschaften von Bakterien:
Richtig: a+b+c+e+f
Vertiefung: Buchseite 48–53

13. Exkurs: Sexuelly Transmitted Diseases (STIs):
Richtig: a+b+c
Vertiefung: Buchseiten 57–59

Kapitel 7
14. Unterscheiden Sie Bakterien und Viren:
richtig: a+b+c+d+e
Vertiefung: Buchseiten 57–59, 62–63

15. Merkmale von Viren:
Richtig: a
Vertiefung: Buchseiten 62–63, 174–175

16. Bei folgenden Erkrankungen handelt es sich um virale Infektionskrankheiten:
richtig: a+b+d+e
Vertiefung: Buchseiten 64–76

17. Viren – welche Aussagen sind zutreffend:
Richtig: a
Vertiefung: Buchseiten 64–76

18. Influenza:
Richtig: a+b+c+d
Vertiefung: Buchseiten 73–75

19. Exkurs: Mikroben für Krieg und Frieden
Richtig: a+c+d
Vertiefung: Buchseiten 77–80

Kapitel 8
20. Mykosen:
richtig: a+c+e
Vertiefung: Buchseiten 83–84

21. Als Auslöser von Mykosen zeichnen verantwortlich:
richtig: a+b+c
Vertiefung: Buchseiten 83–84

22. „Fuß- und Nagelpilz":
richtig: a+c
Vertiefung: Buchseiten 83–84

Kapitel 9
23. Parasiten:
richtig: a+b+c
Vertiefung: Buchseiten 87–92

24. Krätzmilbe:
richtig: a+c+d
Vertiefung: Buchseite 90

25. Exkurs „Biotherapeuten":
richtig: a+c
Vertiefung: Buchseiten 50, 94–95

Kapitel 10
26. Abnahme von Untersuchungsmaterialien:
richtig: a+b+c
Vertiefung: Buchseite 101–105

27. Blutkultur: Warum ist die Abnahme von 2 Flaschen erforderlich?
richtig: c
Vertiefung: Buchseite 101

Kapitel 11
28. Mikrobiologische Labordiagnostik:
richtig: a+b+c
Vertiefung: Buchseiten 106–108

Kapitel 12
29. Der mikrobiologische Laborbefund:
richtig: a+b+c
Vertiefung: Buchseite 109

Kapitel 13
30. Der „Eisberg-Effekt" sagt aus:
Richtig: a+b+d
Vertiefung: Buchseite 114

31. Der Infektionsweg Luft:
Richtig: a+b+c
Vertiefung: Buchseite 116

32. Der zeitliche Verlauf einer Infektion:
Richtig: a
Vertiefung: Buchseite 119

33. Folgende Infektionskrankheiten werden fäkal-oral übertragen:
Richtig: a+d
Vertiefung: Buchseite 117

34. Wie kann Immunität erreicht werden?
richtig: a+d+c+b
Vertiefung: Buchseiten 123–124

35. Infektionsschutz durch Impfungen:
richtig: a+c+d
Vertiefung: Buchseiten 124, 210

Kapitel 14

36. Nosokomiale Infektionen (HAI):
richtig: a+b+d+e
Vertiefung: Buchseiten 136–139

37. Risikofaktoren für Nosokomiale Infektionen (HAI):
Personalmangel
richtig: a+b+d+e
Vertiefung: Buchseite 137

38. Bei HAI trifft zu:
richtig: a+c
Vertiefung: Buchseiten 136–139

Kapitel 15

39. Individualhygiene:
richtig: b+c+d
Vertiefung: Buchseiten 142–146

40. Händehygiene des patientennahen Personals:
richtig a+b
Vertiefung: Buchseiten 143–144

Kapitel 16

41. Verwendung von Desinfektionsmittel:
richtig: a+c+d
Vertiefung: Buchseiten 152–153

42. Praktische Anwendung der Desinfektion:
richtig: a+c
Vertiefung: Buchseiten 154–158

43. Reinigung und Desinfektion von Flächen im KH:
richtig: a+c
Vertiefung: Buchseiten 158–159

44. Sterilisationsverfahren:
richtig: a+c+d
Vertiefung: Buchseiten 162–165

45. Sterile Medizinprodukte:
richtig: a
Vertiefung: Buchseiten 166–167

Kapitel 17

46. Folgende Aussagen zur Händehygiene sind richtig:
richtig: a+b+c+f
Vertiefung: Buchseiten 172–188

47. Techniken zur hygienischen Händedesinfektion:
richtig: b+e
Vertiefung: Buchseiten 175–176

48. Eine hygienische Händedesinfektion ist erforderlich bei:
richtig: a+b+c+d+e
Vertiefung: Buchseite 177

49. Verwendung von Handschuhen ist erforderlich bei:
richtig: a+b+d
Vertiefung: Buchseiten 182–185

Kapitel 18

50. Anwendungsrichtlinien Schutzkleidungen:
richtig: a+b+c+e
Vertiefung: Buchseiten 193–198

51. Isolierung:
richtig: a+b+c+
Vertiefung: Buchseiten 199–201

Kapitel 19

52. Impfungen für Personal im Gesundheitswesen:
richtig: a+b
Vertiefung: Buchseiten 205–208

53. Hepatitis:
richtig: a+b+c+d
Vertiefung: Buchseiten 209–210

54. Welche Körperflüssigkeiten sind HIV-infektiös?
richtig: a+b+c+d+e
Vertiefung: Buchseiten 71–72, 209–210

55. HIV-Aids:
Richtig: a+b+c+d+e
Vertiefung: Buchseiten 71–72, 154,157

56. Als Prophylaxe von Nadelstichverletzungen gilt:
Richtig: a+b+c+d+e
Vertiefung: Buchseiten 211–217

57. Erstversorgung nach einer Stich- oder Schnittverletzung:
richtig: a+b+d
Vertiefung: Buchseiten 212–214

Kapitel 20

58. Küchen- und Buffetbetrieb auf Pflegestationen:
richtig: b+d
Vertiefung: Buchseiten 224–225

Kapitel 21

59. Hygiene im Pflegeheim/Wohnheim:
richtig: a+b+d+f
Vertiefung: Buchseiten 229–232

Kapitel 22

60. Hygieneproblemzonen in Privathaushalten:
richtig: a+c+e
Vertiefung: Buchseiten 234–239

Kapitel 23

61. Risikozonen im Krankenhaus:
richtig: a+d+e
Vertiefung: Buchseiten 243–246

Kapitel 24

62. Organisation der Krankenhaushygiene:
richtig: a+c+d
Vertiefung: Buchseiten 250–253

Kapitel 25

63. Für die Patientensicherheit im Krankenhaus ist hilfreich:
richtig: a+b+c+d
Vertiefung: Buchseiten 255–257

Kapitel 26

64. Empfehlungen zur Prävention von Harnwegsinfektionen:
richtig: a+b+d
Vertiefung: Buchseiten 263–265

65. Prävention von Harnwegsinfektionen:
richtig: a+b
Vertiefung: Buchseiten 263–265

Kapitel 27

66. Empfehlungen zur Prävention von Krankenhauspneumonien:
richtig: a+d+e
Vertiefung: Buchseiten 266–268

67. Prävention von Atemwegsinfektionen:
richtig: a+b+d
Vertiefung: Buchseiten 266–268

Kapitel 28

68. Empfehlungen zur Prävention von postoperativen Wundinfektionen:
richtig: a+c+d
Vertiefung: Buchseiten 269–271

69. Zur Vermeidung einer Wundinfektion ist erforderlich:
richtig: a+c
Vertiefung: Buchseiten 269–271

Kapitel 29

70. Empfehlungen zur Versorgung von chronischen Wunden:
richtig: b+c+d+e+g
Vertiefung: Buchseiten 273–277

Kapitel 30

71. Empfehlungen zur Prävention gefäßkatheterassoziierter Infektionen bei ZKV:
richtig: a+b+d+e
Vertiefung: Buchseiten 278–279

72. Empfehlungen zur Prävention gefäßkatheterassoziierter Infektionen bei PVK:
richtig: a
Vertiefung: Buchseite 280

Kapitel 31

73. Empfehlungen zur Infektionsprävention bei Punktionen, Infusionen und Injektionen:
richtig: a+b+c+d+e
Vertiefung: Buchseiten 283–285

74. Arzneimittel als Infektionsquelle im KH:
richtig: a+b+d
Vertiefung: Buchseiten 284–285

Kapitel 32

75. Noroviren:
richtig: a+b+c+d+e
Vertiefung: Buchseiten 287–289

76. CDI:
richtig: b+c+d+e
Vertiefung: Buchseiten 288–289

Kapitel 33

77. Prävention bei multiresistenten Erregern (MRE):
richtig: a+b+d+e
Vertiefung: Buchseiten 291–294

78. MRSA:
richtig: a+c+d+g
Vertiefung: Buchseiten 294–298

Kapitel 35

79. Smartphone & Co als Gesundheitsrisiko:
richtig: a+b+d+e+f
Vertiefung: Buchseiten 323–324

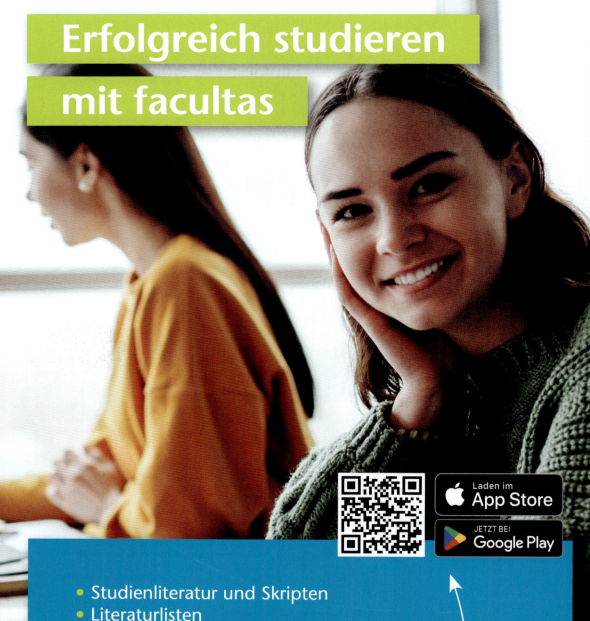

Erfolgreich studieren mit facultas

- Studienliteratur und Skripten
- Literaturlisten
- drucken und kopieren
- Bindeservice
- facultas.club App – Viele Vorteile sichern

Mehr Infos auf
facultas.at

Foto: © AdobeStock